黃帝內經

황제내경

소문편(素問篇)

黃帝內經

황제내경

소문편(素問篇)

주춘재周春才 글·그림 | 정창현·백유상·김경아 옮김 | 진가기陳可冀 추천

청홍

《黄帝内经养生图典》ⓒ 2003 by Zhou, Chuen-Cai
Originally Published in China Federation of Literary and Art Circles
Publishing House. Korean translation rights arranged with China
Federation of Literary and Art Circles Publishing House.
through Shin Won Agency Co.
Korean translation edition ⓒ 2004 by JISANGSA(Cheong-Hong)

이 책의 한국어판 저작권은 신원에이젠시를 통한 저작권자와의 독점 계약이므로
지상사(청홍)에 있습니다. 신저작권법에 의해 한국 내에서 보호를 받는 저작물이므로
무단전재와 복제를 금합니다.

책머리에 | 우주 만물을 하나로 묶는 보편적인 진리

《황제내경黃帝內經》의 세계관은 우주에 만물을 하나로 묶을 수 있는 보편적인 관계가 존재하고 있다는 인식을 담고 있다.

사람과 천지(天地), 즉 자연이 서로 호응한다는 생각이 바로 이러한 세계관을 구성하고 있는 중요한 관념 중의 하나이다. 따라서 순환·배설 및 호흡 등 인체의 모든 생명활동의 주기는 항상 자연의 운행 주기와 서로 보조를 맞추어 진행된다고 본다. 그러므로 인간이 자연과의 상호관계를 위반하지만 않는다면, 만물은 자신이 가진 능력을 통해 존재할 수 있는 최적의 상태에 도달할 수 있는데, 이것을 이른바 사물의 '자조직(自組織)' 상태라고 말한다.

《황제내경》의 방법론은 음양오행이라는 엄밀한 이론체계를 갖추고 있고, 구체적이고 개별적인 사실에서 보편적인 관계를 이끌어 내는 추론과 해석의 체계를 잘 활용하고 있기도 하다. 또한 시간과 공간을 좌표축으로 삼아 인체의 오장육부와 사지백해(四肢百骸)를 각각의 기능(구체적인 형상을 갖춘 조직을 말하는 것이 아님)에 따라 계통을 세웠다.

이러한 의미에서 《황제내경》은 단지 의학의 근원이라는 지위를 차지하고 있을 뿐만 아니라 중국 전통과학 전체의 원전(原典)이 된다고 감히 말할 수 있다.

저자 주춘재(周春才)

역자서문 | 일반인도 쉽게 접근할 수 있는 적절한 책

《황제내경소문黃帝內經素問》은 《황제내경영추黃帝內經靈樞》와 함께 한의학 이론의 근간이 되는 서적으로, 한의학을 연구하고자 하는 사람이라면 누구나 반드시 읽어 봐야 할 한의학의 경전이다.

《황제내경黃帝內經》은 자연의 현상을 깊이 관찰하여 그 변화 원리를 탐구하고 그 결과를 인체에 적용하여 인체의 생명 규율을 밝혀놓은 책으로 선현들의 경험과 지혜가 결집된 것이다. 그 안에는 천(天)·지(地)·인(人) 사이의 상호관계에 대한 논술, 질병의 예방 및 치료에 대한 중요 원칙과 기술, 풍부한 과학적 이론 등이 포함되어 있다. 이는 《황제내경》 이전의 고대 여러 학문의 이론과 방법을 종합하고 여기에 오랜 세월 실천을 통해 획득한 경험적 지식을 결합하여 이룩한 것이다. 그야말로 이론과 실제가 결합된 생명과학의 결정체인 것이다. 이것이 《황제내경》이 한의학의 경전(經典)으로 추앙 받는 가장 큰 이유이다.

그러나 《황제내경》이 저술된 때가 매우 오래되어 원본 자체에 나고 드는 것이 많고, 또 문장이 워낙 난해하기 때문에 쉽게 접근하기는 어렵다.

최근 한의학에 대한 관심이 높아지면서 한의학 서적에 대한 대중화의 추세가 뚜렷하다. 이런 흐름에 발맞추어 의서(醫書)에 대한 국역(國譯)이 활발히 이루어지고 있고, 《황제내경》도 여러 번역서가 이미 나와있다. 하지만 《황제내경》의 내용 자체가 워낙 어려운 책이다 보니 번역서 역시 이해하기 어렵기는 마찬가지인 실정이다. 그래서 《황제내경》은 일반인들이 재미있게 볼 수 없을 것이라고 지레 짐작하고 있었다.

얼마 전, 대학에서 일반인을 대상으로 《황제내경》을 강의할 기회가 있었는데, 적당한 교재가 없어 그냥 원문으로 강의를 했었다. 이해하지 못할 것이라던 나의 짐작과는 달리 기대 이상으로 호응이 좋았다. 결국 문제는 일반인들이 쉽게 이해할 수 있고, 재미있게 볼 수 있는 적절한 수준의 책이 없다는 점이었다. 그 때 일반인을 위한 황제내경 개론서의 필요성을 절감했다.

몇 년 전, 우연히 북경의 대형 서점에서 《황제내경》과 관련된 몇 권의 만화책(다른 저자의 책)을 보았는데, 초학자나 일반인들이 이해하기 쉬운 부분을 위주로 평이하게 재편집해 놓은 것이었다. 그 형식이 새롭고 내용이 간결해서 누군가 번역하면 좋겠다는 생각으로 사오기는 했는데, 계속 다른 일로 바쁘다 보니 어느 새 내 기억 속에서 잊혀져갔다. 무슨 인연인지 청홍의 최봉규 대표님이 가져오신 원고를 보고 퍼뜩 그 만화책 생각이 났다. 책꽂이 귀퉁이에 먼지를 뒤집어 쓴 채 얌전히 꽂혀 있었다. 이 기회를 빌어 나의 게으름을 일깨워주고, 이 책을 출간할 수 있는 기회를 제공해 주신 최봉규 대표님께 감사의 뜻을 표한다.

참고로 《황제내경》 원문에 대한 해석은 연구자에 따라 조금씩 견해를 달리하는 부분이 있는데, 이 책에서는 저자의 뜻을 최대한 존중하여 번역하였다. 아무쪼록 이 책의 출간으로 일반인들이 한의학의 근원인 《황제내경》에 보다 쉽게 접근할 수 있었으면 하는 것이 역자들의 바람이다.

끝으로 국내 《황제내경》 연구의 선구자이신 자헌(紫軒) 홍원식(洪元植) 선생님의 쾌유를 기원하며, 이 책을 선생님께 바친다.

2004년 1월
경희대 한의대 교수
역자대표 정 창 현

추천사 | 현대사회에서 행복을 실현하는 데 크게 공헌

《황제내경黃帝內經》은 중국 의학과 관련된 모든 내용이 총망라되어 있고 나아가 인류의 지혜가 낳은 산물 중에서 가장 뛰어난 정수라고 할 수 있다.

이 책은 상고시대 이래, 옛 조상들이 질병과 싸우는 과정에서 축적한 지혜를 토대로 삼아, 인체에 관한 과학적인 이론을 정리하고 계통을 세웠다. 또한 황제시대에 처음 시작되었다고 전하는 중국의 전통철학사상과도 그 맥을 같이한다.

중국의 전통문화에는 특이할만한 이론체계가 있는데, 인간과 천지 즉 자연이 서로 간여(干與)하고 호응한다는 인식이 그것이다. 또한 인체는 본래 스스로 하나의 소우주(小宇宙)를 이루고 있기 때문에, 내부의 순환활동 및 호흡이나 배설과 같은 외부와의 출입활동 등 모든 생명활동이 기본적으로 자연의 운행주기와 서로 호응한다고 보았다.

중국 의학은 이처럼 독특한 자연관과 방법론을 구체적인 모형을 통해 사실적으로 구현해냈다. 이러한 전제하에, 중국의 지식인들 사이에서는 다음과 같은 상황을 당연하게 여긴다. 즉 한의학 실무자나 양생법을 사용한 치료 시술자에 해당하는 관련분야의 종사자에게 《황제내경》을 심도있게 연구하는 것은 필수사항이라고 생각했다. 뿐만 아니라 고대의 과학을 탐구하거나 나아가 일반 과학 기술사를 연구하는 사람도 또한 마찬가지로 이 책을 한 번쯤은 반드시 읽어야한다고 보았다. 심지어 중국 전통문화의 의미를 탐구한다거나 단순히 개인적인 교양을 쌓으려는 사람, 민족적 자주성을 증대시키려는 데에 뜻을 둔 사람들까지도 이 책을 연구하는 것이 매우 중요했다. 즉 각자의 분야에서 어느 정도의 수준에 오르기 위해 반드시 필요한 다리 역할을 할 것이라는 인식이 보편적으로 받아들여지고 있다.

옛날에 나온 서적들은 읽기가 쉽지 않다. 하물며 《황제내경》이라면 분명히 더욱 어려울 것이다.

《황제내경》에는 다수의 전문적인 용어와 난해하고 심오한 이치가 담겨 있음은 물론, 화려한 수식과 함축적 의미가 내재되어 있어서, 읽는 사람으로 하여금 매번 경외심을 불러오기 때문이다. 그러나 이제 이 책 《황제내경黃帝內經》의 공헌으로 그러한 난점과 장애를 극복할 수 있게 되었고, 마침내 누구나가 쉽게 이해할 수 있는 상식이 마련되었다.

주지하다시피, 현대사회에서 사람들이 어려서부터 성인으로 자라는 동안 받아온 교육 내용이 대부분 형식적인 논리와 환원론이 토대가 된 실증과학으로 구성되어 있다. 따라서 변증법적인 논리와 총체론을 기초로 한 중국 고유의 문화를 이해하려면 적지 않은 장애가 따른다.

세상사란 모두 원인과 과정을 알아야 일의 사정을 진정으로 이해할 수 있고 나아가 요점과 핵심을 파악할 수 있게 된다. 물이 흘러나오는 수원지가 막힘 없이 두루 통해야 물길이 끊이지 않고 계속해서 흐를 수 있는 것과 같은 이치이다. 따라서 이 책의 저자인 주춘재(周春才) 선생은 예전과 다름없이, 먼저 《황제내경》의 배경에 대한 설명부터 시작하고 있다. 그리고 계속해서 중국 민족문화의 시조(始祖)라고 하는 황제의 시대와 거기에 대응되는 신석기시대 말기까지 시간을 거슬러 올라가 추적했다. 그 과정에서 중국의 독특한 문화 체계를 논의하고 있는데, 마치 손금을 들여다보듯 훤히 꿰뚫고 있으면서도 매우 흥미진진하게 풀어내고 있다.

서양의 실증과학과 비교하여 중국전통과학과 문화에 내재된 세계관과 방법론에 대해서 상세하면서도 확실한 고증과 계통 분류를 도출하고 있다. 그리고 그것의 기반이 되는 이성적인 토대와 과학적인 특징 및 고유한 인문정신, 사고 방식을 충분히 보여주고 그 가운데에서도 독창성을 잃지 않았다. 그러나 무엇보다도 가장 특기할 만한 점은 책에 수록된 모든 내용들이 일반대중들이 즐겨 듣고 보는 만화라는 대중적인 형식을 통해 표현되어 있다는 점이다. 이를 통해 대다수의 독자들에게 중국 전통의학의 문을 여는 열쇠를 제공했다.

이 책은 일찍이 약 10년 전에 중국문련출판사에서 출판되는 동시에 각국의 언어로 번역되어 여러 나라와 지역에서 출간되었다. 또 여러 차례 재판하였지만 이번에 미흡한 부분을 보충하여 개정판을 만들게 되었다.

저자의 기타 다른 작품 《의역동원 역경易經》《중의양생도전中醫養生圖典》《중의약식도전中醫藥食圖典》《중의경락도전中醫經絡圖典》《예기도전禮記圖典》등과 마찬가지로 이 책 역시 중국 국내외 다수의 독자들에게서 사랑을 받고 있으며, 관련 있는 전문가들로부터도 긍정적인 반응을 얻은 바 있다. 이번에 저자는 다년간의 깊이 있는 연구를 토대로, 철학, 문화와 실용적인 양생법(養生法)의 관점에서, 《황제내경》의 내용을 보다 분명하게 파악하고 있다. 또한 《황제내경》의 방법론이 지닌 의의를 통해 과학의 원전(原典)이라는 가치를 부여해 주었다. 이로 인해 내용은 더욱더 충실해지고, 형식도 보다 완전해졌다.

이 책에서 서술한 내용은 다양한 관점에서 나온 것이기 때문에 반드시 모든 내용이 독자의 동의를 얻을 수는 없겠지만, 중요한 참고자료는 될 수 있다. 더불어 중국 문화와 과학의 보배라고 할 수 있을 이 책이 이름을 좀더 널리 알릴수록, 그것이 지닌 본래의 가치로 인해 현대사회에서 행복을 실현하는 데에 보다 큰 공헌을 하리라는 것을 믿어 의심치 않는다. 이로써 추천사를 대신한다.

2003년 3월 북경에서
진가기(陳可冀)

진가기(陳可冀)_ 중국중의연구원서원의원(中國中醫研究院西院醫院) 교수 겸 박사 지도교수이다. 중국과학원(中國科學院) 원사(院士), 중화의학회(中華醫學會) 이사(理事), 중국중서의결합학회(中國中西醫結合學會) 회장(會長), 국가과기진보장의학평위(國家科技進步奬醫學評委) 등 중국 내에서 중책을 맡고 있다.

자연과 더불어 계약을 맺고 인생의 진리를 주조한다.

| 목 차 |

책머리에 | 우주 만물을 하나로 묶는 보편적인 진리 … 5
역자서문 | 일반인도 쉽게 접근할 수 있는 적절한 책 … 6
추천사 | 현대사회에서 행복을 실현하는데 크게 공헌 … 8

황제내경이란 · 15
상고천진론편 제일(上古天眞論篇 第一) · · · · · · · · · · · 30
사기조신대론편 제이(四氣調神大論篇 第二) · · · · · · · · · 43
생기통천론편 제삼(生氣通天論篇 第三) · · · · · · · · · · · 60
금궤진언론편 제사(金匱眞言論篇 第四) · · · · · · · · · · · 84
음양응상대론편 제오(陰陽應象大論篇 第五) · · · · · · · · · 94
영란비전론편 제팔(靈蘭秘典論篇 第八) · · · · · · · · · · · 133
오장생성편 제십(五臟生成篇 第十) · · · · · · · · · · · · · 138
오장별론편 제십일(五臟別論篇 第十一) · · · · · · · · · · · 147
이법방의론편 제십이(異法方宜論篇 第十二) · · · · · · · · · 155
이정변기론편 제십삼(移精變氣論篇 第十三) · · · · · · · · · 165
탕액요례론편 제십사(湯液醪醴論篇 第十四) · · · · · · · · · 169
맥요정미론편 제십칠(脈要精微論篇 第十七) · · · · · · · · · 172
선명오기편 제이십삼(宣明五氣篇 第二十三) · · · · · · · · · 182
보명전형론편 제이십오(寶命全形論篇 第二十五) · · · · · · · 187
역조론편 제삼십사(逆調論篇 第三十四) · · · · · · · · · · · 193
해론편 제삼십팔(咳論篇 第三十八) · · · · · · · · · · · · · 194

거통론편 제삼십구(擧痛論篇 第三十九) · · · · · · · · · · · · · · · 202
복중론편 제사십(腹中論篇 第四十) · · · · · · · · · · · · · · · · · 205
풍론편 제사십이(風論篇 第四十二) · · · · · · · · · · · · · · · · · 212
비론편 제사십삼(痺論篇 第四十三) · · · · · · · · · · · · · · · · · 227
위론편 제사십사(痿論篇 第四十四) · · · · · · · · · · · · · · · · · 236
궐론편 제사십오(厥論篇 第四十五) · · · · · · · · · · · · · · · · · 241
병능론편 제사십육(病能論篇 第四十六) · · · · · · · · · · · · · · 248
기병론편 제사십칠(奇病論篇 第四十七) · · · · · · · · · · · · · · 252
자지론편 제오십삼(刺志論篇 第五十三) · · · · · · · · · · · · · · 262
피부론편 제오십육(皮部論篇 第五十六) · · · · · · · · · · · · · · 267
조경론편 제육십이(調經論篇 第六十二) · · · · · · · · · · · · · · 269
육미지대론편 제육십팔(六微旨大論篇 第六十八) · · · · · · · · 275
오상정대론편 제칠십(五常政大論篇 第七十) · · · · · · · · · · · 278
지진요대론편 제칠십사(至眞要大論篇 第七十四) · · · · · · · · 288
소오과론편 제칠십칠(疏五過論篇 第七十七) · · · · · · · · · · · 294
방성쇠론편 제팔십(方盛衰論篇 第八十) · · · · · · · · · · · · · · 303

발문(跋文) | 모든 지혜가 저장되어 있는 보고(寶庫) · · · 311

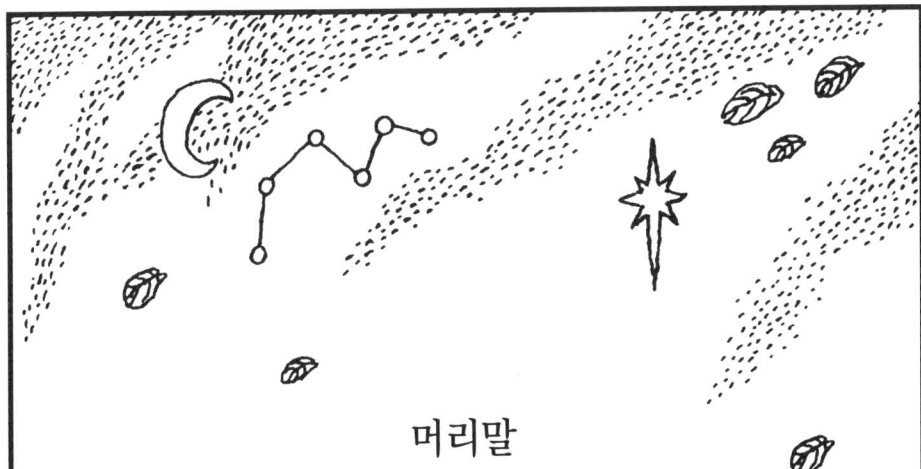

머리말

《황제내경黃帝內經》은 전설상의 제왕인 황제(黃帝)가 지었다고 전해지며, 중국 의학 이론체계의 기초를 닦은 책이다. 이 책은 황제와 그의 의관인 기백(岐伯)이 서로 묻고 답하는 형식으로 구성되어 있다. 그 과정에서 황제가 다스리던 당시에 형성되기 시작한 중국 전통철학의 이념을 응용해서 의학적인 문제들을 설명하고 있는데, 천문(天文)·역법(曆法)·지리(地理)·음률(音律) 등 각 분야의 지식을 두루 섭렵하고 있다. 더불어 의학이론과 실제적인 임상경험을 함께 논의하는 데에서 한 걸음 더 나아가 고대 중국의 철학사상을 풍부하게 발전시켰다.

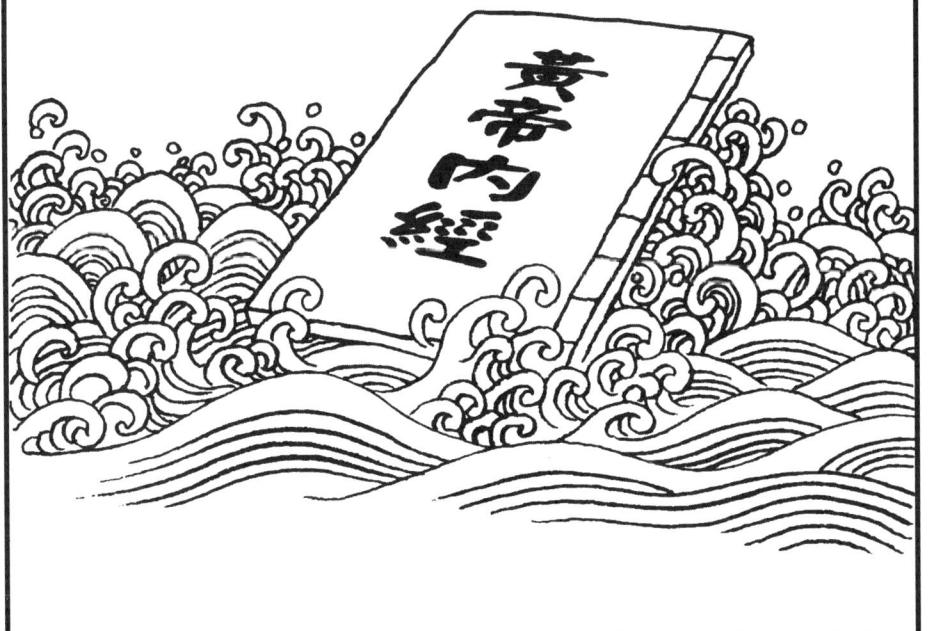

황제내경

《황제내경》은 철학의 도(道)·기(氣)·형(形)·신(神)에 관한 학설을 이야기하고 있다. 그 중에서도 특히 자연과 인간, 즉 천인(天人)관계와 음양오행(陰陽五行) 학설에 관한 해설 및 응용에 있어서 보편성과 체계성을 갖추었음은 물론 논리적으로도 상당히 높은 수준에 이르고 있다. 그 가운데에는 중국 의학이 발전하는 동안 등장하는 여러 이론과 학설에 포함된 소재들이 담겨 있다. 이를 테면, 정체(整體) 관념, 변증논치(辨證論治) 등과 같이 중국 의학의 고유한 특징이 이미 광범위한 영역에 걸쳐 기본적으로 완성되어 있다. 이 책이 구비한 방법론의 의의를 따져볼 때, 비단 의학 분야뿐 아니라 중국 전통과학 전체의 원전(元典)이라고 해도 과언이 아니다.

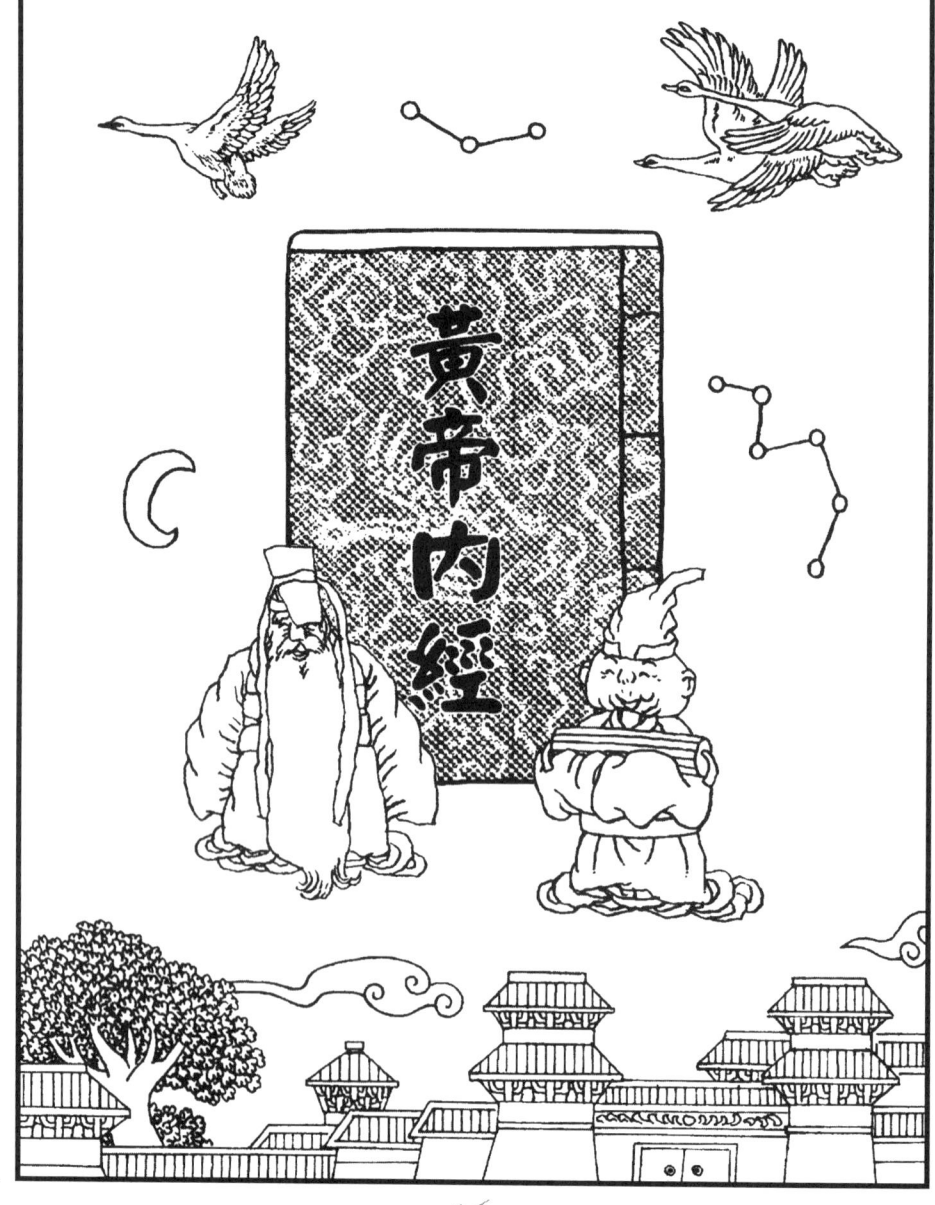

사람들이 중국의 전통과학과 문화에 대해 이야기할 때면, 항상 포괄하고 있는 범위의 광범위함과 연구의 정밀함을 일러 '박대정심(博大精深)'이라는 말로 설명하는데, 어째서 '박대정심'이라고 하는 것일까? 그에 관한 정확한 함의(含意)를 알려면 먼저 근원으로 돌아가, 인류 최초의 문화 체계에 관한 것부터 논의할 필요가 있다. 왜냐하면 그러한 논의를 통해, 중국 전통과학과 문화의 요점과 정수를 확실히 파악할 수 있고 근원을 정확히 알게 되어 중국문화의 자주성을 고양시킬 수 있기 때문이다.

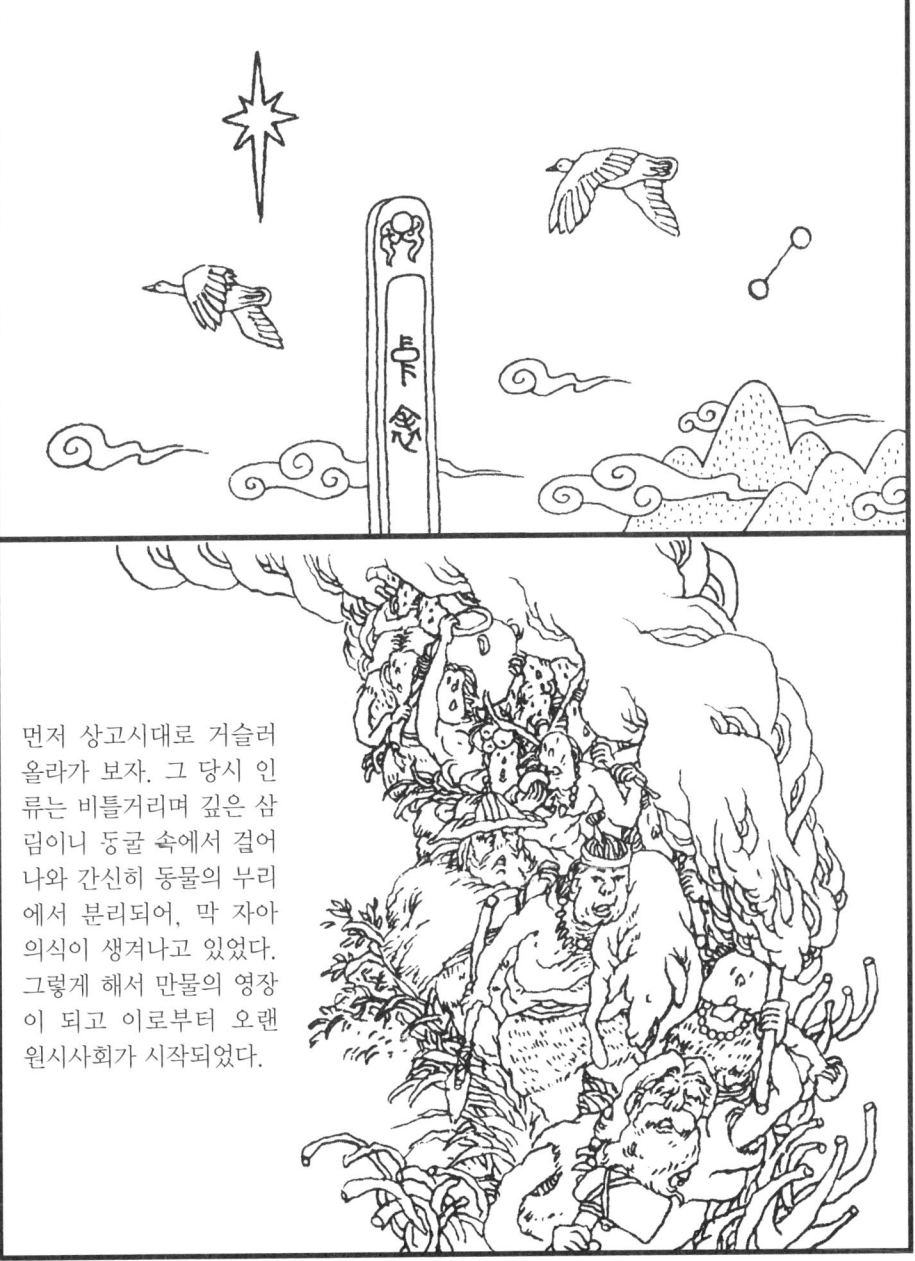

먼저 상고시대로 거슬러 올라가 보자. 그 당시 인류는 비틀거리며 깊은 삼림이니 동굴 속에서 걸어 나와 간신히 동물의 부리에서 분리되어, 막 자아의식이 생겨나고 있었다. 그렇게 해서 만물의 영장이 되고 이로부터 오랜 원시사회가 시작되었다.

황제내경

과학 발전의 일반적인 경향을 말하자면, 각 민족은 모두 그 민족마다 사회가 발전하는 역사 과정의 90%이상을 원시사회가 차지하고 있다. 그리고 오랫동안 경작생활과 유목·수렵 생활을 하면서, 거듭되는 관찰과 경험을 통해 최소한의 규율과 상식을 축적하게 되었다. 특히 천문(天文)·계절이 변화하는 법칙·물질의 속성과 관련된 상식을 축적하고 그것을 일정한 논리에 따라 분류하고 체계화시켰다.

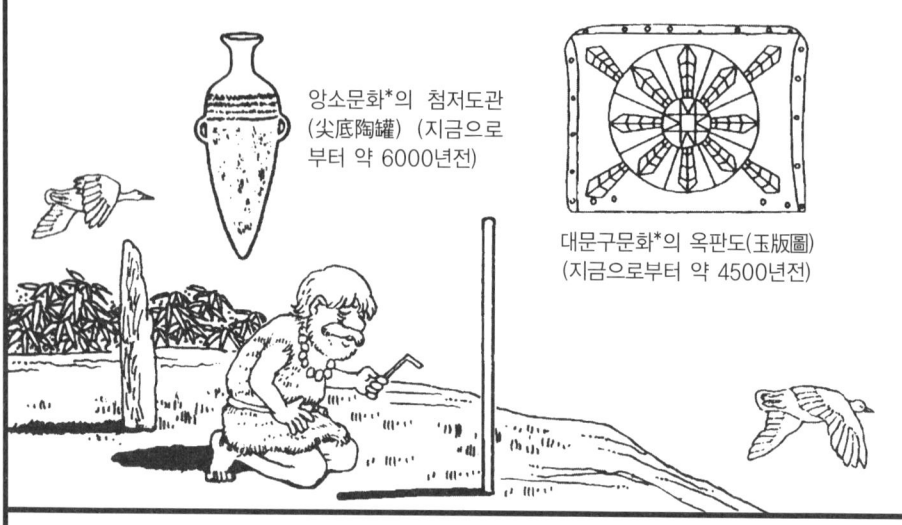

앙소문화*의 첨저도관(尖底陶罐) (지금으로부터 약 6000년전)

대문구문화*의 옥판도(玉版圖) (지금으로부터 약 4500년전)

다량의 고서(古書)와 고고학 자료가, 신석기시대 말기에 이르면 상고(上古)시대의 사람들이 이미 경험을 통해 인식한 규율과 상식에 기반하여 우주에 대한 보편적인 법칙을 탐구하기 시작했다는 것을 분명하게 밝혀주고 있다. 시간은 어디에서부터 시작되었고, 공간의 극한(極限)은 어디에 있으며, 생명은 또 어떻게 발생했고, 아득히 넓은 우주는 누가 주재(主宰)하고 있을까?

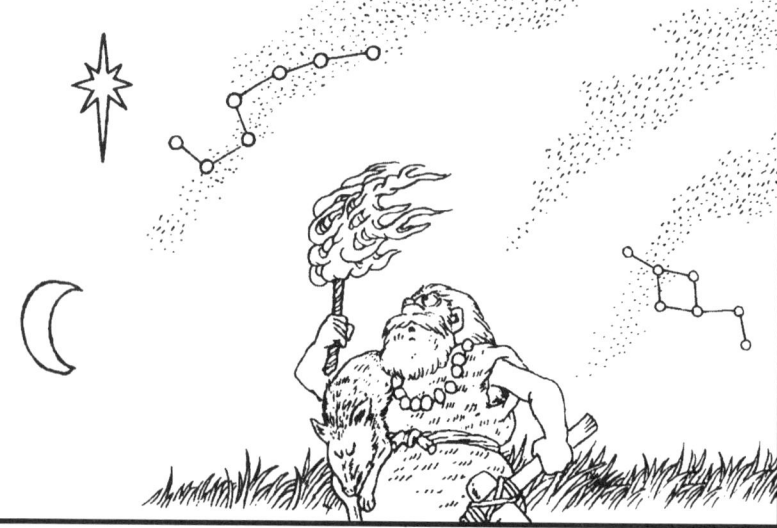

【역주】

앙소문화(仰韶文化): 중국 황하 중류 일대에 나타나는 신석기 후반기의 문화 유적지, 중국 최초의 농경문화를 보여준다.

대문구문화(大汶口文化): 중국 황하 하류와 산동성(山東省) 일대에서 발굴된 신석기 문화 유적지.

18

이러한 탐색은 자연스럽게 세계관과 방법론의 탄생을 가져왔다. 그리고 자연환경과 생산방식의 차이는 세계관과 방법론상의 분명한 차이를 초래하는 데에 일조했고, 인류 전체의 사고방식과 가치판단에도 영향을 미쳤다.

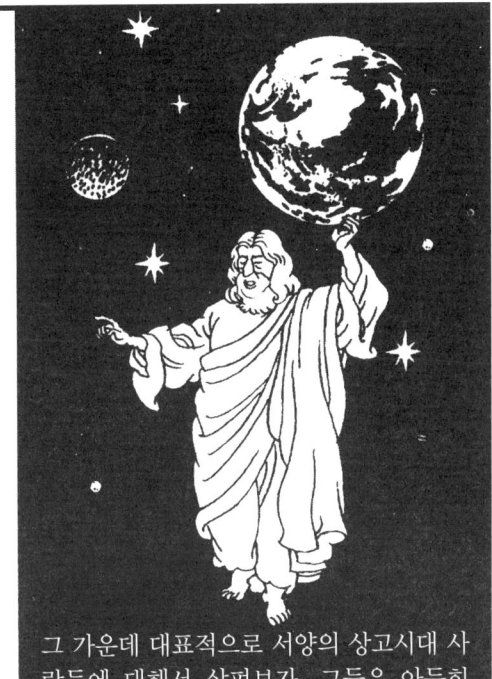

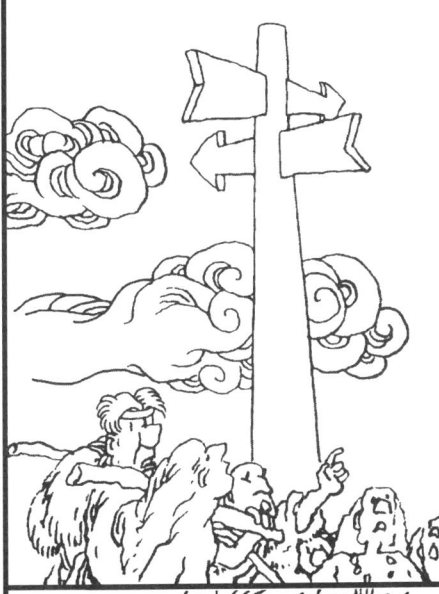

그 가운데 대표적으로 서양의 상고시대 사람들에 대해서 살펴보자. 그들은 아득히 넓은 우주와 사람의 힘으로는 미칠 수도 없는 저 먼 끝을 마주했을 때, 아무리 생각해도 이해할 수 없었으므로, 마침내 이 모든 것을 주재하는 것은 '신(神)'이라고 판단했다.

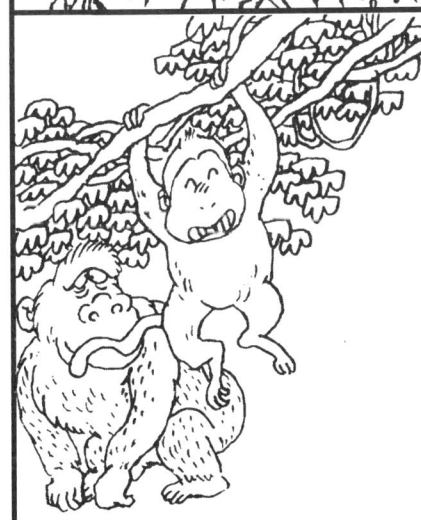

그에 따라 다음과 같은 결론에 도달하게 되었다. 즉 사람이 직립보행을 할 수 있고, 생각할 수 있다는 것은 인간이 어떤 자연물과도 다르며 신과 닮았다는 사실과, 그러나 또 달리 생각하면, 아무리 똑똑한 사람이라도 신과 비교해보면 결국은 인간 앞에 원숭이의 처지와 별반 나르지 않다는 점이다.

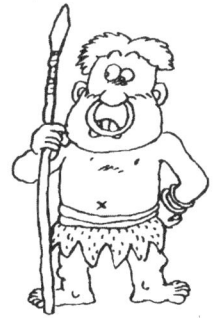

예를 들어 기독교에서는 자연은 하나님이 창조한 것이고, 하나님은 못하는 일이 없으며, 인류도 하나님이 자신의 형상에 비추어 창조해서 만물을 보살피게 했다고 믿는다. 인류를 자연의 경계선 밖에 위치시켰기 때문에, 자연과 인간이 서로 나누어지는 '천인상분(天人相分)'의 길로 분명하게 나아갔다.

> 인간은 얼마나 대단한 걸작인가! 이성은 얼마나 고귀한가! 그 역량은 또 얼마나 위대한가! 모습은 또 얼마나 훌륭한가! 행동거지는 또 얼마나 고상한가! 또 얼마나 천사와 닮았는가! 그 지혜는 얼마나 하늘의 신을 닮았는가! 우주의 정화요, 만물의 영장이어라!
> ―셰익스피어

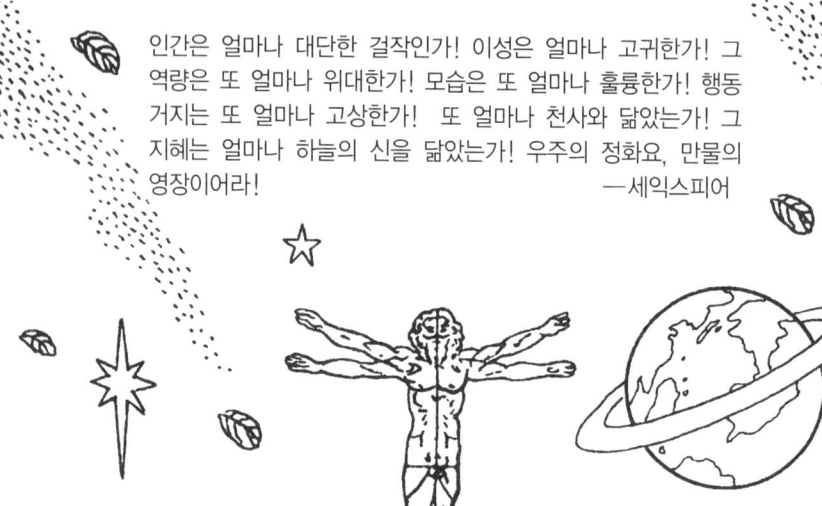

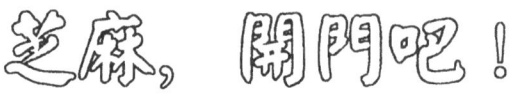

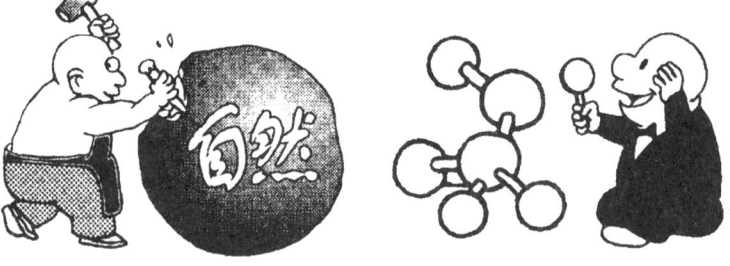

이처럼 하늘과 인간이 서로 구분되었다는 천인상분(天人相分)의 세계관은 신 앞에 사람은 비천한 존재일 뿐이라는 그들만의 오랜 종교적 전통을 가져왔다. 그러면서도 대자연 앞에서는 교만해져서 끝까지 자연을 인식하고 제어하려고 했다. 이런 식으로 그들의 문화 체계와 사고방식이 형성되었고 아울러 환원론(還元論)을 토대로 한 실증과학의 길을 가게 되었던 것이다.

그러나 자연환경과 생산방식 등 여러 가지 다양한 요소들의 영향을 받아, 중국의 옛 조상들은 인내심과 세심한 관찰, 그리고 오래 되풀이 해 온 실제 경험을 통해 마침내 '장대를 세워 그림자의 길이를 보고 농사의 적절한 시기를 정하는 단계'에 이르게 되었다. 아울러 천지가 서로 짝을 이루어 운동하는 주기를 탐색하고, 물질이 지닌 속성 등을 정리하고 분류해서, 대자연 속에 번뜩이는 핵심 체계를 포착해 내었다.

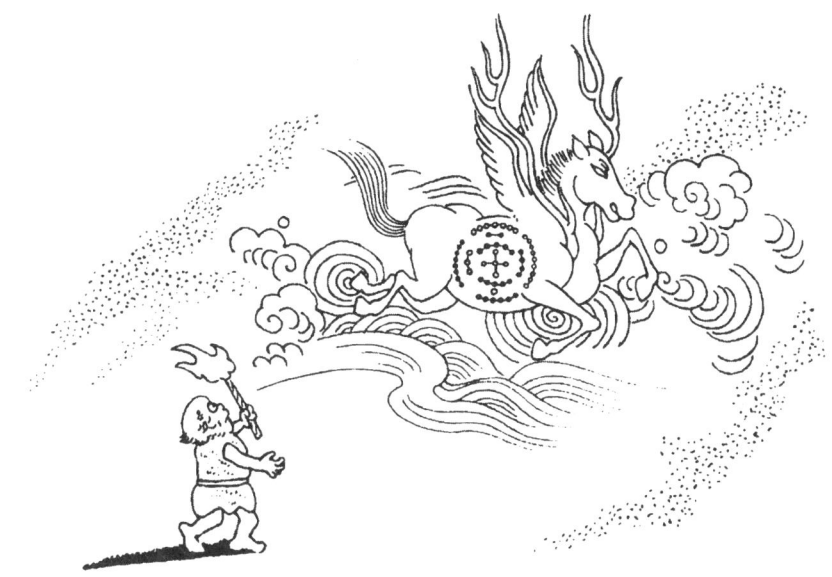

이 체계는 소박하면서도 매우 훌륭했고 이로부터 중국의 전통문명이 하나의 통일된 장을 마련하게 되었다고 할 수 있다. 하도(河圖)와 낙서(洛書)는 바로 이와 같은 우주의 기능에 대한 총체적인 파악이요, 자연의 종개념에 대한 기록이다. 또한 수학 언어를 사용하여 자연의 법칙을 묘사한 것이라고 할 수 있다(저자의 또 다른 책 《의역동원 역경》을 참고할 것).

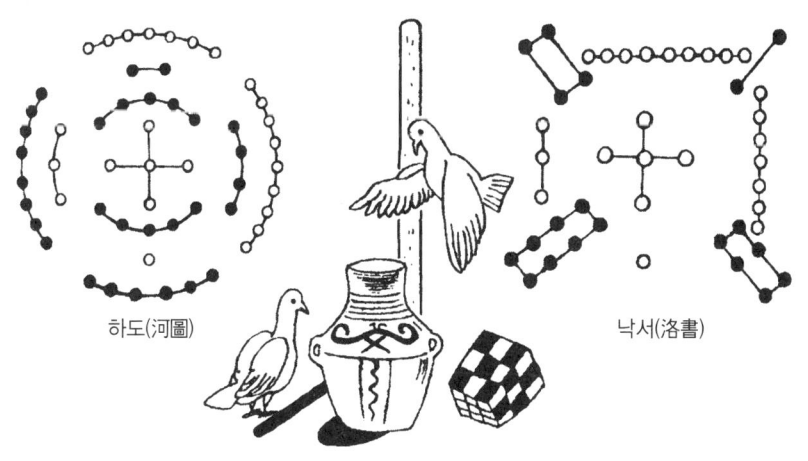

하도(河圖)　　　　　　　　　낙서(洛書)

이로부터 '하늘[天]', 즉 자연 법칙에 대한 경외심을 낳았는데, 이러한 경외심은 자연과의 사이에 일종의 계약을 맺은 것이라고 할 수 있고, 이러한 관념은 이후 전통문화 전체를 관통하여 계속되었다. 사람과 그 안에 포함하지 않는 것이 없는 자연을 하나의 총체로 인식하면서, 인간은 자연계의 밖으로 유리(遊離)되어서도 안되고 유리될 수도 없었다. 다만 자연계의 한 요소라고 할 수 있었다. 이로부터 자연과 인간이 하나라고 보는 '천인합일(天人合一)'의 세계관이 형성되었다.

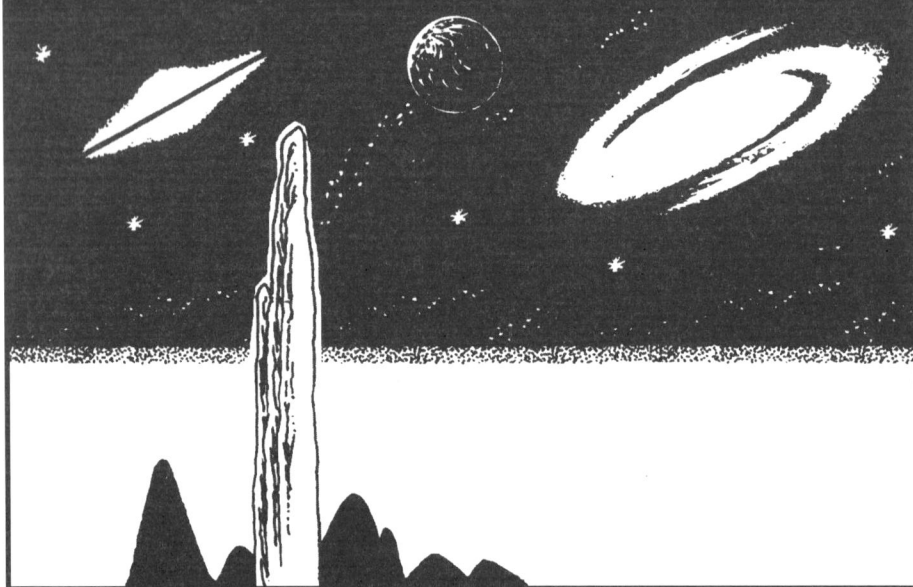

대자연은 아득히 그 끝을 헤아릴 수 없을 만큼 넓고 커서, 생성과 소멸, 성함과 쇠함의 작용을 사람의 힘으로는 결코 대신할 수 없었다. 인간이 할 수 있는 일은 그저 의식적으로 이러한 정신을 본받아 그 밖으로 벗어나지 않도록 하는 일밖에 없었다. 사람의 행위는 사물의 자연상태를 훼손시키지 않아야 한다는 것이 전제가 되었다. 사물은 스스로의 역량에 따라 자발적으로 존재와 발전의 최적의 상태, 즉 물질의 '자조직(自組織)' 상태에 도달할 수 있게 되는데, 이에 대해 논리적으로 설명한 것이 바로 음양오행학설이다.

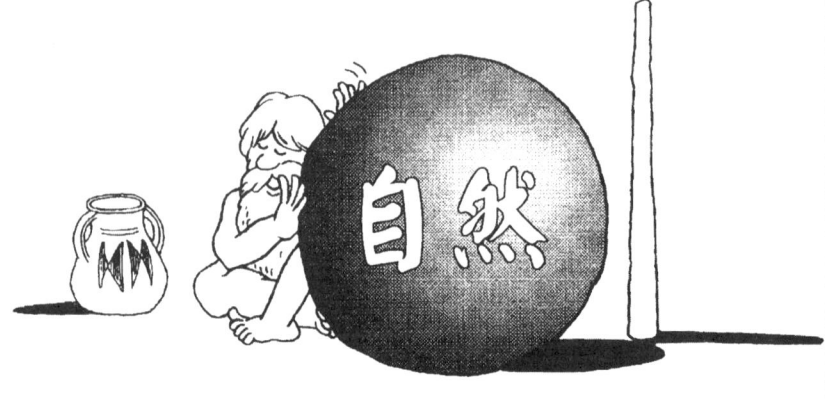

황제시대에 대한 고고학 탐사는 이러한 세계관과 방법론이 천원지방(天圓地方)이라는 관념을 상징하는 종(琮)과 벽(璧)이라는 하나의 확립된 형식으로 구현되어 출현했다는 것을 분명하게 보여주고 있다.

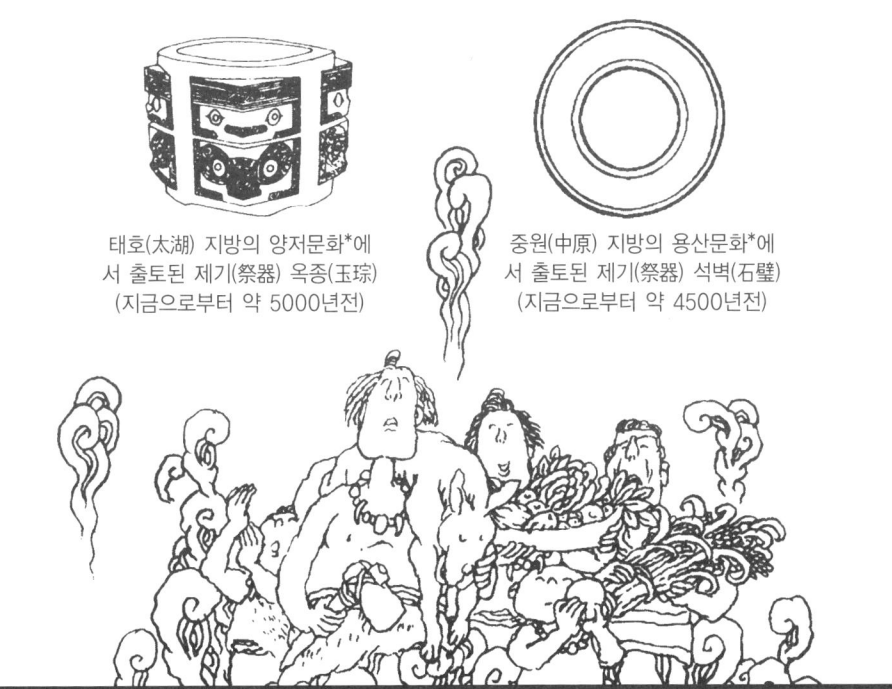

태호(太湖) 지방의 양저문화*에서 출토된 제기(祭器) 옥종(玉琮)
(지금으로부터 약 5000년전)

중원(中原) 지방의 용산문화*에서 출토된 제기(祭器) 석벽(石璧)
(지금으로부터 약 4500년전)

보다 중요한 것은 종(琮)과 벽(璧)의 기능이 이미 보편적으로 승인을 받아, 의도적으로 사용되었다는 사실이다. 예를 들어 공자가 '천원지방(天圓地方)'을 '하늘의 도(道)는 둥글고, 땅의 도(道)는 모나다'라고 파악했던 것이 그러하다. 즉 하늘의 작용은 낮과 밤이 계속 순환하면서 쉼이 없으므로 '둥글다'고 하고, 땅의 작용은 만물을 이고 양육하기 때문에 '모나다'고 한 것이다.

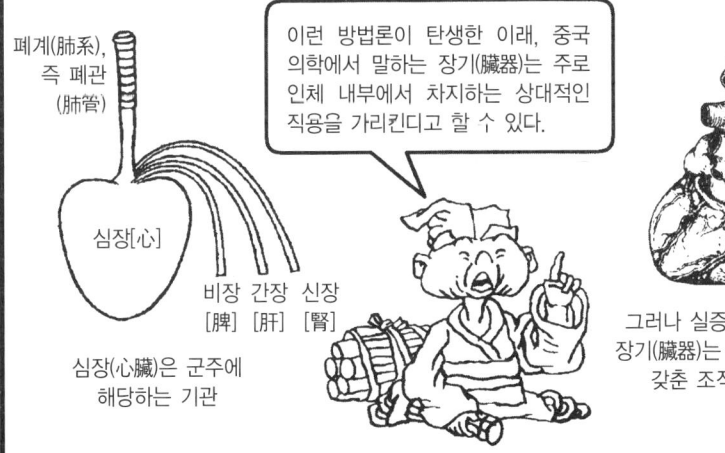

폐계(肺系), 즉 폐관(肺管)

심장[心]

비장 간장 신장
[脾] [肝] [腎]

심장(心臟)은 군주에 해당하는 기관

이런 방법론이 탄생한 이래, 중국 의학에서 말하는 장기(臟器)는 주로 인체 내부에서 차지하는 상대적인 작용을 가리킨다고 할 수 있다.

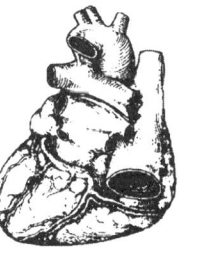

그러나 실증의학에서 말하는 장기(臟器)는 주로 실제 형상을 갖춘 조직을 가리킨다.

【역주】

양저문화(良渚文化): 중국 양자강 하류와 태호(太湖) 부근에서 발견된 신석기 문화 유적지.
용산문화(龍山文化): 중국 산동성(山東省)·역성현(歷城縣)·용산진(龍山鎭)을 중심으로 하남성(河南省)·섬서성(陝西省)·산동성(山東省)·하북성(河北省)·절강에서 발견되는 신석기시대에서 청동기로 넘어가는 시기의 유적지.

중국 의학에서는 음양오행학설의 엄격한 귀납과 통제기능, 강력한 유추 및 해석 기능을 가지고 만물을 각각의 속성에 따라 분류하고, 겉으로 드러난 현상을 보고 보이지 않는 내부의 상황을 추측하며, 어떤 한 가지 사항으로 그 밖의 다른 사항을 유추하는 등의 방법을 통해 인체 곳곳의 생리(生理), 병리(病理) 현상을 모두 포괄했다.

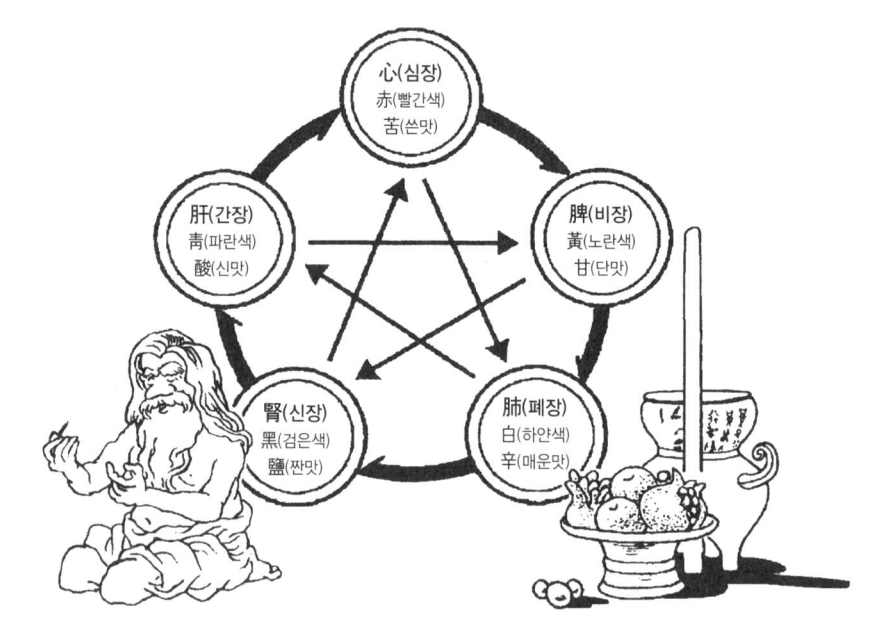

따라서 중국 의학 이론은 인체가 갖추고 있는 실제 형상의 해부 형태에 대해서는 무시하는 대신, 각각의 작용과 정확하게 사용해야 하는 시간과 공간의 좌표를 구하는 데에 주력했다. 그에 따라 오장육부(五臟六腑)와 사지(四肢)와 몸 속에 있는 모든 뼈〔百骸 백해〕를 그 기능에 따라 (그것의 구체적인 모양과 조직이 아니라) 통일시켰다.

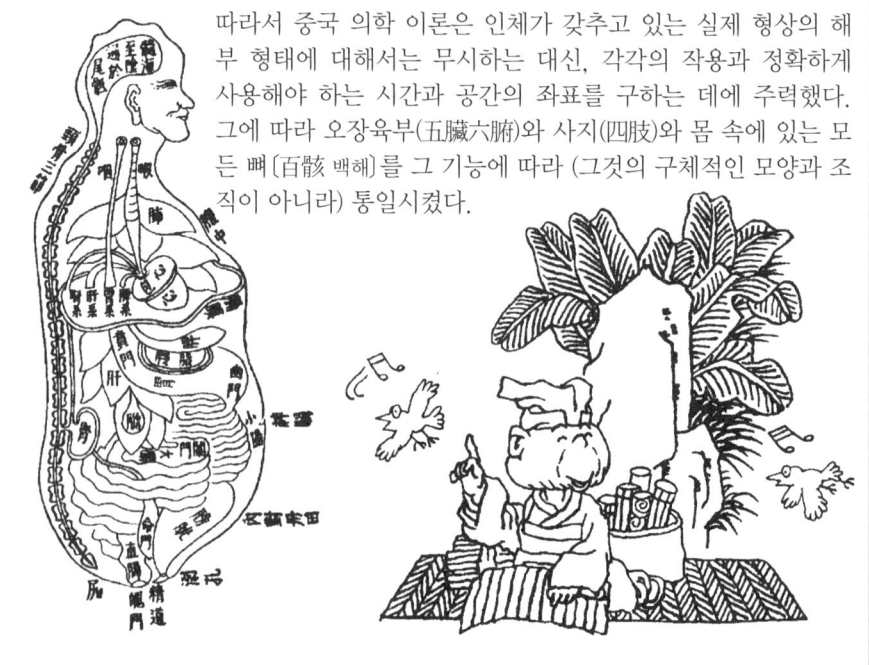

마찬가지로 중국의 문화전통 가운데에도 초자연적인 존재라고 할 수 있는 '상제(上帝)'가 있었지만, 이 법칙의 확립을 기반으로 이미 역학(易學)의 사상으로 추리하거나 해석하지 못할 기능이 없었기 때문에, '상제'라는 개념은 더 이상 남아있을 여지가 없었고 과학이라는 주류(主流) 속으로 편입될 수밖에 없었다.

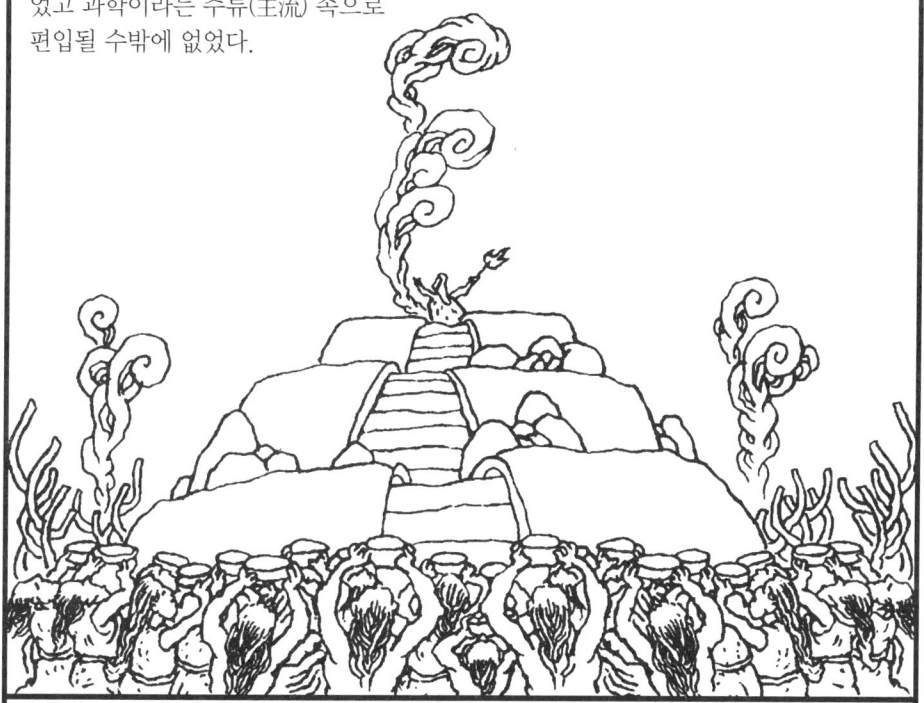

따라서 《황제내경》은 귀신이 병을 낫게 한다는 설을 부정하고 있다. 그 대신 모든 질병이 바람[風풍]·추위[寒한]·더위[暑서]·습기[濕습]·건조[燥조]·불[火화] 등 여섯 가지의 원인 때문에 일어나거나, 일곱 가지의 정욕으로 인한 내상(內傷)과 무절제한 생활습관에 의해 발생하는 것으로 보았다. 인식상 귀신을 맹목적으로 믿는 것과는 분명히 다른 것이다.

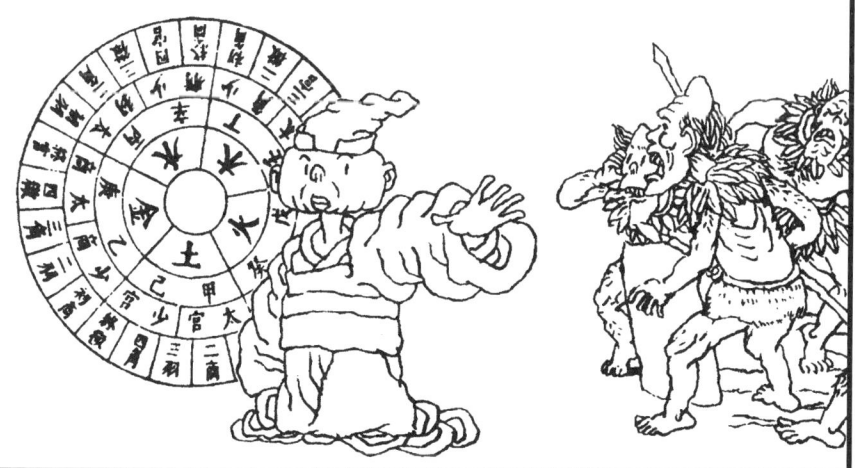

황제내경

합리적인 인식의 가장 튼튼한 토대는 철학이며, 철학이 없는 사고 즉 경험적 사실은 그것 자체만으로는 그저 여기저기 흩어져 있는 소재에 불과하다. 《역경易經》과 함께 늘상 수반되는 《황제내경》이 이룩한 가장 위대한 성과는 역학의 사변철학을 시의적절하게 경험의학 속으로 끌어 들였다는 점이다. 《역경》은 중국인이 천문(天文)과 인문(人文)의 추이와 구성을 풀이한 법전이다. 완전무결하고 빈틈이 없는 형식 덕분에, 이 책이 세상에 나온 날로부터 줄곧 중국 문명의 전체 역사에서 가장 권위있는 지위를 확립했고, 5000년의 유구한 문화 속에 세계관과 방법론의 범주를 확정지어 주었다. 또한 철학, 과학, 정치, 윤리, 도덕의 상징이 되었다. 《황제내경》에 드러난 이론적인 관점이나 학술상의 방법, 그 근원을 탐구하는 정신도 모두 《역경》으로부터 나온 것이다.

【역주】

연산(連山) : 역(易)은 상고시대(上古時代)인 하(夏)나라의 연산(連山), 중고시대(中古時代)인 은(殷)나라의 신장(歸藏), 하고시대(下古時代)인 주(周)나라의 주역(周易), 이 세 단계를 가졌다. 연산은 땅 위에 있는 산이 모두 이어져 있고 귀장은 만물이 모두 땅 속으로 돌아가 감춰진다고 해서 땅괘를 맨 먼저 놓았다. 오늘날에는 연산이나 귀장은 찾아볼 수 없고 주역만이 전해지고 있다.

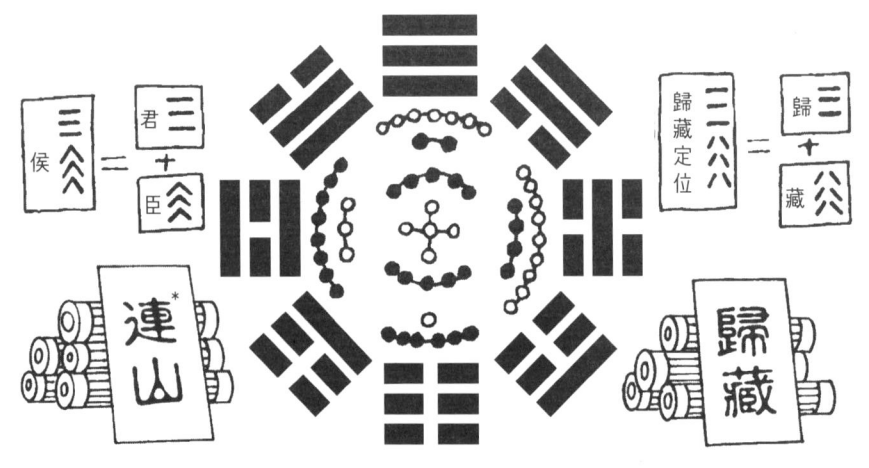

'물고기는 연못을 떠날 수 없고, 나라를 이롭게 할 수 있는 것은 남에게 함부로 보일 수 없다'고 했는데, 《역경》이야말로 '나라를 이롭게 할 수 있는 것'이었다. 따라서 점을 치는 형식을 빌어 삼대에 걸쳐 은밀하게 전해지면서 함부로 사람들에게 보이지 않다가, 《황제내경》에 이르러 가장 체계적이면서도 전면적으로 구현하고 운용할 수 있게 되었다.

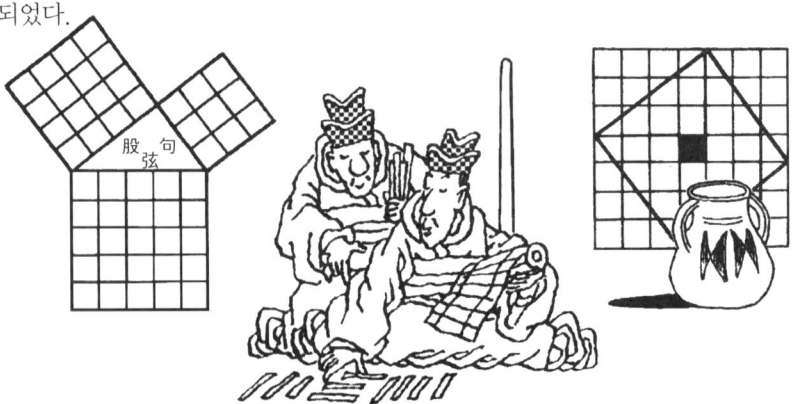

여러 흔적들이 중국의 독특한 세계관과 방법론이 황제시대와 이 시기로 추정되는 용산문화 전후기에 형성되었을 거라는 사실을 증명해 준다. 또한 그러한 문화를 선택하게 된 기제도 최소한 이 때 형성되었을 거라는 사실도 분명하게 보여주고 있다. 이 시기에 무르익은 것이 결코 '너무 일찍 이루어진' 것은 아니다. 합리적이면서도 결코 '소박' 하지 않은 문화 체계는 강력한 해석기능과 유추기능을 통해 모든 것을 수렴하고 받아들여 그 당시의 중국 대륙의 문화를 통일시켰다. (예를 들면, 양저문화良渚文化는 중원문화中原文化보다 1000년 정도 앞서는데 그에 앞서 먼저 문명의 문턱을 뛰어 넘었던 홍산문화紅山文化는 이후에 소실되거나 흡수되었다.) 황제는 이로 인해 후세에까지 인간 문명의 시조라고 불리게 되었던 것이다.

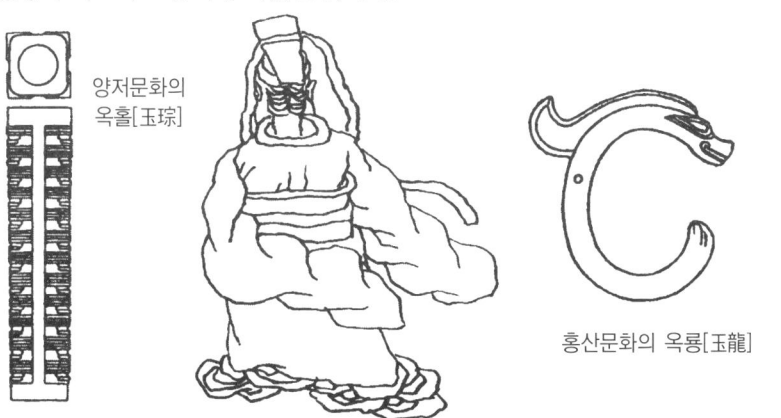

양저문화의 옥홀[玉琮]

홍산문화의 옥룡[玉龍]

하(夏)·상(商)·주(周) 3대를 거치면서, 자연과 사람이 하나라는 '천인합일(天人合一)'의 세계관과 음양오행의 방법론이 확립되었다. 춘추전국시대에 와서는 주(周) 왕실의 권위가 무너지면서 문화가 점차 아래로 전파되어, 이 사고 방식은 더욱 더 광범위하게 전파될 수 있었다.

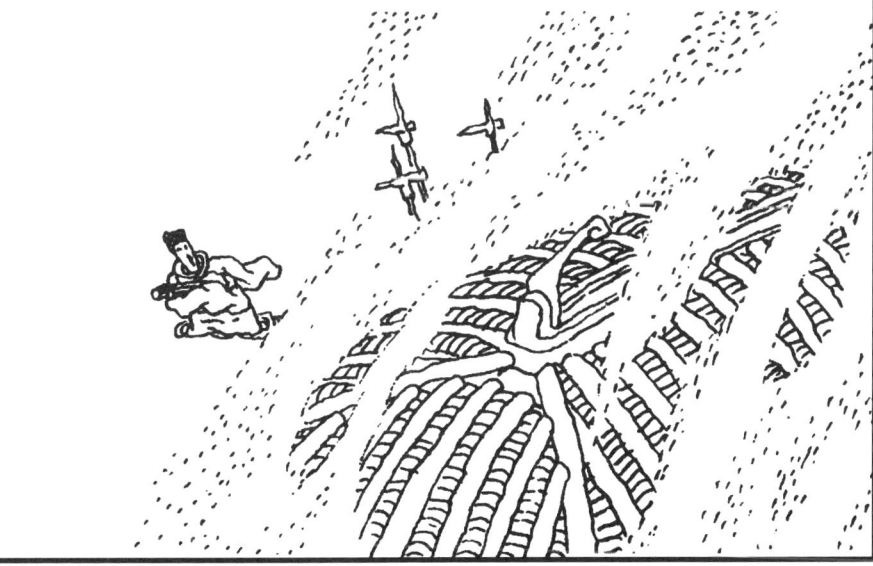

황제내경

《황제내경》은 바로 이런 배경 속에서 탄생하고, 발전하여 완성되었다. 아울러 선진(先秦) 시기의 문화가 총결산되고 정리된 시기 즉 양한(兩漢) 시기를 전후로, 지금은 전해지지 않는 대다수의 의학 고서(古書)들이 서로 통합되거나 도태되는 과정을 거친 후에 마지막으로 완성되었다. 이러한 점을 알고 있어야만 중국 전통과학의 주류를 대표하는 보물을 제대로 탐구할 수 있을 것이다.

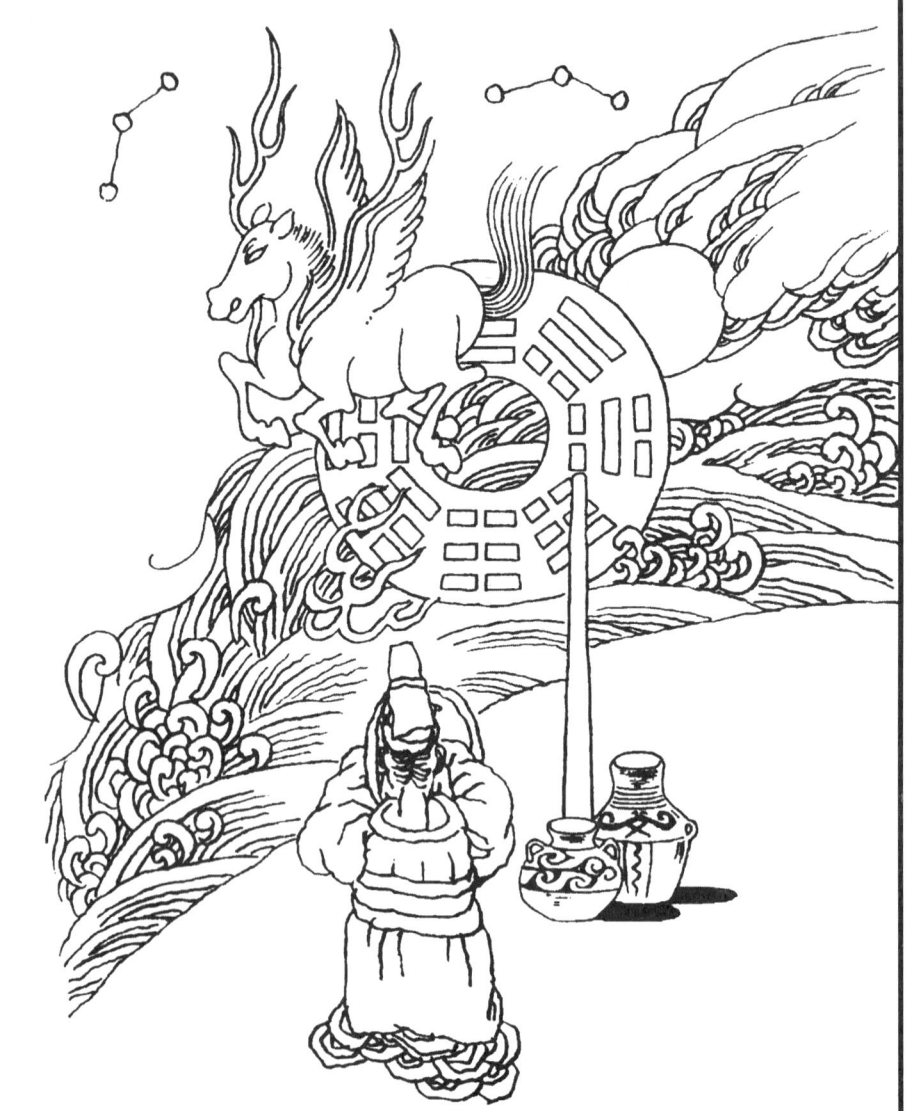

주(注). 이 장에서 서술하고 있는 관점이 미처 개진하지 못한 부분은, 저자의 또 다른 저서 《의역동원 역경》에서 상세하게 설명되어 있다.

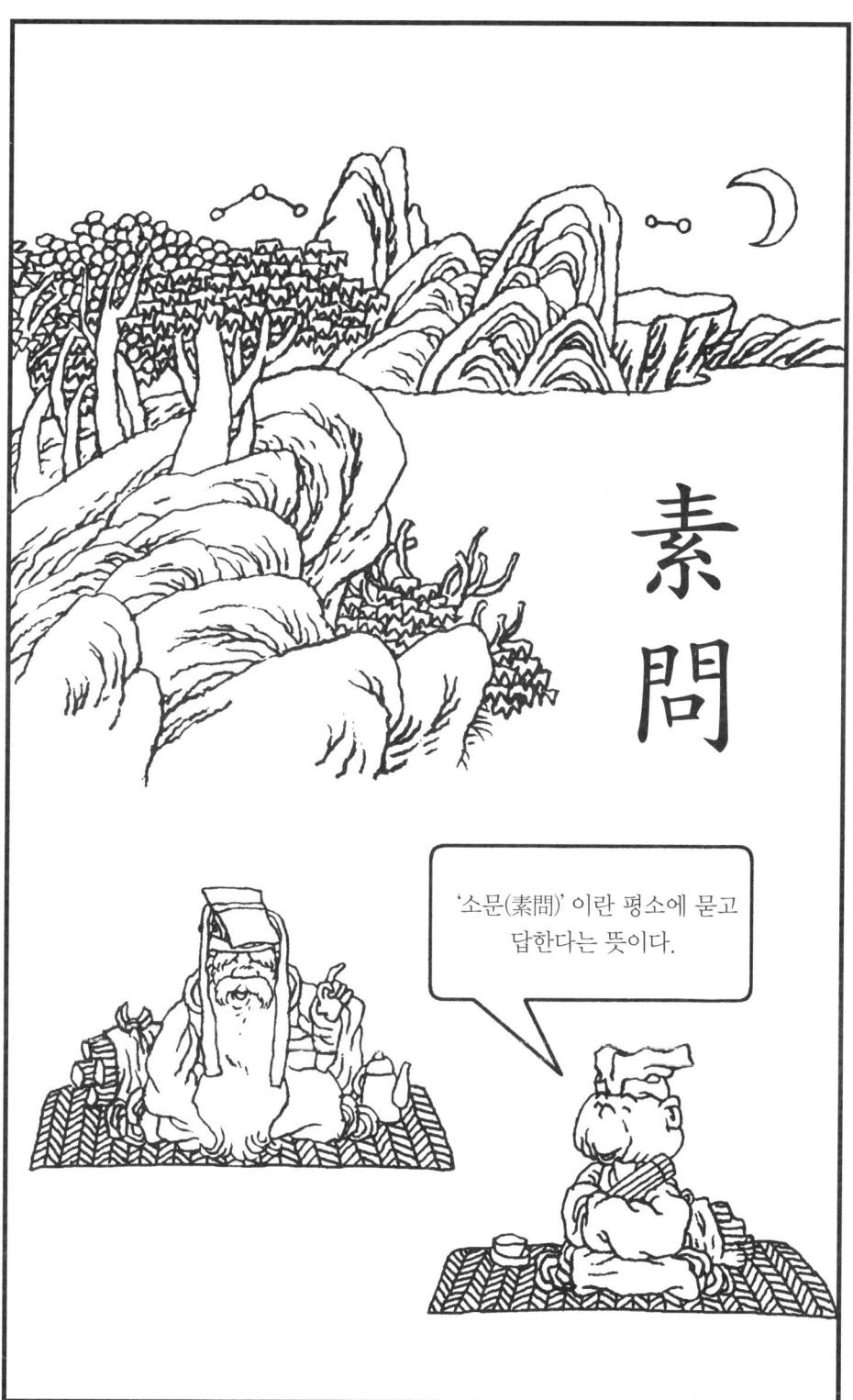

상고천진론편 제일 (上古天眞論篇 第一)

昔在黃帝, 生而神靈, 弱而能言,
幼而徇齊, 長而敦敏, 成而登天.

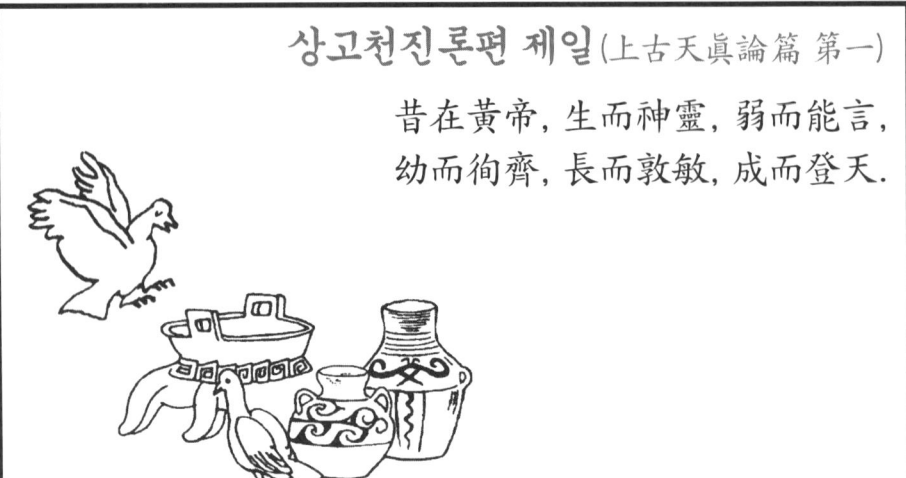

옛날 헌원 황제는, 나면서부터 매우 총명해서, 유년시절에는 말을 능숙하게 잘했고, 소년시절에는 사물에 대한 이해가 매우 빨랐고, 자라서는 성실하고 순박하면서도 부지런하고 열심히 노력해서, 마침내 성년이 되자 천자(天子)의 자리에 오르게 되었다.

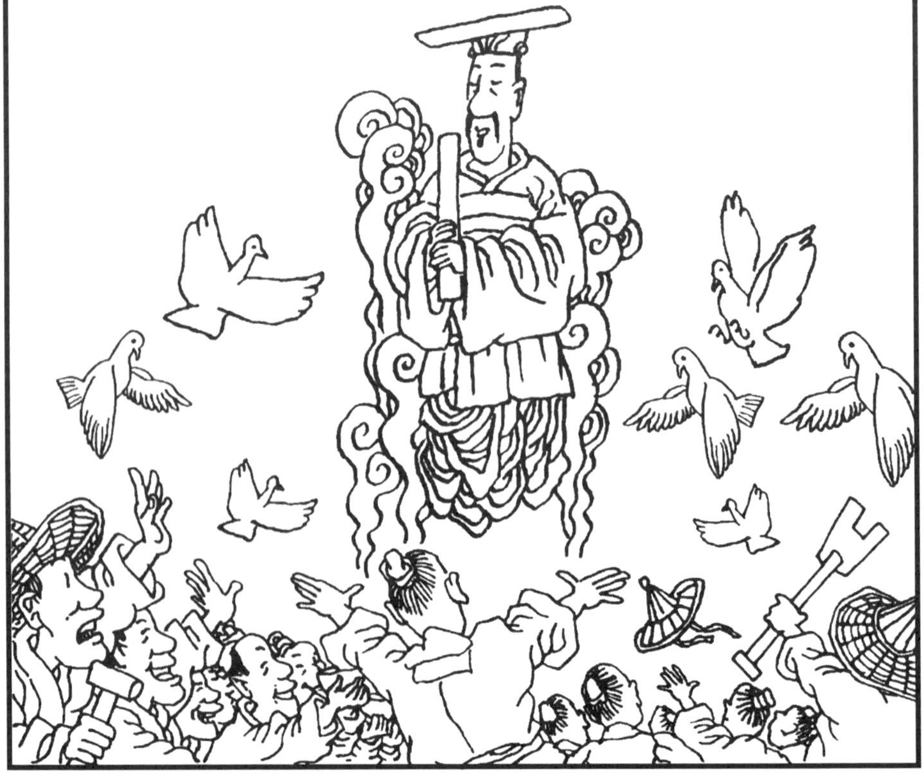

乃問於天師曰：余聞上古之人, 春秋皆度百歲,
而動作不衰, 今時之人,
年半百而動作皆衰者,
時世異耶？
人將失之耶？

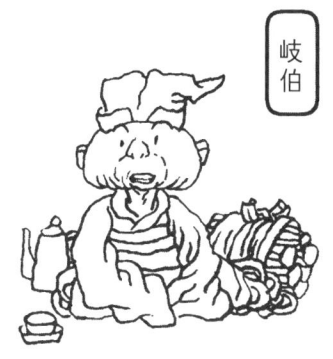

황제(黃帝)가 기백(岐伯)에게 물었다. 내가 들으니 옛날 사람들은 나이가 백 살을 넘었어도 행동이 나이든 사람 같지 않았다고 하던데, 지금 사람들은 나이가 쉰 살만 넘어도 벌써 움직임이 민첩하지가 못하오.

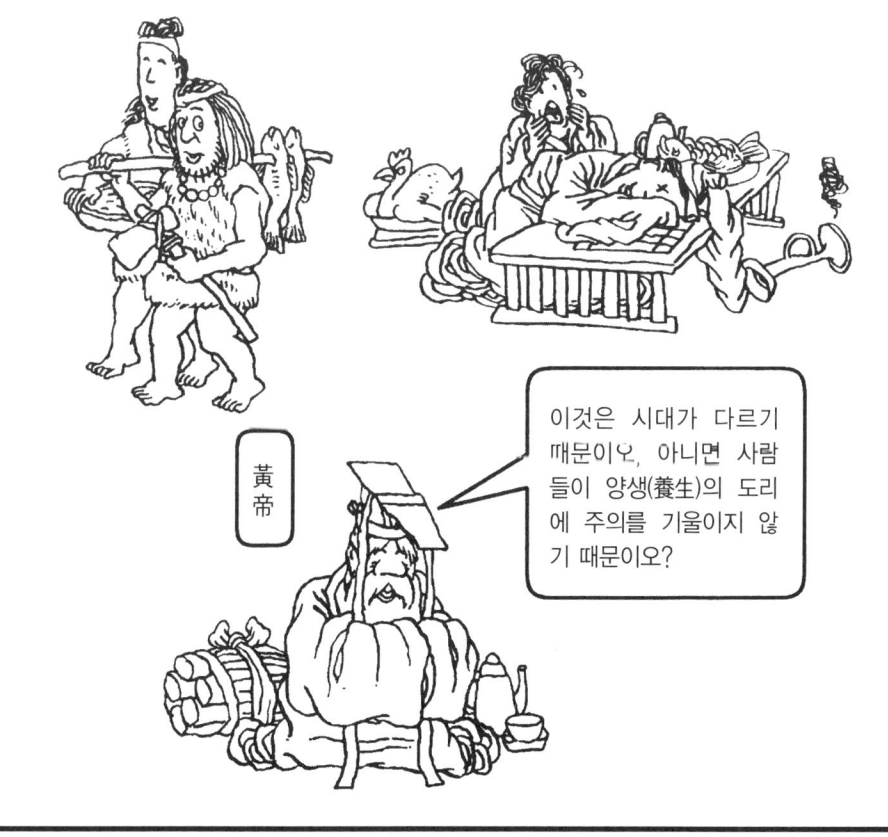

이것은 시대가 다르기 때문이오, 아니면 사람들이 양생(養生)의 도리에 주의를 기울이지 않기 때문이오?

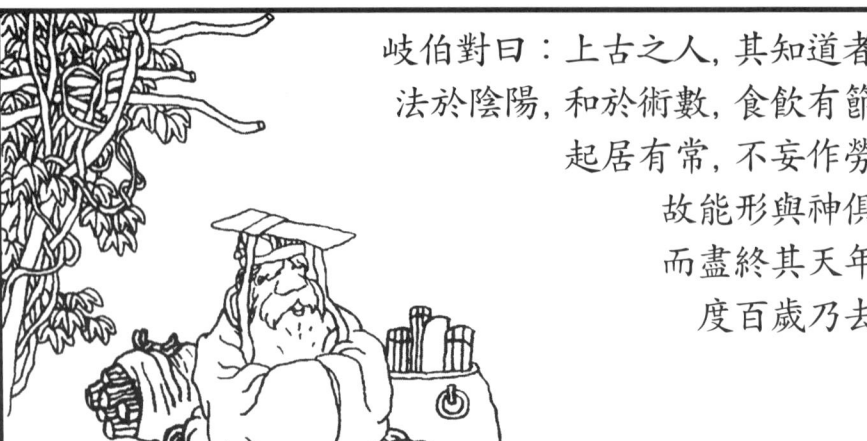

岐伯對曰：上古之人, 其知道者,
法於陰陽, 和於術數, 食飮有節,
起居有常, 不妄作勞,
故能形與神俱,
而盡終其天年,
度百歲乃去.

기백이 대답하여 말했다. 옛날 사람들은 모두 양생의 도리를 잘 알고 있었고, 천지의 변화를 본받아 그대로 따랐고, 정기(精氣)를 조절하고 기르는 법도 잘 이해하고 있었습니다. 음식을 섭취할 때에는 반드시 절제했고, 일상생활에서도 일정한 규율을 지켜서 지나치게 무리해서 힘을 쓰지 않았습니다.

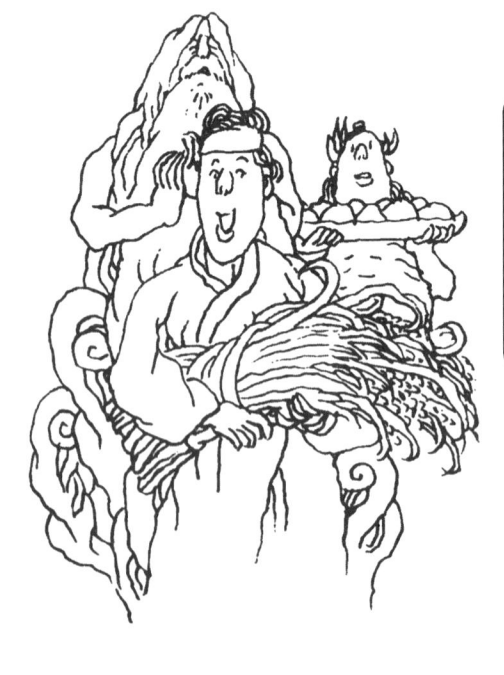

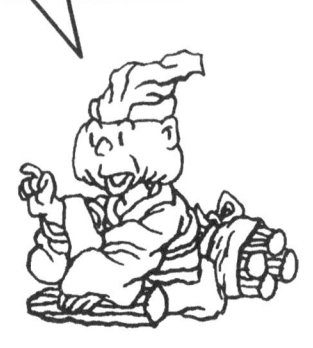

그러므로 몸과 정신이 서로 잘 조화를 이루어 생리적(生理的)으로 주어진 수명의 마지막날까지 충분히 누리며 살 수 있었고 백 살을 넘긴 후에야 세상을 떠났습니다.

今時之人不然也, 以酒爲漿, 以妄爲常, 醉以入房,
以欲竭其精, 以耗散其眞, 不知持滿,
不時御神, 務快其心, 逆於生樂,
起居無節, 故半百而衰也.

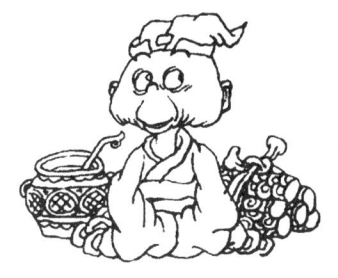

지금 사람들은 그렇지가 않습니다. 그들은 술을 음료를 마시듯 무절제하게 마시고, 편한 것만 좋아하고 힘든 것은 싫어합니다. 술을 마신 후에 멋대로 성교를 하고 마음껏 여색을 즐기다가, 마침내 정기(精氣)가 모두 고갈되고 진기(眞氣)가 소모되고 맙니다.

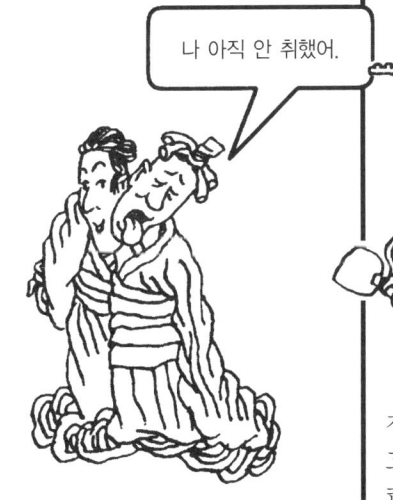

정기가 왕성한 상태를 유지할 줄도 모르고 정력을 절제할 줄도 모르고, 일시적인 쾌락만을 추구해서 양생의 법칙을 거스르고 마음 내키는 대로 향락을 즐기기만 합니다. 생활이 무절제해서 오십 세만 넘으면 늙고 쇠약해지고 맙니다.

夫上古聖人之敎下也, 皆謂之虛邪賊風, 避之有時,
恬惔虛無, 眞氣從之, 精神內守, 病安從來.
是以志閑而少欲, 心安而不懼, 形勞而不倦,
氣從以順, 各從其欲, 皆得所願.

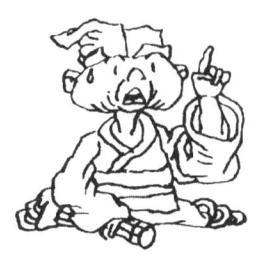

옛날 양생의 도리도 잘 알고 고상한 품성과 덕을 갖추었던 성인(聖人)은, 항상 사람들을 경계시켰는데, 사계절의 바르지 못한 기운을 적절한 때에 피하도록 주의시켰습니다.

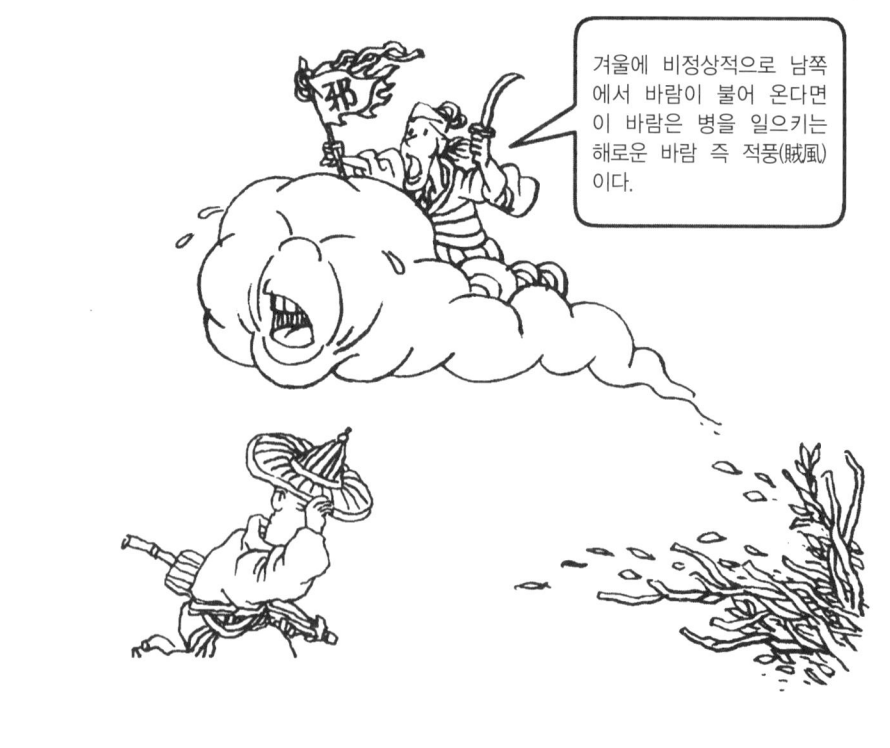

겨울에 비정상적으로 남쪽에서 바람이 불어 온다면 이 바람은 병을 일으키는 해로운 바람 즉 적풍(賊風)이다.

동시에 마음이 편안하고 안정되어, 욕심내는 일이 없고, 진기(眞氣)를 깊숙한 곳에 간직해두고, 정신은 체내에 잘 보존되어 있어서 흩어지거나 없어지지 않도록 하니, 이렇게 하는데 병이 어떻게 찾아 들겠습니까?

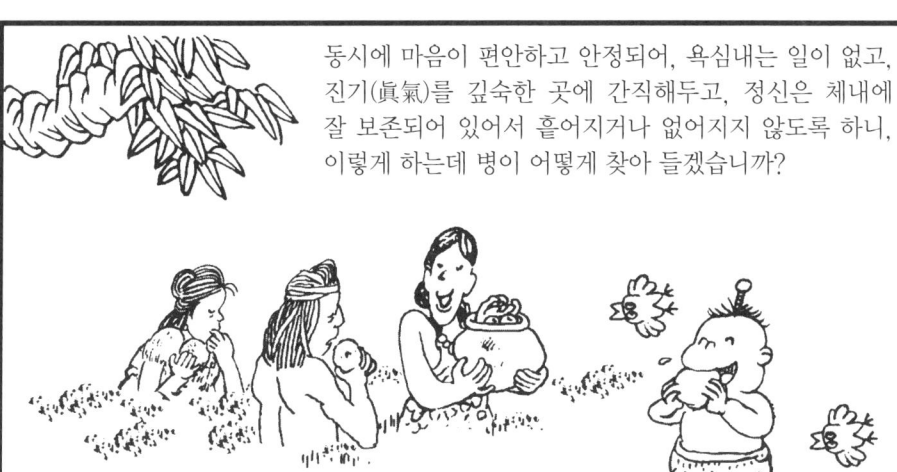

그러므로 마음이 편안하면, 욕구도 적절한 상태에 머무르고, 마음이 안정되면 두려움도 없어집니다.

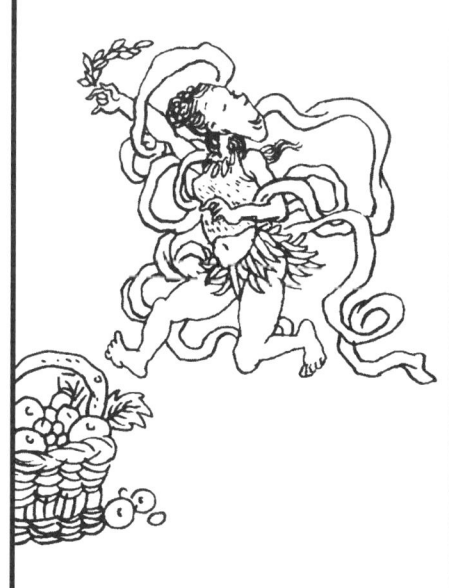

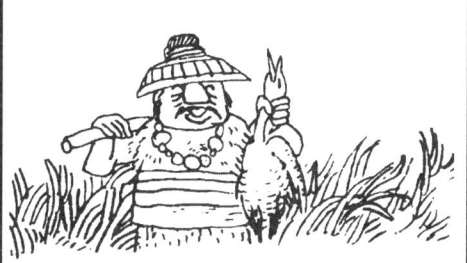

몸은 늘 일을 해도 너무 과로해서 지치는 일이 없게 하고, 진기는 여유롭게 순리를 따라 조절하니, 각자가 모두 원하는 대로 하는데도 자신이 뜻하는 것을 그대로 실현시킬 수가 있습니다.

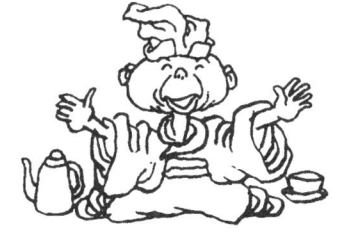

故美其食, 任其服, 樂其俗, 高下不相慕, 其民故曰朴.
是以嗜欲不能勞其目, 淫邪不能惑其心,
愚智賢不肖不懼於物, 故合於道.
所以能年皆度百歲, 而動作不衰者,
以其德全不危也.

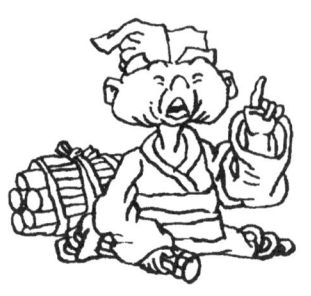

그러므로 무엇을 먹어도 모두 달고 맛있으며, 무엇을 입어도 모두 편안하게 느끼며,

자신이 사는 곳의 풍속과 풍습을 즐기고, 서로 지위의 높고 낮음을 부러워하지 않으니,

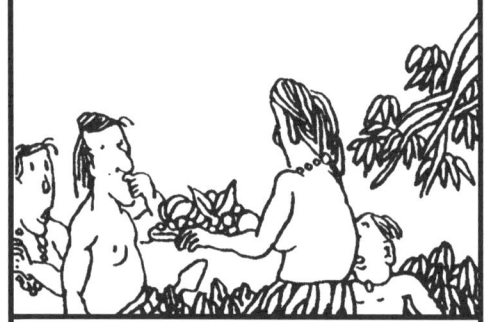

이러한 사람들을 일러 소박하고 꾸밈이 없다고 할 수 있습니다.

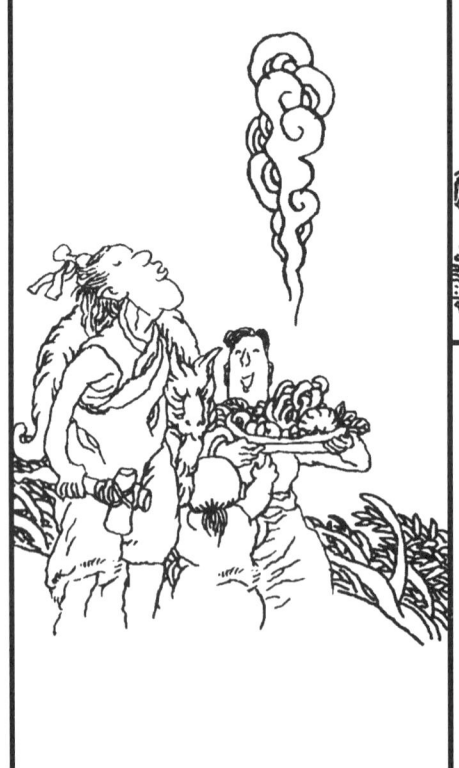

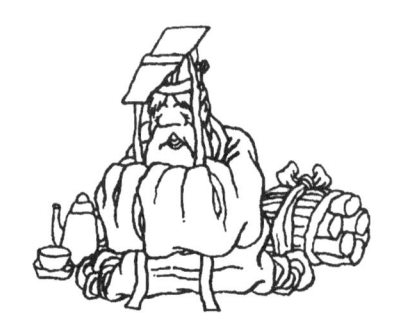

그러므로 부적절한 욕망이 그들의 눈과 귀를 어지럽힐 수가 없고, 음란한 말도 그들의 마음을 혼란스럽게 하지 못하니,

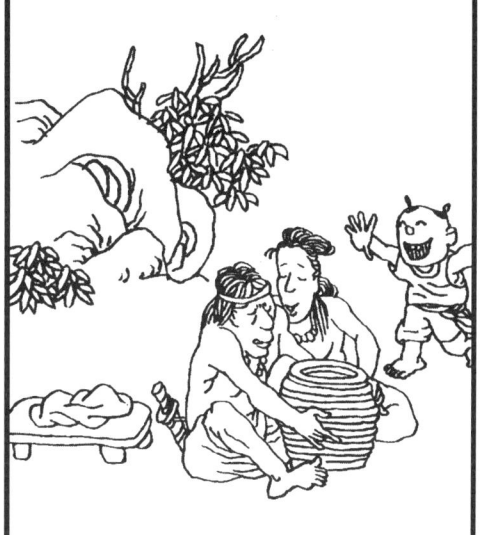

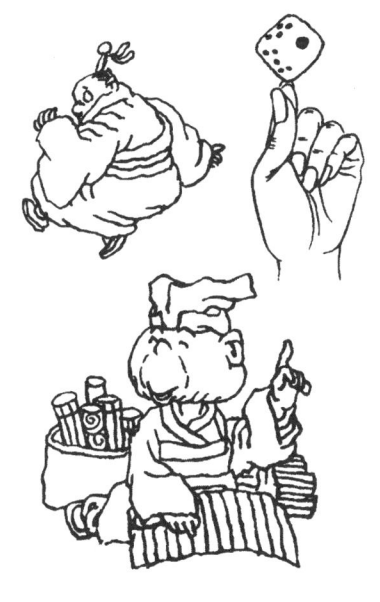

어리숙한 사람, 똑똑한 사람, 능력이 뛰어난 사람, 능력이 보잘 것 없는 사람 할 것 없이 모두가 외부의 어떤 사물에 대해서도 두려워하거나 꺼리지 않고, 양생의 도에 어긋남이 없게 됩니다.

그들의 나이가 모두 백 살을 넘어서도 행동은 오히려 자유롭기만 하니, 이것은 수신(修身)과 양생의 법을 충분히 깨닫고 파악해서 안팎으로 사기*가 방해하거나 해를 끼칠 수 없는 경지에 이르렀기 때문입니다.

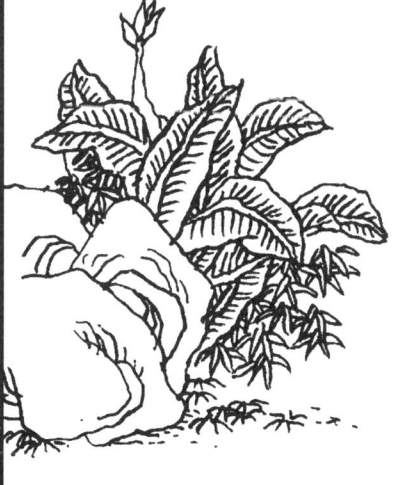

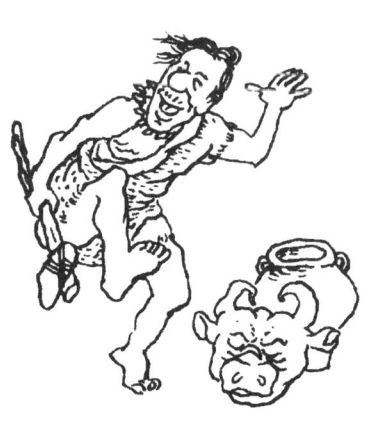

상고천진론편 제일

【역주】

사기(邪氣) : 병을 일으키는 요인. 대개 밖으로부터 침입하기 때문에 외사(外邪)라고도 하며 몸 안의 생명활동의 기운이 되는 정기(正氣)와 반대되는 말.

帝曰: 人年老而無子者, 材力盡邪? 將天數然也?
岐伯曰: 女子七歲, 腎氣盛, 齒更髮長. 二七而天癸至, 任脈通, 太衝脈盛, 月事以時下, 故有子. 三七, 腎氣平均, 故眞牙生而長極. 四七, 筋骨堅, 髮長極, 身體盛壯. 五七, 陽明脈衰, 面始焦, 髮始墮. 六七, 三陽脈衰於上, 面皆焦, 髮始白. 七七, 任脈虛, 太衝脈衰少, 天癸竭, 地道不通, 故形壞而無子也.

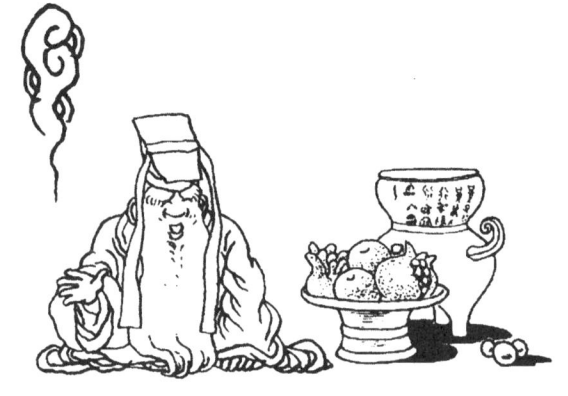

황제가 물었다. 사람이 늙은 후에, 다시 자식을 낳을 수 없는 것은 근력이 부족한 때문이오? 아니면 자연스러운 생장과 발육의 법칙에 따라 그렇게 된 것이오?

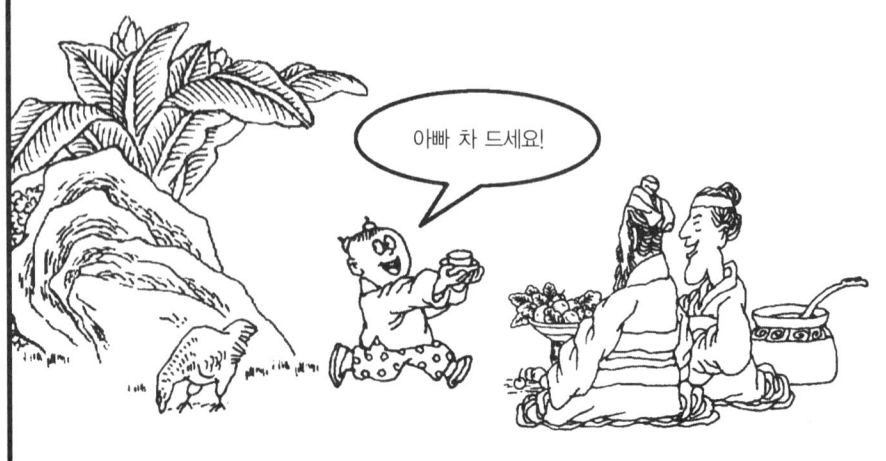

아빠 차 드세요!

상고천진론편 제일

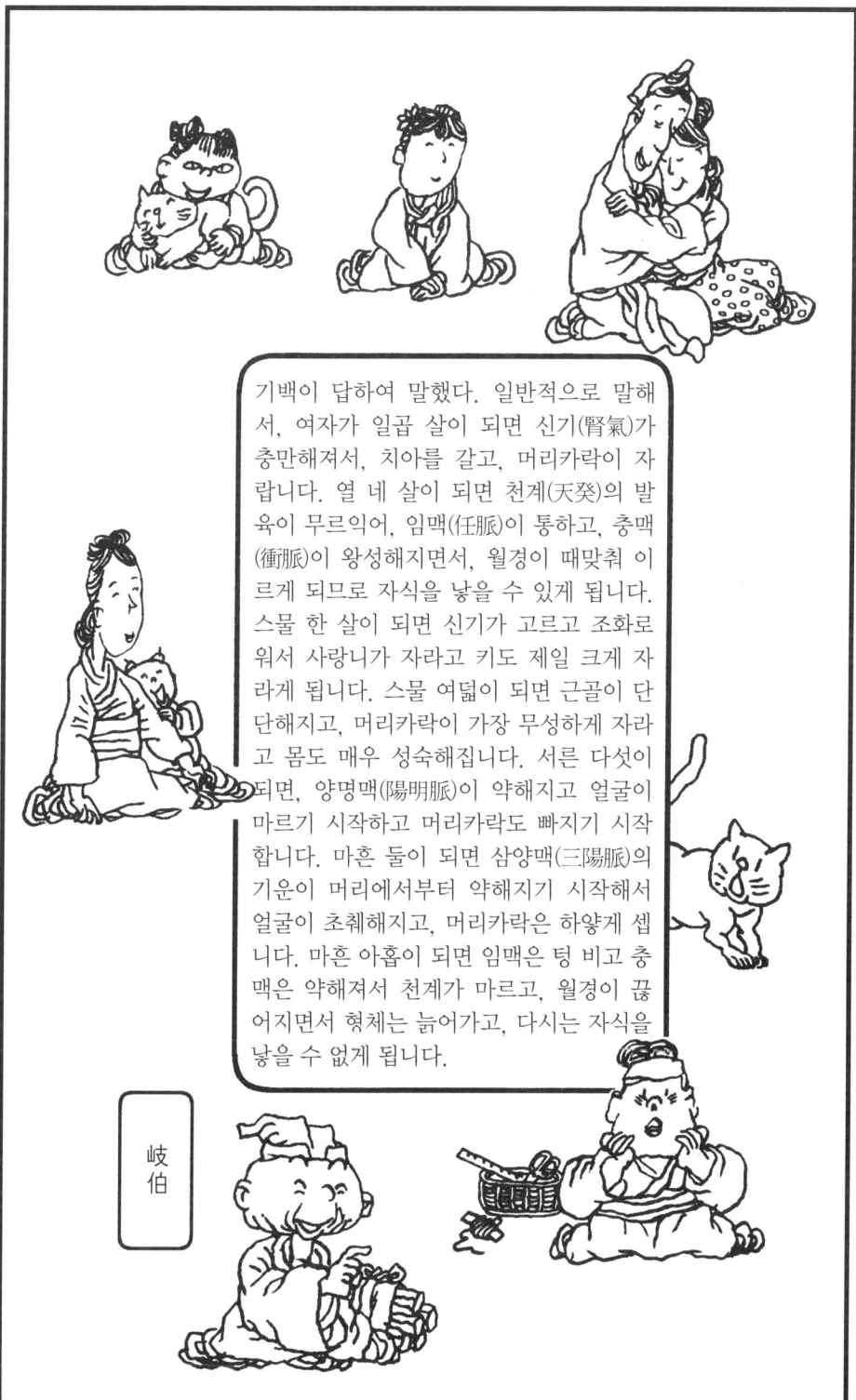

기백이 답하여 말했다. 일반적으로 말해서, 여자가 일곱 살이 되면 신기(腎氣)가 충만해져서, 치아를 갈고, 머리카락이 자랍니다. 열 네 살이 되면 천계(天癸)의 발육이 무르익어, 임맥(任脈)이 통하고, 충맥(衝脈)이 왕성해지면서, 월경이 때맞춰 이르게 되므로 자식을 낳을 수 있게 됩니다. 스물 한 살이 되면 신기가 고르고 조화로워서 사랑니가 자라고 키도 제일 크게 자라게 됩니다. 스물 여덟이 되면 근골이 단단해지고, 머리카락이 가장 무성하게 자라고 몸도 매우 성숙해집니다. 서른 다섯이 되면, 양명맥(陽明脈)이 약해지고 얼굴이 마르기 시작하고 머리카락도 빠지기 시작합니다. 마흔 둘이 되면 삼양맥(三陽脈)의 기운이 머리에서부터 약해지기 시작해서 얼굴이 초췌해지고, 머리카락은 하얗게 셉니다. 마흔 아홉이 되면 임맥은 텅 비고 충맥은 약해져서 천계가 마르고, 월경이 끊어지면서 형체는 늙어가고, 다시는 자식을 낳을 수 없게 됩니다.

岐伯

丈夫八歲, 腎氣實, 髮長齒更. 二八, 腎氣盛, 天癸至,
精氣溢瀉, 陰陽和, 故能有子. 三八, 腎氣平均,
筋骨勁強, 故眞牙生而長極. 四八, 筋骨隆盛,
肌肉滿壯. 五八, 腎氣衰, 髮墮齒槁. 六八,
陽氣衰於上, 面焦, 髮鬢頒白. 七八, 肝氣衰,
筋不能動. 八八, 天癸竭, 精少, 腎藏衰,
形體皆極, 則齒髮去.
腎者主水, 受五臟六腑之精而藏之, 故藏府盛,
乃能瀉. 今五臟皆衰, 筋骨解墮, 天癸盡矣,
故髮鬢白, 身體重, 行步不正, 而無子耳.

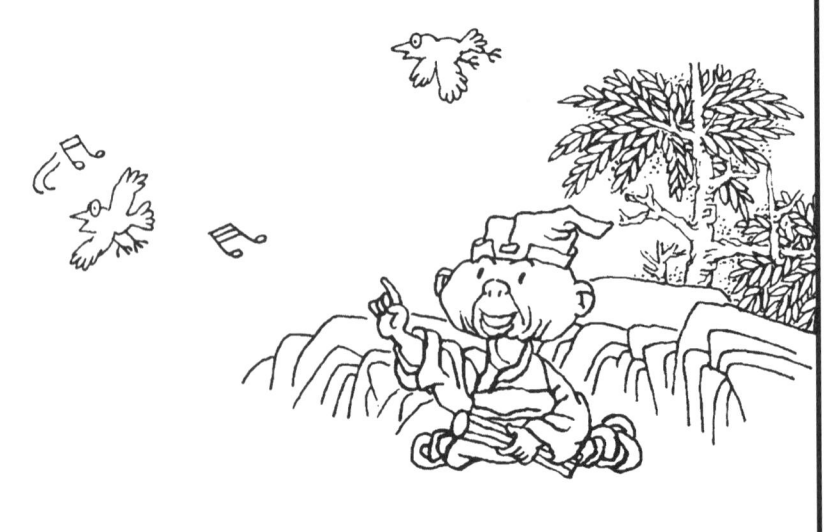

상고천진론편 제일

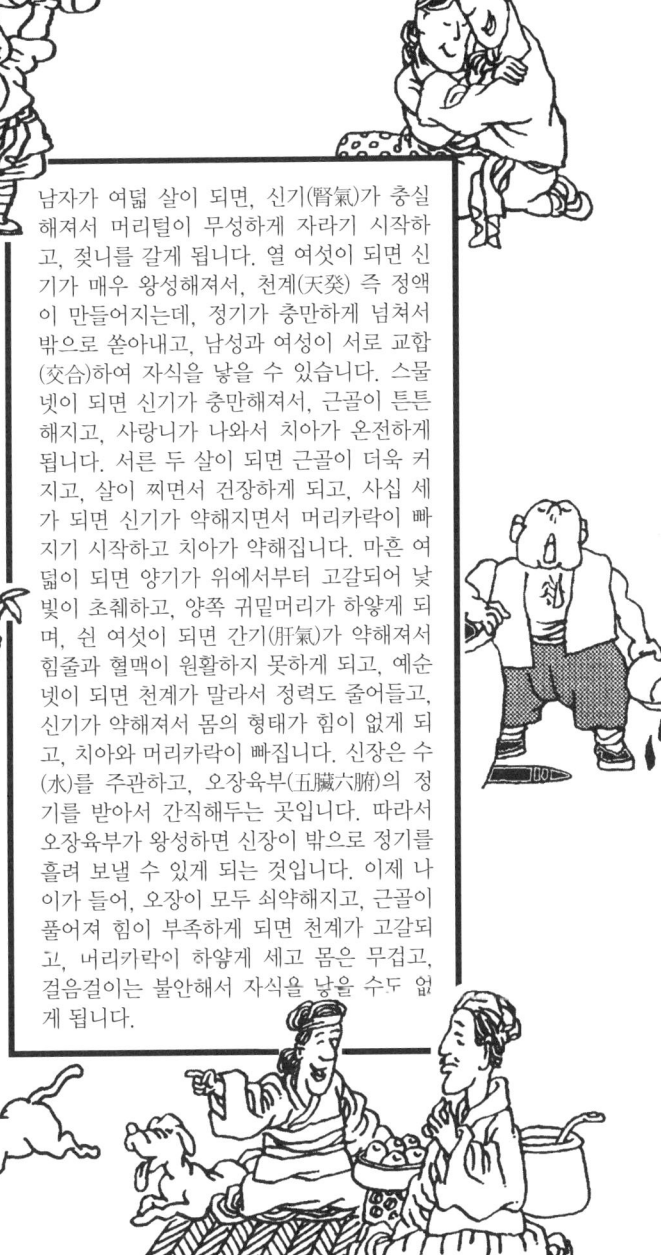

남자가 여덟 살이 되면, 신기(腎氣)가 충실해져서 머리털이 무성하게 자라기 시작하고, 젖니를 갈게 됩니다. 열 여섯이 되면 신기가 매우 왕성해져서, 천계(天癸) 즉 정액이 만들어지는데, 정기가 충만하게 넘쳐서 밖으로 쏟아내고, 남성과 여성이 서로 교합(交合)하여 자식을 낳을 수 있습니다. 스물 넷이 되면 신기가 충만해져서, 근골이 튼튼해지고, 사랑니가 나와서 치아가 온전하게 됩니다. 서른 두 살이 되면 근골이 더욱 커지고, 살이 찌면서 건장하게 되고, 사십 세가 되면 신기가 약해지면서 머리카락이 빠지기 시작하고 치아가 약해집니다. 마흔 여덟이 되면 양기가 위에서부터 고갈되어 낯빛이 초췌하고, 양쪽 귀밑머리가 하얗게 되며, 쉰 여섯이 되면 간기(肝氣)가 약해져서 힘줄과 혈맥이 원활하지 못하게 되고, 예순 넷이 되면 천계가 말라서 정력도 줄어들고, 신기가 약해져서 몸의 형태가 힘이 없게 되고, 치아와 머리카락이 빠집니다. 신장은 수(水)를 주관하고, 오장육부(五臟六腑)의 정기를 받아서 간직해두는 곳입니다. 따라서 오장육부가 왕성하면 신장이 밖으로 정기를 흘려 보낼 수 있게 되는 것입니다. 이제 나이가 들어, 오장이 모두 쇠약해지고, 근골이 풀어져 힘이 부족하게 되면 천계가 고갈되고, 머리카락이 하얗게 세고 몸은 무겁고, 걸음걸이는 불안해서 자식을 낳을 수도 없게 됩니다.

帝曰：有其年已老而有子者, 何也?
岐伯曰：此其天壽過度, 氣脈常通,
而腎氣有餘也.
此雖有子, 男不過盡八八,
女不過盡七七,
而天地之精氣皆竭矣.

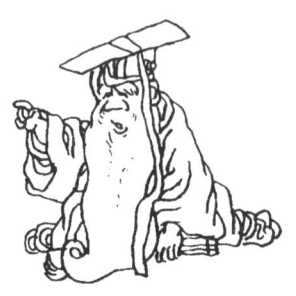

황제가 물었다. 어떤 사람은 나이가 들어 이미 노인인데도 자식을 낳을 수 있는데, 이것은 어떤 이치요?

기백이 답하여 말했다. 이것은 그의 천부적인 정력이 보통 사람보다 뛰어나 경맥의 기혈이 계속해서 통하고 있어서 신기가 남아돌기 때문입니다.

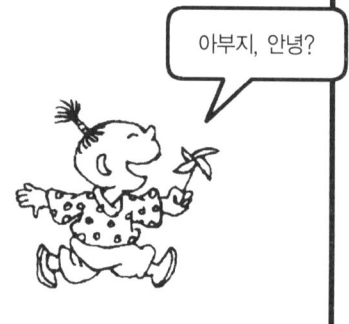

아부지, 안녕?

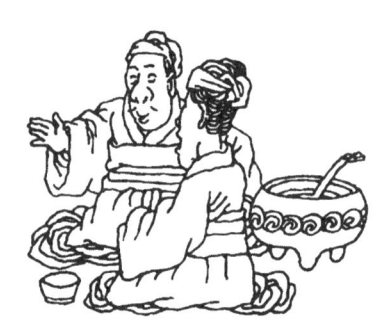

이 사람이 생식능력이 있다고 해도 남자는 일반적으로 예순 넷을 넘지 못하고, 여자는 일반적으로 마흔 아홉을 넘지 못하는데, 그때가 되면 정력이 모두 고갈되기 때문입니다.

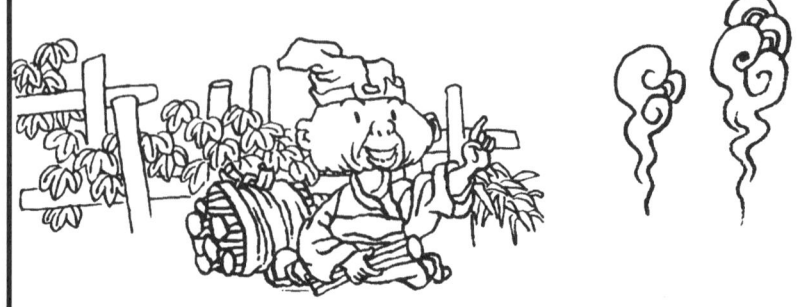

사기조신대론편 제이 (四氣調神大論篇 第二)

春三月, 此謂發陳, 天地俱生, 萬物以榮. 夜臥早起,
廣步於庭, 披髮緩形, 以使志生, 生而勿殺,
予而勿奪, 賞而勿罰, 此春氣之應,
養生之道也. 逆之則傷肝,
夏爲寒變, 奉長者少.

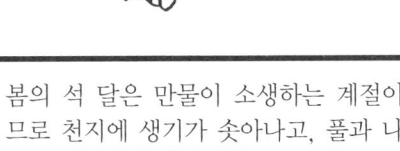

봄의 석 달은 만물이 소생하는 계절이므로 천지에 생기가 솟아나고, 풀과 나무가 무성하게 자랍니다.

따라서 사람들은 조금 늦게 잠들고 조금 일찍 일어나는 것이 적절하며 이른 아침에 뜰에 가서 천천히 산보를 하는데, 머리는 풀어 헤치고, 몸은 느릿느릿 움직여, 생각과 마음이 생발(生發)하는 기운을 따라 함께 펼쳐지도록 합니다.

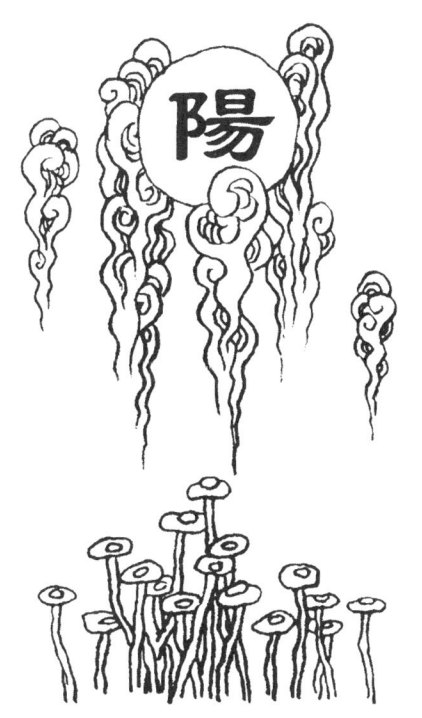

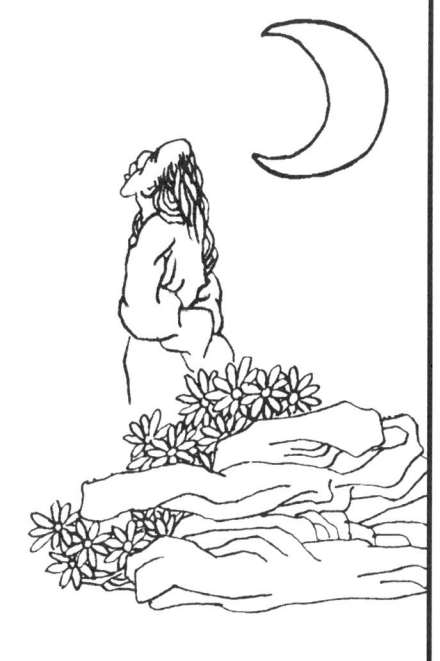

만물이 생장하도록 하고 억눌러 죽여서는 안되며, 도와야지 뺏어서는 안되며,

적절한 상을 내려야지 벌을 주어서는 안됩니다.

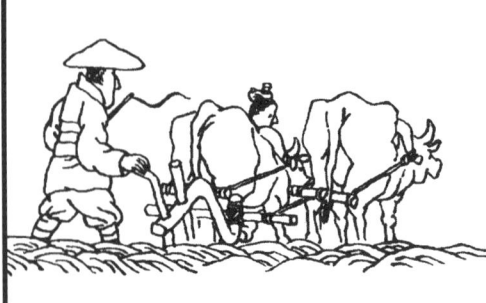
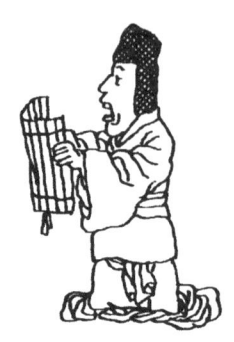

이것이 봄이라는 절기에 적당한 것이며, 생기를 기르고 조장하는 이치입니다. 만약 이러한 법칙을 어기면, 간기(肝氣)가 상하게 됩니다.

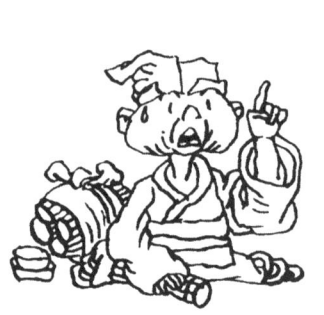
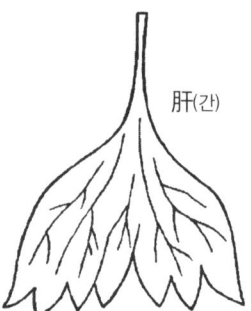

肝(간)

간기(肝氣)가 상하면, 여름이 되어서 찬 성질을 띠는 병이 발생하기 쉽습니다. 왜냐하면 봄철에 발생하는 기운을 충분히 기르지 못함에 따라 여름에 자라는 것을 돕는 기운 역시 충분하지 못하기 때문입니다.

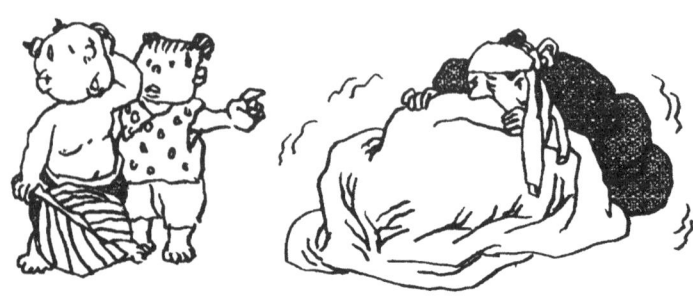

夏三月, 此謂蕃秀, 天地氣交, 萬物華實. 夜臥早起,
無厭於日, 使志無怒, 使華英成秀, 使氣得泄,
若所愛在外, 此夏氣之應, 養長之道也.
逆之則傷心, 秋爲痎瘧, 奉收者少.

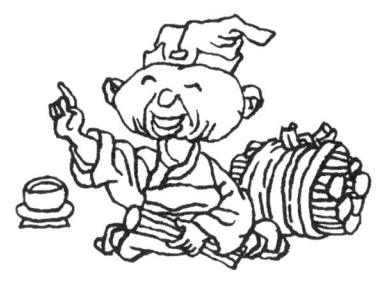

여름의 석 달은 만물이 번성하고 꽃을 피우는 계절로,

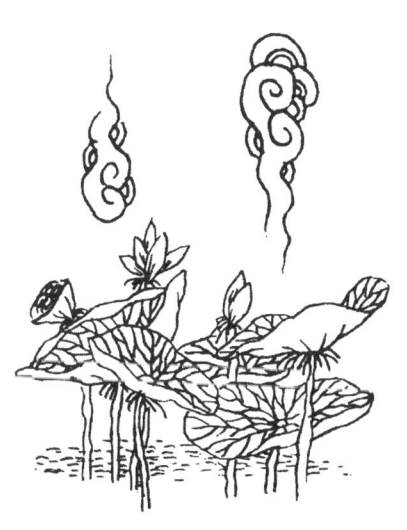

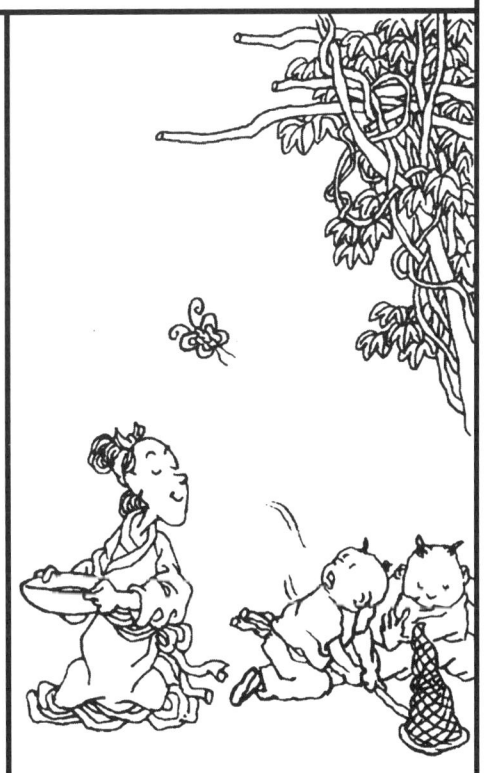

천기(天氣)는 하강하고, 지기(地氣)는 상승하여, 음과 양의 기운이 서로 만나, 갖가지 초목이 꽃을 피우고 열매를 맺습니다.

이때 사람들은 밤늦게 잠자리에 들었다가 아침 일찍 일어나고, 낮이 너무 길다고 짜증내지 말고, 마음에 울화가 쌓이게 해서는 안됩니다.

마음에 울분이 쌓이지 않도록 하고, 모든 만물이 아름다운 꽃을 피우는 것처럼 그렇게 해야, 체내의 양기(陽氣)가 외부와 잘 통해서 배출할 수가 있습니다. 그러면 정신(精神)도 만족스럽고 어느 곳에 있든지 장소에 관계없이 계절과 보조를 맞출 수 있습니다.

이것이 바로 여름 동안 기르고 키우는 '장양(長養)'의 기(氣)에 적응하는 방법입니다. 이러한 이치를 어기면 심기(心氣)가 상하는데,

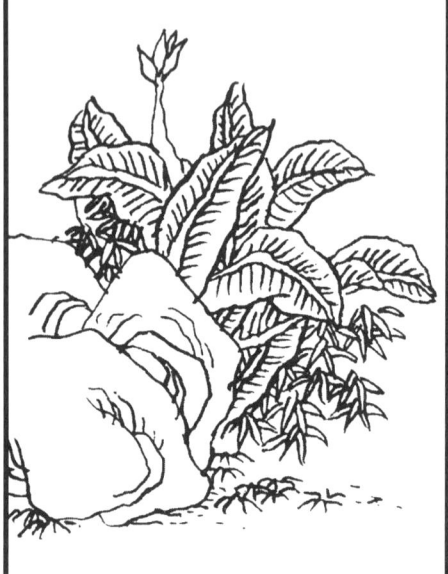

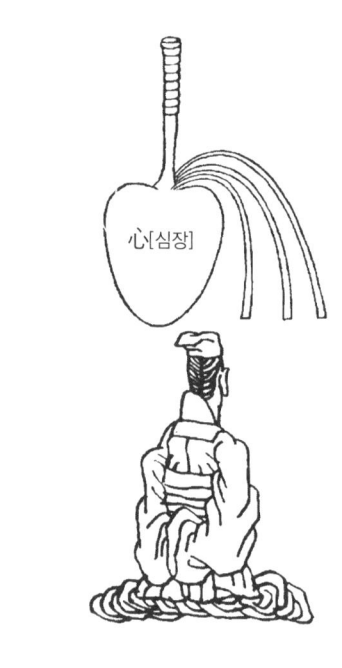

심기(心氣)가 상하면, 가을에 학질에 걸릴 수 있습니다. 이것은 여름 동안 장양(長養)이 충분하지 못하여 가을에 수렴(收斂)하는 것을 돕는 기운이 충분하지 못하기 때문입니다.

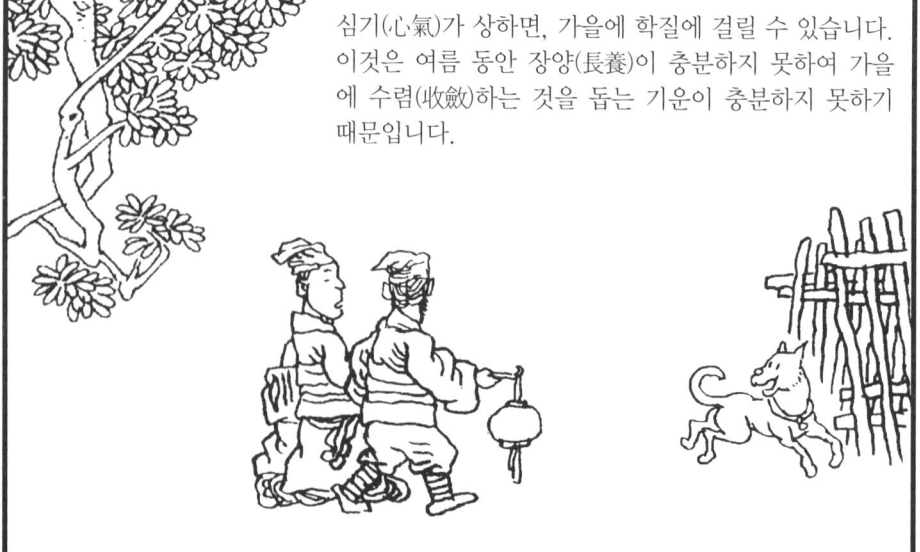

秋三月, 此謂容平, 天氣以急, 地氣以明. 早臥早起,
與鷄俱興, 使志安寧, 以緩秋刑, 收斂神氣,
使秋氣平, 無外其志, 使肺氣淸,
此秋氣之應, 養收之道也.
逆之則傷肺, 冬爲飧泄,
奉藏者少.

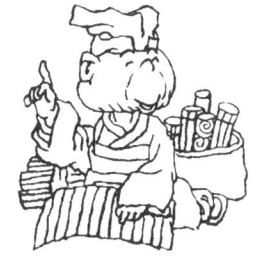

가을철 석 달은 만물이 성숙하는 계절로, 하늘은 높아지고 바람이 거세지며, 땅의 기운(地氣지기)은 쌀쌀합니다.

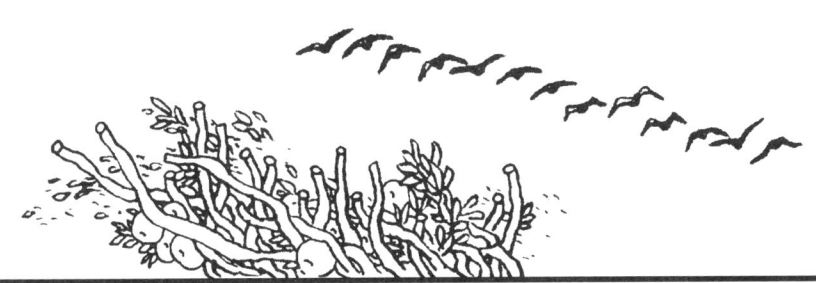

사람들은 일찍 잠자리에 들고 일찍 일어나, 수탉처럼 새벽이 오는 것을 알아차릴 수 있도록 해야 합니다. 의지(意志)는 안정시키고, 몸은 이완시켜 줍니다.

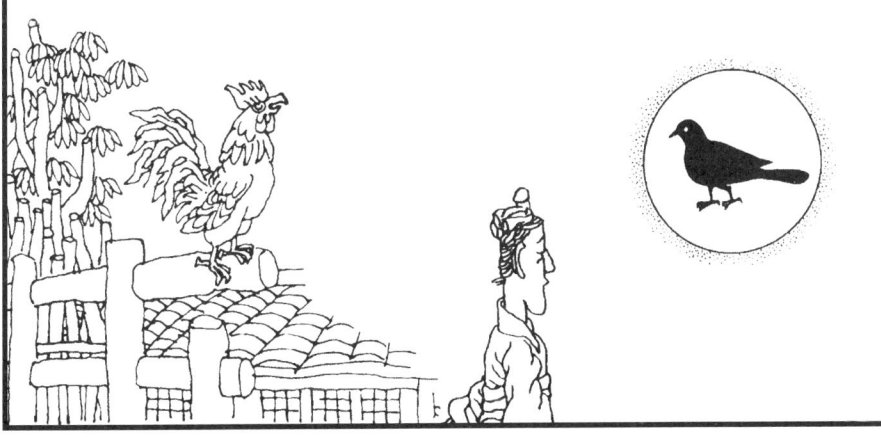

황제내경

정신이 편안하게 안정이 되면, 체액 즉 음정*과 신기*의 소모를 줄일 수 있고, 가을의 쌀쌀한 기운이 신체에 미치는 영향을 완화시켜 줍니다.

정신을 잘 수렴하여 가을의 쌀쌀한 기운이 평온한 상태가 되도록 하고, 정신이 밖으로 흩어지지 않도록 해서 폐기(肺氣)를 맑게 유지합니다. 이것이 바로 가을의 소슬한 기운에 적응해서 수렴하는 능력을 배양하는 방법입니다.

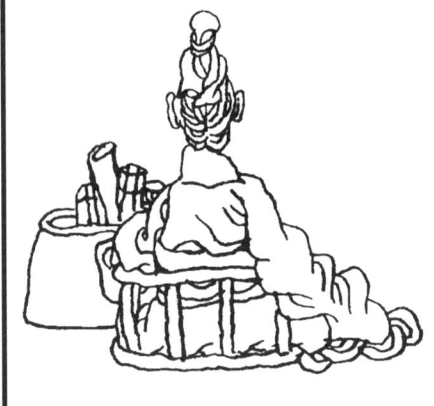
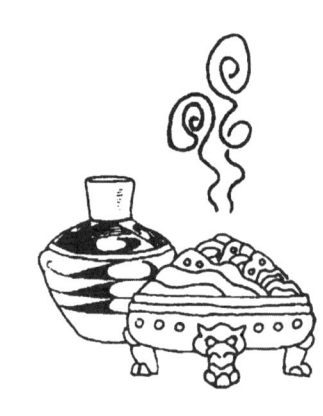

【 역주 】
음정(陰精) : 정(精)이 음(陰)에 속하기 때문에 음정이라고 하는데, 일반적으로 음액(陰液)을 말한다. 음액은 체내의 여러 가지 체액 성분을 통틀어 이르는 말.
신기(神氣) : 정신작용을 말하기도 하고 인체의 생명활동 기능을 통틀어 이르는 말이기도 하다.

이 원칙을 지키지 않으면, 폐까지 상하게 되어, 겨울이 되면 먹은 것이 소화되지 못하고 그대로 나와 버리는 설사병에 걸릴 수도 있는데 이것은 가을에 수렴하는 기운을 충분히 기르지 못하여, 겨울에 감추고 저장하는 것을 돕는 기운이 줄어 들었기 때문입니다.

그런 거였구나!

冬三月, 此謂閉藏, 水氷地坼, 無擾乎陽, 早臥晚起,
必待日光, 使志若伏若匿, 若有私意, 若已有得,
去寒就溫, 無泄皮膚, 使氣亟奪,
此冬氣之應, 養藏之道也.
逆之則傷腎, 春爲痿厥,
奉生者少.

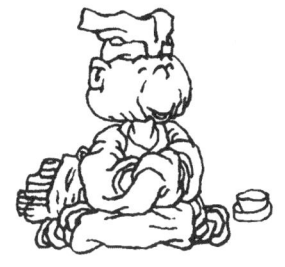

겨울 석 달은 만물의 생기가 숨어서 체내로 저장되는 계절입니다. 차가운 천기(天氣)가 강물을 얼게 하고 땅도 얼어서 갈라지게 만듭니다.

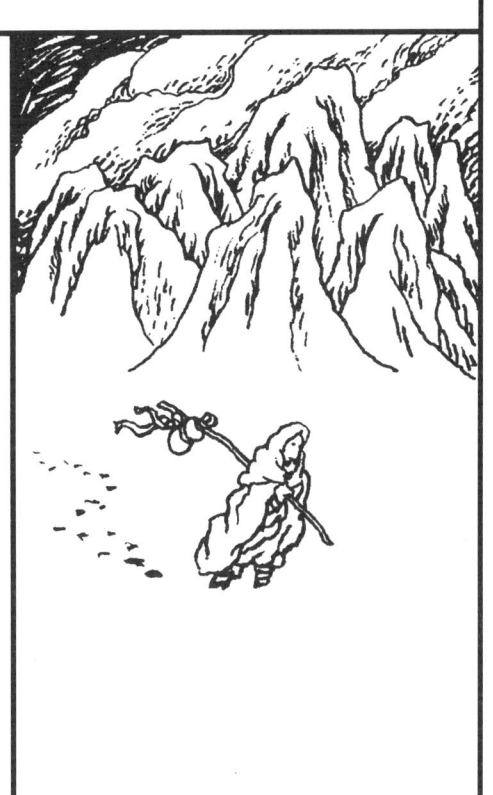

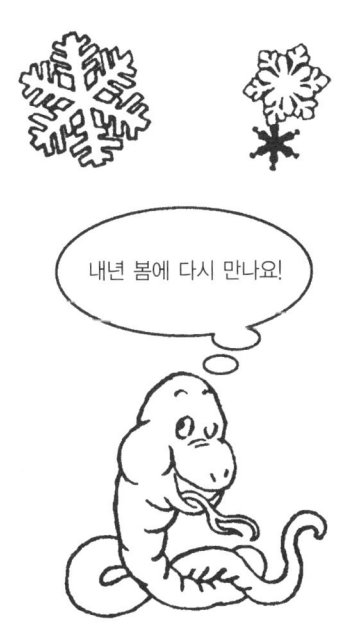

내년 봄에 다시 만나요!

이때는 양기(陽氣)가 동요하지 않도록 해야 하고, 일찍 잠자리에 들고 늦게 일어나야 하며, 햇빛이 비칠 때를 기다렸다가 잠자리에서 일어나는 것이 가장 좋습니다.

의지(意志)를 숨기거나 감추는 듯하여, 마음의 안정을 유지하고, 무언가 은밀한 비밀을 간직하고 있는 듯하며, 또 이미 목적한 것에 도달해서 마음이 편안한 상태와 같아야 합니다.

추운 곳은 피하고, 따뜻한 곳을 찾아야 하는데, 모공이 열려 땀이 나오는 바람에 잘 간직해 두었던 양기(陽氣)가 상하는 일이 없도록 주의해야 합니다.

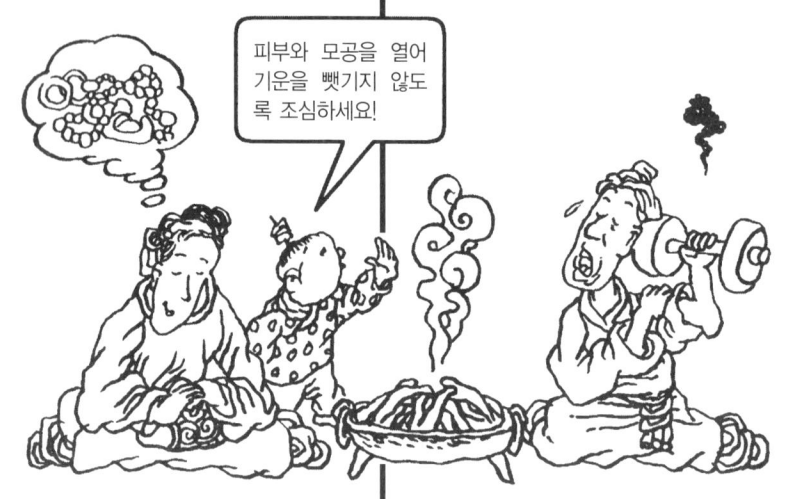

피부와 모공을 열어 기운을 뺏기지 않도록 조심하세요!

이것이 겨울철의 기후에 적응하여, 인체의 감추어 저장하는 기능을 보양(保養)하는 방법인데, 이 원칙들을 어기면 신장(腎臟)이 상할 수 있습니다.

봄이 되면 손발이 차고 힘이 없는 병이 발생할 수 있는데, 이것은 겨울에 양기를 잘 간직하지 못해서 봄에 승발(升發)하는 것을 돕는 기운이 약해졌기 때문입니다.

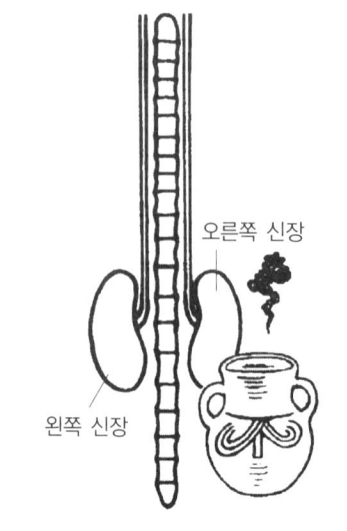

오른쪽 신장
왼쪽 신장

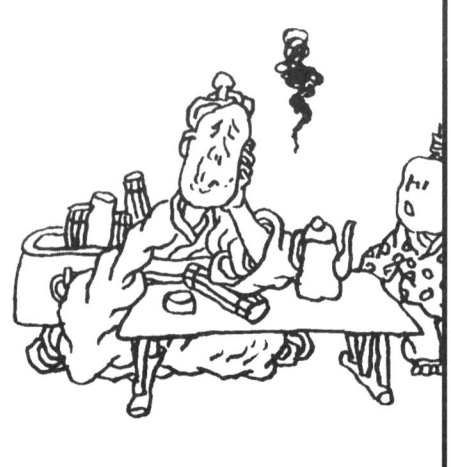

天氣, 淸淨光明者也, 藏德不止, 故不下也.
天明則日月不明, 邪害空竅, 陽氣者閉塞, 地氣者冒明,
雲霧不精, 則上應白露不下. 交通不表, 萬物命故不施,
不施則名木多死. 惡氣不發, 風雨不節, 白露不下,
則菀藁不榮. 賊風數至, 暴雨數起, 天地四時不相保,
與道相失, 則未央絶滅. 唯聖人從之, 故身無奇病,
萬物不失, 生氣不竭.

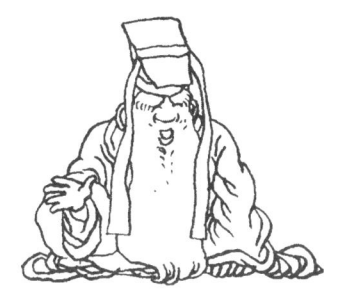

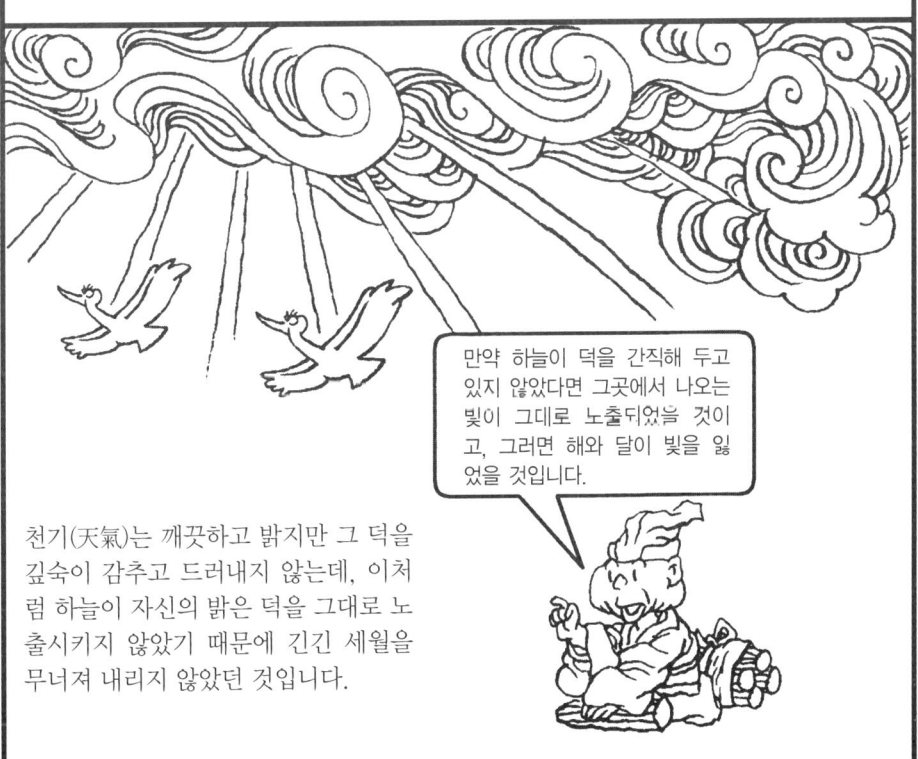

만약 하늘이 덕을 간직해 두고 있지 않았다면 그곳에서 나오는 빛이 그대로 노출되었을 것이고, 그러면 해와 달이 빛을 잃었을 것입니다.

천기(天氣)는 깨끗하고 밝지만 그 덕을 깊숙이 감추고 드러내지 않는데, 이처럼 하늘이 자신의 밝은 덕을 그대로 노출시키지 않았기 때문에 긴긴 세월을 무너져 내리지 않았던 것입니다.

해와 달이 빛을 잃어버린다면 사기(邪氣)가 그 빈틈을 비집고 들어와 차츰차츰 재앙을 불러옵니다. 본래는 거침없이 흐르던 양기(陽氣)가 막혀서 통하지 않게 되고 가라앉아 있던 지기(地氣)가 도리어 빛을 가려 버립니다. 안개가 자욱해서 사방은 모두 흐릿합니다. 그러면 지기가 천기(天氣)에 응하지 못하고, 이슬이 내려올 수 없게 됩니다. 천지의 기운이 서로 통하지 않으니, 만물의 생명도 더 이상 이어질 수가 없습니다.

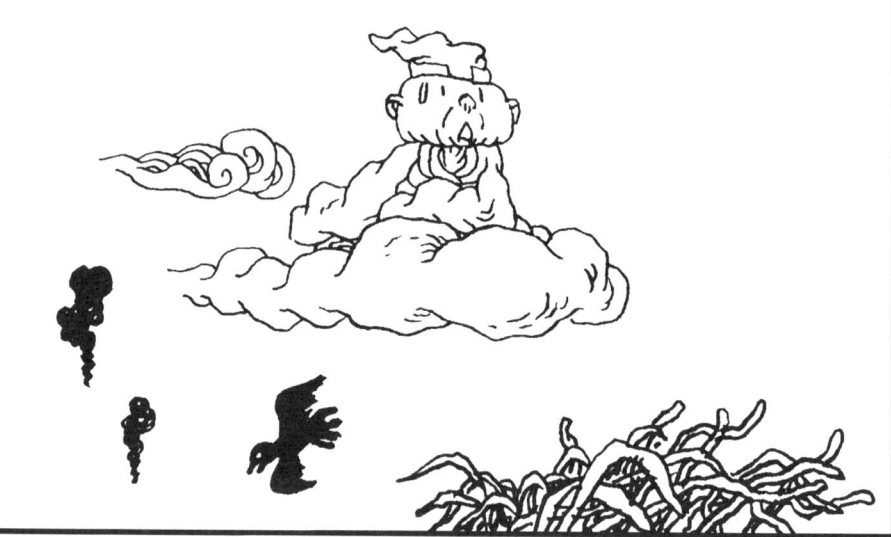

이렇게 되면 큰 나무도 시들게 됩니다. 사기(邪氣)가 불시에 발동해서, 바람과 비가 때에 맞지 않게 이르므로 만물은 억눌리고 막혀서 시들어 버리고 번성하지 못합니다.

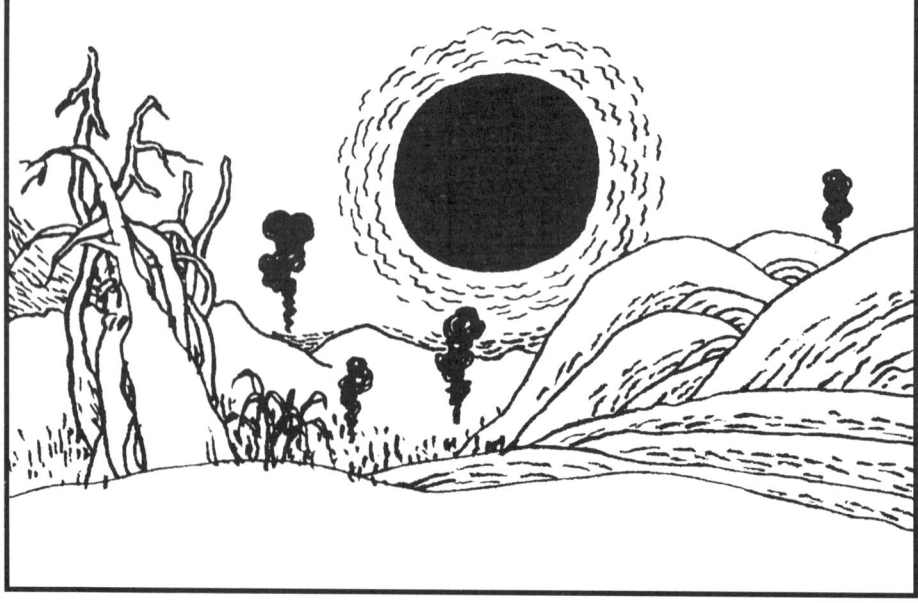

제철에 맞지 않는 비정상적인 바람, 즉 적풍(賊風)이 자주 불어오고 폭우가 거듭해서 내리고, 땅에서는 사계절의 질서가 문란해지고 정상적인 규율에서 벗어나는 일들이 발생하여 만물이 그 타고난 수명의 반을 누리기도 전에 일찍 스러져 버립니다.

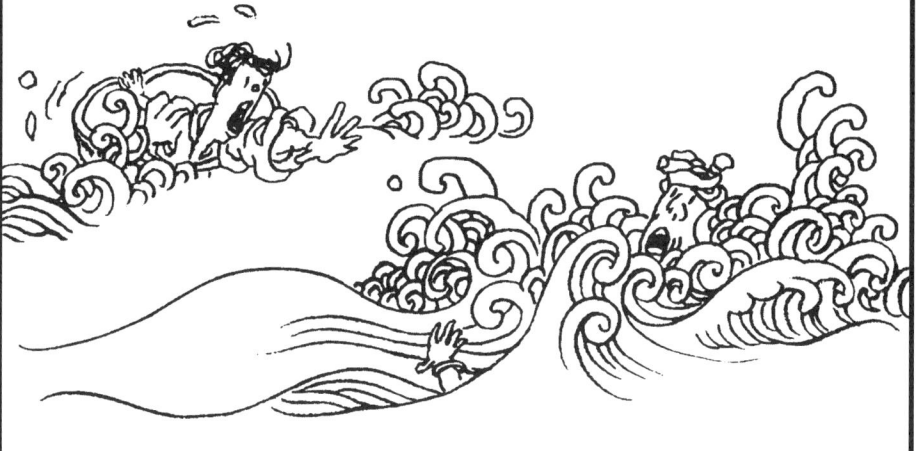

그러므로 성인만이 홀로 자연의 변화에 충분히 적응할 수 있고, 양생의 도(道)를 항상 유념해서 어떤 큰 병에도 걸리지 않습니다.

만물도 모두 스스로가 지켜야 할 도를 잃어 버리지 않으면 생기가 줄어들어 고갈되는 일은 일어나지 않습니다.

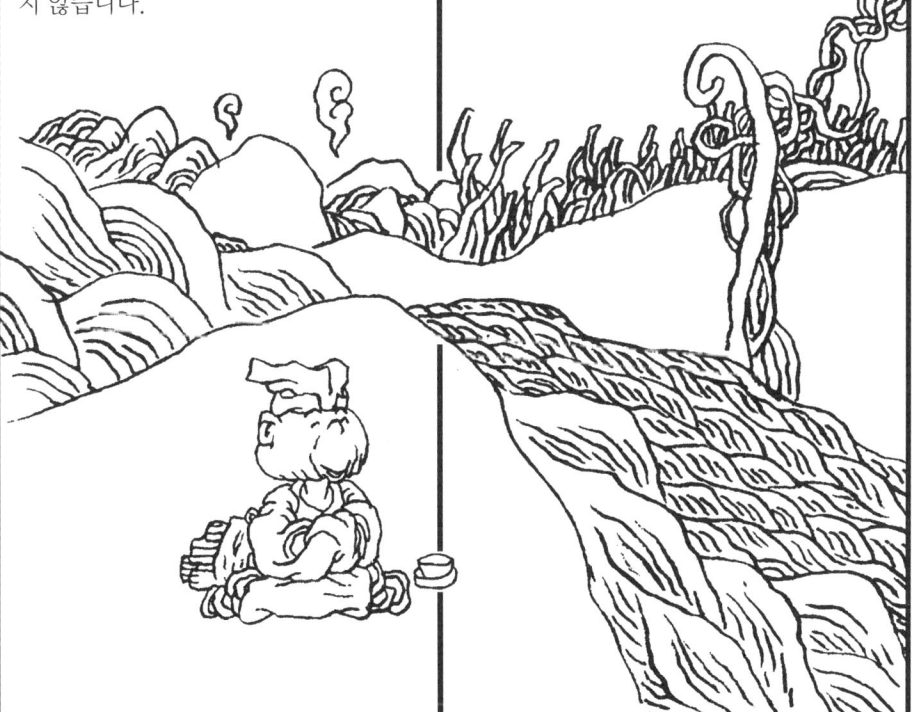

逆春氣, 則少陽不生, 肝氣內變. 逆夏氣, 則太陽不長, 心氣內洞. 逆秋氣, 則太陰不收, 肺氣焦滿. 逆冬氣, 則少陰不藏, 腎氣獨沈. 夫四時陰陽者, 萬物之根本也. 所以聖人春夏養陽,
秋冬養陰,
以從其根.

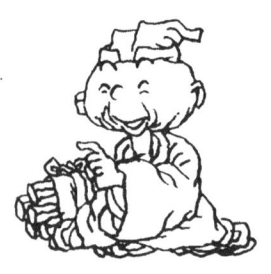

봄에 소생하는 기운을 거스르면, 소양(少陽)이 발생기능을 수행하지 못하므로 간기(肝氣)가 안에서 막혀 병에 걸립니다.

여름에 성장하는 기운을 거스르면, 태양(太陽)이 성장기능을 발휘하지 못하므로 체내의 심기(心氣)가 약해집니다.

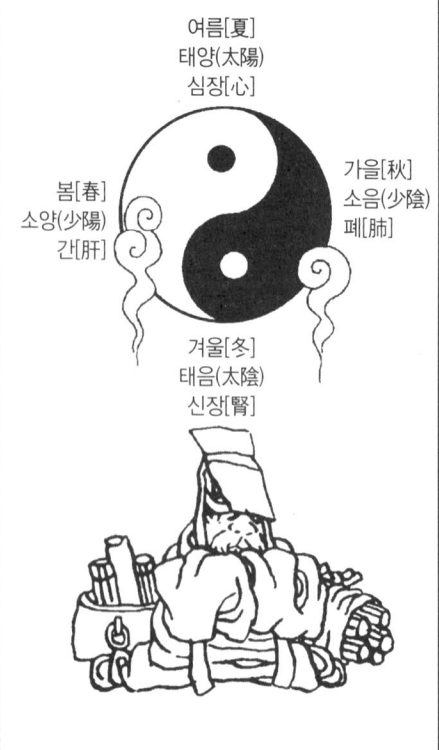

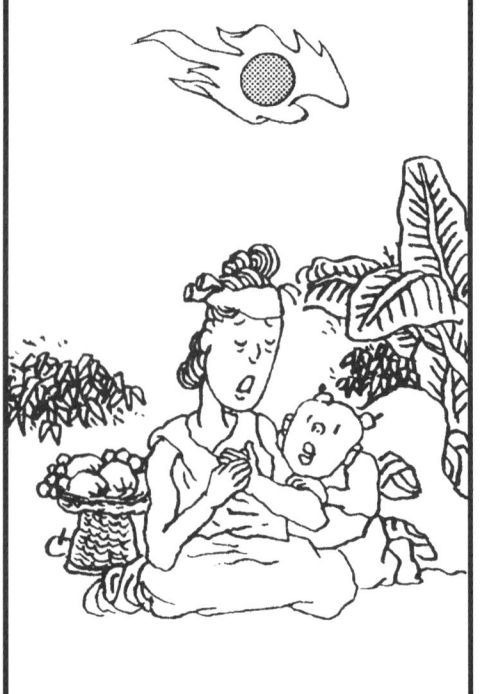

가을의 거두어들이는 기운을 거스르면, 소음(少陰)이 수렴하는 기능을 수행할 수 없어 폐(肺)에 열이 많아져서 불룩하게 부풀어 오르게 됩니다.

겨울의 저장하는 기운을 거스르면, 태음(太陰)이 갈무리하는 기능을 수행하지 못하여, 신기(腎氣)가 더욱 더 약해집니다.

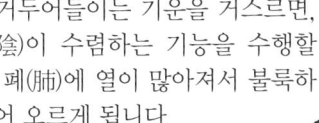
사기조신대론편 제이

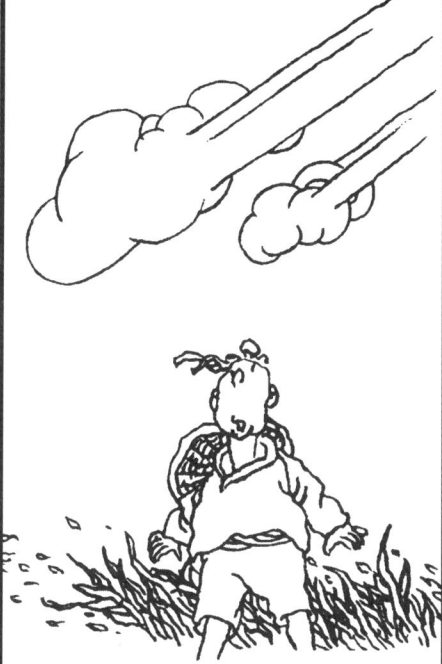

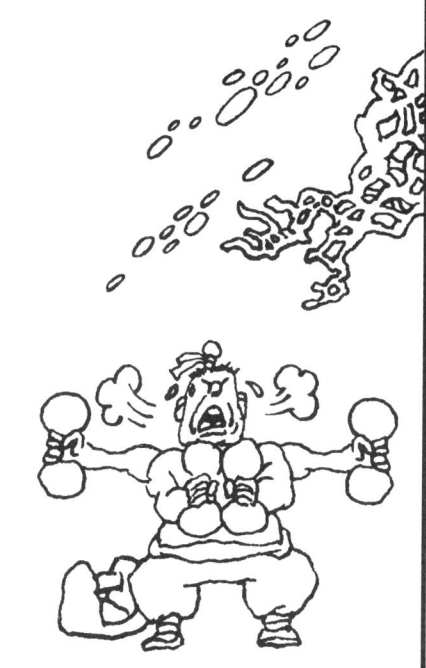

사계절과 음양의 변화는 만물이 나고 자라고 수확하고 저장하는 근본이 되므로 성인은 이 법칙에 그대로 순응했습니다. 또한 봄과 여름에는 양기(陽氣)를 보양하고, 가을과 겨울에는 음기(陰氣)를 보양해서 양생의 근본 법칙에 적응했습니다.

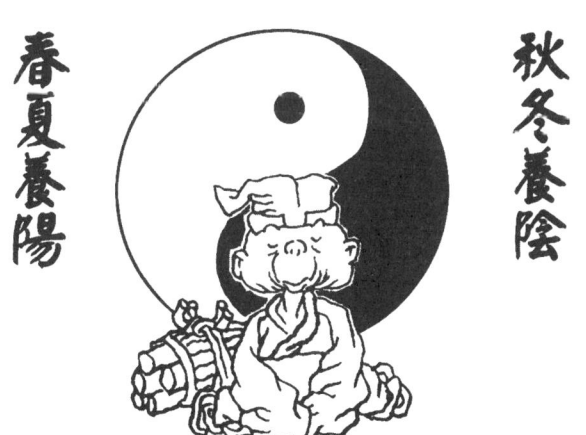

逆其根, 則伐其本, 壞其眞矣. 故陰陽四時者,
萬物之終始也, 死生之本也.
逆之則災害生, 從之則苛疾不起,
是謂得道. 道者, 聖人行之,
愚者佩之. 從陰陽則生,
逆之則死, 從之則治,
逆之則亂. 反順爲逆,
是謂內格.

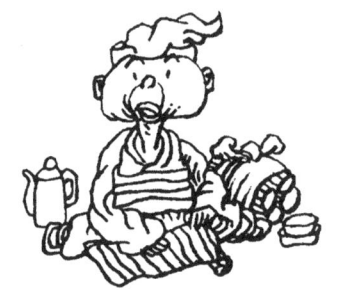

만약 이런 근본 원칙을 어기면 생명의 근본이 상하고, 원기마저 훼손됩니다.

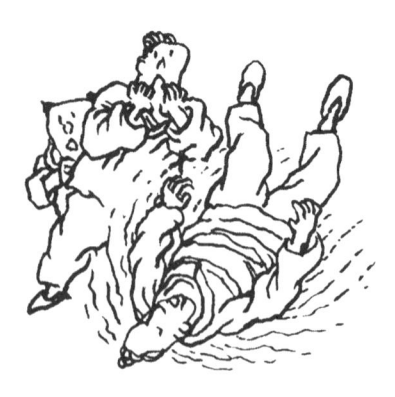

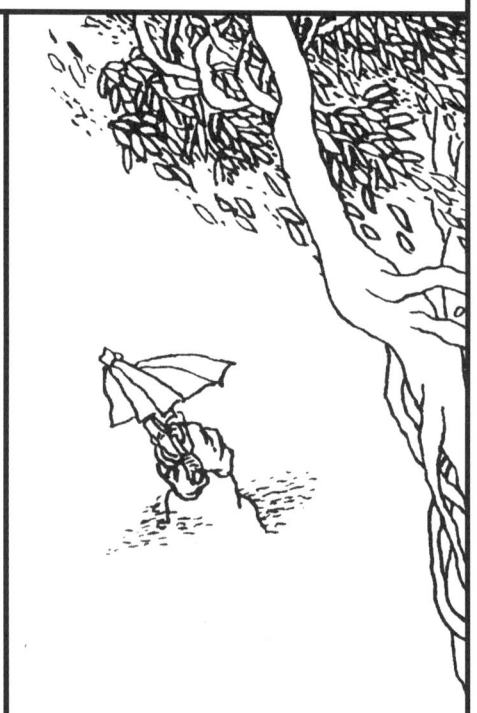

따라서 사계절과 음양의 변화는 만물을 낳고 자라게 하는 시작이자 끝이며 성쇠(盛衰)와 존망(存亡)의 근본이라고 할 수 있습니다.

성인은 이 양생의 도를 적절하게 실천으로 옮길 수가 있지만, 어리석은 사람은 그 도를 지키지 못합니다.

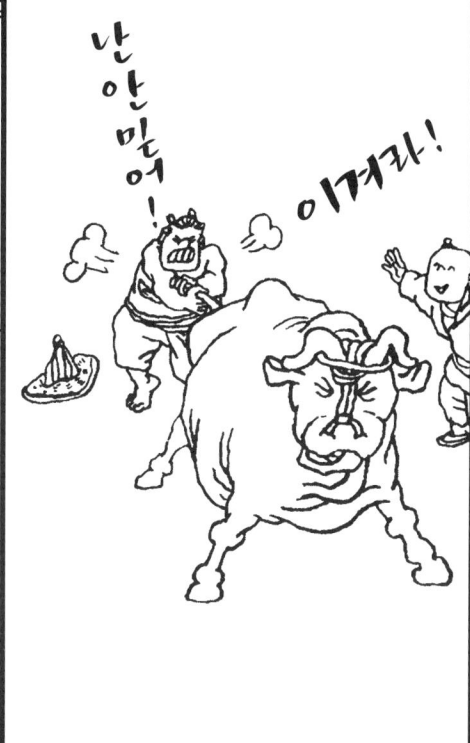

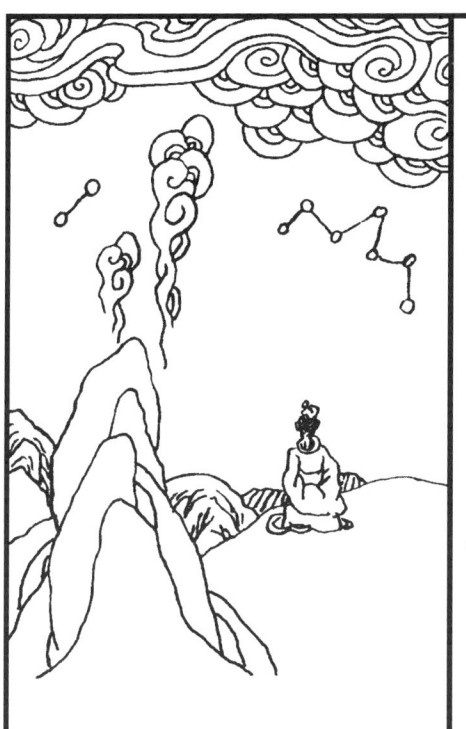

그러므로 그 법칙을 거스르면 재앙을 만나고, 그것을 따르면 병에 걸리지 않을 수 있으니, 이것을 일러 양생의 도를 안다고 말하는 것입니다.

음양의 변화 법칙을 그대로 따르면 순조롭게 성장하지만, 그것을 따르지 않으면 죽음에 이를 수도 있습니다. 그대로 잘 따르면 정상이지만 잘 따르지 않으면 재앙이 일어날 수도 있습니다. 만일 그 법칙을 따르지 않는 것을 오히려 그대로 따르는 것인 양 여기면 생명체와 자연환경이 서로를 방해하며 대립하게 됩니다.

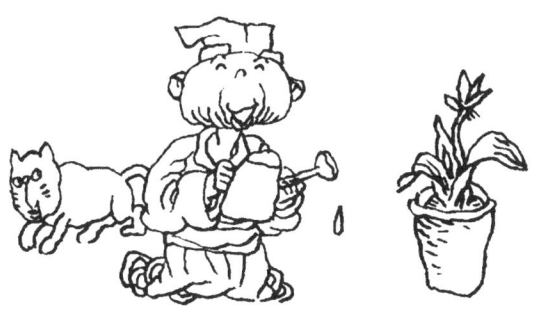

是故聖人不治已病治未病, 不治已亂治未亂, 此之謂也.
夫病已成而後藥之, 亂已成而後治之,
譬猶渴而穿井, 鬪而鑄兵, 不亦晚乎.

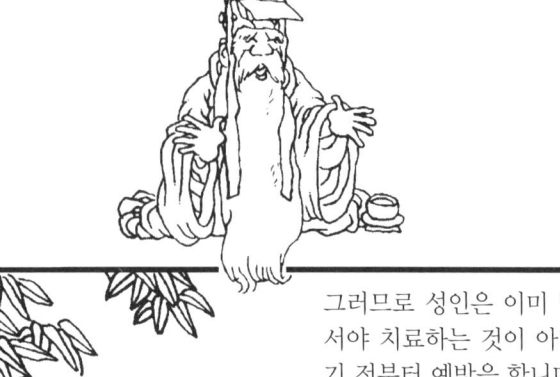

그러므로 성인은 이미 병에 걸리고 나서야 치료하는 것이 아니라 병에 걸리기 전부터 예방을 합니다.

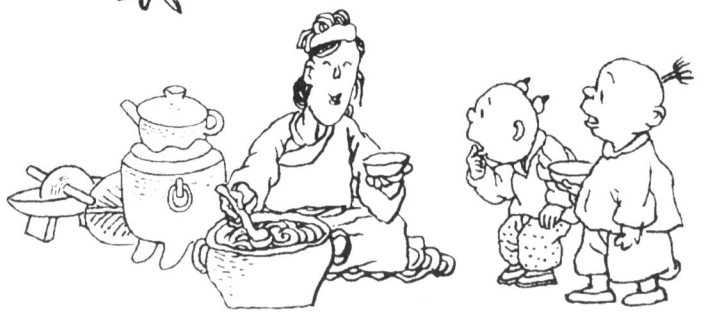

잘 다스려지고 있는 나라일수록 난(亂)이 일어난 후에야 그것을 평정하는 것이 아니라 사전에 미리 조처를 취해서 아예 난이 일어나지 못하도록 막는 것과 같은 의미라고 하겠습니다.

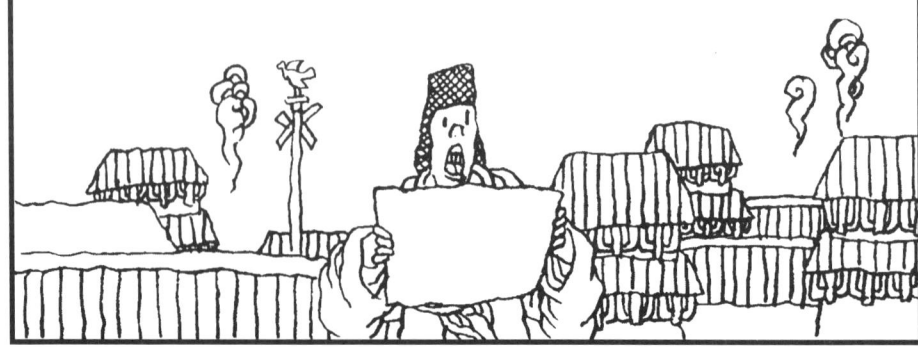

이미 병에 걸린 후에 치료를 한다는 것은 결국 전란이 일어나고 나서야 그것을 평정하려고 하는 것입니다.

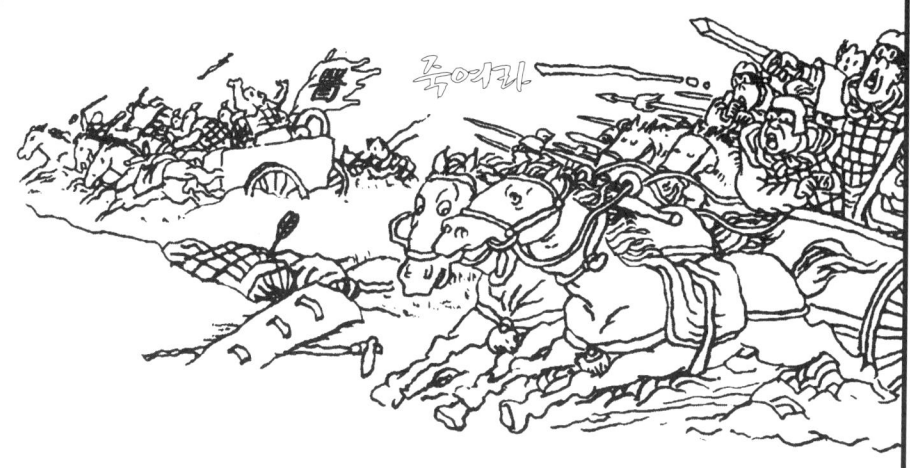

그야말로 목이 말라야 우물을 파는 격이요,

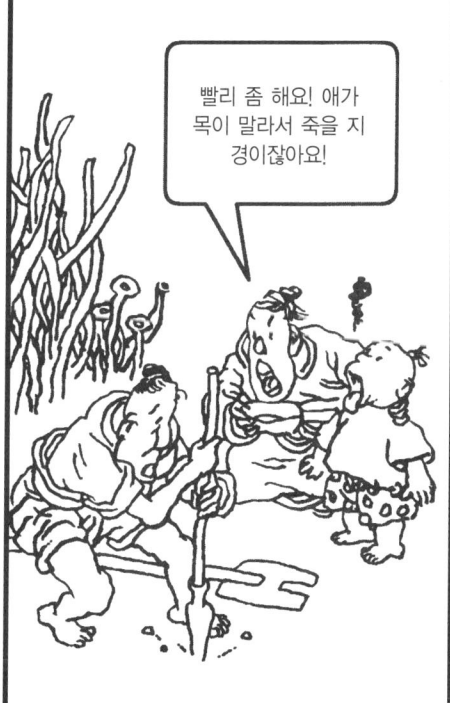

빨리 좀 해요! 애가 목이 말라서 죽을 지경이잖아요!

전쟁이 시작되고 나서 무기를 만드는 셈이니, 이미 너무 늦어버린 것입니다!

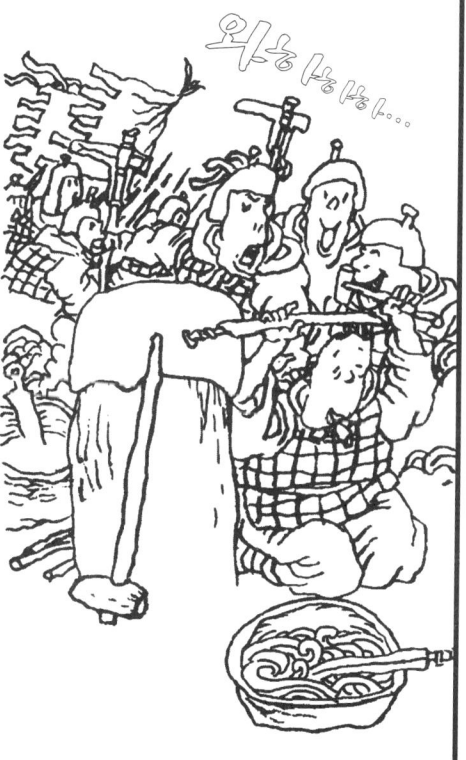

생기통천론편 제삼(生氣通天論篇 第三)

黃帝曰：夫自古通天者生之本, 本於陰陽.
天地之間, 六合之內, 其氣九州, 九竅,
五臟, 十二節, 皆通乎天氣,
其生五, 其氣三. 數犯此者,
則邪氣傷人, 此壽命之本也.

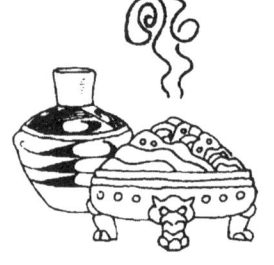

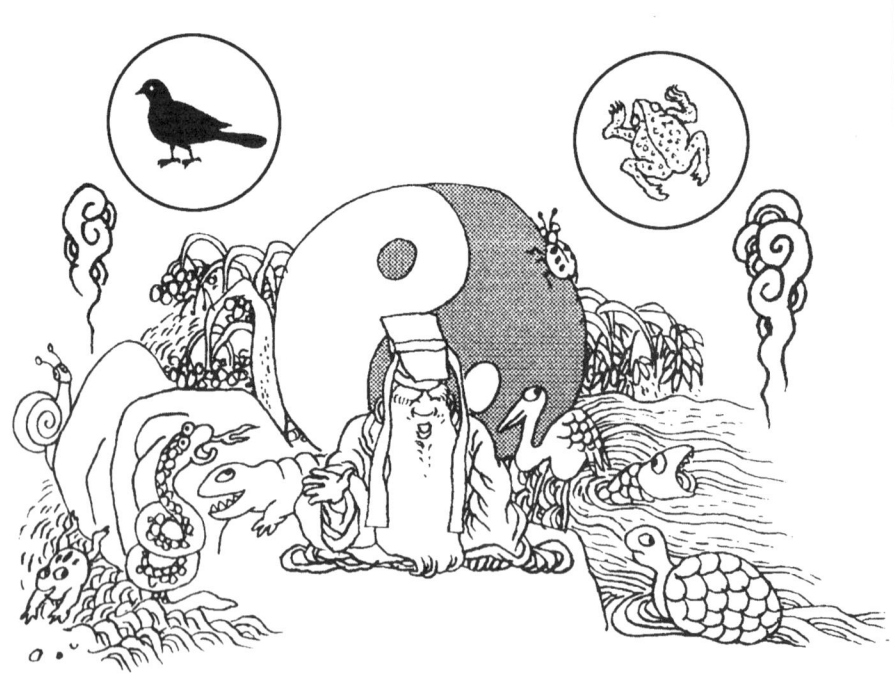

황제가 설명했다. 예로부터 사람의 생명활동과 자연의 변화가 서로 매우 밀접한 관계를 맺는 것을 생명활동의 근본으로 삼아왔는데, 그것이 바로 음과 양을 말하는 것이었소. 천지의 사이, 사방(四方)과 상하(上下)의 사이에서, 땅에 구주(九洲)가 있다면 사람에게는 구규*와 오장(五臟), 십이관절(十二關節)이 있는데 이 모두가 자연의 기와 서로 통하고 있는 것이라 하오.

【역주】

구규(九竅) : 몸에 있는 아홉 개의 구멍, 즉 양쪽의 귀, 눈, 코의 여섯 구멍과 입, 요도, 항문의 세 구멍을 통틀어 이르는 말이다.

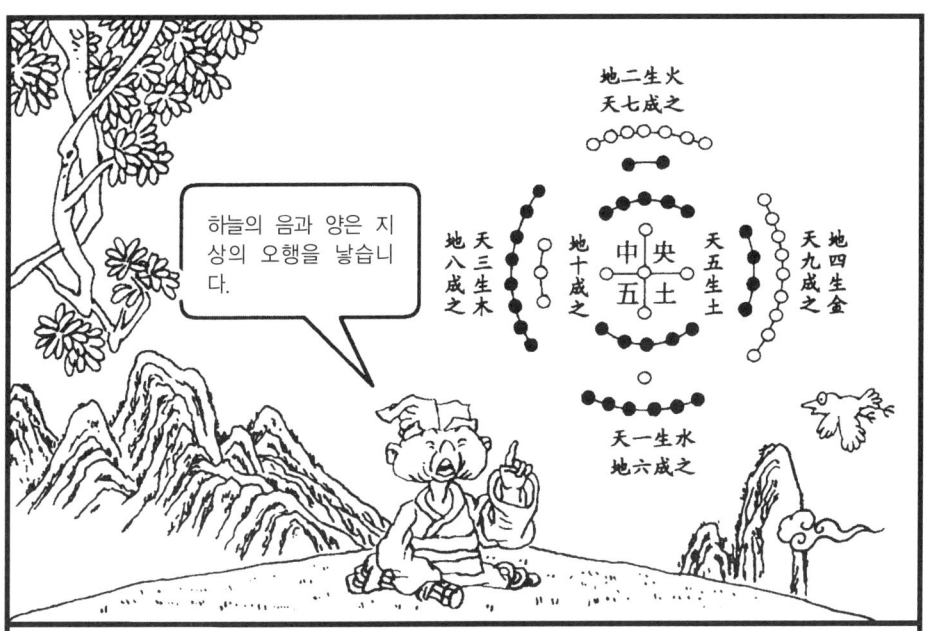

땅의 오행은 위로 하늘의 삼양*·삼음*과 호응하는데 하늘과 땅과 사람이 상호작용하는 법칙을 어기면 사기(邪氣)가 인체를 상하게 되오. 따라서 음과 양이야말로 생명의 근원이라고 말할 수 있을 것이오!

【역주】

삼양(三陽)·삼음(三陰) : 삼양(三陽)은 태양(太陽)·양명(陽明)·소양(少陽)을 합해서 부르는 말, 삼음(三陰)은 태음(太陰)·소음(少陰)·궐음(厥陰)을 합해서 부르는 말이다.

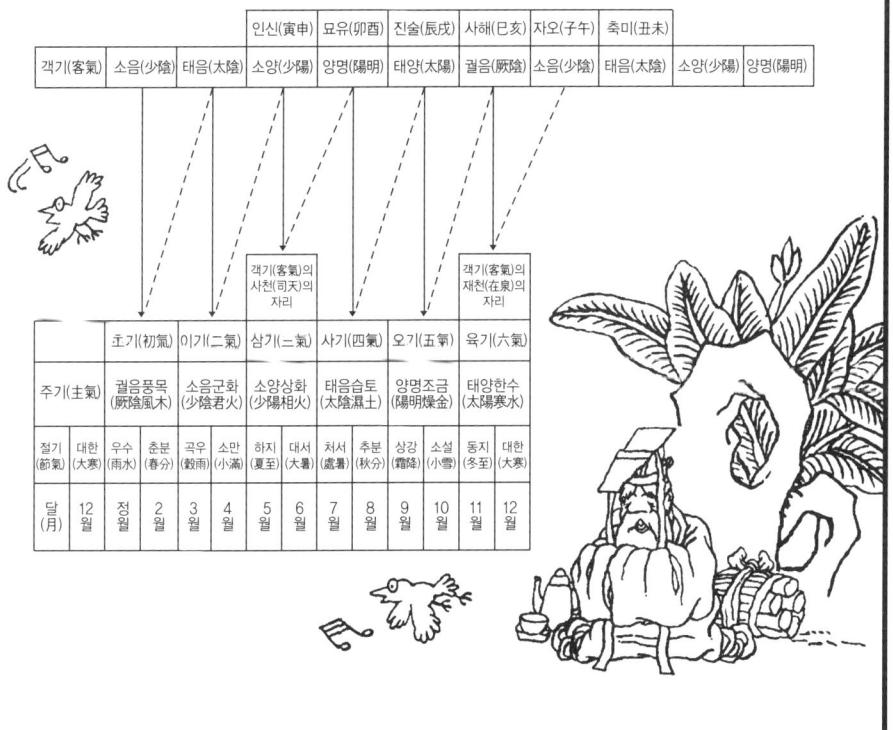

蒼天之氣淸淨則志意治, 順之則陽氣固, 雖有賊邪,
不能害也. 故聖人傳精神, 服天氣, 而通神明.
失之則內閉九竅, 外壅肌肉, 衛氣散解,
此謂自傷, 氣之削也.

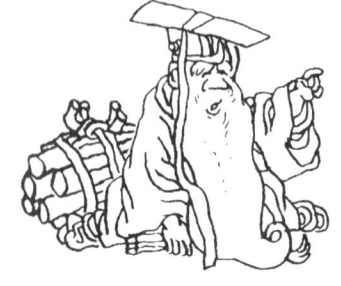

사람과 자연은 기가 서로 통하고 있기 때문에, 하늘의 기가 청정하면 사람의 마음도 매우 평화로워집니다.

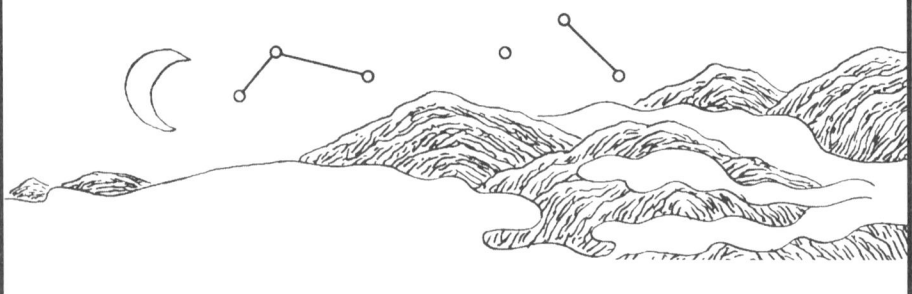

이 법칙만 잘 따라하여 적응하면 인체의 양기가 조밀하고 단단해져서 적풍(賊風)이 불고 허사*가 있어도 몸에 해를 끼칠 수가 없습니다. 이는 사계절과 음양이 변화하는 법칙을 잘 따르고 적응했기 때문입니다.

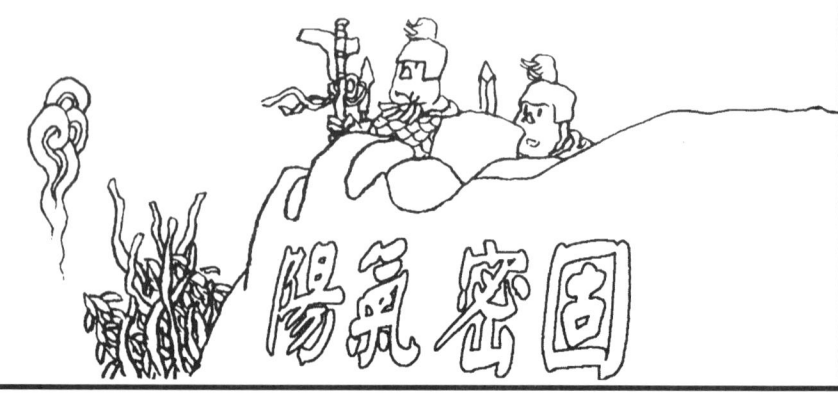

그러므로 양생을 잘하는 사람은 정신을 하나로 집중해서 자연의 변화에 따라 음양의 관건을 잘 조절합니다.

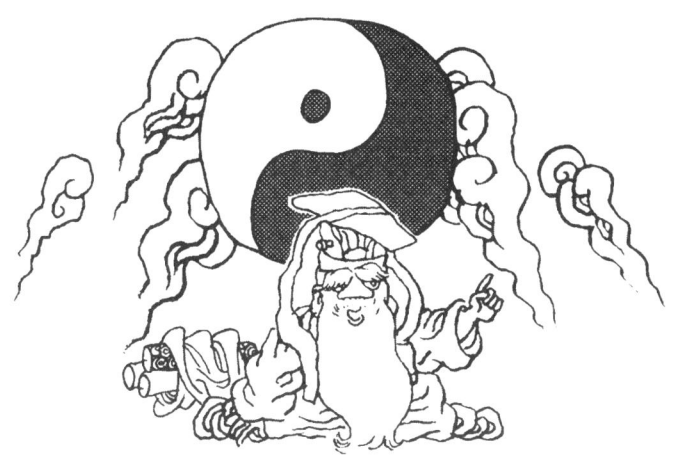

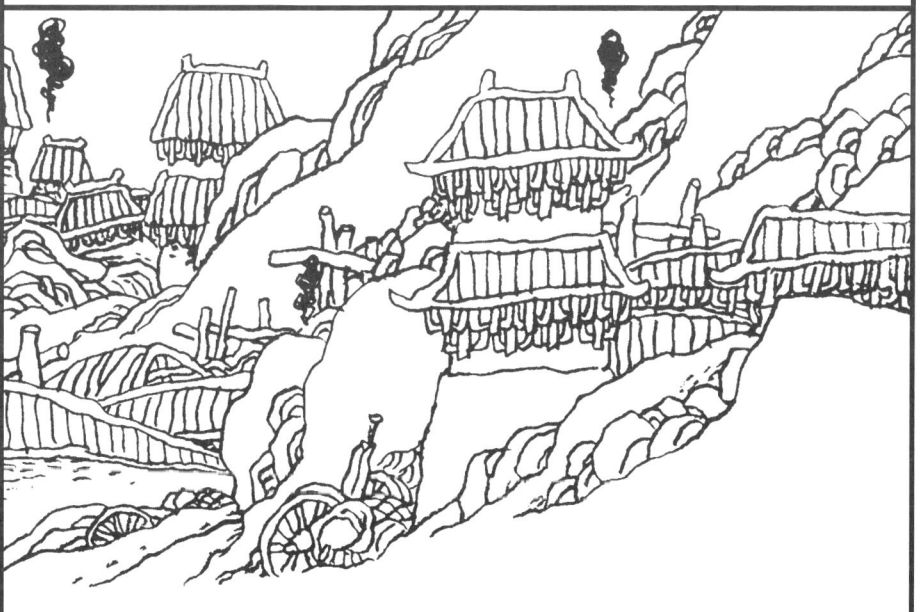

이 법칙을 어기면 안에서는 구규(九竅)가 통하지 않게 되고, 밖에서는 근육이 막혀 인체를 보호하는 양기(陽氣)가 흩어져 버립니다. 이것은 병자 자신이 사계절의 변화에 순응하지 못하는 바람에 병을 얻은 것이고 그에 따라 정기(正氣)가 소모되어 버린 결과를 초래한 것입니다.

陽氣者若天與日, 失其所,
則折壽而不彰.
故天運當以日光明,
是故陽因而上, 衛外者也.

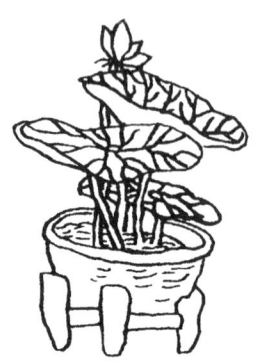

인체의 양기(陽氣)란 하늘의 해와 같지요. 해가 정상적으로 운행하지 못하면 만물이 살 수가 없습니다.

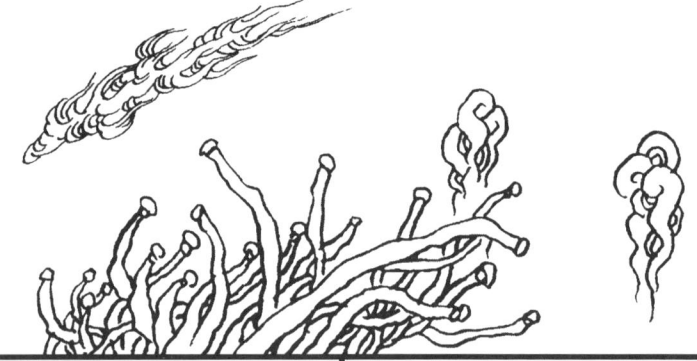

마찬가지로 인체의 양기가 정상적으로 운행하지 못하면 수명은 단축되고 건강하게 자랄 수가 없습니다.

그러므로 하늘의 운행은 햇빛에 의지해야 합니다. 따라서 사람의 양기도 위로 운행해서, 몸을 보호하고 외부의 사기(邪氣)가 침범하지 못하도록 막는 작용을 합니다.

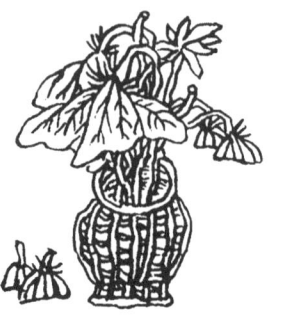
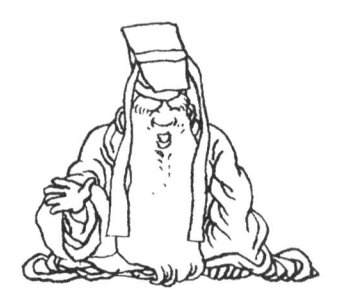

因於寒, 欲如運樞, 起居如驚, 神氣乃浮. 因於暑, 汗,
煩則喘喝, 靜則多言. 體若燔炭, 汗出而散.
因於濕, 首如裹, 濕熱不攘, 大筋緛短, 小筋弛長,
緛短爲拘, 弛長爲痿. 因於氣, 爲腫,
四維相代, 陽氣乃竭.

인체가 찬 기운인 한사(寒邪)의 침입을 받게 되면, 집으로 친다면 출입문이 활짝 열려 버린 것과 같은 상태가 되어, 행동 거지에 갑작스러운 변동이 일어나므로 신기(神氣)가 밖으로 떠오르게 됩니다.

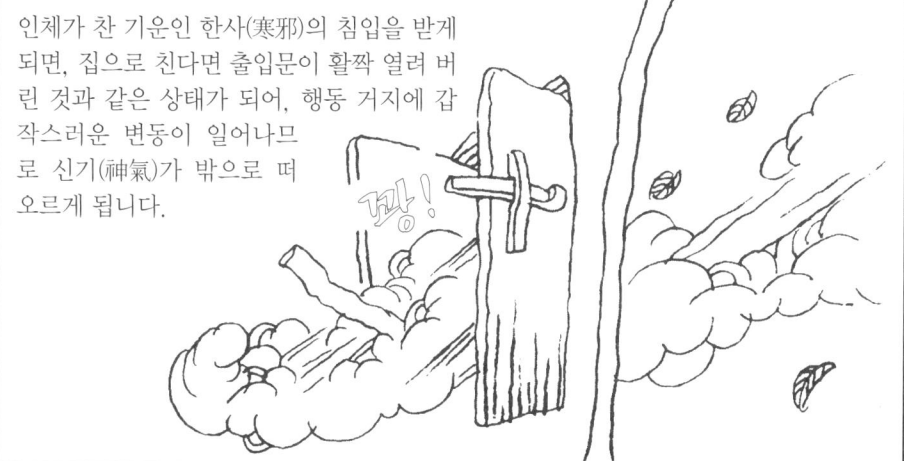

무더운 기운인 서사(暑邪)의 침입을 받으면, 땀을 많이 흘리고 초조해하며 심지어 숨을 헐떡이면서 천식에 걸린 것처럼 헉헉 소리를 내지요.

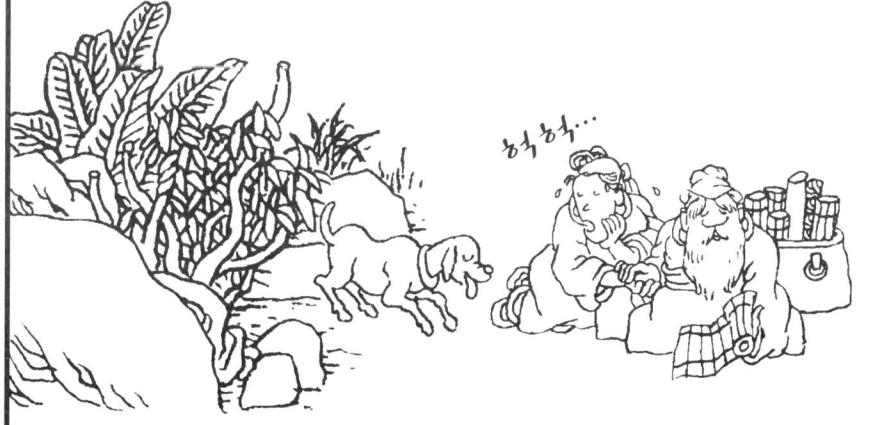

초조해하면서 숨을 몰아쉬지 않을 경우에는, 말을 많이 할 수도 있습니다. 몸은 마치 숯이 불에 타는 것처럼 열이 오르는데, 이럴 때는 꼭 땀을 내야 열이 내립니다.

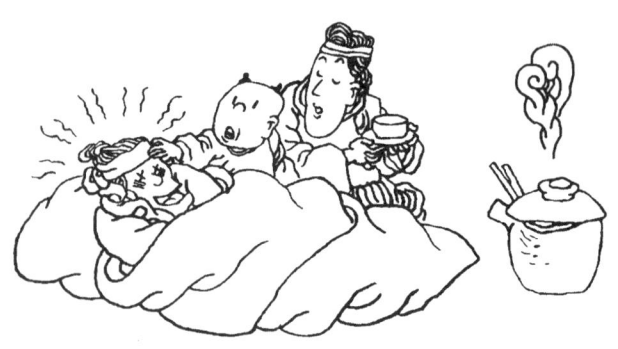

습한 기운인 습사(濕邪)로 인해 병을 앓게 되면, 머리가 무언가로 싸매놓은 것처럼 묵직합니다.

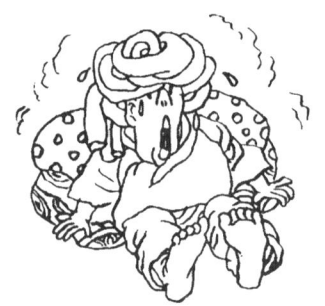

습기와 열기를 제 때에 제거하지 않으면 대근(大筋)은 오그라들어 펼 수 없게 되고 소근(小筋)은 오히려 이완되어 무력해지는 증상이 나타납니다.

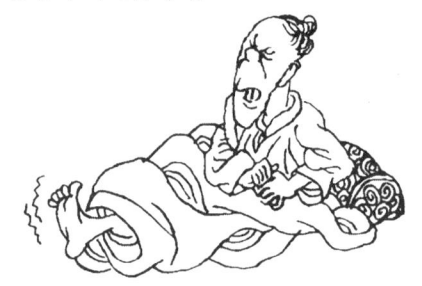

수축해서 오그라들면 당기고 뒤틀리며, 이완되어 풀어지면 늘어지고, 약해집니다.

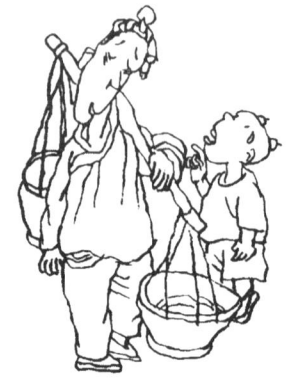

기가 허해져 부종이 나타날 수도 있는데, 팔다리가 번갈아 가면서 붓고 통증이 멈추질 않으면 양기(陽氣)가 이미 쇠진했다고 볼 수 있습니다.

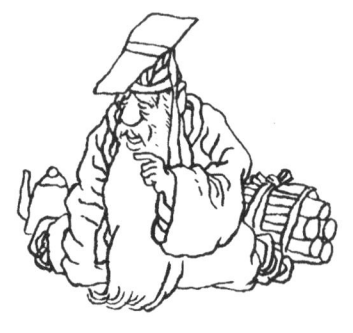

생기통천론편 제삼

陽氣者, 煩勞則張, 精絶, 辟積於夏, 使人煎厥.
目盲不可以視, 耳閉不可以聽, 潰潰乎若壞都,
汨汨乎不可止. 陽氣者, 大怒則形氣絶, 而血菀於上,
使人薄厥. 有傷於筋, 縱, 其若不容, 汗出偏沮,
使人偏枯. 汗出見濕, 乃生痤痱.
高梁之變, 足生大丁,
受如持虛. 勞汗當風,
寒薄爲皶, 鬱乃痤.

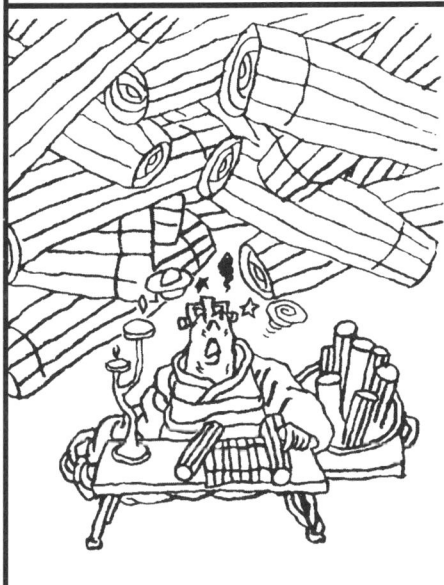

인체의 양기(陽氣)는 마음이 번거롭고 몸이 고달프면 항양*이 되어 밖으로 빠져나가며 음정(陰精)을 고갈시킵니다.

병이 쌓인 지 오래되고 여름이 되어 기후까지 더워지면, 병자들은 적응능력을 상실하게 되고 '전궐'*에 걸리기 쉽습니다.

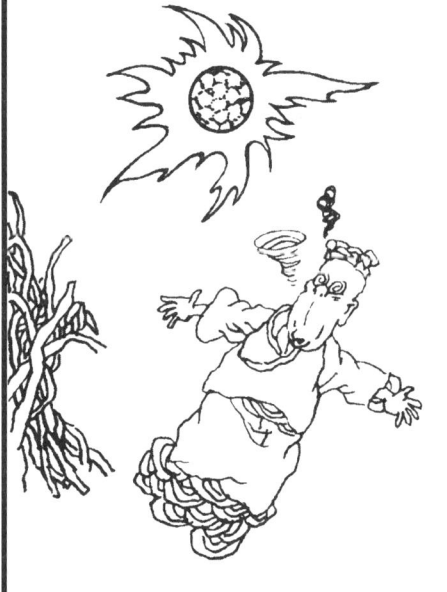

【역주】

항양(亢陽) : 양기(陽氣)가 성한 것. 일반적으로 음기(陰氣)가 부족하여 양기(陽氣)만 홀로 항성(亢盛)하는 현상을 말함.

전궐(煎厥) : 체내의 열이 음액을 크게 손상하여 나타나는데 갑자기 정신을 잃고 사지가 차가워지는 증상을 말함.

발작이 일어나면 두 눈이 침침해지면서 보이지 않게 되고 양쪽 귀는 막혀서 아무 소리도 들을 수 없게 됩니다.

병세가 위급해지면 마치 하천의 둑이 무너져 물이 넘쳐 쉼 없이 흐르는 것과 같습니다.

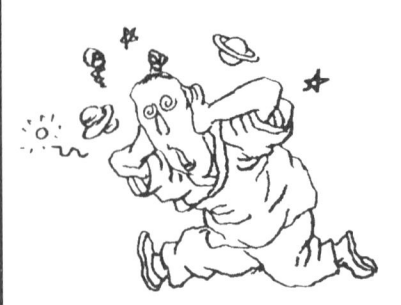

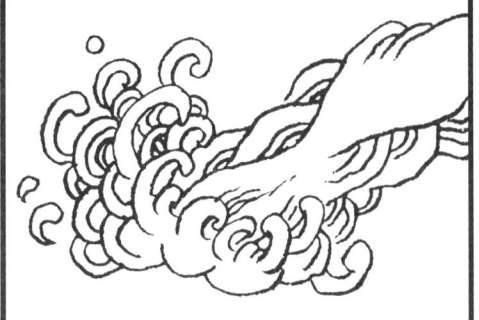

인체의 양기(陽氣)는 사람이 매우 화가 났을 때 몸과 분리되어 피가 기를 따라서 올라가 머리에 쌓이는데, 그렇게 되면 경락(經絡)이 막혀 통하지 않기 때문에 기절하게 되는 것입니다.

몸의 근육이 모두 상하면 근육이 이완되어 의지대로 움직일 수가 없게 됩니다.

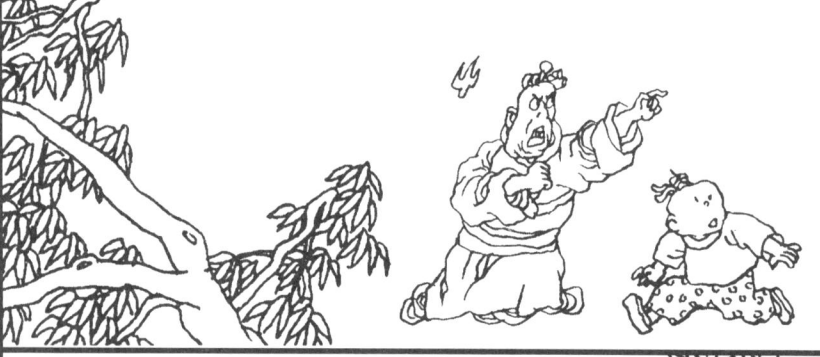

빨리 의사 좀 불러 주세요!

땀을 흘린 후 습사(濕邪)의 침입을 받으면 부스럼과 땀띠가 나기 쉽습니다.

생기통천론편 제삼

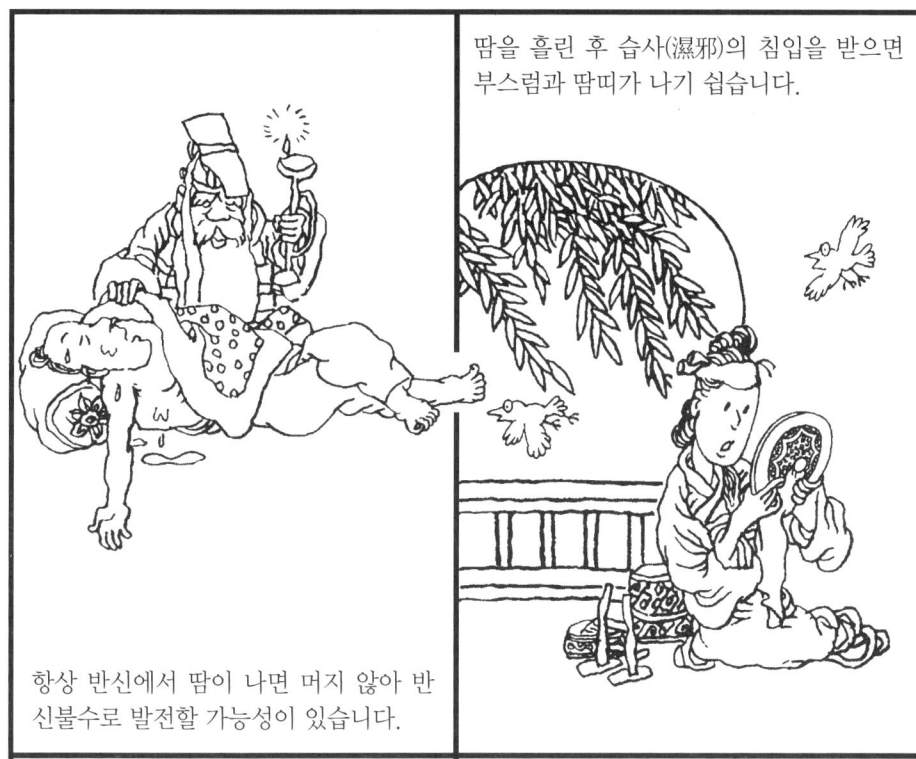

항상 반신에서 땀이 나면 머지 않아 반신불수로 발전할 가능성이 있습니다.

기름지고 맛이 진한 음식을 지나치게 많이 먹으면 커다란 종기가 나기 쉬운데, 빈 그릇에 물건을 담는 것만큼이나 쉽습니다.

열심히 일을 하고 나서 땀이 나올 때 찬 바람이나 냉기를 만나면, 한기가 피부 속으로 침투해서 두드러기가 나는데 만일 이것이 단단히 엉겨서 풀어지지 않으면 부스럼이 됩니다.

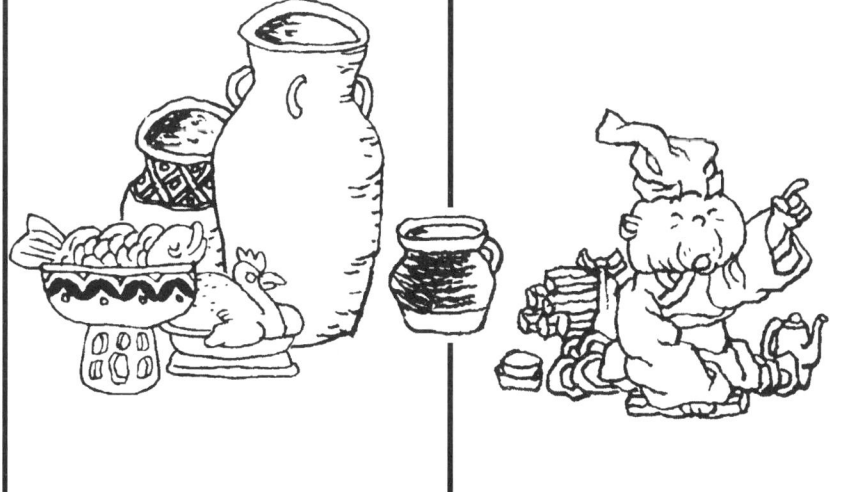

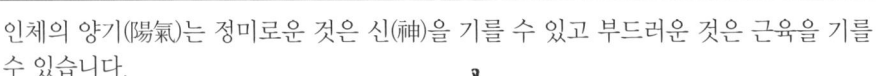

陽氣者, 精則養神, 柔則養筋. 開闔不得, 寒氣從之, 乃生大僂. 營氣不從, 逆於肉理, 乃生癰腫. 陷脈爲瘻. 留連肉腠, 兪氣化薄, 傳爲善畏, 及爲驚駭. 魄汗未盡, 形弱而氣爍, 穴兪以閉, 發爲風瘧.

인체의 양기(陽氣)는 정미로운 것은 신(神)을 기를 수 있고 부드러운 것은 근육을 기를 수 있습니다.

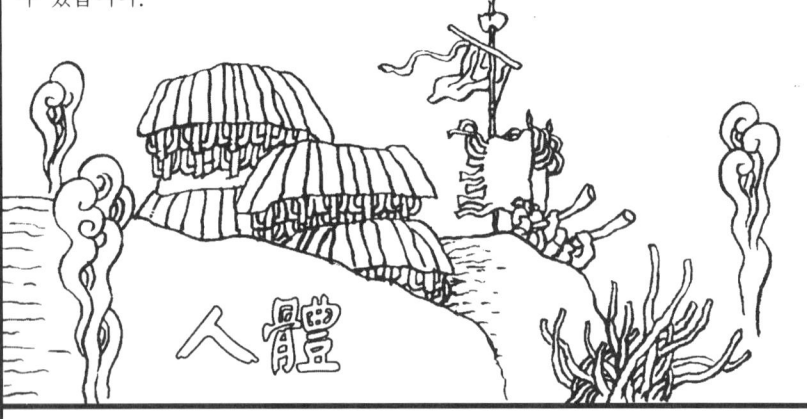

피부의 모공이 열리고 닫히는 것을 잘 조절하지 못해서 균형을 잃었을 때, 한사(寒邪)가 그 틈을 타고 침입하게 되고 등이 굽어지는 구루병에 걸리게 됩니다.

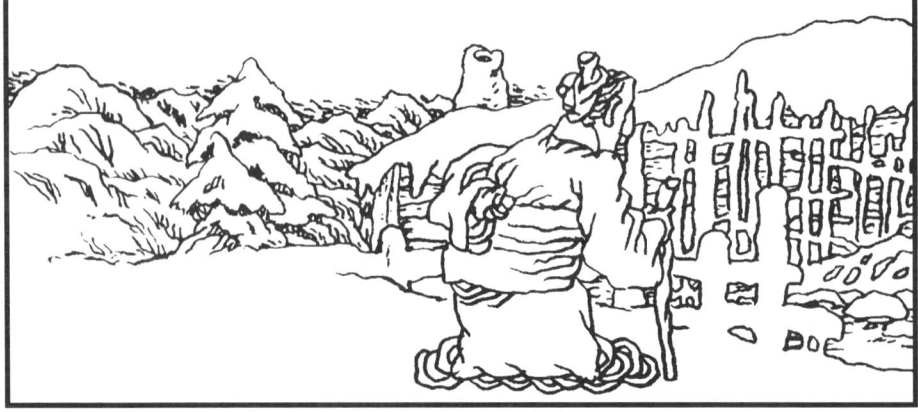

한기(寒氣)가 경맥으로 들어가면 영기(營氣)가 경맥을 따라 정상 운행되지 못하고 피부와 체표의 근육에 정체되어 작은 종기가 날 수도 있습니다.

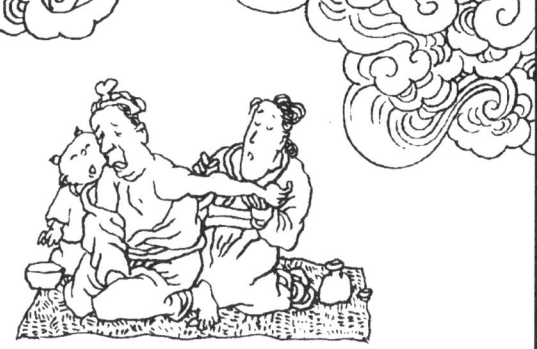

한기가 혈맥 속으로 깊이 침투하면, 루창*이 되어 근육층에 남게 되는데 금방 낫지 않습니다.

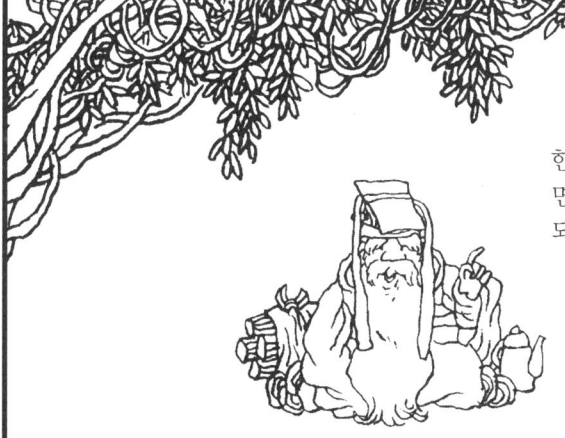

한기가 등 쪽에서 더욱 파고들어 장부에까지 미치게 되면 자주 두려움에 떨고 깜짝깜짝 놀라는 증상을 보입니다.

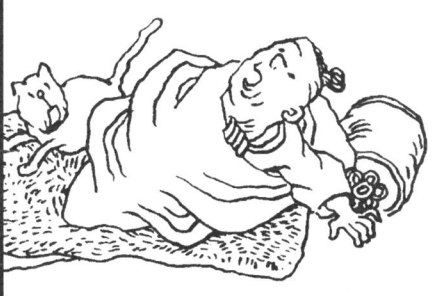

땀이 시원스럽게 나오지 않는데, 몸이 약해져서 양기가 소진되어 경혈이 막히면 풍학이 나타날 수 있습니다.

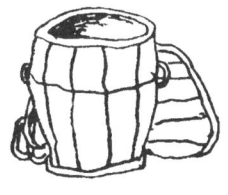

【역주】

루창(瘻瘡) : 종기가 아물지 않고 계속돼서 고름이 나오는 병증.

故風者, 百病之始也, 清靜則肉腠閉, 陽氣拒,
雖有大風苛毒, 弗之能害, 此因時之序也.

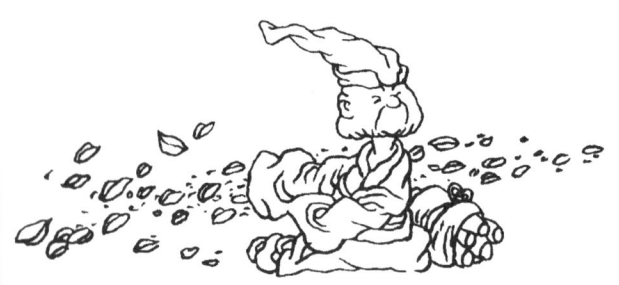

그러므로 풍사(風邪)는 갖가지 질병을 일으키는 원인입니다.

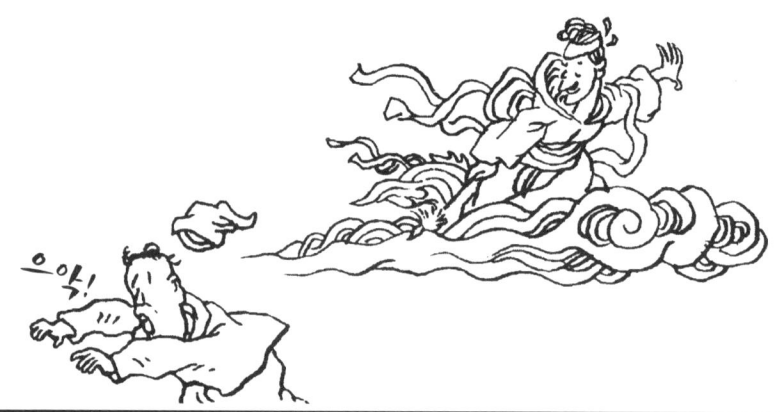

그러나 정신을 고요히 가라앉히고 의지(意志)를 편안하게 하여 피부와 체표의 근육이 꼭 닫히도록 하고 양기(陽氣)가 밖을 보호하면, 아무리 큰 바람이나 매서운 독이라도, 몸을 상하게 할 수 없으니, 이것은 사계절이 변화하는 법칙에 순응하여 양생을 조절한 결과입니다.

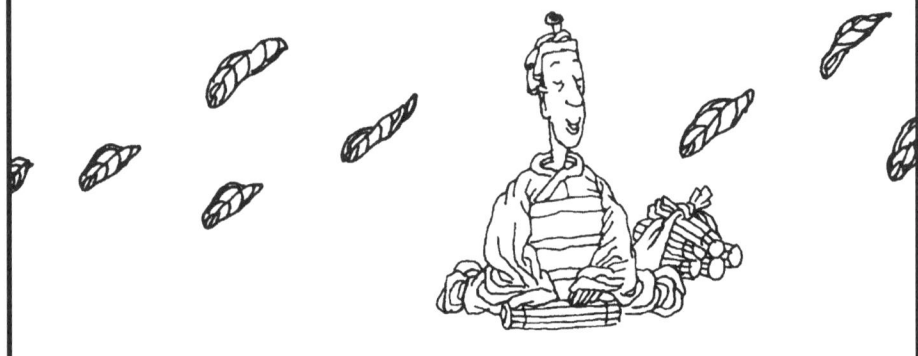

故病久則傳化, 上下不幷, 良醫弗爲. 故陽畜積病死, 而陽氣當隔, 隔者當瀉, 不亟正治, 粗乃敗亡.

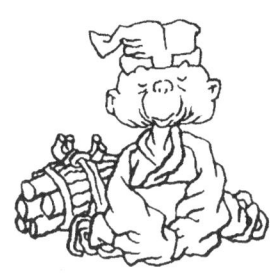

병이 오래되면 다른 증상까지 나타나는데, 병이 상하의 기(氣)가 서로 통하지 않는 단계까지 이르면 아무리 용한 의사가 와도 더 이상 힘써 볼 도리가 없게 됩니다.

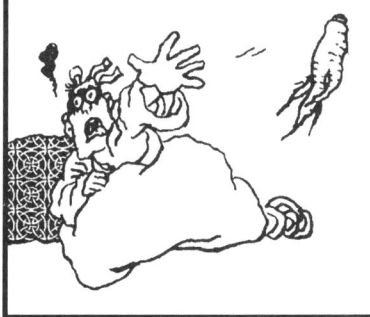

인체의 양기는 너무 축적되어도 죽을 수 있습니다.

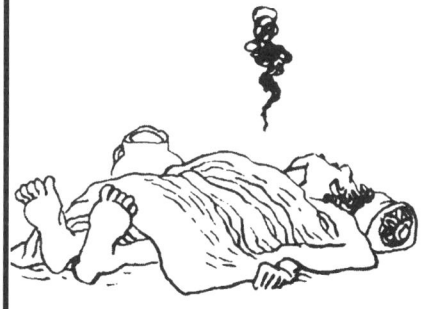

양기가 쌓이면 흐트러뜨려야 하는데, 흩어지게 하는 방법은 배출시키는 방법 즉 사법(瀉法)을 써야 합니다.

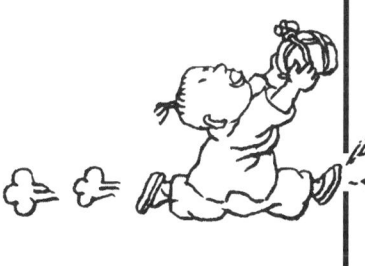

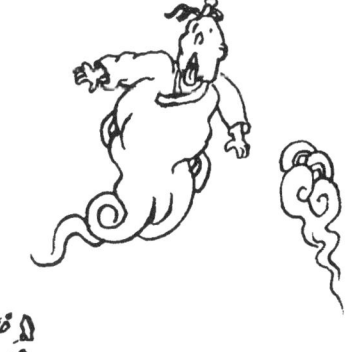

적절한 때에 치료를 하지 않으면 환자의 생명이 즉각 위험하게 됩니다.

故陽氣者, 一日而主外, 平旦陽氣生, 日中而陽氣隆,
日西而陽氣已虛, 氣門乃閉.
是故暮而收拒, 無擾筋骨,
無見霧露, 反此三時,
形乃困薄.

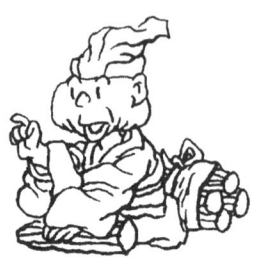

인체의 양기는 낮에는 주로 인체의 외부를 보호합니다. 새벽이 되면 양기가 신체의 표면에서 활약을 시작합니다.

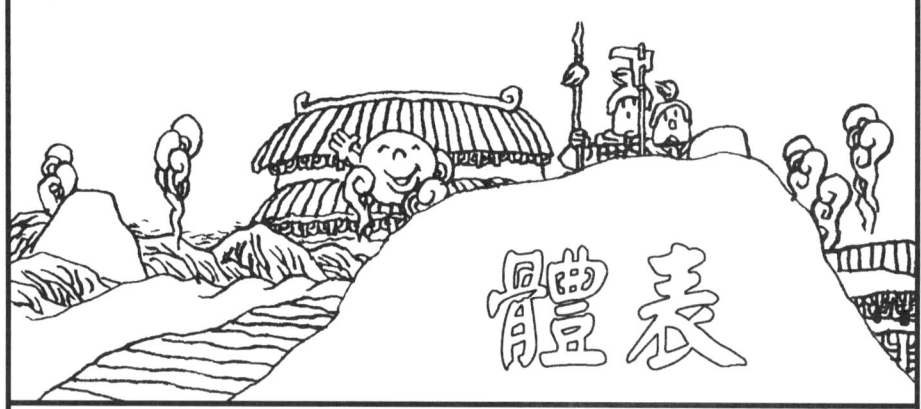

정오가 되면 양기는 가장 왕성한 단계에 이릅니다.

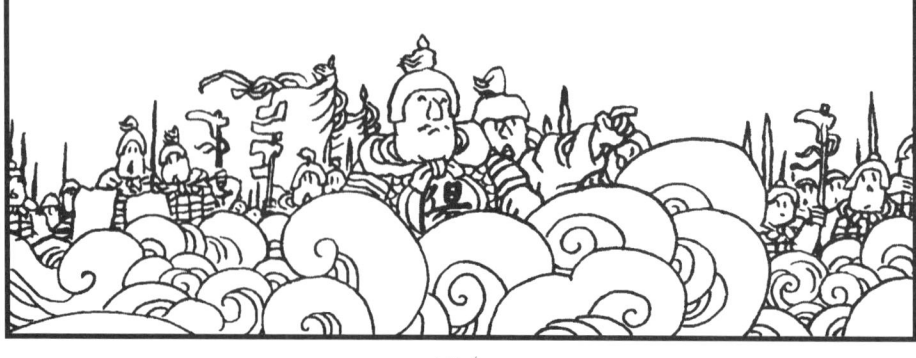

생기통천론편 제삼

그러므로 저녁이 되면 양기는 수렴이 되어, 체내로 잘 간수되는데 이때는 근육과 뼈를 요동하지 말고 안개나 이슬 가까이에 가지 않도록 해야 합니다.

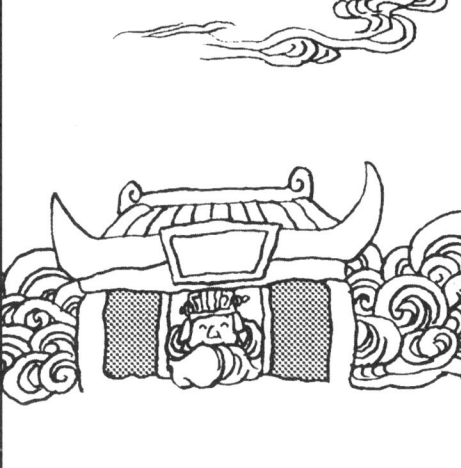

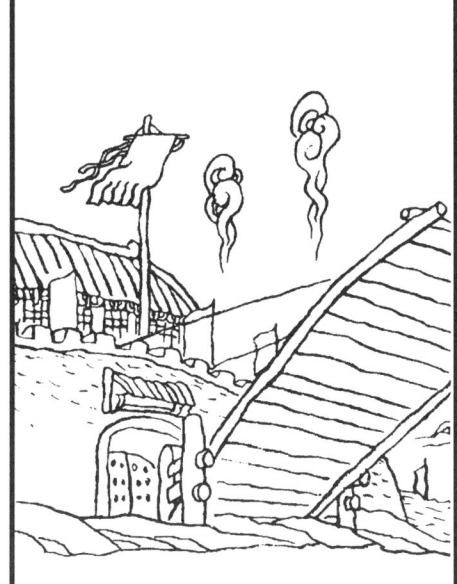

태양이 서쪽으로 기운 다음에, 몸의 표면에 있던 양기가 점점 줄어들며, 땀구멍은 마치 성문(城門)처럼 닫히기 시작합니다.

하루 동안 양기가 이 세 단계의 활동법칙을 지키지 못하면, 몸에 사기(邪氣)가 침입해서 쉽게 피로함을 느끼고 몸이 쇠약해집니다.

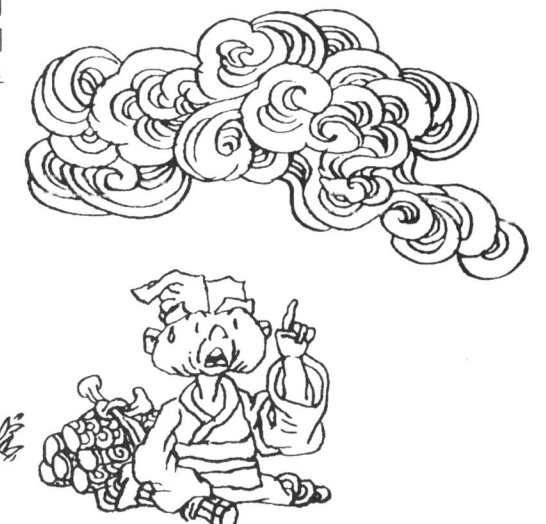

岐伯曰：陰者, 藏精而起亟也. 陽者, 衛外而爲固也.
陰不勝其陽, 則脈流薄疾, 幷乃狂. 陽不勝其陰,
則五臟氣靜, 九竅不通.

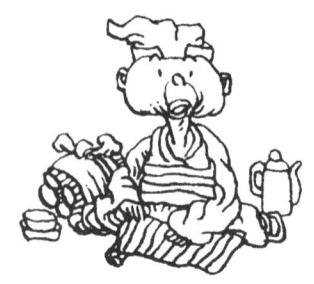

기백이 또한 말했다. 음(陰)은 정기를 간직한 것으로, 양기(陽氣)가 운행하는 기초가 됩니다. 양(陽)은 외부를 보호해서 인체의 살결을 단단하게 합니다.

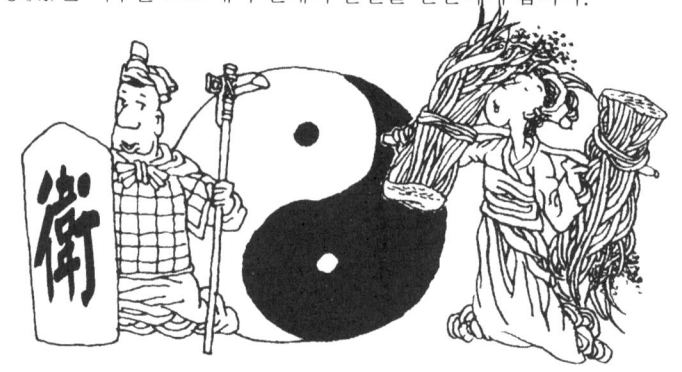

음이 양을 제어하지 못하면 혈맥(血脈)이 빠르게 흘러, 양기와 사기(邪氣)가 서로 만나게 되어 광병(狂病)이 나타납니다.

양이 음을 제어하지 못하면 오장(五臟)의 기운이 정적(靜寂)해져서 구규(九竅)가 통하지 않게 됩니다.

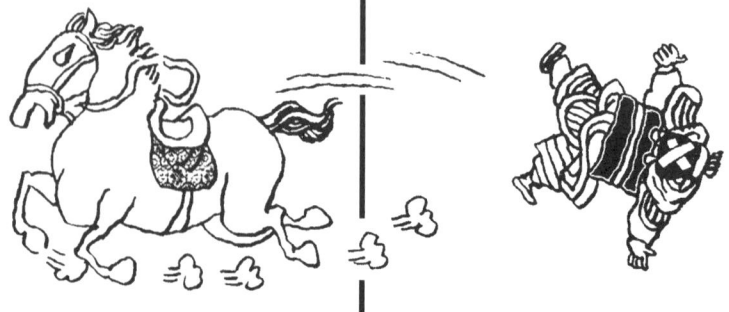

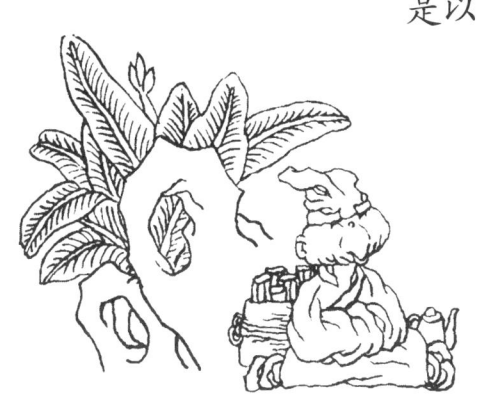

是以聖人陳陰陽, 筋脈和同,
骨髓堅固, 氣血皆從.
如是則內外調和,
邪不能害, 耳目聰明,
氣立如故.

그러므로 성인께서 음양의 도리를 누차 설명하실 때에, 음양이 평형을 이루어야 인체의 근맥이 조화롭게 되고 골수가 튼튼해진다고 강조했습니다.

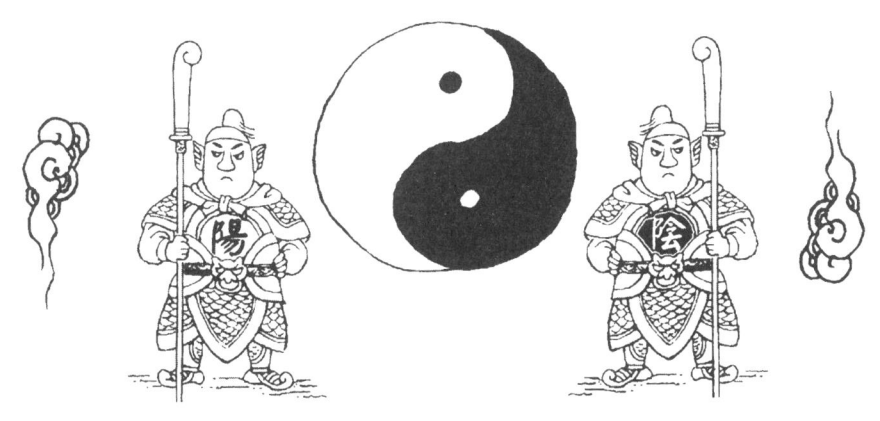

이처럼 안과 밖이 조화로우면 사기(邪氣)가 들어오지 못하고 귀와 눈이 밝아지며 진기(眞氣)가 자율적으로 변함없는 상태를 유지하게 됩니다.

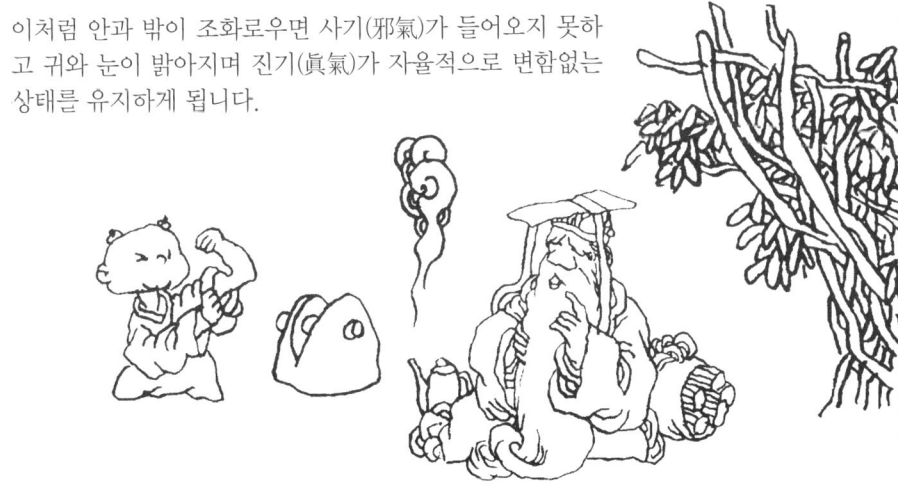

凡陰陽之要, 陽密乃固. 兩者不和, 若春無秋,
若冬無夏. 因而和之, 是謂聖度. 故陽强不能密,
陰氣乃絶. 陰平陽秘, 精神乃治. 陰陽離決, 精氣乃絶.

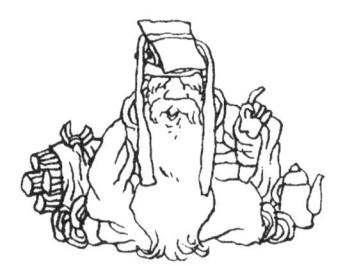

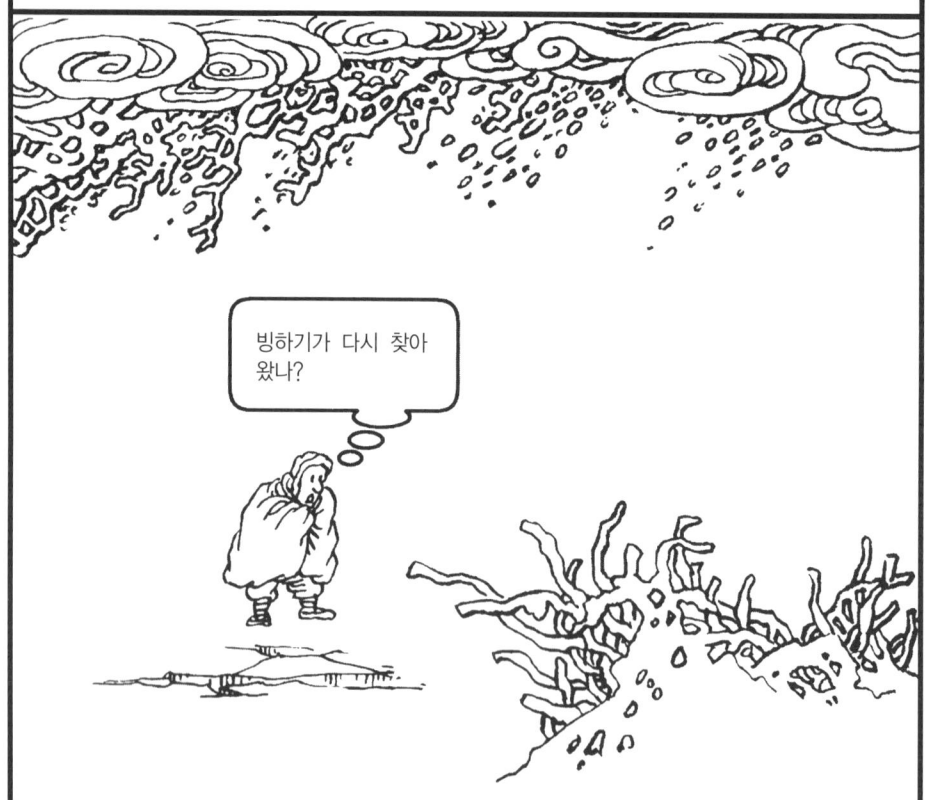

음양이 평형을 이루는 관건은 양기가 밖을 조밀하게 에워쌀 때, 음기는 안에서 잘 갈무리되어 있는 것입니다. 음과 양이 한쪽으로 치우치면 평형과 조화가 깨지게 되는데, 이는 일년 중에 봄철만 있고 가을이 없거나 겨울은 있는데 여름이 없는 경우와 같다고 할 수 있습니다.

그러므로 음양이 조화를 이루어 균형을 이루게 하는 것이 최고의 양생 원리입니다.

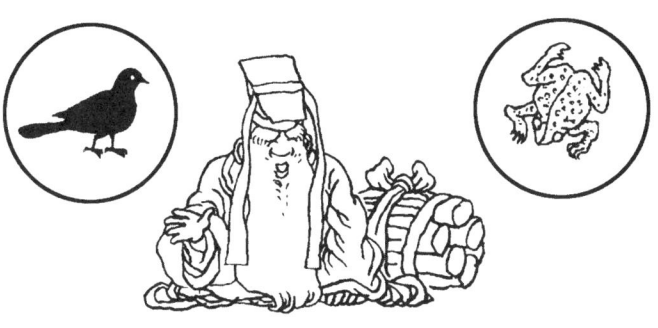

양기가 지나치게 극성해서 고밀(固密)한 상태를 유지할 수가 없으면 음기(陰氣)가 점점 줄어들어서 고갈되어 버립니다.

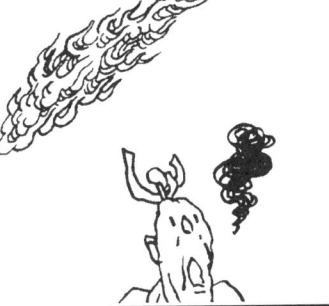

음기가 화평하고 양기가 고밀하면 정(精)과 신(神)이 왕성해집니다.

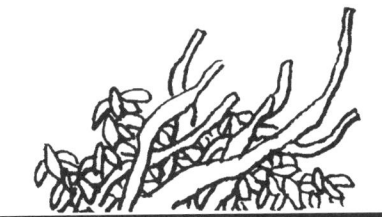

음과 양이 분리되어 서로 어울리지 않게 되면 정기(精氣)도 그에 따라 다하게 됩니다.

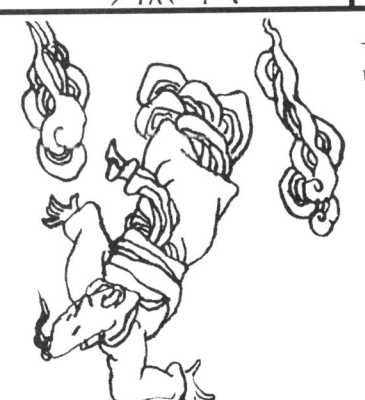
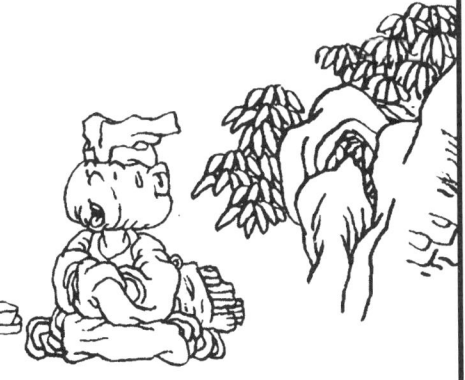

因於露風, 乃生寒熱. 是以春傷於風, 邪氣留連,
夏乃爲洞泄. 夏傷於暑, 秋爲痎瘧. 秋傷於濕,
冬逆而咳, 發爲痿厥. 冬傷於寒,
春必溫病. 四時之氣, 更傷五臟.

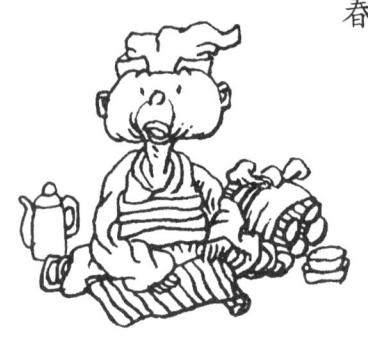

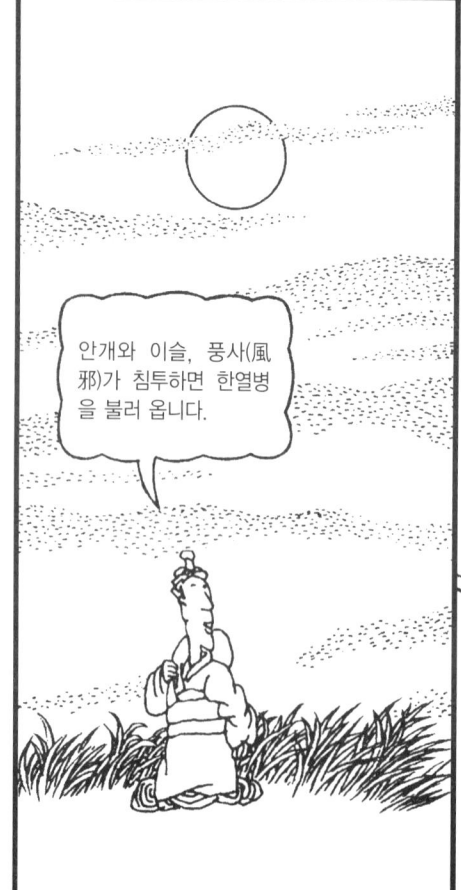

안개와 이슬, 풍사(風邪)가 침투하면 한열병을 불러 옵니다.

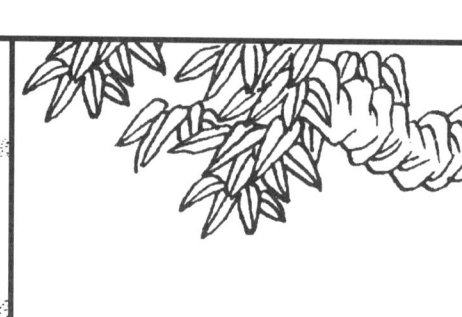

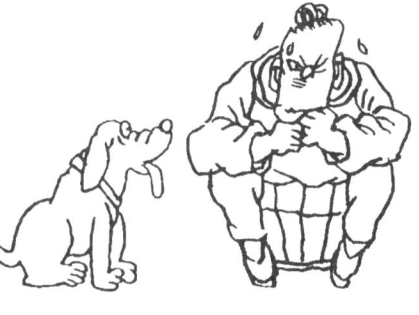

그러므로 봄에 풍사(風邪)에 손상되면, 사기(邪氣)가 체내에 남아서 없어지지 않다가 여름이 되어 묽은 설사를 하는 동설(洞泄)의 증세가 발생합니다.

여름에 서사(暑邪)에 손상되면, 일단은 체내에 잠복해 있다가 가을이 되면 고열을 내며 땀을 흘리다가 열이 내리면 추위로 인해 떠는 것을 반복하는 학질이 발생합니다.

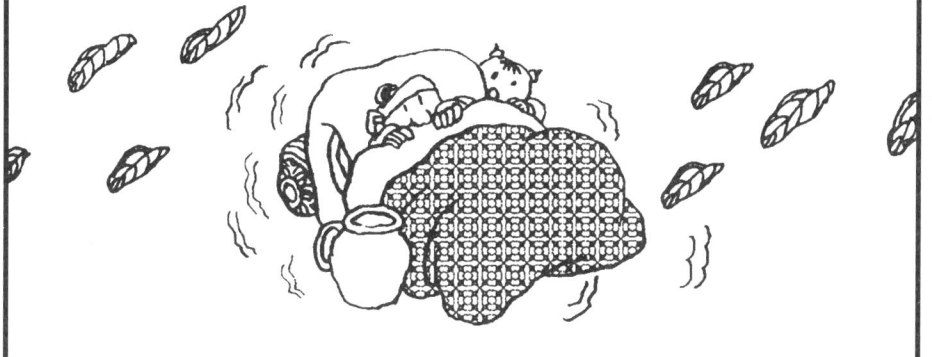

가을에 습사(濕邪)에 손상되면, 겨울에 기가 거슬러 올라와서 가래와 기침이 나오고 손발에 힘이 없고 찬 위궐병(痿厥病)으로 발전하기도 합니다.

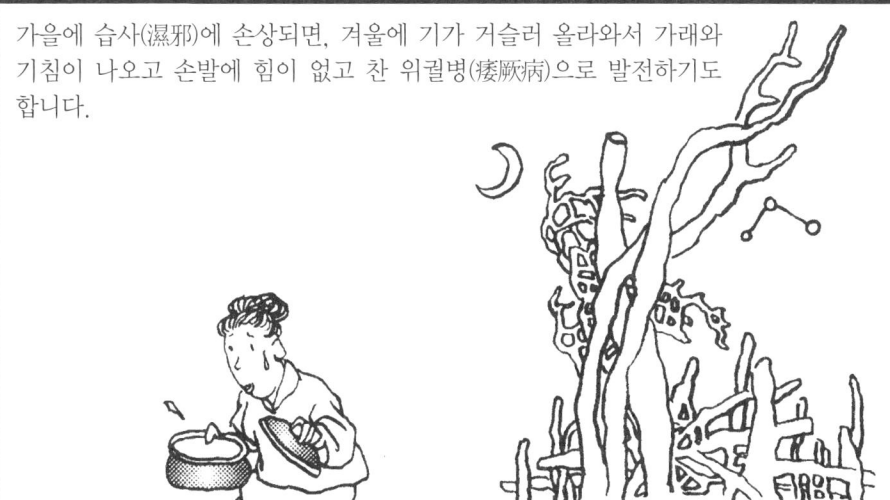

겨울에 한사(寒邪)에 손상되면, 봄에 온열병(溫熱病)이 생깁니다.

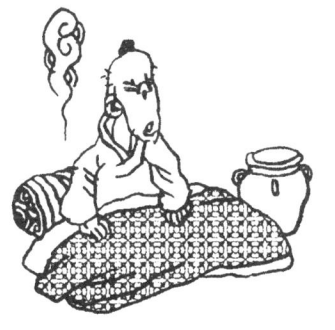

사계절의 사기(邪氣)는 이처럼 교대로 사람의 오장을 상하게 합니다.

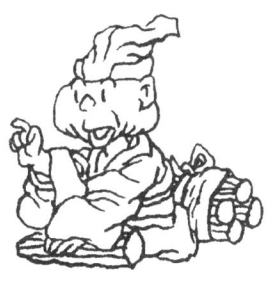

陰之所生, 本在五味, 陰之五宮, 傷在五味.
是故味過於酸, 肝氣以津, 脾氣乃絶. 味過於鹹,
大骨氣勞, 短肌, 心氣抑. 味過於苦, 心氣喘滿,
腎氣不衡. 味過於甘, 脾氣不濡, 胃氣乃厚. 味過於辛,
筋脈沮弛, 精神乃央. 是故謹和五味, 骨正筋柔,
氣血以流, 腠理以密, 如是則骨氣以精,
謹道如法,
長有天命.

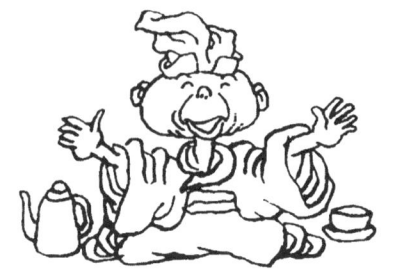

정(精)과 혈(血)의 생성은 음식의 다섯 가지 맛을 섭취하는 것을 기본으로 하지만, 정과 혈을 저장하는 오장은 이 다섯 가지 맛을 편식하게 되면 손상될 수 있습니다.

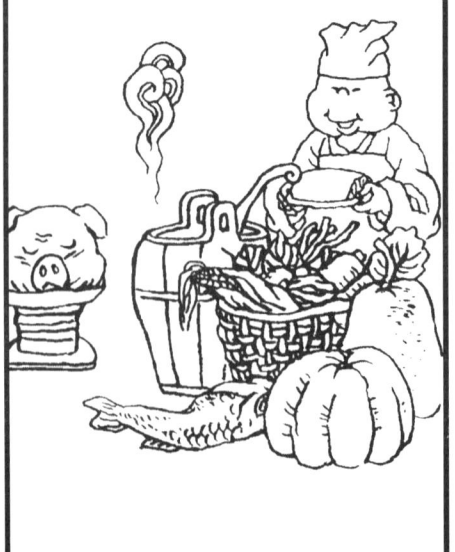

그러므로 신맛이 나는 것을 너무 많이 먹으면 간기(肝氣)가 한꺼번에 몰려서 비기(脾氣)가 쇠약해질 수 있습니다.

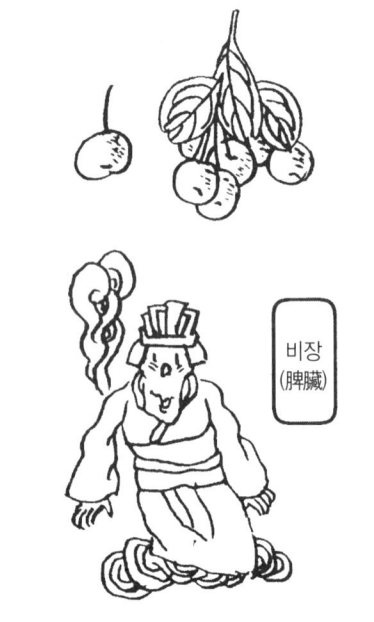

짠맛이 나는 것을 지나치게 많이 먹으면 큰 뼈가 손상되고 근육이 수축하고, 심기(心氣)가 울적해집니다.

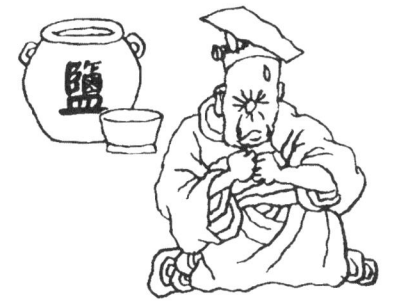

쓴맛이 나는 것을 지나치게 많이 먹으면 심기(心氣)가 답답하고, 신기(腎氣)가 쇠약해집니다.

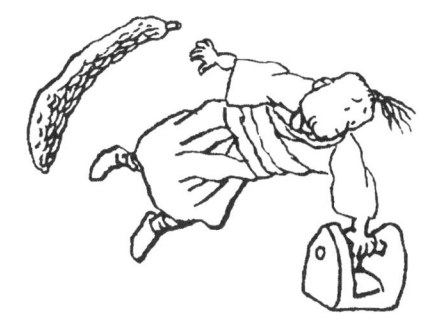

단맛이 나는 것을 지나치게 많이 먹으면 비기(脾氣)에 이상이 생겨 설사가 나고, 위기(胃氣)가 약해집니다.

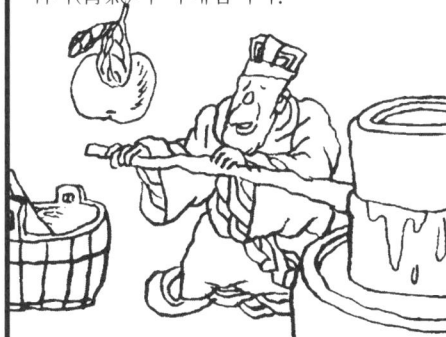

매운맛이 나는 것을 지나치게 많이 먹으면 힘줄과 혈맥이 점점 쇠미해지고 정신이 약해집니다.

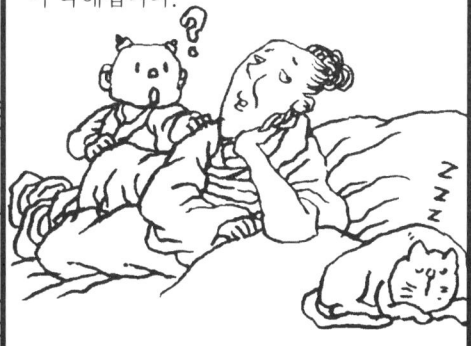

그러므로 다섯 가지 맛이 조화를 이루도록 주의를 기울이면 뼈는 곧고 바르고, 힘줄과 혈맥은 부드럽고 소화로우며, 기혈은 이리저리 잘 흘러서 통하고, 살결은 고밀하게 되는데, 이렇게 되면 뼈는 굳세고 튼튼해집니다. 사람들이 이러한 양생의 법칙을 엄격하게 준수하면 하늘이 부여해준 수명을 모두 누릴 수 있습니다.

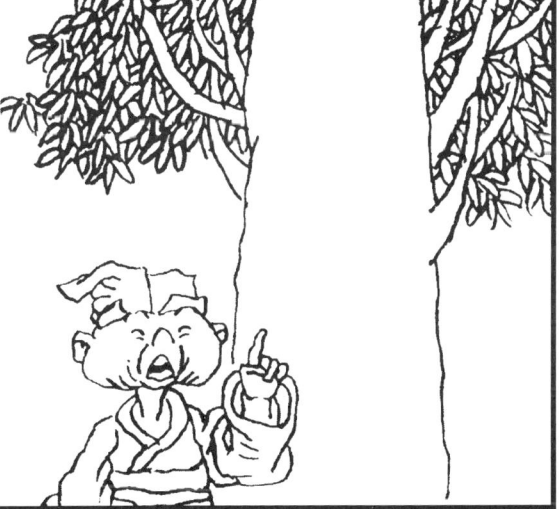

금궤진언론편 제사 (金匱眞言論篇 第四)

黃帝問曰: 天有八風, 經有五風, 何謂?
岐伯對曰: 八風發邪, 以爲經風, 觸五臟, 邪氣發病.
所謂得四時之勝者, 春勝長夏,
長夏勝冬, 冬勝夏, 夏勝秋,
秋勝春, 所謂四時之勝也.

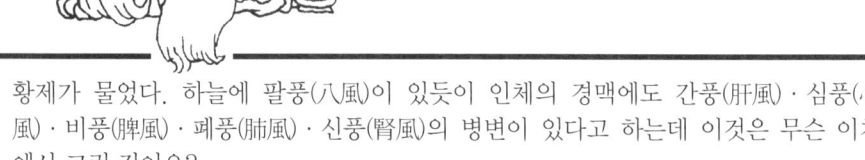

황제가 물었다. 하늘에 팔풍(八風)이 있듯이 인체의 경맥에도 간풍(肝風)·심풍(心風)·비풍(脾風)·폐풍(肺風)·신풍(腎風)의 병변이 있다고 하는데 이것은 무슨 이치에서 그런 것이오?

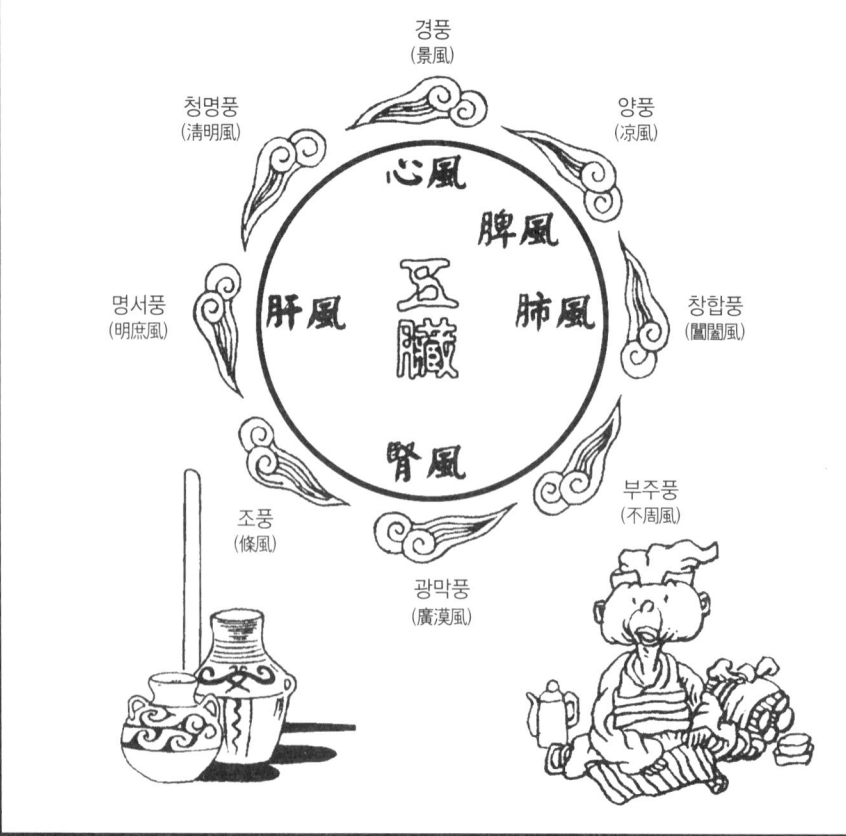

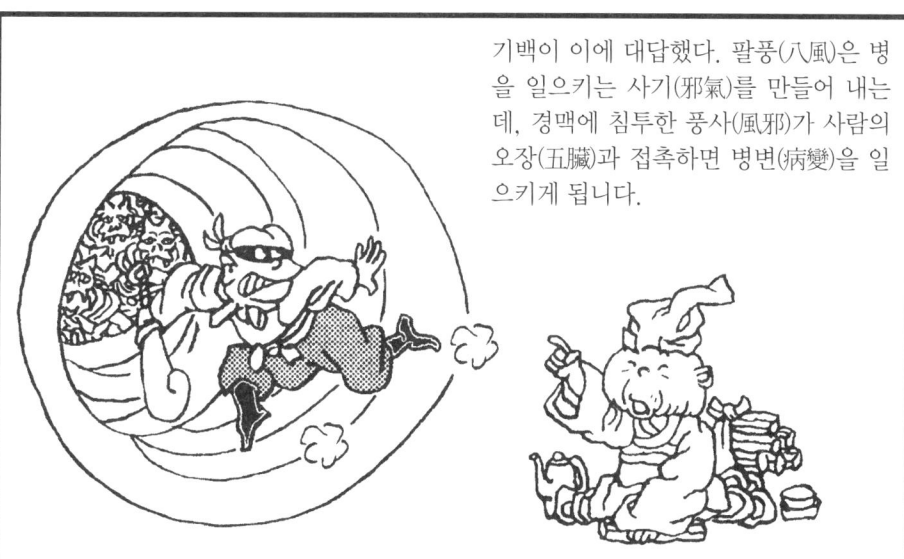

기백이 이에 대답했다. 팔풍(八風)은 병을 일으키는 사기(邪氣)를 만들어 내는데, 경맥에 침투한 풍사(風邪)가 사람의 오장(五臟)과 접촉하면 병변(病變)을 일으키게 됩니다.

사계절의 기운이 서로 이기고 지는 관계는 이러합니다. 봄은 장하(長夏)를 이기고 장하는 겨울을 이기고 겨울은 여름을 이기고 여름은 가을을 이깁니다. 이것이 이른바 사계절이 서로를 견제하는 일반적인 법칙입니다.

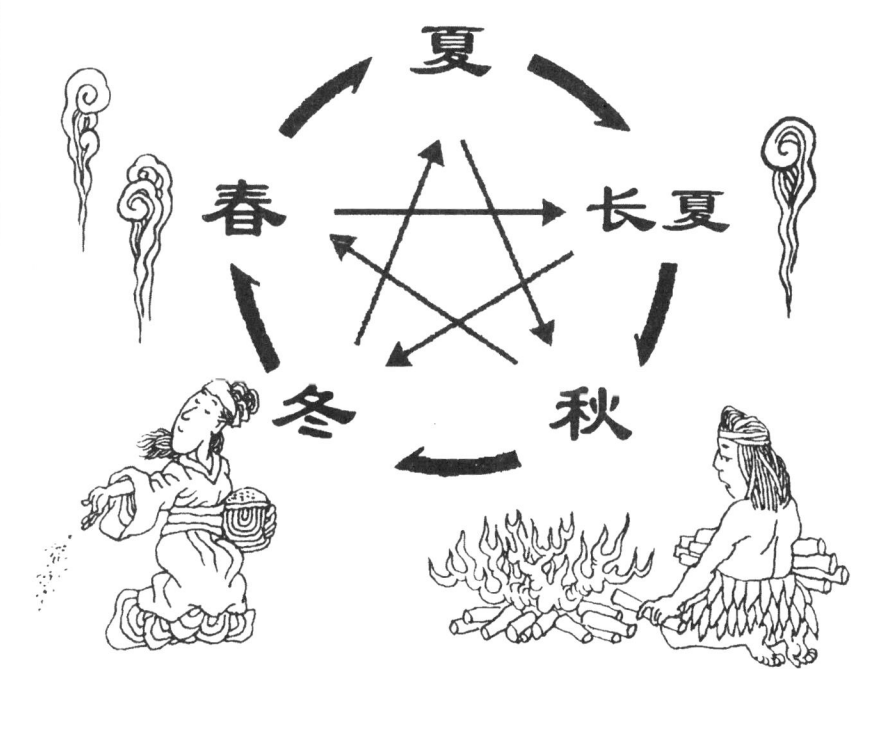

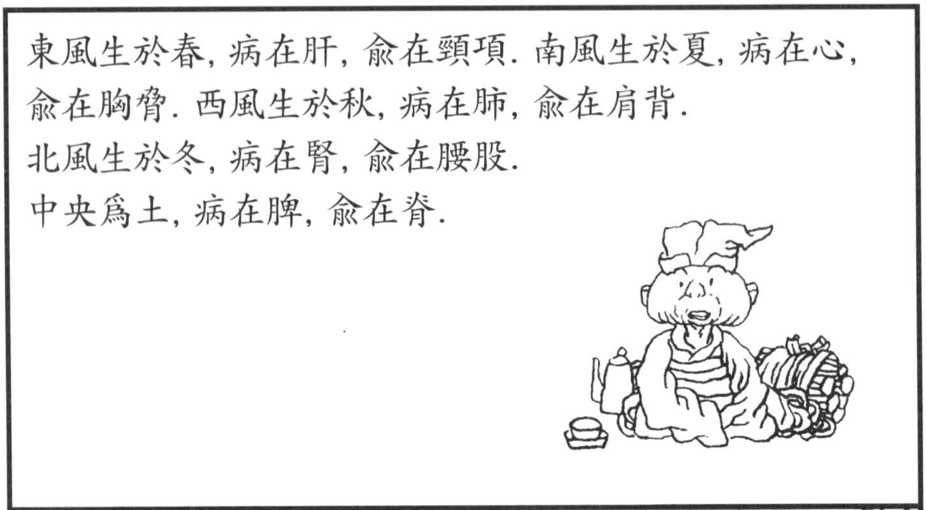

東風生於春, 病在肝, 兪在頸項. 南風生於夏, 病在心,
兪在胸脅. 西風生於秋, 病在肺, 兪在肩背.
北風生於冬, 病在腎, 兪在腰股.
中央爲土, 病在脾, 兪在脊.

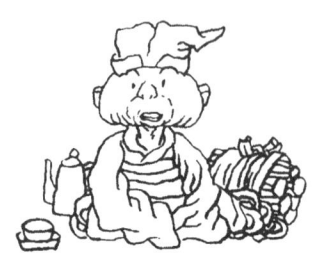

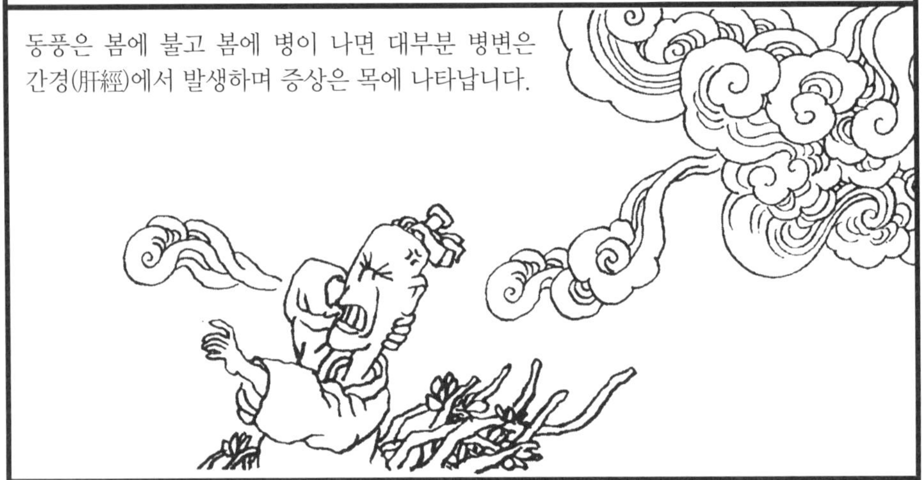

동풍은 봄에 불고 봄에 병이 나면 대부분 병변은
간경(肝經)에서 발생하며 증상은 목에 나타납니다.

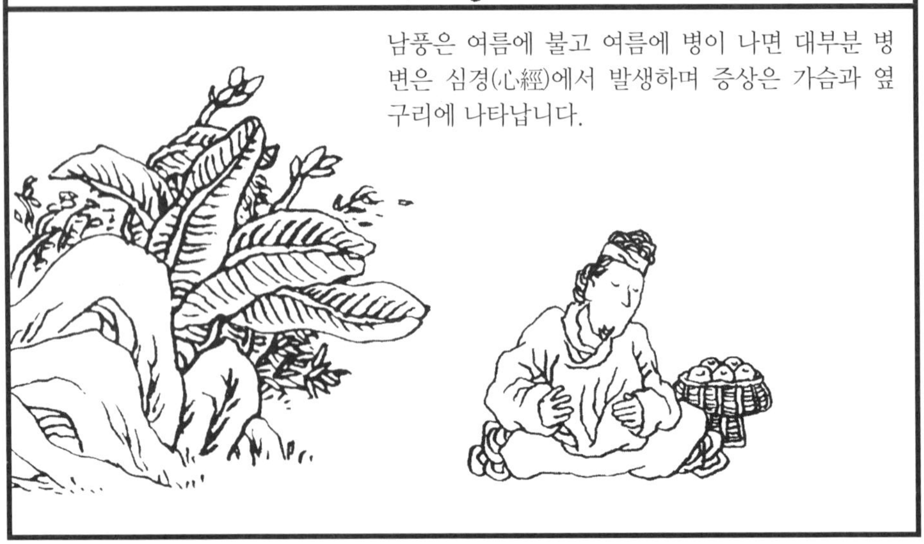

남풍은 여름에 불고 여름에 병이 나면 대부분 병변은 심경(心經)에서 발생하며 증상은 가슴과 옆구리에 나타납니다.

북풍은 겨울에 불고 겨울에 병이 나면 대부분 병변은 신경(腎經)에서 발생하며 증상은 허리와 사타구니에 나타납니다.

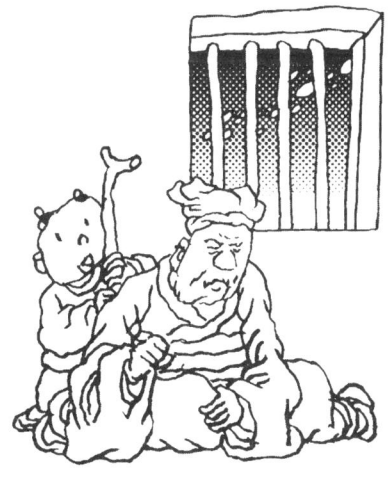

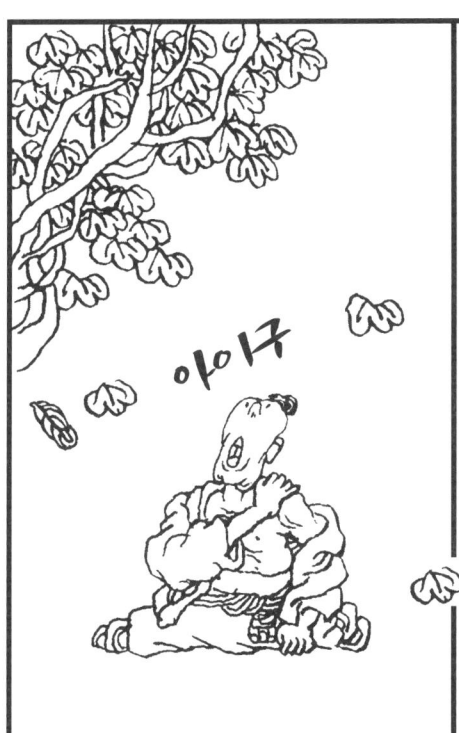

서풍은 가을에 불고 가을에 병이 나면 대부분 병변은 폐경(肺經)에서 발생하며 증상은 어깨와 등에 나타납니다.

중앙(中央)은 토(土)에 속하고, 병변은 항상 비경(脾經)에서 반응하며 증상은 척추에 나타납니다.

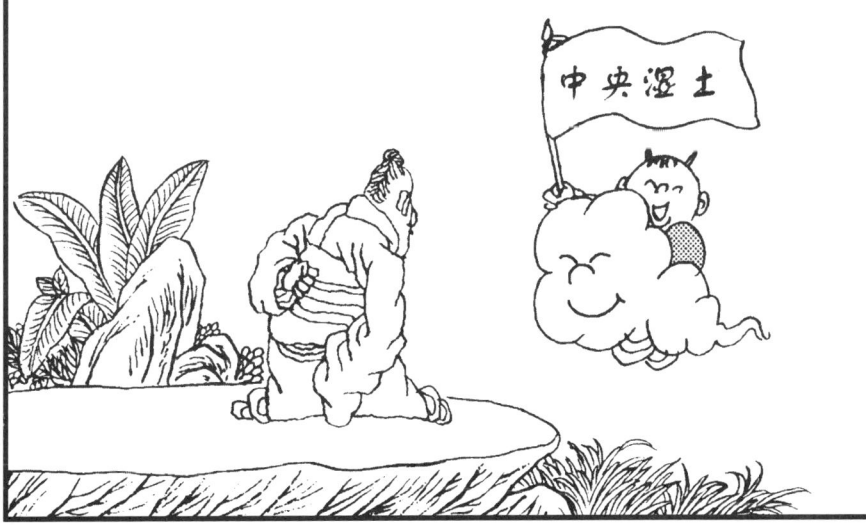

故春氣者病在頭, 夏氣者病在臟, 秋氣者病在肩背, 冬氣者病在四肢.

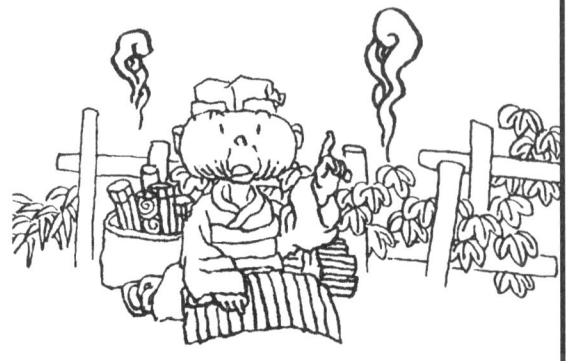

그러므로 봄에 사기(邪氣)가 사람을 상하게 하면 대부분 머리에 병이 납니다.

여름에 사기가 사람을 상하게 하면 대부분 심장에 병이 납니다. (여기서 '장(臟)'은 심장을 가리킨다.)

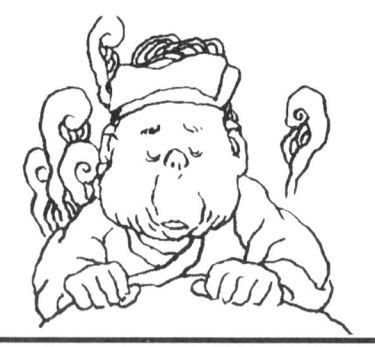

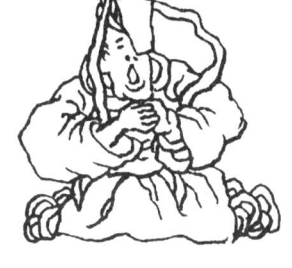

가을에 사기가 사람을 상하게 하면 대부분 폐에 병이 납니다.

겨울에 사기가 사람을 상하게 하면 대부분 팔다리에 병이 납니다.

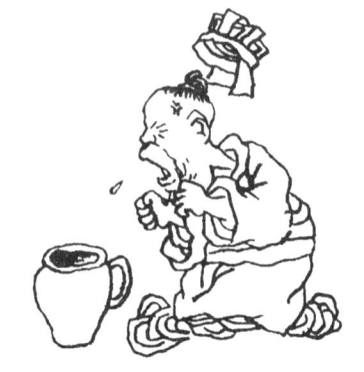

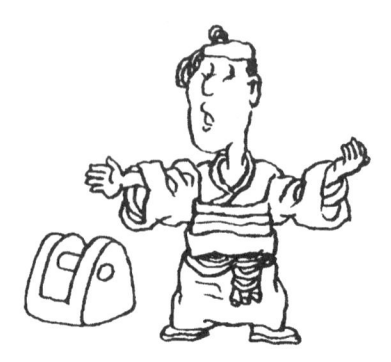

故春善病鼽衄, 仲夏善病胸脅, 長夏善病洞泄寒中,
秋善病風瘧, 冬善病痺厥. 故冬不按蹻, 春不鼽衄,
春不病頸項, 仲夏不病胸脅, 長夏不病洞泄寒中,
秋不病風瘧, 冬不病痺厥,
飧泄, 而汗出也.

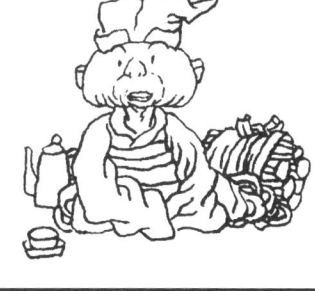

그러므로 봄에는 대부분 맑은 콧물이 흐르거나 코피가 나는 병을 앓습니다.

여름에는 대부분 가슴과 옆구리에 병이 납니다.

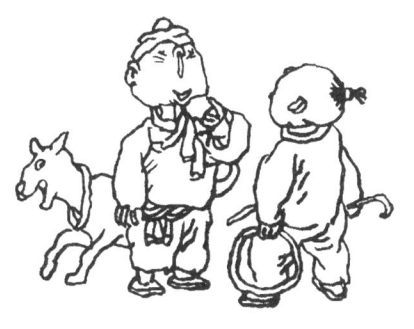

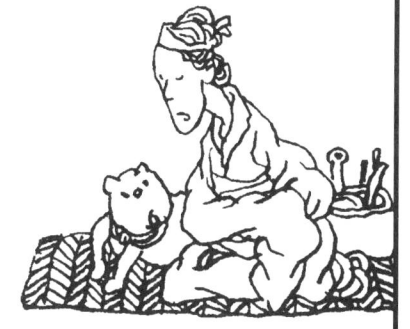

장하(長夏)에는 대부분 속이 냉해지면서 설사 병이 납니다.

가을에는 대부분 열이 심하게 나고 머리가 아픈 풍학(風瘧)이 발생합니다.

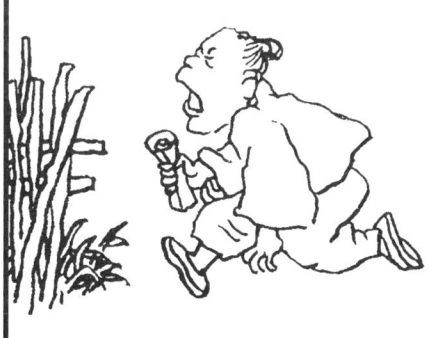

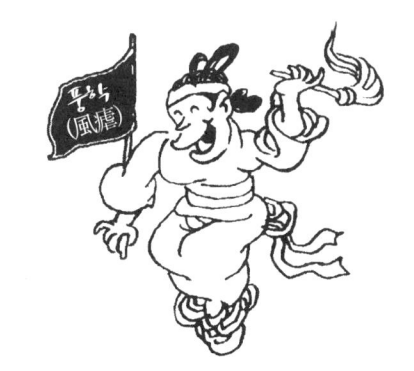

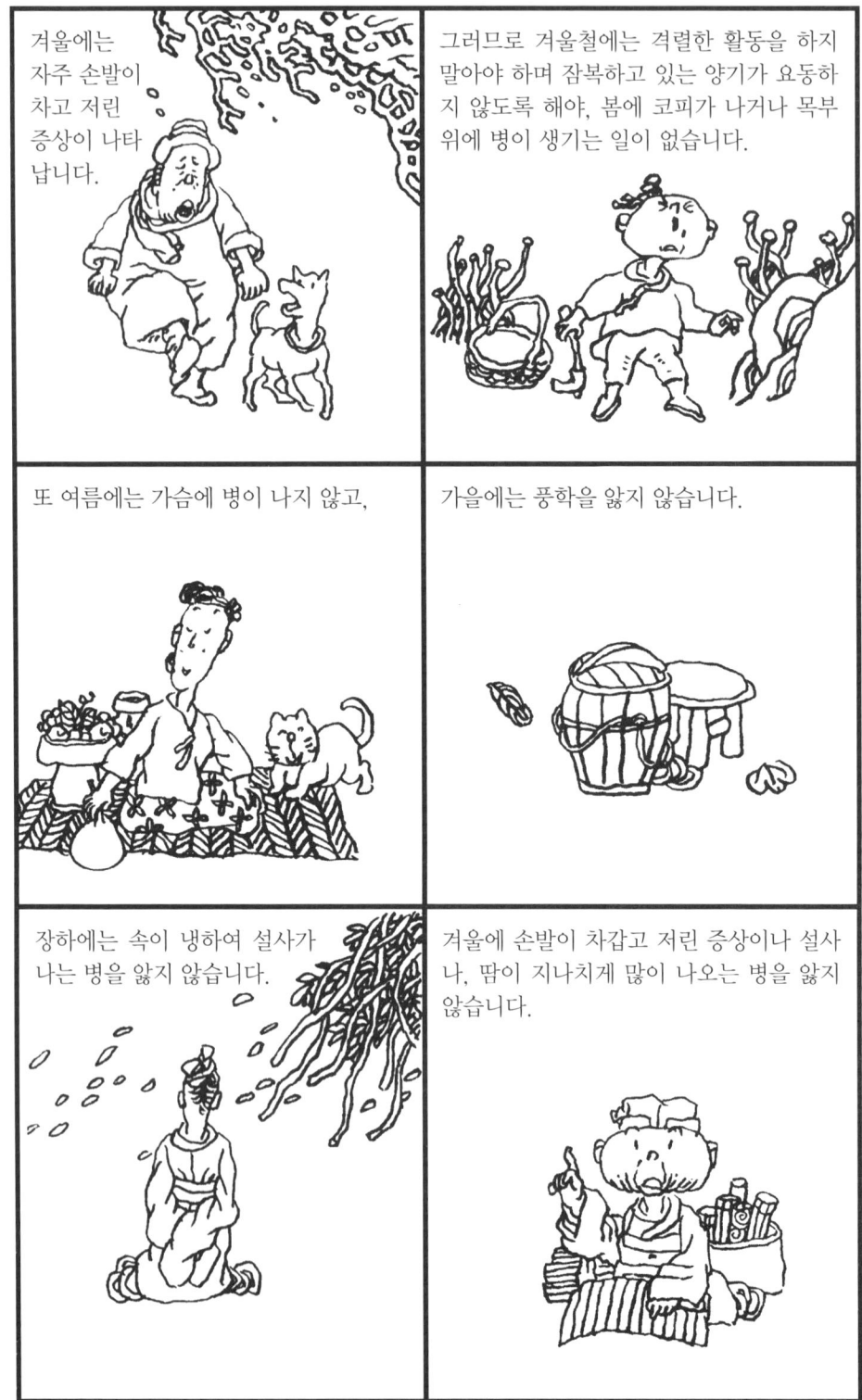

夫精者, 身之本也.
故藏於精者, 春不病溫.
夏暑汗不出者, 秋成風瘧.

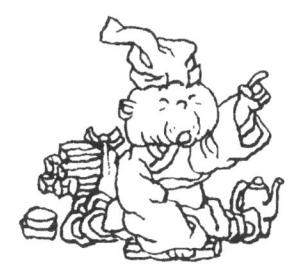

사람의 몸에 있는 정기(精氣)는 나무의 뿌리와 흡사합니다.

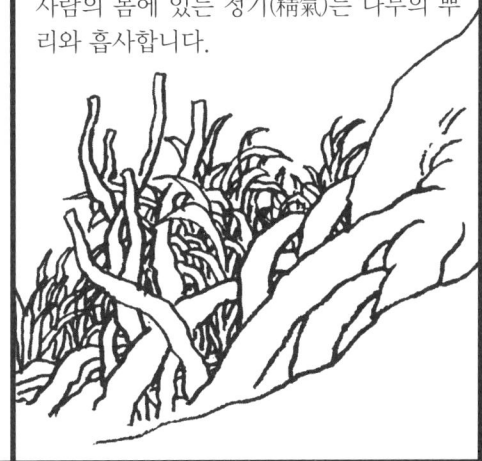

그래서 음정(陰精)이 체내에 저장되어 함부로 빠져나가지 못하게 하면 봄에 쉽사리 급성 열병에 걸리지 않습니다.

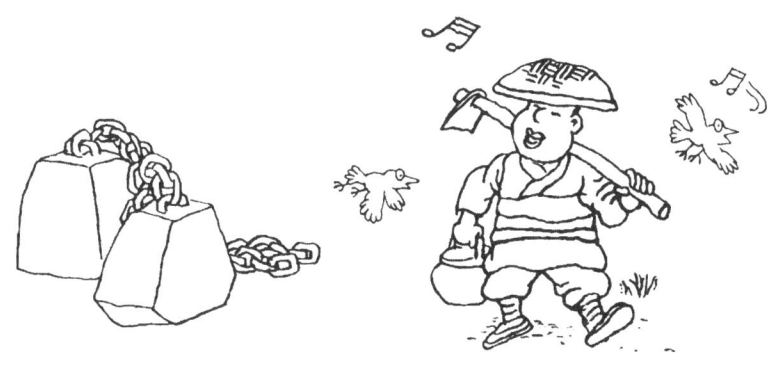

여름은 날씨가 덥기 때문에 땀을 내보내어 열을 분산시키지 못하면 가을에 풍학이 발생하게 됩니다.

아 시원해!

풍사(風邪)

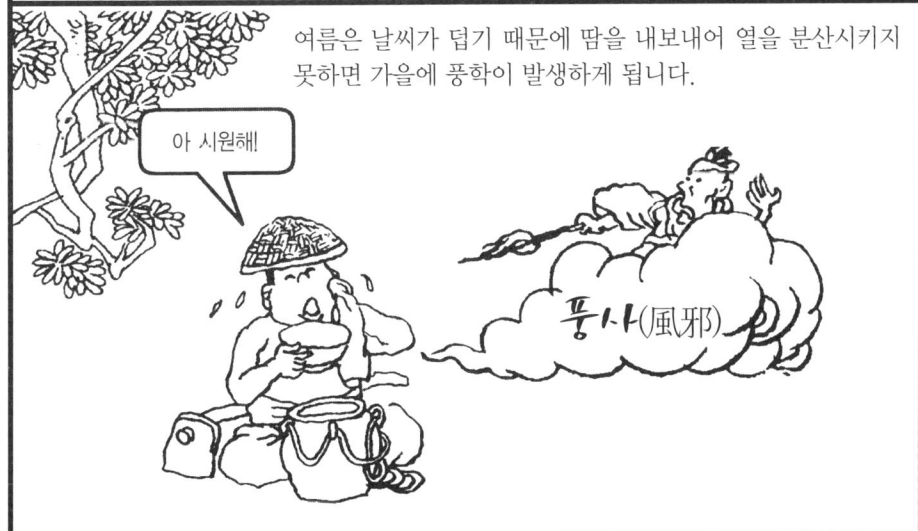

故曰:陰中有陰,陽中有陽.
平旦至日中,天之陽,陽中之陽也. 日中至黃昏,
天之陽,陽中之陰也. 合夜至鷄鳴,天之陰,
陰中之陰也. 鷄鳴至平旦,天之陰,
陰中之陽也. 故人亦應之.

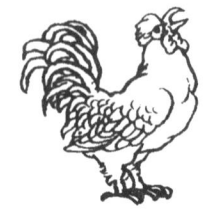

그러므로 음(陰) 속에 양(陽)이 있고 양 속에 음이 있다고 말할 수 있습니다. 즉 낮을 양이라고 할 때 동틀 무렵부터 정오까지는 양 중의 양이 되고 정오부터 해질 녘까지는 양 중의 음이 됩니다.

또 밤을 음이라고 하면 해질 무렵부터 닭 우는 새벽까지는 음 중의 음이고 새벽부터 동틀 무렵까지는 음 중의 양이 됩니다. 인체도 이와 상응합니다.

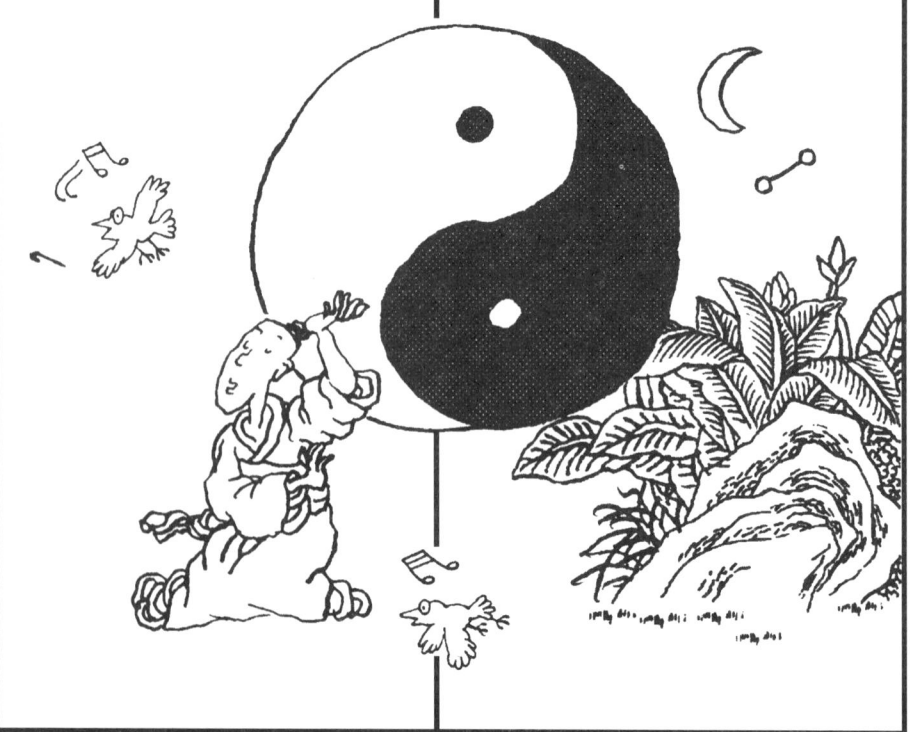

夫言人之陰陽, 則外爲陽, 內爲陰. 言人身之陰陽,
則背爲陽, 腹爲陰. 言人身之臟腑中陰陽, 則臟者爲陰,
腑者爲陽. 肝心脾肺腎五臟皆爲陰,
膽胃大腸小腸膀胱三焦六腑皆爲陽.

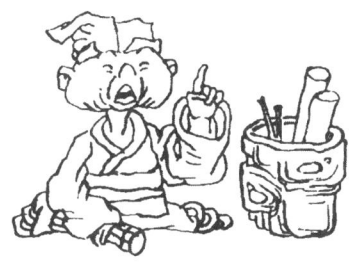

인체를 음양으로 나누어 보면, 체표는 양이 되고 체내는 음이 됩니다. 몸의 각 부분들을 음과 양으로 나누면 등은 양이고 배는 음이 됩니다.

오장육부를 음과 양으로 나누면 오장은 음이 되고 육부는 양이 됩니다. 간장(肝臟)·심장(心臟)·비장(脾臟)·폐장(肺臟)·신장(腎臟)의 오장이 모두 음에 속하고, 담(膽:쓸개)·위(胃)·대장(大腸)·소장(小腸)·방광(膀胱)과 삼초(三焦)의 육부는 모두 양이 됩니다.

등은 양
복부는 음
내부는 음
외부는 양

오장은 음, 육부는 양

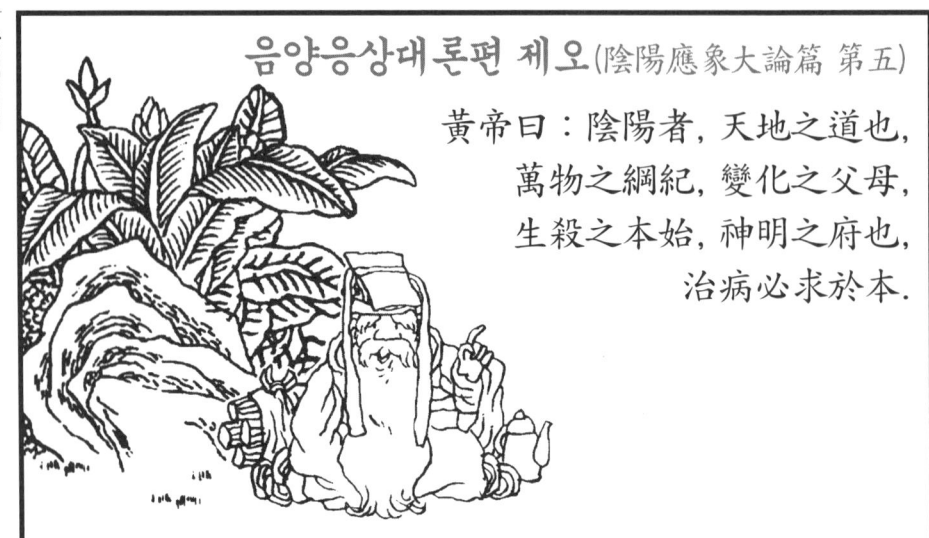

음양응상대론편 제오 (陰陽應象大論篇 第五)

黃帝曰：陰陽者, 天地之道也,
　　　萬物之綱紀, 變化之父母,
　　　生殺之本始, 神明之府也,
　　　治病必求於本.

황제가 말했다. 음양의 도리는 자연계의 보편적인 법칙이자 모든 사물이 반드시 지켜야 하는 일종의 강령이라 말할 수 있소. 이는 만물이 변화하는 근원이자 나고 자라고 소멸하는 근본으로 모든 오묘하고 심오한 현상까지도 그 가운데 총망라되어 있으므로 병을 치료하려면 반드시 음양을 기초로 삼아야만 하오.

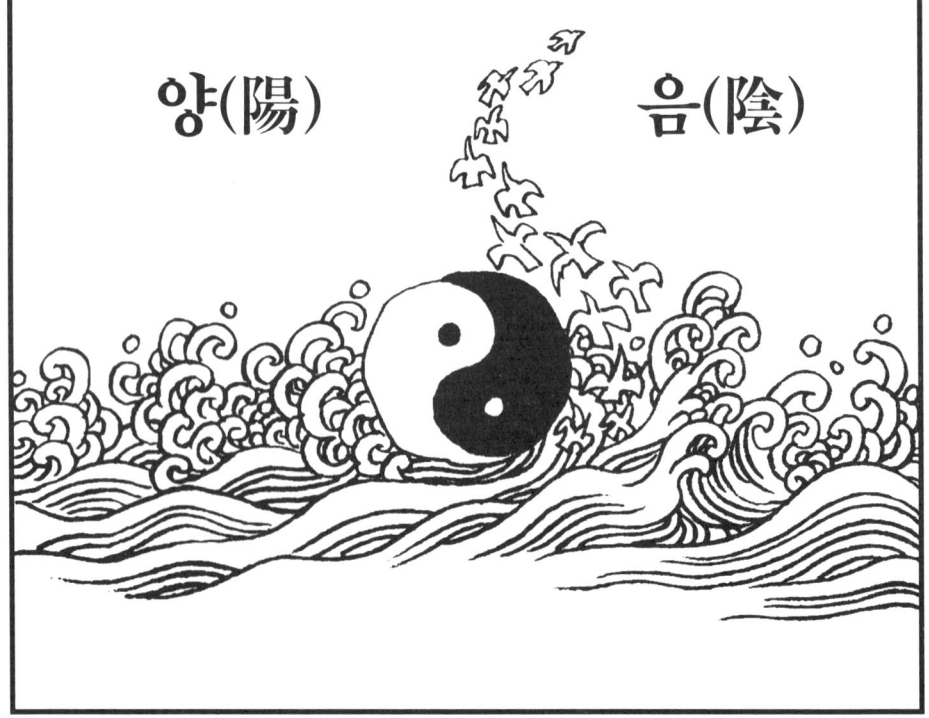

故積陽爲天, 積陰爲地. 陰靜陽躁, 陽生陰長, 陽殺陰藏. 陽化氣, 陰成形. 寒極生熱, 熱極生寒. 寒氣生濁, 熱氣生淸. 淸氣在下, 則生飧泄. 濁氣在上, 則生䐜脹. 此陰陽反作, 病之逆從也.

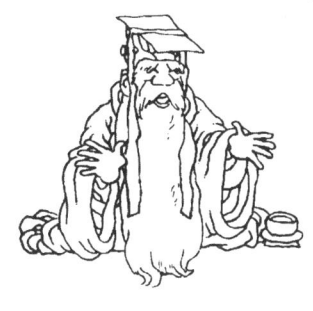

양(陽)은 싹을 틔우는 것을 주관하고 음(陰)은 성장을 주관하오. 양은 주로 죽이거나 쳐내는 일을 주관하고 음은 주로 거두고 저장하는 일을 주관하오.

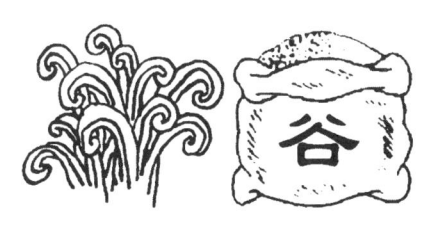

양은 어떤 작용을 만들어 내고 음은 어떤 형체를 구성할 수 있소.

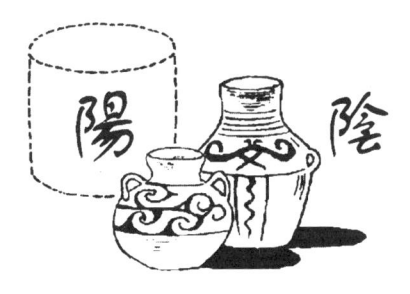

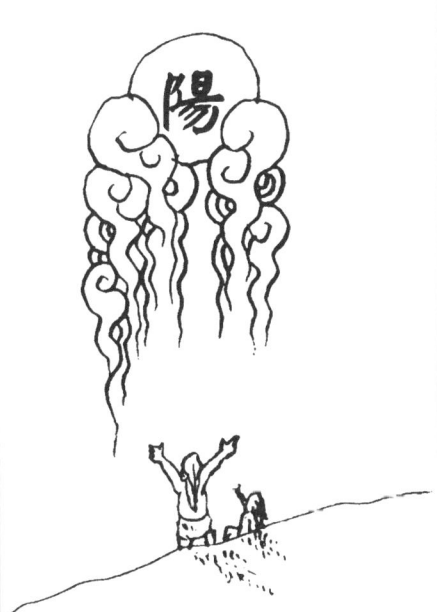

음양의 변화에 대해서 논해 보겠소. 맑고 밝은 양기(陽氣)가 차츰차츰 쌓여 위로 올라가 이루어진 것이 하늘이오. 탁하고 어두운 탁음(濁陰)한 기가 차츰차츰 모여서 아래로 내려가 이루어진 것이 땅이오.

차가운 것이 극점에 이르면 열이 나고, 뜨거운 것이 극점에 이르면 냉기가 발생하게 되오.

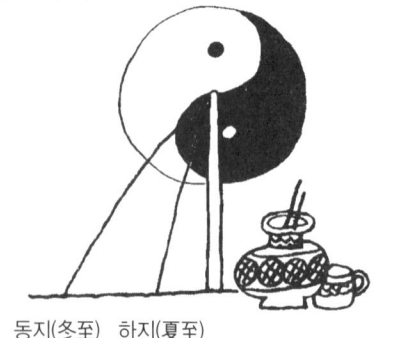

동지(冬至) 하지(夏至)

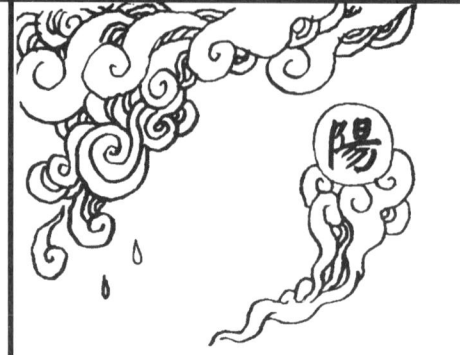

한기(寒氣)가 응집되면 탁음(濁陰)을 만들고, 열기(熱氣)가 상승하면 청양(淸陽)을 만들 수 있소.

청양(淸陽)한 기(氣)가 아래로 가라앉아 올라가지 못하면 설사를 하게 되오.

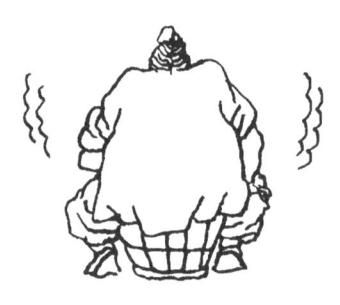

탁음(濁陰)의 기가 위에서 막혀서 아래로 내려오지 못하면 가슴이 그득하여 답답해지오.

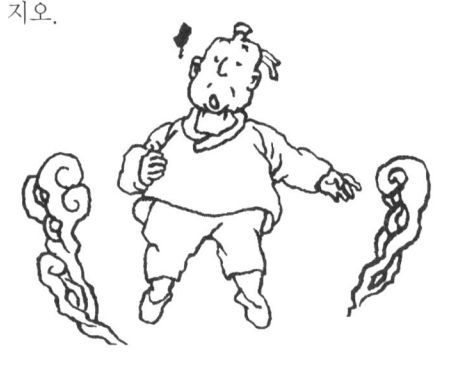

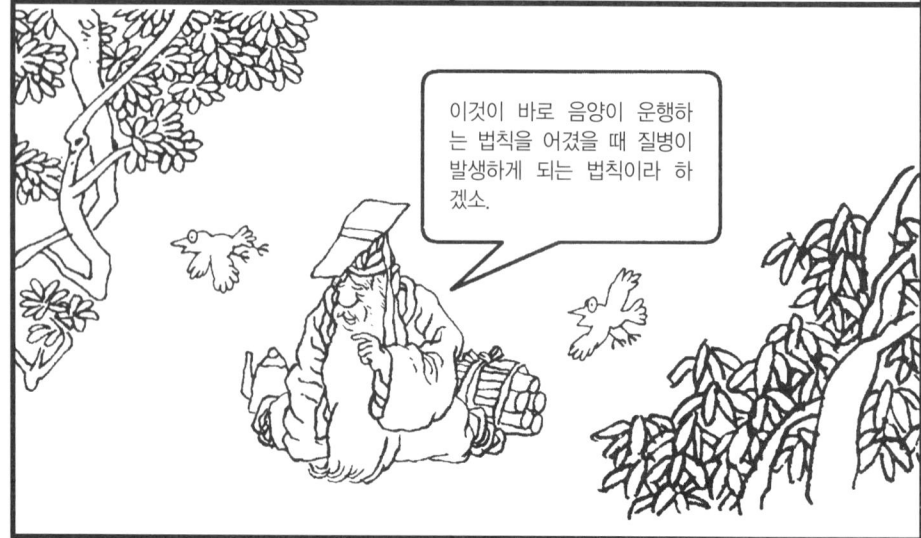

이것이 바로 음양이 운행하는 법칙을 어겼을 때 질병이 발생하게 되는 법칙이라 하겠소.

故清陽爲天, 濁陰爲地. 地氣上爲雲, 天氣下爲雨. 雨出地氣, 雲出天氣. 故清陽出上竅, 濁陰出下竅. 清陽發腠理, 濁陰走五臟. 清陽實四肢, 濁陰歸六腑.

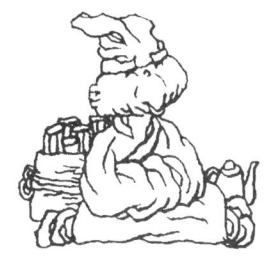

청양(淸陽)한 기가 위로 올라가 하늘이 되고, 탁음(濁陰)한 기가 아래로 내려와 땅이 되는데, 지기(地氣)가 위로 올라가 변화하면 구름이 되고 천기(天氣)가 아래로 내려와 변화하여 비가 됩니다. 그러나 비가 천기가 아래로 내려온 것이라고 말하긴 해도 지기에 의해 그렇게 된 것이고, 구름은 지기로부터 형성된 것이지만 천기가 증발해서 그렇게 된 것입니다.

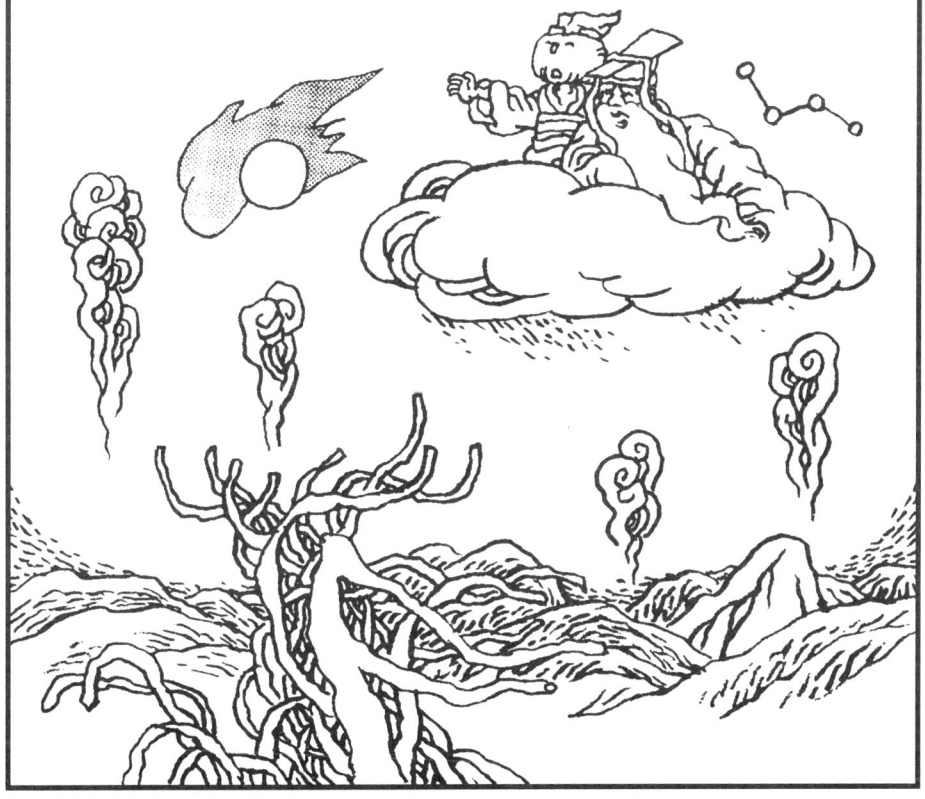

이것은 음양이 서로가 서로에게 소용이 되면서 이루어진 결과인데, 인체의 음양이 변화하는 것도 마찬가지로 이런 법칙을 따르고 있습니다.

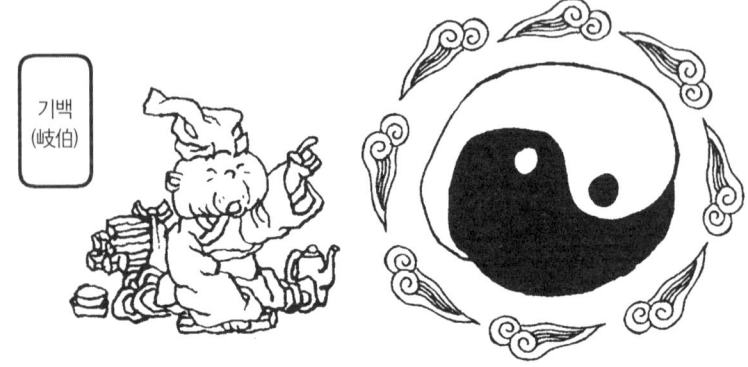

청양(淸陽)은 이목구비의 일곱 구멍으로 나오고 탁음(濁陰)은 음부와 항문으로 나옵니다.

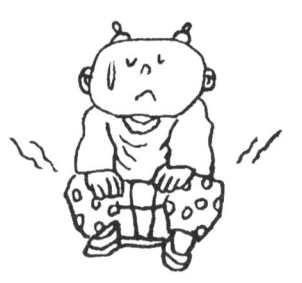

청양(淸陽)은 피부나 근육에 있는 살결 속으로 흩어져 분산되고 탁음(濁陰)은 체내의 오장에 주입됩니다.

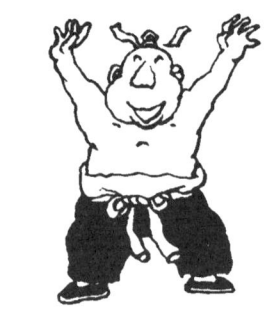

청양(淸陽)은 팔다리를 튼튼하게 하고 탁음(濁陰)은 육부를 안정시킵니다.

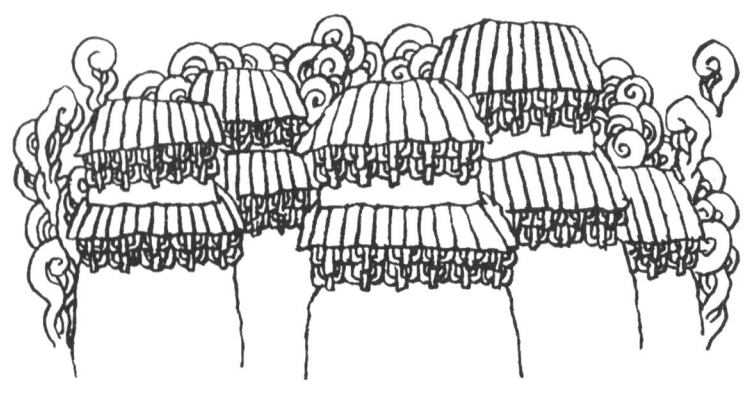

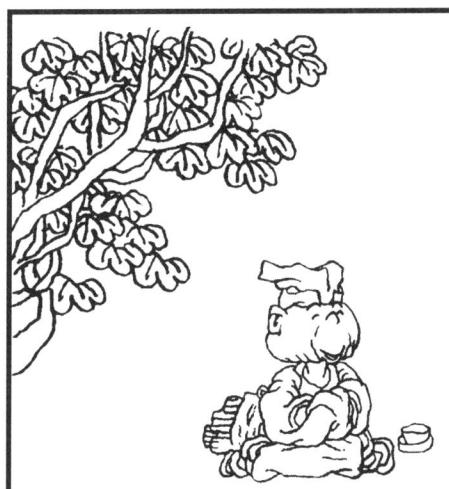

水爲陰, 火爲陽. 陽爲氣,
陰爲味. 味歸形, 形歸氣.
氣歸精, 精歸化. 精食氣,
形食味, 化生精, 氣生形.
味傷形, 氣傷精.
精化爲氣, 氣傷於味.

수(水)는 음(陰)에 속하고 화(火)는 양(陽)에 속하는데 양이 무형의 기(일종의 작용)라면 음은 유형의 맛(음식물 같은 것)입니다.

음(陰)

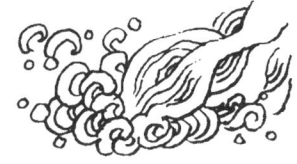

양(陽)

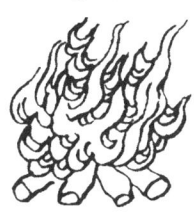

음식의 다섯 가지 맛은 신체에 영양을 공급하는데, 그러고 나면 진기(眞氣)가 충실해지도록 합니다.

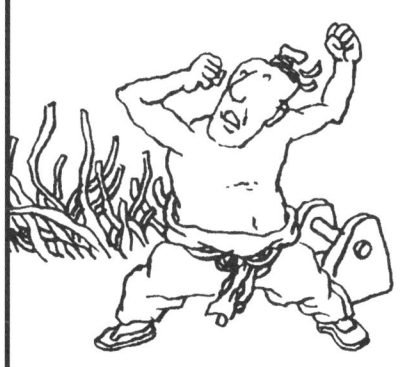

진기(眞氣)가 정(精)을 만들면 정이 다시 화하여 만물을 만들어 냅니다.

정(精)

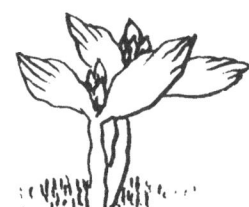

정(精)은 진기(眞氣)에 의지해서 만들어지고, 신체는 음식의 다섯 가지 맛에 의해 형성됩니다.

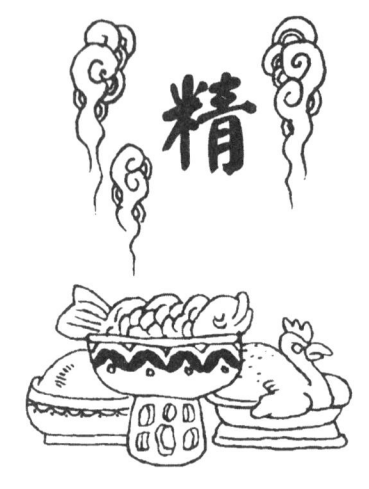

음식은 생화(生化) 작용을 거쳐 정(精)으로 바뀌고, 기화(氣化)작용을 통해 신체를 튼튼하게 합니다.

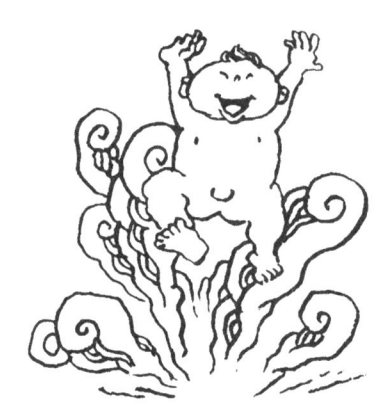

음식을 절제하지 못하면 몸이 상하고, 기(氣)가 한쪽으로만 왕성해지면 정(精)이 상하게 됩니다.

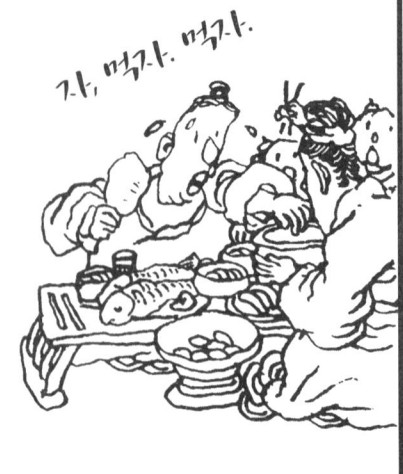

정(精)과 혈(血)이 넉넉하면 충분히 변화하여 기(氣)가 되므로(생명활동작용을 생산함), 기(생명활동작용)도 또한 음식의 다섯 가지 맛이 지나칠 경우 손상될 수 있습니다.

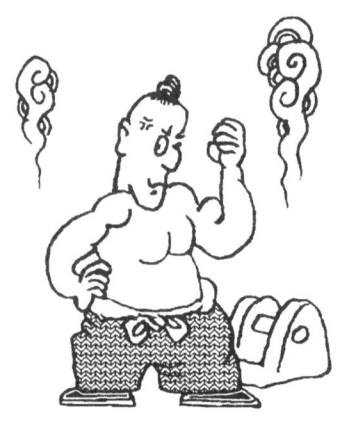

陰味出下竅, 陽氣出上竅. 味厚者爲陰, 薄爲陰之陽.
氣厚者爲陽, 薄爲陽之陰. 味厚則泄, 薄則通.

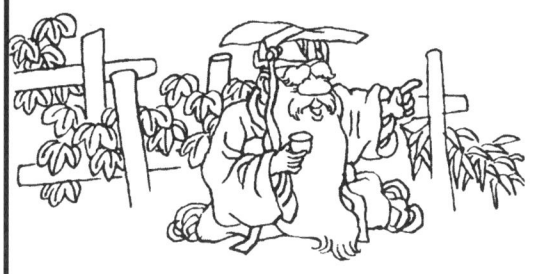

음(陰)에 속하는 다섯 가지 맛은 음부와 항문으로 빠져나가고 양에 속하는 진기(眞氣)는 이목구비를 통해 흩어집니다.

다섯 가지 맛 중에서 맛이 진한 것은 순음(純陰)에 속하고, 맛이 담백한 것은 음(陰) 가운데의 양(陽)에 속합니다.

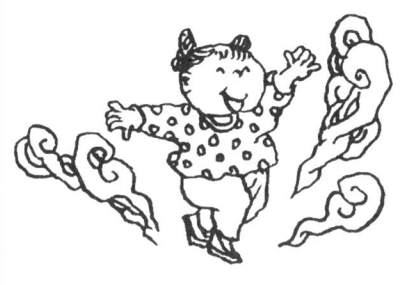

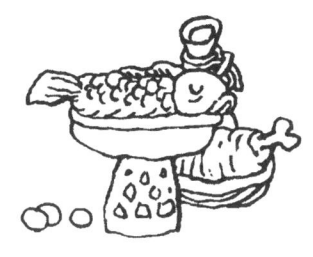

양기(陽氣) 중에서 기가 풍부한 것은 순양(純陽)에 속하고 기가 적은 것은 양(陽) 가운데의 음(陰)에 속합니다.

다섯 가지 맛이 일으키는 작용을 말하면, 맛이 진한 것은 설사를 일으키기가 쉽습니다. 맛이 담백한 것은 장과 위를 막힘없이 잘 통하게 합니다.

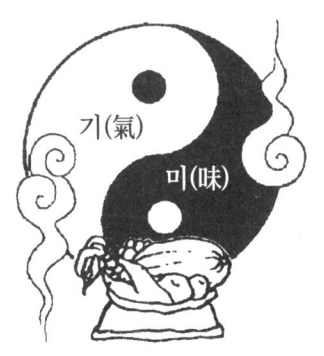

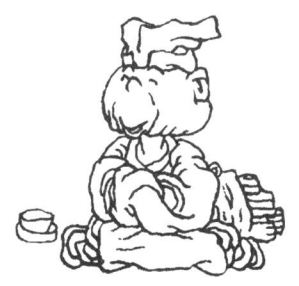

天有四時五行, 以生長收藏. 以生寒暑燥濕風.
人有五臟, 化五氣, 以生喜怒悲憂恐. 故喜怒傷氣,
寒暑傷形. 暴怒傷陰, 暴喜傷陽.
厥氣上行, 滿脈去形.
喜怒不節, 寒暑過度,
生乃不固.

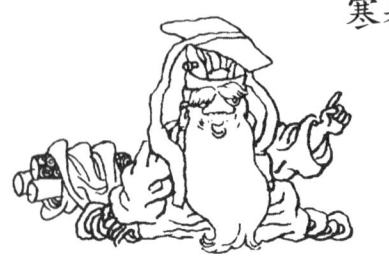

자연계에는 봄·여름·가을·겨울의 사계절의 변화가 있고 금(金)·목(木)·수(水)·화(火)·토(土) 오행의 변화가 있는데 여기에서 나고 자라고 거두고 간직하는 법칙이 형성되고 추위와 더위, 건조함과 습함, 바람의 다섯 가지 기후가 만들어집니다.

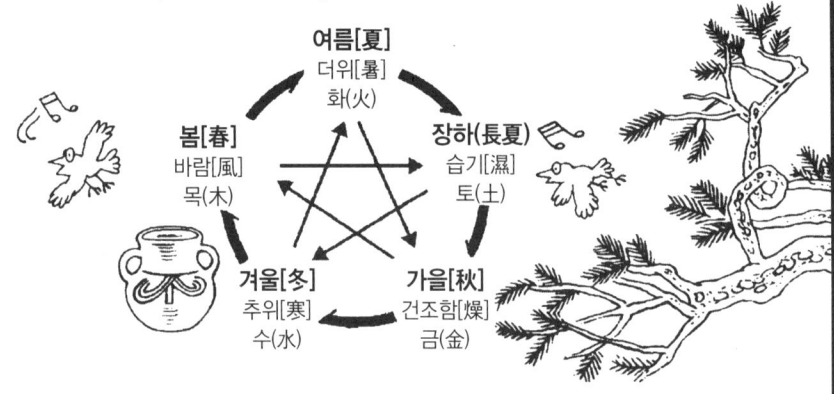

사람에게는 오장이 있고 오장은 오기(五氣)를 만들어 내는데 여기에서 기쁨〔喜희〕·성냄〔怒노〕·슬픔〔悲비〕·근심〔憂우〕·두려움〔恐공〕의 정서가 나왔습니다. 기쁨과 성냄을 절제하지 못하고 추위와 더위에 적절하게 적응하지 못하면 생명이 위태로울 수 있습니다.

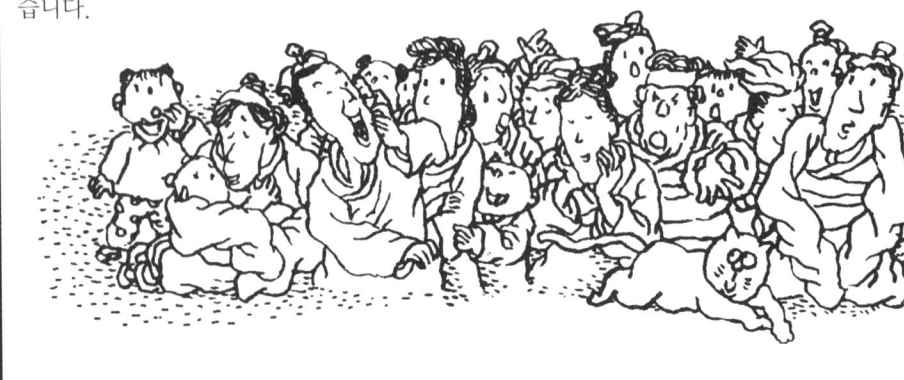

그러므로 지나치게 기뻐하거나 지나치게 화를 내는 것이 다 기를 상하게 하고,

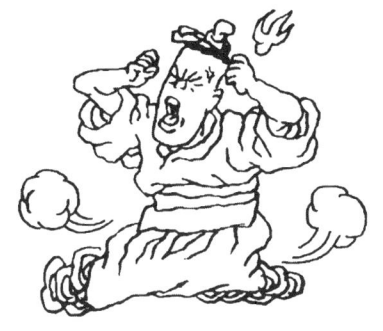

추위와 더위가 불시에 외부에서 들어오면 몸이 상합니다.

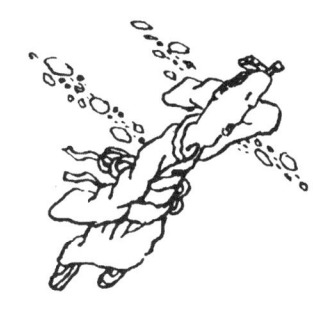

지나치게 화를 내면 음기(陰氣)가 상하고,

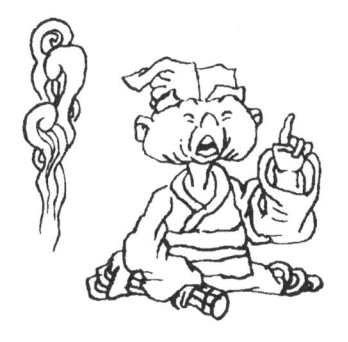

지나치게 기뻐하면 양기(陽氣)가 상합니다.

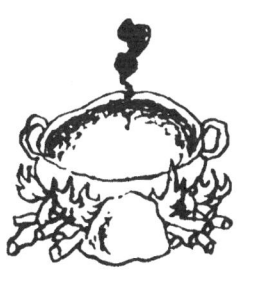

갑자기 기가 역류해서 위로 솟구쳐 머리로 올라가면 피도 기를 따라 내달려 혈맥이 차고 넘쳐서 갑자기 안색이 변하면서 신체가 조화를 상실하게 됩니다.

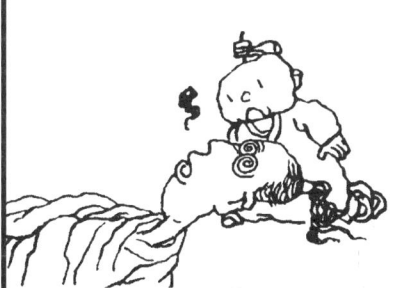

기뻐하거나 성내는 것을 잘 조절하지 못하고 추위나 더위에 잘 적응하지 못하면 생명이 위태로워집니다.

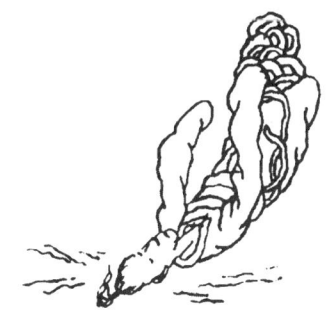

帝曰：余聞上古聖人, 論理人形, 列別臟腑, 端絡經脈,
會通六合, 各從其經. 氣穴所發, 各有處名. 谿谷屬骨,
皆有所起. 分部逆從, 各有條理.
四時陰陽, 盡有經紀.
外內之應, 皆有表裏,
其信然乎?

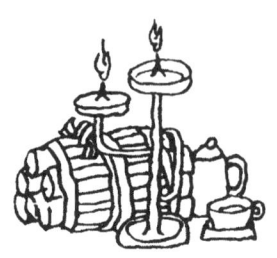

황제가 물었다. 내가 들으니 옛날 성인께서는 인체의 형태를 설명할 때, 오장육부(五臟六腑)를 음양(陰陽)에 따라 구분하고 경맥의 연관관계를 자세히 관찰해서 인체를 회통(會通)하게 하였는데, 각각 관련된 경락의 순행노선, 시작점과 끝점을 근거로 삼았다하오.

사계절에 따른 음양의 변화에는 일정한 법칙이 있고, 외부 환경과 인체 내부가 서로 대응하는 관계 속에도 표리(表裏)가 있다고 하는데 정말 그렇소?

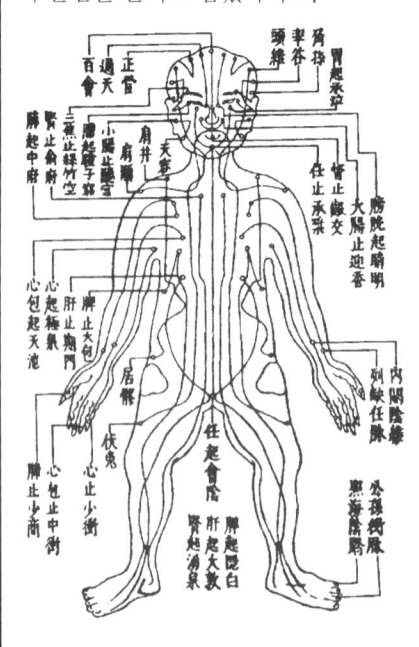

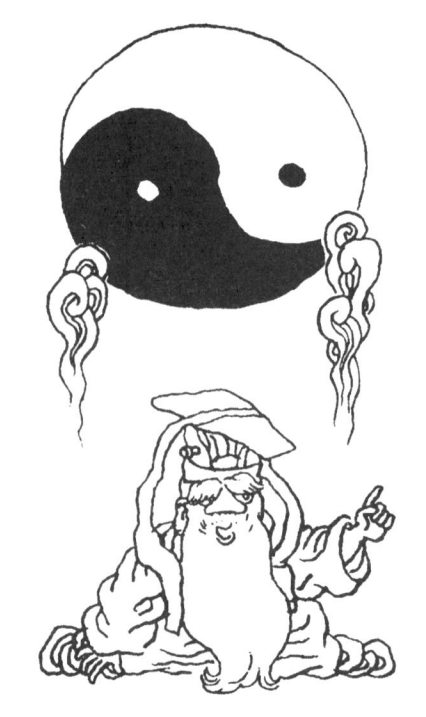

104

岐伯對曰:東方生風,風生木,木生酸,酸生肝,
肝生筋,筋生心,肝主目.神在天爲風,在地爲木,
在體爲筋,在臟爲肝,在色爲蒼,在音爲角,在聲爲呼,
在變動爲握,在竅爲目,在味爲酸,在志爲怒.
怒傷肝,悲勝怒.風傷筋,燥勝風.酸傷筋,辛勝酸.

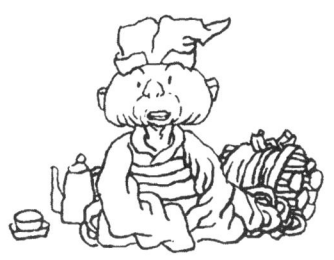

기백이 대답하여 말했다. 동쪽은 봄에 속하는데 양기가 위로 올라가 바람을 만들고, 바람은 목기(木氣)를 자양할 수 있고, 목기는 신맛을 내고, 신맛은 간(肝)을 기르고, 간의 혈액은 또한 힘줄을 기르니, 근기(筋氣)가 왕성해지면 심장의 혈액을 가득 채우고 기릅니다. 간기(肝氣)는 위로 올라가 눈으로 통합니다.

동쪽[東] → 바람[風] → 목(木) → 신맛[酸] → 간(肝) → 힘줄[筋]

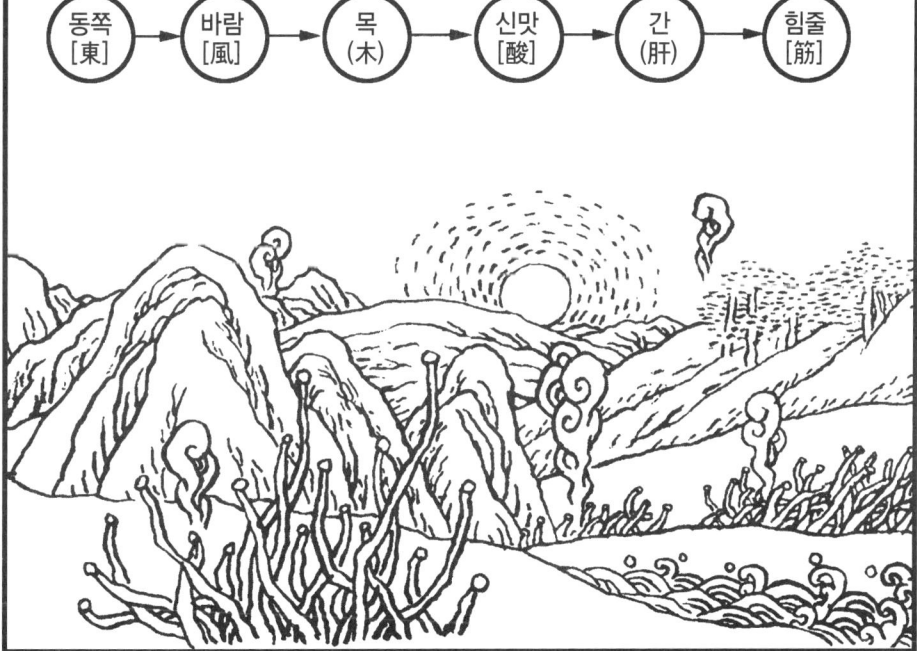

황제내경

이것이 변화하면 하늘에서는 여섯 가지 기운 중의 풍(風)이 되고,

땅에서는 오행(五行) 가운데 목(木)이 되며 신체에서는 힘줄이 되고 오색(五色) 중에서는 파란색이 됩니다.

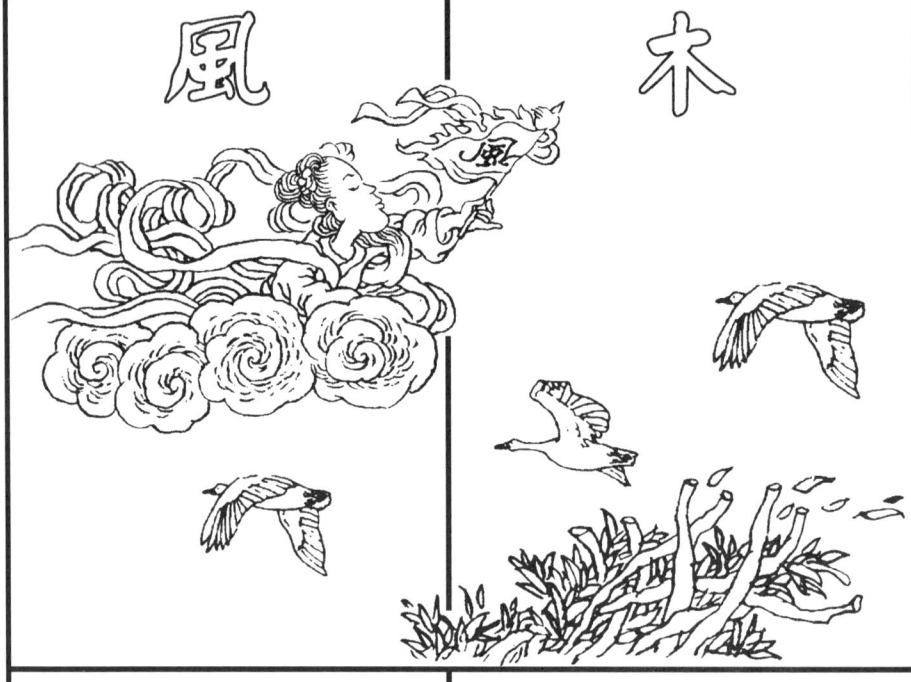

오음(五音) 음계 중에서는 각(角)입니다.

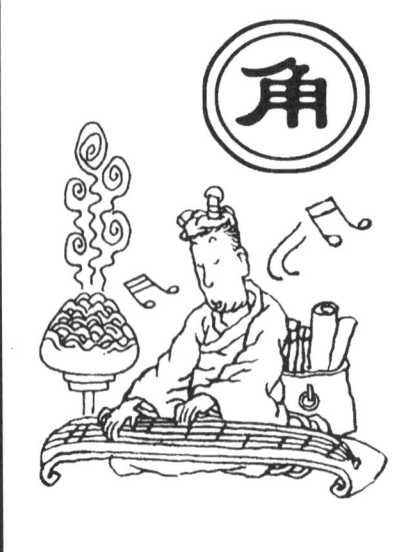

오성* 중에서는 호(呼)에 해당합니다.

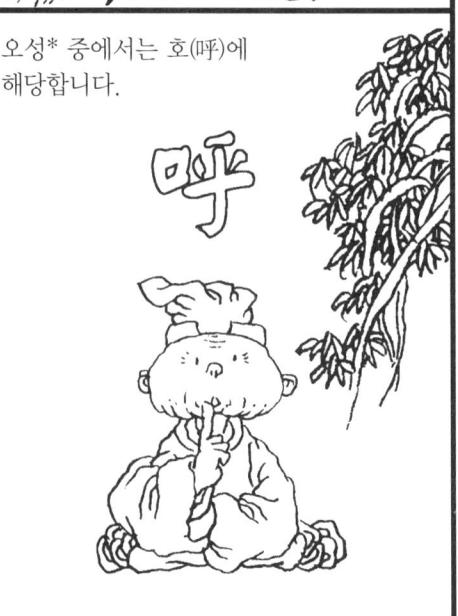

【역주】

오성(五聲) : 고함[呼호]·웃음[笑소]·노래[歌가]·울음[哭곡]·신음[呻신] 등 다섯 가지 음성으로서 오장(五臟)과 연관되어 있다.

인체의 변동(變動)에서는 손아귀를 꽉 움켜쥔 채 펴지 못하는 것이고, 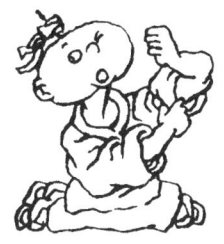	이목구비 중에서는 눈에 해당하고, 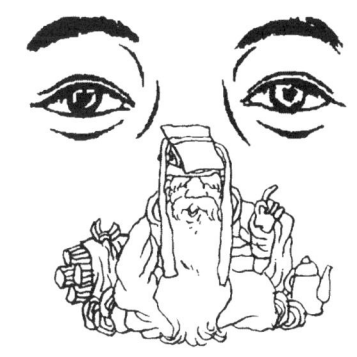
정서 중에서는 성냄에 해당합니다. 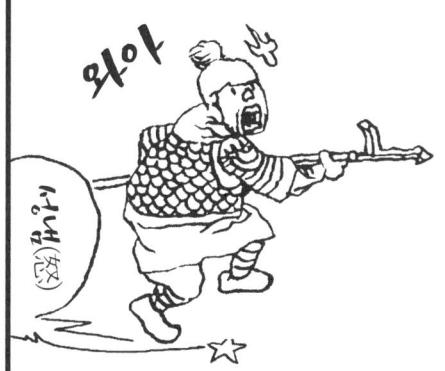	화가 나면 간(肝)이 상하지만 슬픔은 화를 억제시킬 수 있습니다. 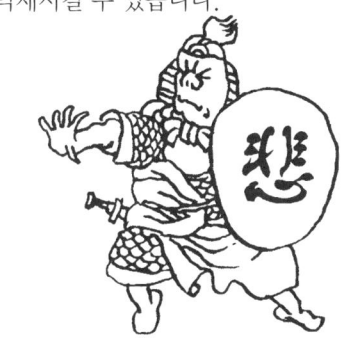
풍기(風氣)가 힘줄을 손상시킬 수 있지만 건조함이 풍(風)을 억제할 수 있습니다. 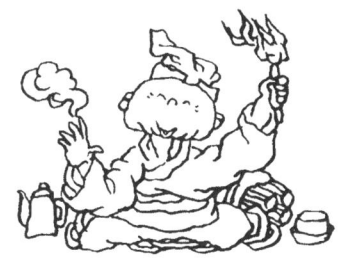	신맛을 너무 많이 먹으면 힘줄이 상하지만 매운맛이 신맛을 억제할 수 있습니다. 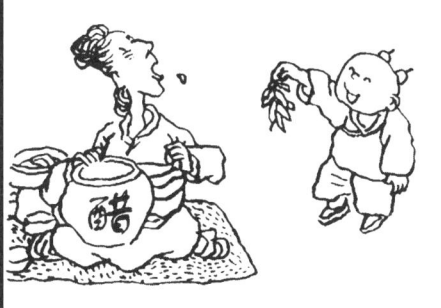

南方生熱, 熱生火, 火生苦, 苦生心, 心生血, 血生脾,
心主舌. 其在天爲熱, 在地爲火, 在體爲脈, 在臟爲心,
在色爲赤, 在音爲徵, 在聲爲笑, 在變動爲憂,
在竅爲舌, 在味爲苦, 在志爲喜. 喜傷心, 恐勝喜.
熱傷氣, 寒勝熱.
苦傷氣, 鹹勝苦.

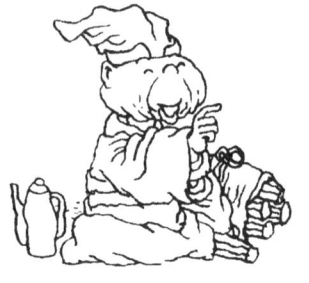

남쪽은 여름에 해당합니다. 양기가 매우 왕성하여 더위를 생성하는데 이 더위가 화기(火氣)를 낳습니다. 화기는 쓴맛을 낳고 쓴맛은 심장을 기르고 심장은 피를 만들고 피는 비장을 기릅니다. 심기(心氣)는 혀와 관련이 있습니다.

남쪽[南] → 더위[熱] → 화(火) → 쓴맛[苦] → 심장[心] → 피[血]

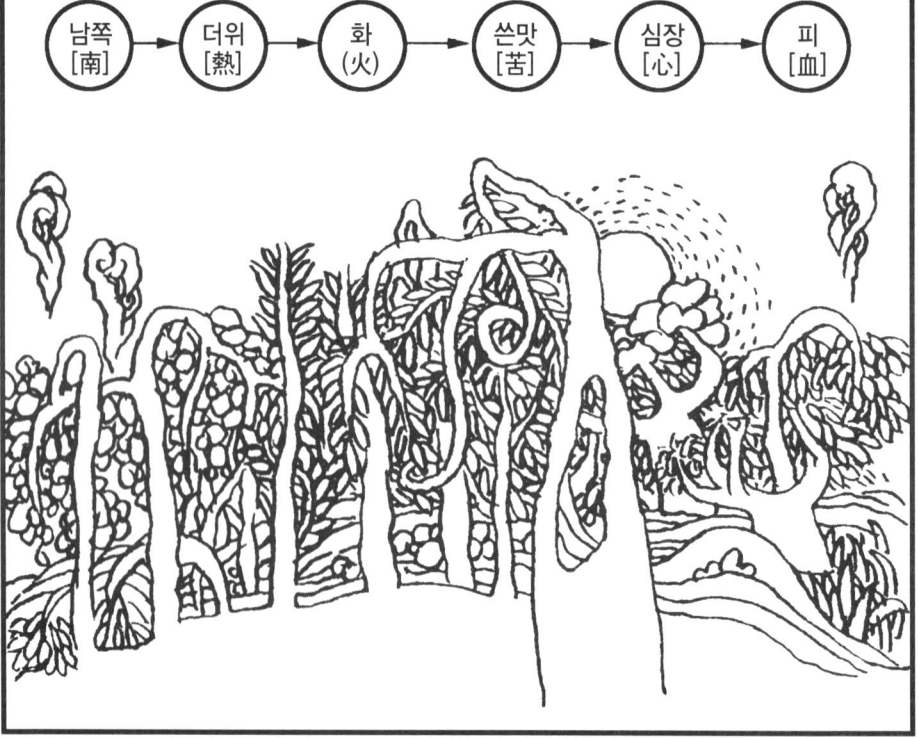

이때 음양의 변화는 하늘에서는 여섯 가지 기운 중의 더위가 되고, 땅에서는 오행 중에서 화(火)가 됩니다.

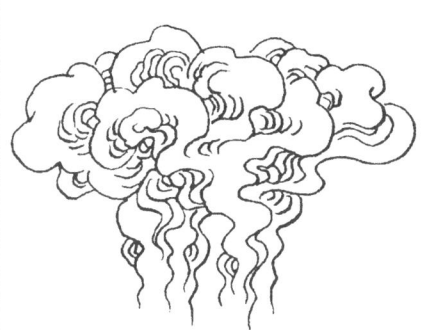

신체에서는 혈맥(血脈)에 해당하고 다섯 가지 장기(臟器) 중에서는 심장에 해당하고 오색으로 따지면 빨간색입니다.

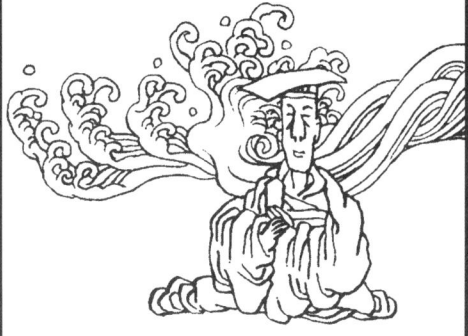

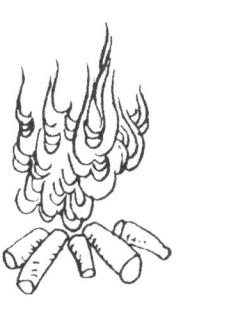

오음 중에서는 치(徵)에 해당합니다.

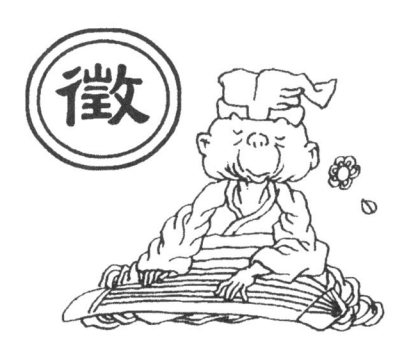

오성 중에서는 웃음소리인 소(笑)에 해당합니다.

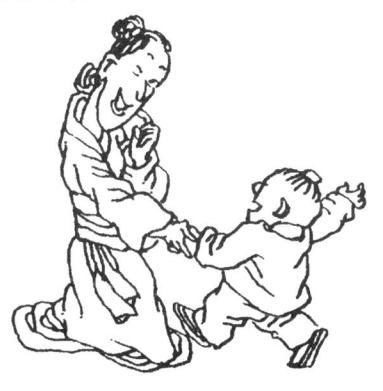

인체의 변동 중에서는 기가 거꾸로 치밀어 오르는 기역(氣逆)에 해당합니다.

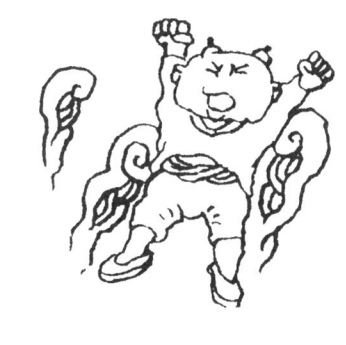

이목구비 중에서는 혀에 해당하고,

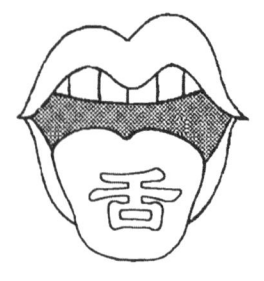

다섯 가지 맛 중에서는 쓴맛이고,

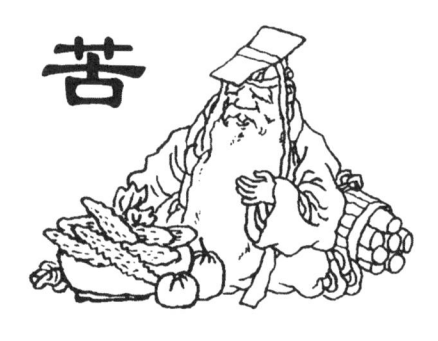

정서 변화 중에서는 기쁨에 해당하지만 두려움으로 기쁨을 억제할 수 있습니다.

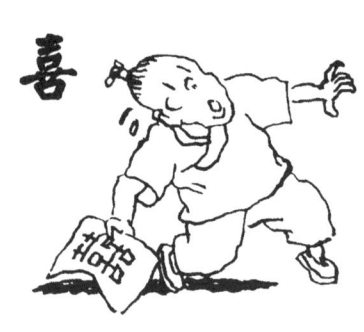
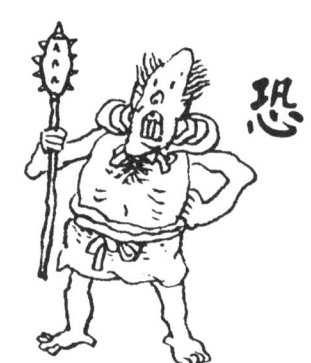

더위가 기를 상하게 하더라도 한기(寒氣)가 열을 억제할 수 있습니다.

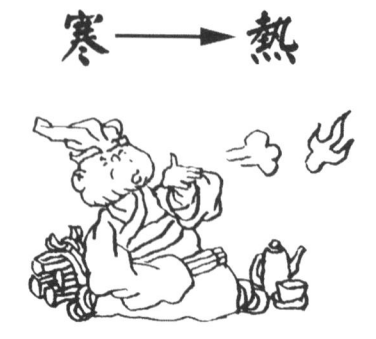

쓴맛이 기를 상하게 하면 짠맛으로 쓴맛을 억제할 수 있습니다.

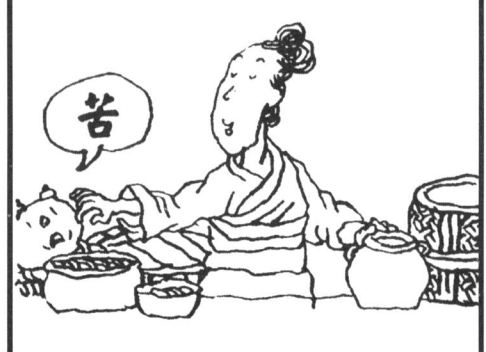

中央生濕, 濕生土, 土生甘, 甘生脾, 脾生肉, 肉生肺,
脾主口. 其在天爲濕, 在地爲土, 在體爲肉, 在臟爲脾,
在色爲黃, 在音爲宮, 在聲爲歌, 在變動爲噦,
在竅爲口, 在味爲甘, 在志爲思. 思傷脾, 怒勝思.
濕傷肉, 風勝濕. 甘傷肉, 酸勝甘.

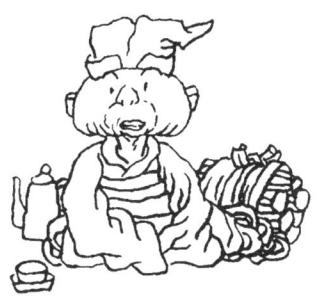

중앙은 늦여름인 장하(長夏)에 해당합니다. 열기로 인해 수증기가 발생하고 습한 기운이 생겨납니다. 습기는 토기(土氣)를 자라게 하는데, 토기는 단맛을 만듭니다. 단맛은 비기(脾氣)를 기르고, 비기는 근육을 튼튼하게 하고, 근육이 튼튼해지면 폐기(肺氣)를 충실하게 합니다. 비기는 입과 통합니다.

중앙[中] → 습기[濕] → 토[土] → 단맛[甘] → 비장[脾] → 근육[肉]

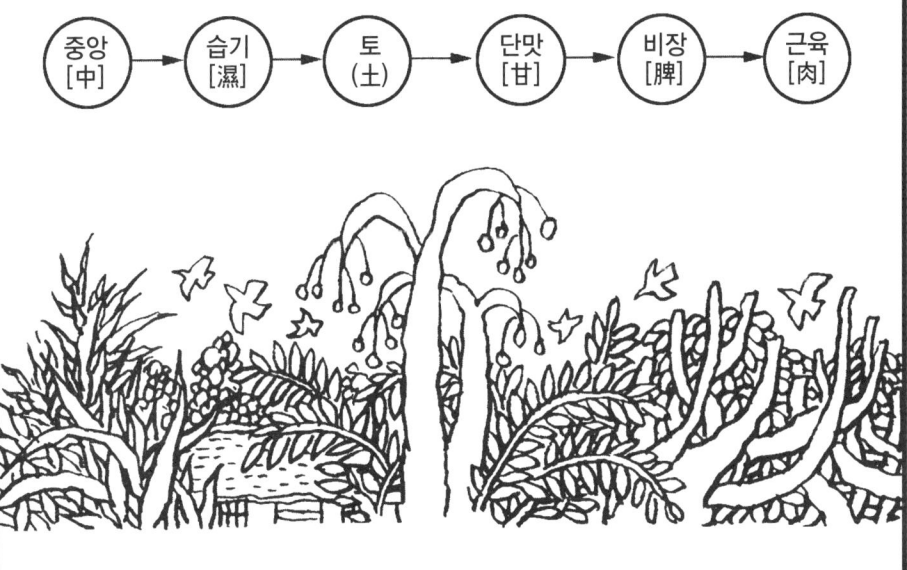

이때 음양의 변화는 하늘에서는 여섯 가지 기운 중에서 습기에 해당하고 땅에서는 오행 중에 토(土)에 해당합니다.

신체에서는 근육에 해당하고 오장(五臟)의 비장(脾臟)에 해당합니다.

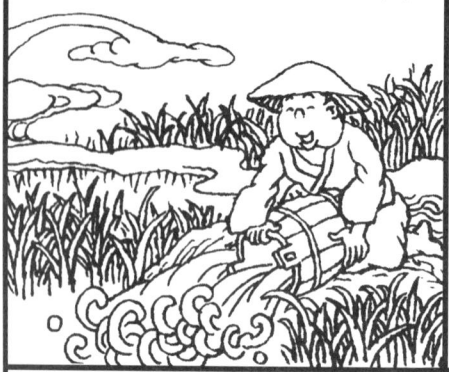

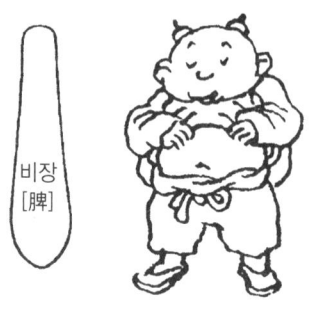

오색 가운데 노란색이 되고 오음 중에서는 궁(宮)에 해당합니다. 오성 중에서는 노랫소리인 가(歌)에 해당합니다.

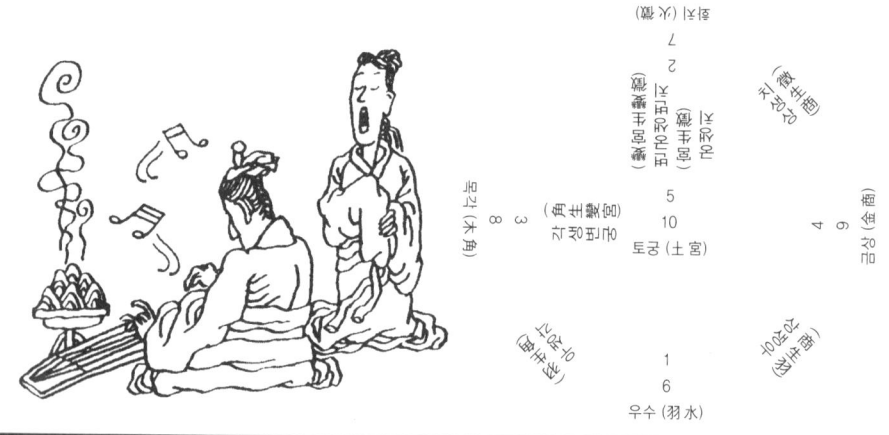

인체의 변화 중에서는 헛구역질을 하고, 이목구비 중에서는 입에 해당하고 다섯 가지 맛 중에서는 단맛에 해당합니다.

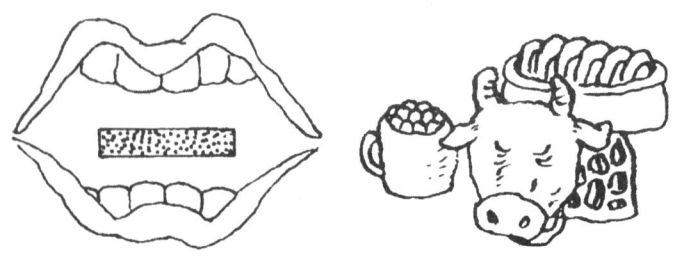

정서 변화 중에서는 생각(思)에 해당합니다. 생각에 지나치게 몰두하면 비장(脾臟)이 상하지만, 성냄으로 생각에 골몰하는 것을 억제할 수 있습니다.

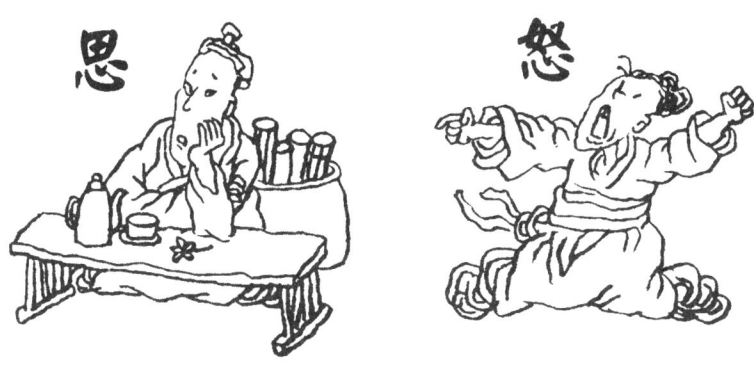

습기가 너무 많으면 근육이 상하지만 풍기가 습기를 억제합니다.

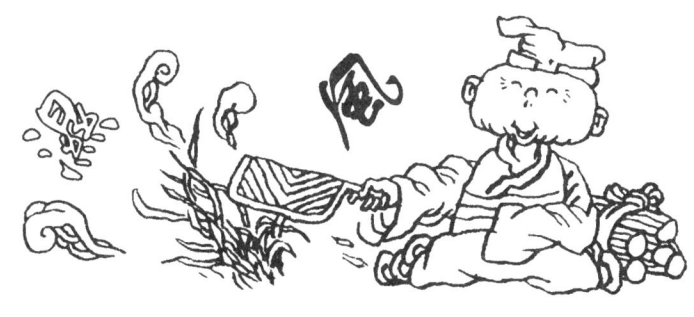

단 것을 지나치게 먹으면 근육이 상할 수 있지만 신맛으로 단맛을 억제할 수 있습니다.

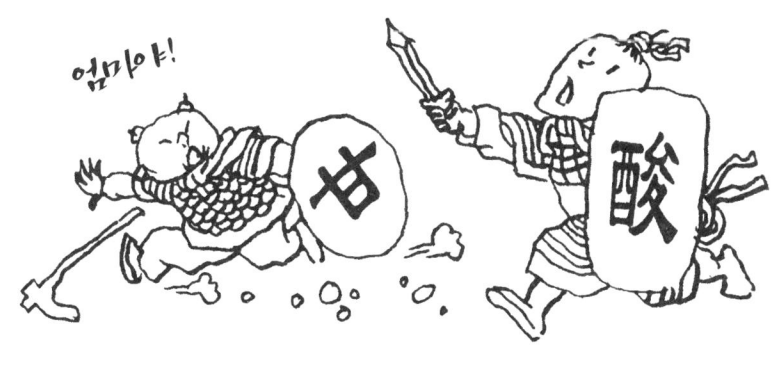

西方生燥, 燥生金, 金生辛, 辛生肺, 肺生皮毛,
皮毛生腎, 肺主鼻. 其在天爲燥, 在地爲金,
在體爲皮毛, 在臟爲肺, 在色爲白, 在音爲商,
在聲爲哭, 在變動爲咳, 在竅爲鼻, 在味爲辛,
在志爲憂. 憂傷肺, 喜勝憂.
熱傷皮毛, 寒勝熱.
辛傷皮毛, 苦勝辛.

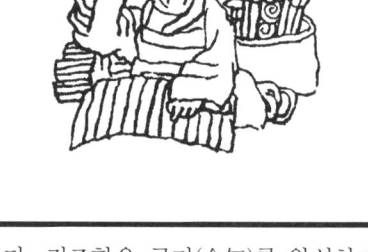

서쪽은 가을에 속하고, 가을은 건조함을 낳습니다. 건조함은 금기(金氣)를 왕성하게 하는데, 금(金)은 매운맛을 낳습니다. 매운맛은 폐기(肺氣)를 통하게 하고 폐기는 피부와 모발을 기릅니다. 피부와 모발이 윤기가 나면 신수(腎水)를 기릅니다. 폐기는 코와 관련이 있습니다.

서쪽[西] → 건조[燥] → 금(金) → 매운맛[辛] → 폐(肺) → 털[毛]

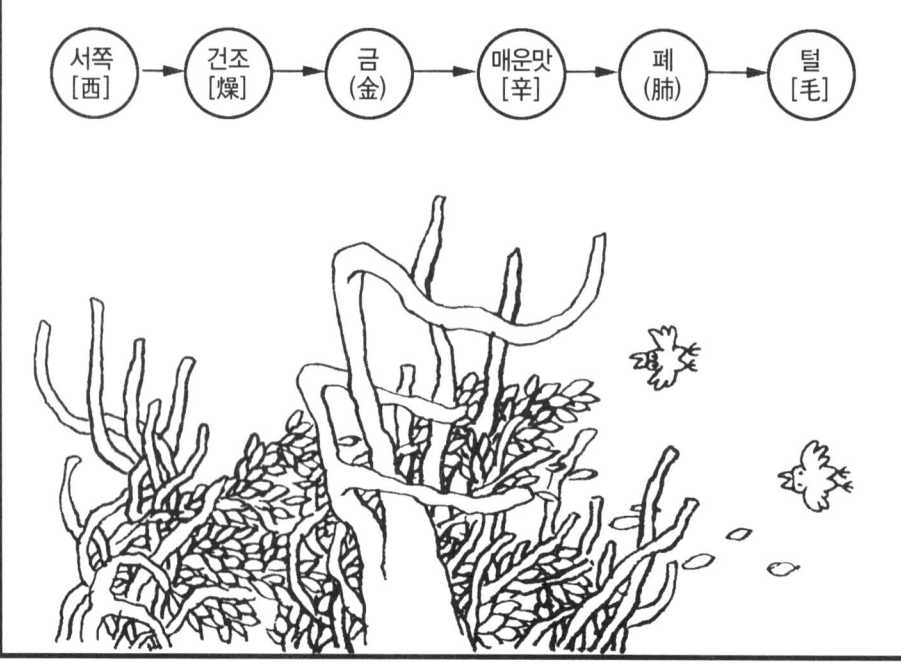

이것의 변화는 하늘에서는 여섯 가지 기운 중에서 건조함이 되고 땅에서는 오행 중의 금(金)에 해당합니다.

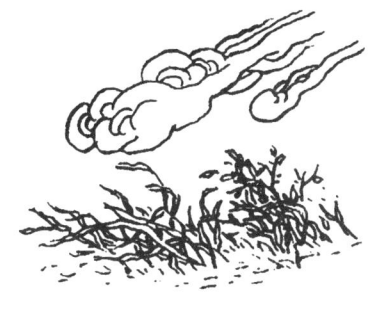

인체에서는 피부와 모발에 해당하고 오장 가운데에서는 폐장(肺臟)에 해당하고, 오색 중에서는 하얀색에 해당합니다.

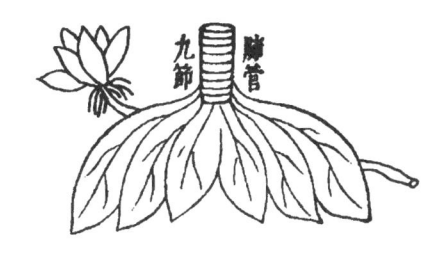

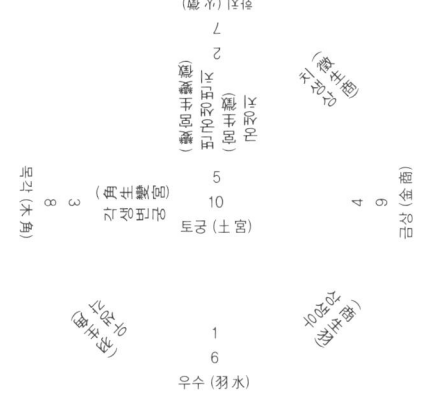

오음 중에서는 상(商)에 해당하고 오성 중에서는 우는 소리인 곡(哭)에 해당합니다.

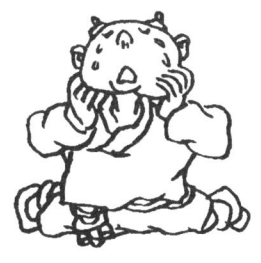

인체의 변화 중에서는 기침을 하는 것에 해당하고 이목구비 중에서는 코에 해당하며 다섯 가지 맛 중에서는 매운맛에 해당합니다.

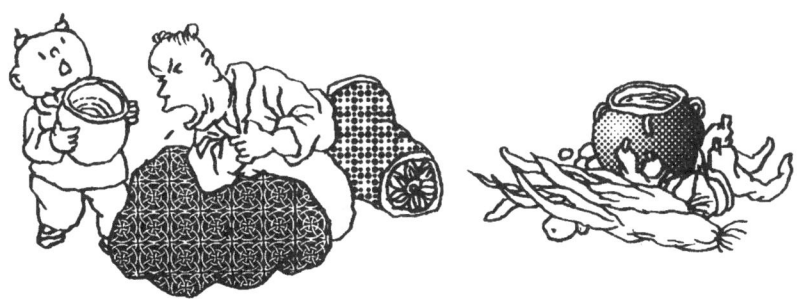

정서 변화 가운데서는 근심에 해당합니다. 지나치게 근심이 많으면 폐가 상하게 되지만 기쁨이 근심을 억제시켜 줄 수 있습니다.

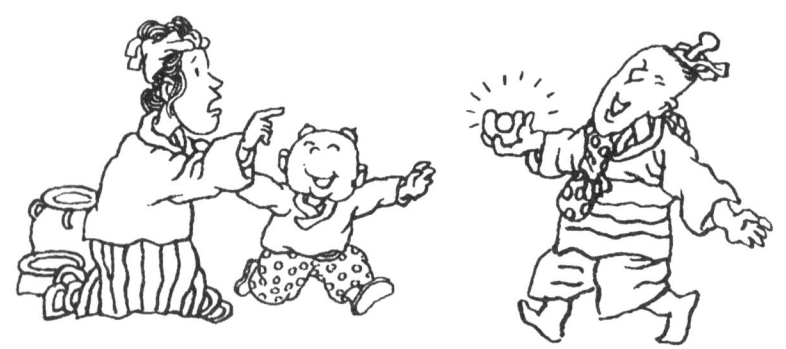

더위는 피부와 모발을 상하게 하지만 한기가 더위를 억제해 줍니다.

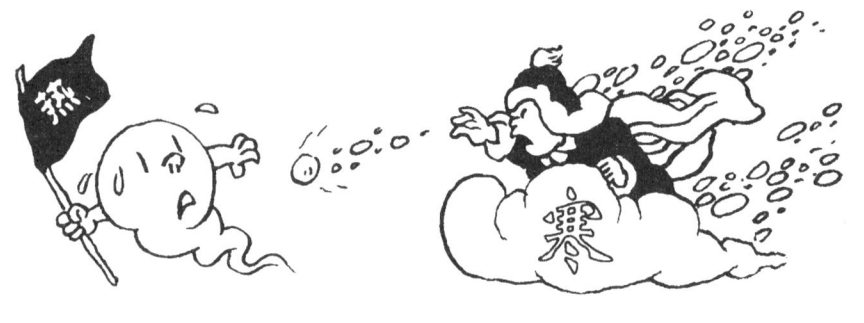

매운 것을 너무 먹으면 피부와 모발을 상하게 할 수 있지만 쓴맛으로 매운맛을 억제할 수 있습니다.

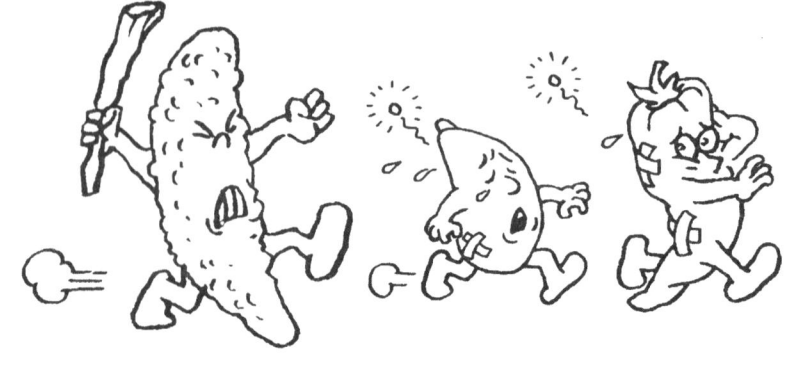

北方生寒, 寒生水, 水生鹹, 鹹生腎, 腎生骨髓,
髓生肝, 腎主耳. 其在天爲寒, 在地爲水, 在體爲骨,
在臟爲腎, 在色爲黑, 在音爲羽, 在聲爲呻,
在變動爲慄, 在竅爲耳, 在味爲鹹,
在志爲恐. 恐傷腎, 思勝恐.
寒傷血, 燥勝寒.
鹹傷血, 甘勝鹹.

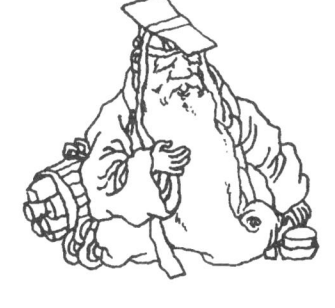

북쪽은 겨울에 해당하고, 음(陰)이 모여 추위를 형성하는데, 한기(寒氣)는 수기(水氣)를 왕성하게 만들고, 수(水)는 짠맛을 만듭니다. 짠맛은 신기(腎氣)를 기르고, 신기는 골수를 기르고 골수가 충실하면 간(肝)을 튼튼하게 만들어 줍니다. 신기는 귀와 관련이 있습니다.

북쪽[北] → 추위[寒] → 수(水) → 짠맛[鹹] → 신장[腎] → 골수[髓]

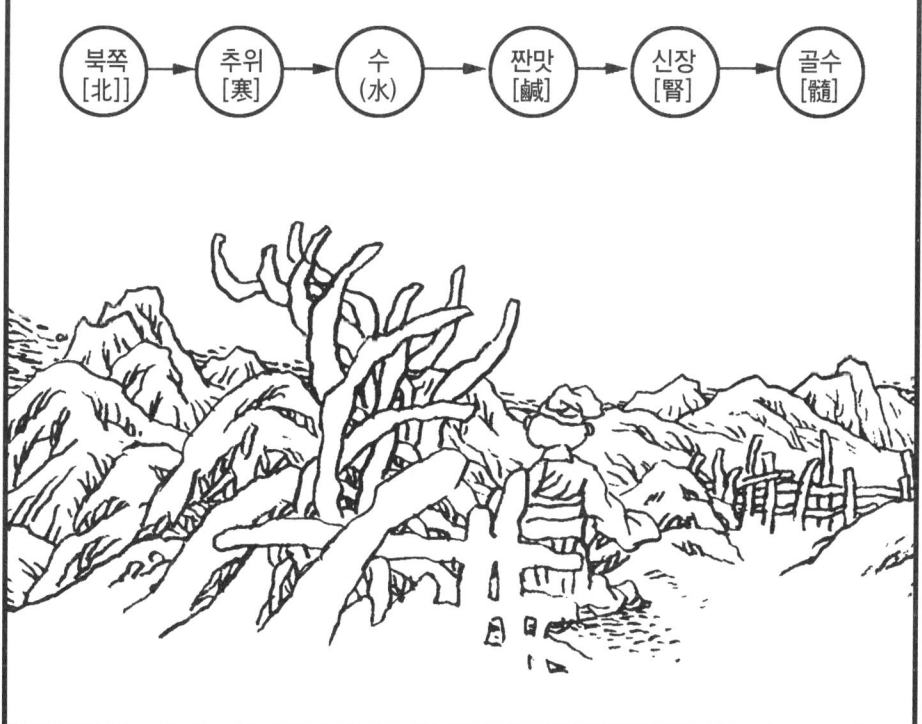

그 변화는 하늘에서는 여섯 가지 기운 중에서 추위가 되고 땅에서는 오행 중에서 수(水)에 해당합니다.

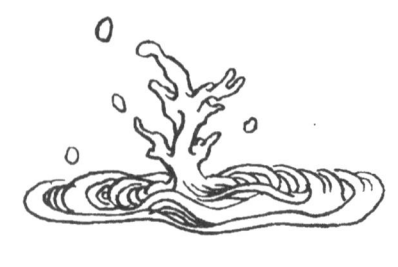

인체로 하면 골수에 해당하고 오장 중에서는 신장(腎臟)이 해당합니다.

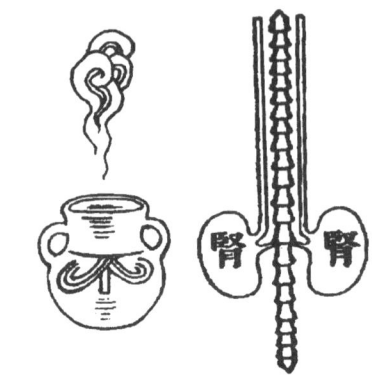

오색 중에서는 검은색이고, 오음 중에서는 우(羽)에 해당합니다. 오성 중에서는 끙끙대는 신음소리인 신(呻)에 해당합니다.

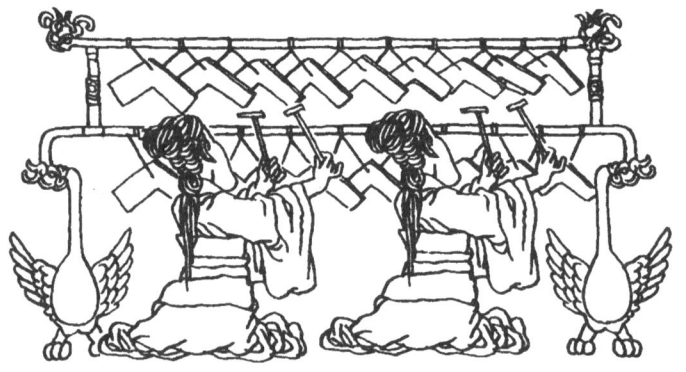

인체의 변화 중에서 부들부들 떨며 전율하는 것이고, 이목구비 중에서는 귀에 해당하며, 다섯 가지 맛 중에서는 짠맛에 해당합니다.

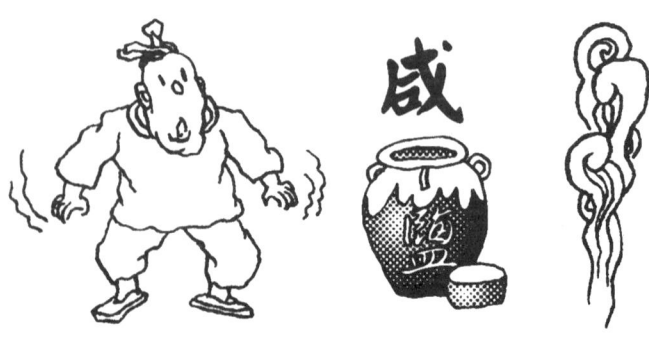

정서에서는 두려움에 해당하는데 두려움은 신장(腎臟)을 상하게 하지만 생각[思]이 두려움을 억제시켜 줄 수 있습니다.

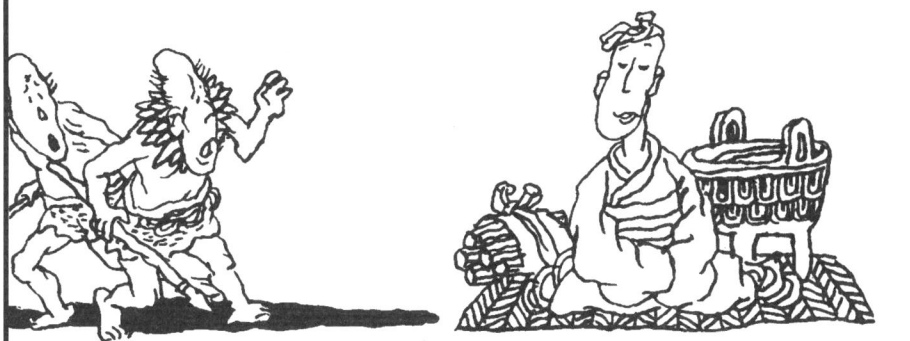

추위는 뼈를 상하게 할 수 있는데 건조함이 추위를 억제할 수 있습니다.

기백(岐伯)

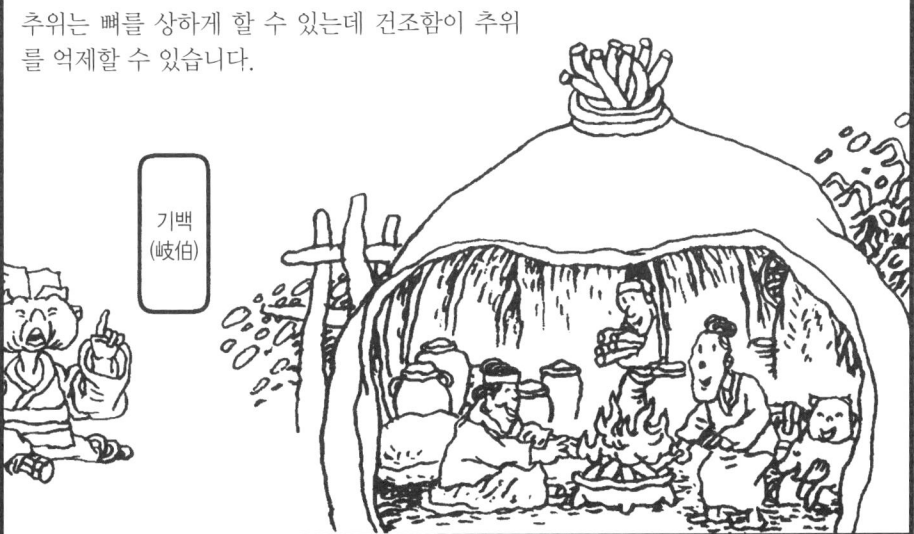

짠맛도 뼈를 상하게 하는 것이지만 단맛으로 짠맛을 억누를 수 있습니다.

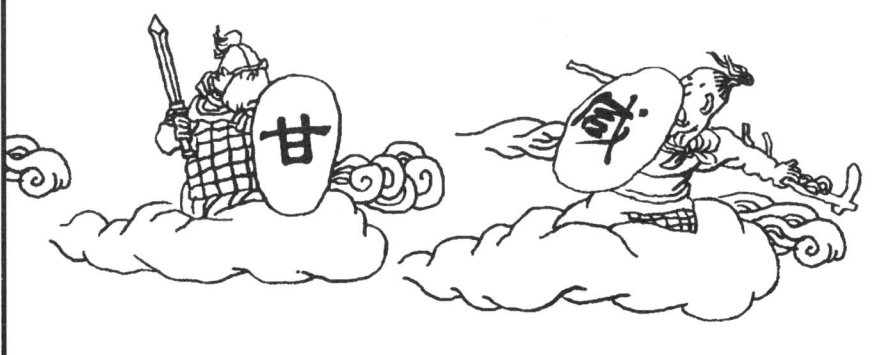

故曰：天地者, 萬物之上下也. 陰陽者, 血氣之男女也. 左右者, 陰陽之道路也. 水火者, 陰陽之徵兆也. 陰陽者, 萬物之能始也. 故曰：陰在內, 陽之守也. 陽在外, 陰之使也.

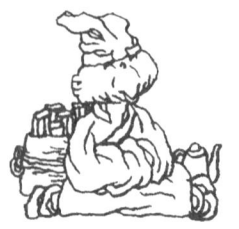

그러므로 천지는 만물을 모두 그 안에 담고 있고 음양은 변화하여 남녀를 만듭니다. 좌우는 음과 양이 운행하는 길이며 물과 불은 음양의 상징입니다. 음양의 변화는 만물이 나고 자라는 원동력이 됩니다.

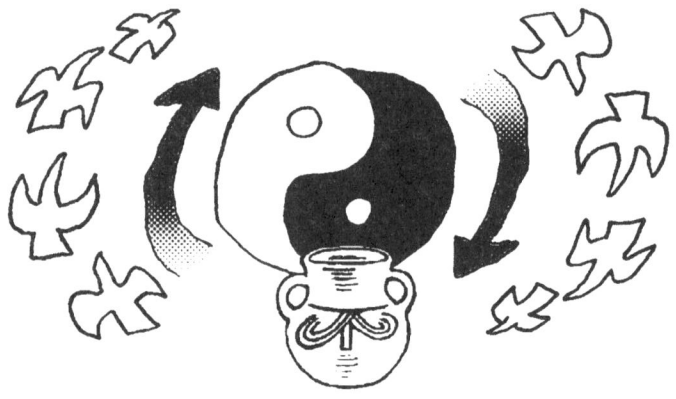

나아가 음양은 상호작용을 하는데 음이 안에 있으면 양은 그것을 보호하고 양이 밖에 있으면 음은 그것을 보좌하는 작용을 합니다.

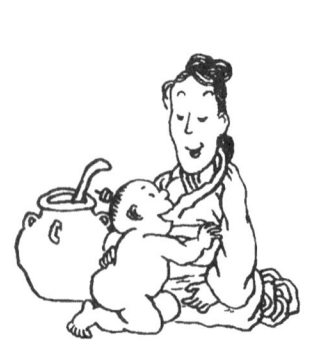

帝曰:法陰陽奈何? 岐伯曰:陽勝則身熱, 腠理閉, 喘粗爲之俛仰, 汗不出而熱, 齒乾以煩寃, 腹滿死, 能冬不能夏. 陰勝則寒, 汗出, 身常清, 數慄而寒, 寒則厥, 厥則腹滿死, 能夏不能冬.
此陰陽更勝之變, 病之形能也.

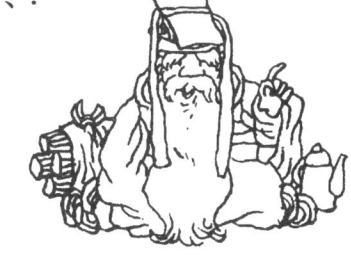

황제가 말했다. 사람이 어떻게 해야 음양의 도를 구할 수 있소? 기백이 말했다. 양기가 지나치게 많으면 사람의 몸에서는 열이 나고 살결은 오그라들어 닫혀버리고 숨을 가쁘게 헐떡이고 급기야는 호흡하기가 어려워서 몸부림을 합니다.

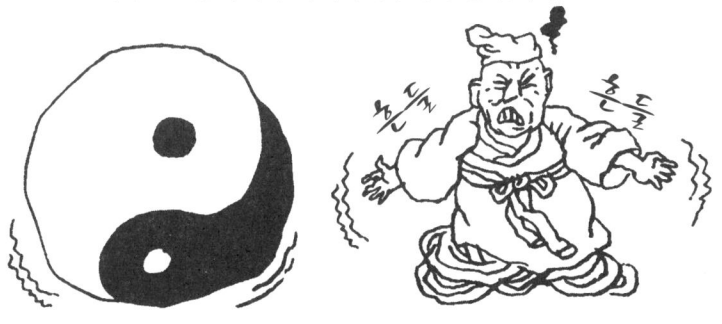

땀은 나지 않는데 열이 나고 치아가 마르며, 가슴이 번거롭고 답답합니다. 복부가 불룩해지면 매우 위험한 증세입니다. 양기가 왕성해서 발생한 병이므로 겨울에는 견딜 수 있지만 여름에는 견디기 어렵습니다.

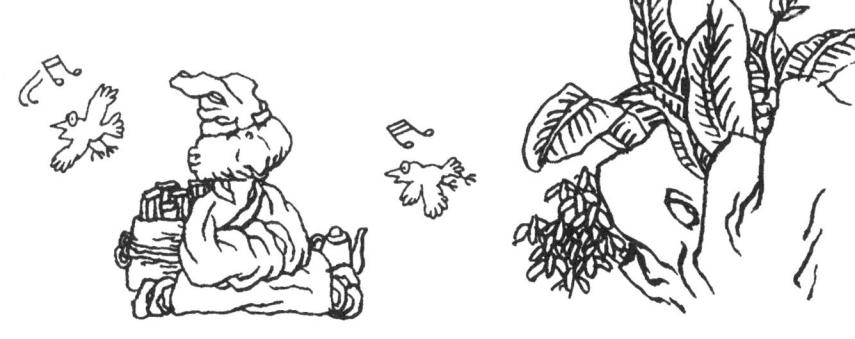

음기가 지나치면, 몸이 차가워지고 땀이 많이 납니다.

간혹 몸이 으슬으슬 추운 기운을 느끼고 떨기도 하고 심하면 손과 발이 차고 저립니다.

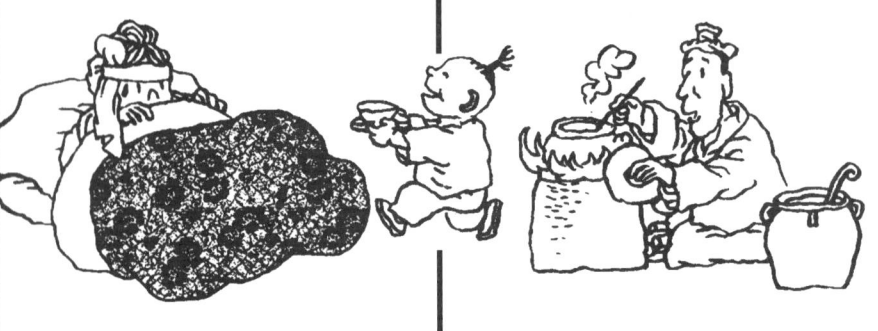

손발이 저리고 차가워지며 불룩해지는 증세가 나타나면 매우 위험합니다. 이는 음기가 왕성하여 발병한 것이므로 여름에는 참을 수 있지만 겨울에는 견디기 힘듭니다.

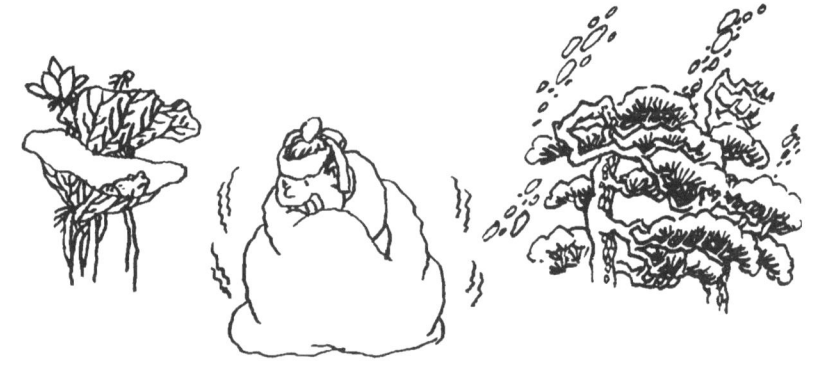

이것이 바로 음과 양이 서로 번갈아 가며 왕성했다가 약해지는 변화를 거치는 과정에서 나타나는 질병들의 증상입니다.

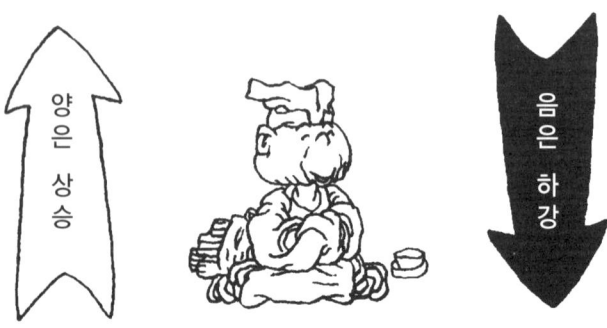

帝曰：調此二者奈何? 岐伯曰：能知七損八益,
則二者可調, 不知用此, 則早衰之節也. 年四十,
而陰氣自半也, 起居衰矣. 年五十, 體重,
耳目不聰明矣. 年六十, 陰痿, 氣大衰,
九竅不利, 下虛上實, 涕泣俱出矣.
故曰：知之則强, 不知則老,
故同出而名異耳.

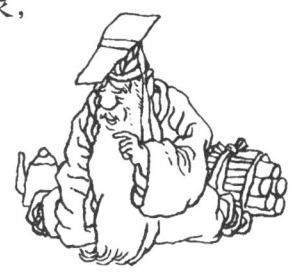

황제가 물었다. 어떤 방법으로 음과 양이 조화를 이루도록 할 수 있소? 기백이 말했다. 칠손팔익(七損八益)의 이치를 알아야 음양이 조화를 이루게 할 수 있습니다. 이 이치를 모르면 조로(早老)하게 됩니다.

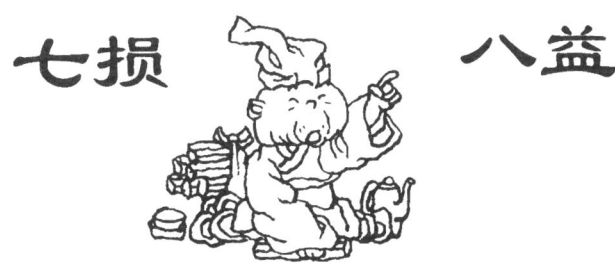

여자는 7을 기준으로 하여 (이 책의 〈상고천진론上古天眞論〉을 참고할 것) 매달 월경을 하는 것이 정상이므로 '손(損)'이라고 합니다.

남자는 8을 기준으로 하며, 정기(精氣)를 충만한 상태로 유지해야 하므로 '익(益)'이라고 합니다.

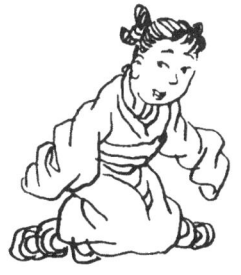
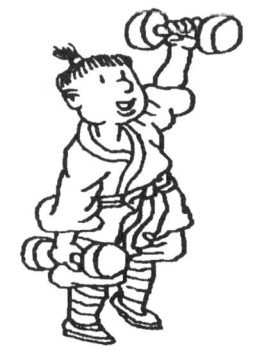

황제내경

일반적으로 사람은 사십 세가 되면 음기가 이미 반으로 줄어들어 늙어가는 징후가 나타나기 시작합니다.

오십이 되면 몸은 둔하고 무거워지며 귀도 잘 들리지 않고 눈도 어두워집니다.

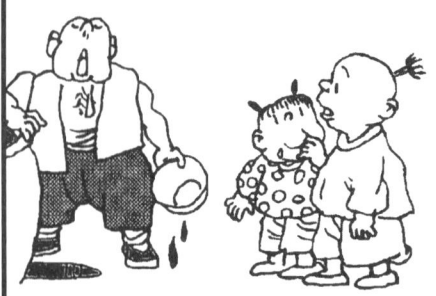
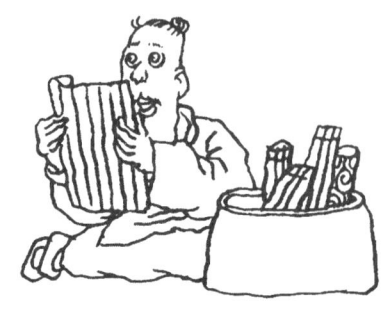

육십 세가 되면 음위*가 생기고, 신기(腎氣)가 허약해지고 구규(九竅)의 기능이 떨어지고 아래에서는 음기가 모자라고 위에서는 양기가 떠 있어서 눈물과 콧물이 쉴새없이 흐르는 등의 노인성 증상들을 보이게 됩니다.

【역주】

음위(陰痿) : 생식기가 위축되는 병.

따라서 섭생을 잘 조절해서 양생을 잘 하는 사람은 정력이 세고, 섭생을 잘 하지 못한 사람은 쉽게 늙어버리게 되는 것입니다. 그러므로 사람의 몸이 똑같이 천지의 기운으로 형성된 것이긴 하지만 장수하는 사람이 있는가 하면 단명하는 사람도 있습니다.

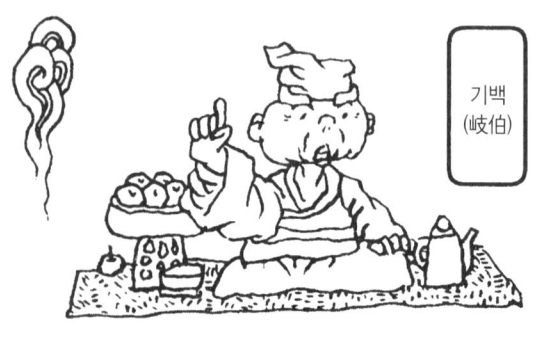

기백
(岐伯)

智者察同, 愚者察異, 愚者不足, 智者有餘.
有餘則耳目聰明, 身體輕强, 老者復壯, 壯者益治.
是以聖人爲無爲之事, 樂恬憺之能,
從欲快志於虛無之守, 故壽命無窮,
與天地終, 此聖人之治身也.

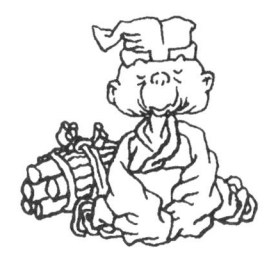

지혜로운 사람은 병에 걸리지 않은 때에도 양생에 주의를 기울입니다.

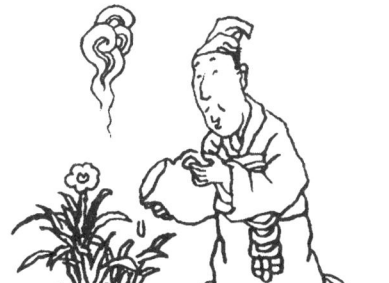

어리석은 사람은 병이 난 후에야 몸조리를 합니다.

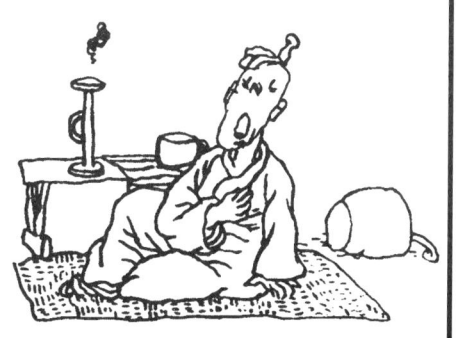

어리석은 사람은 항상 체력이 부족하며

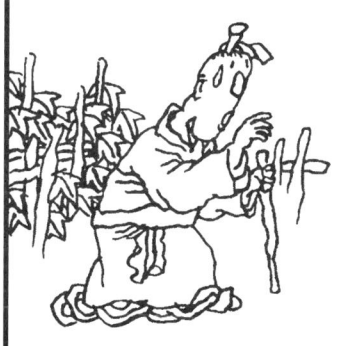

지혜로운 사람은 정력이 남아 돕니다.

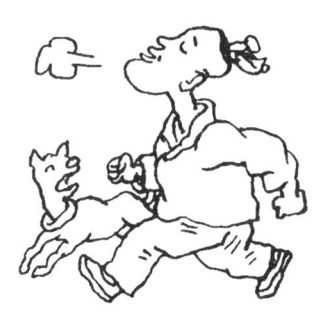

황제내경

정력이 넉넉하면 귀가 잘 들리고 눈이 잘 보이며 몸은 가볍고 건강하며 나이가 들어가도 체력은 오히려 강해집니다.

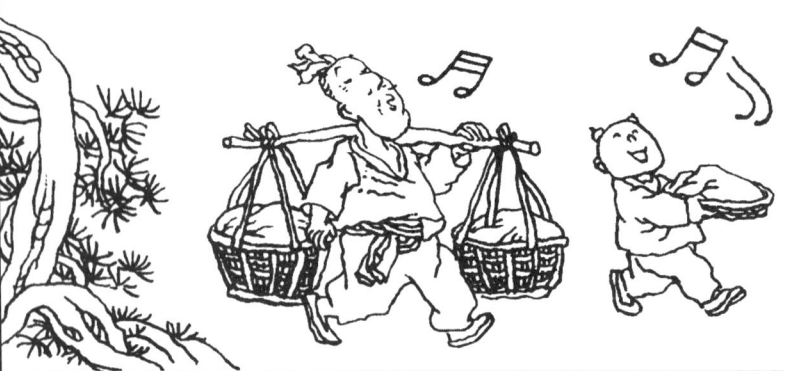

원래 건강한 사람이 더더욱 건강해지기 쉬운 법이니, 세상 사는 이치에 통달한 사람은 무슨 일을 하더라도 항상 자연에 그 흐름을 맡겨 순조로이 진행시키고 항상 가뿐하고 유쾌한 상태를 유지할 수 있습니다. 걱정이나 근심이 없는 그런 환경 속에서 가장 큰 행복을 찾아 낼 수 있는 것입니다.

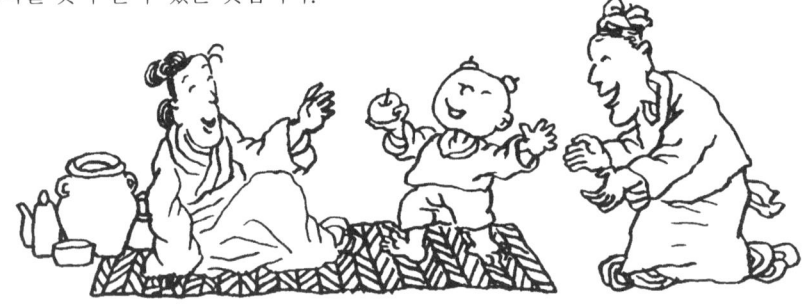

따라서 이런 사람은 수명이 다함이 없이 천지와 어울려 함께 살아가니 이것이 바로 세상사에 통달한 사람이 양생하는 법인 것입니다.

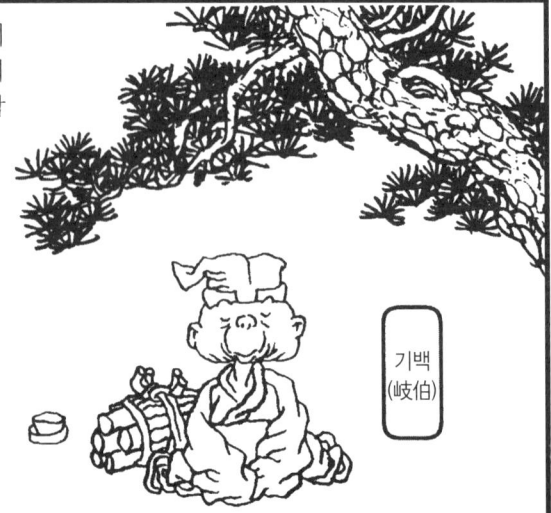

기백
(岐伯)

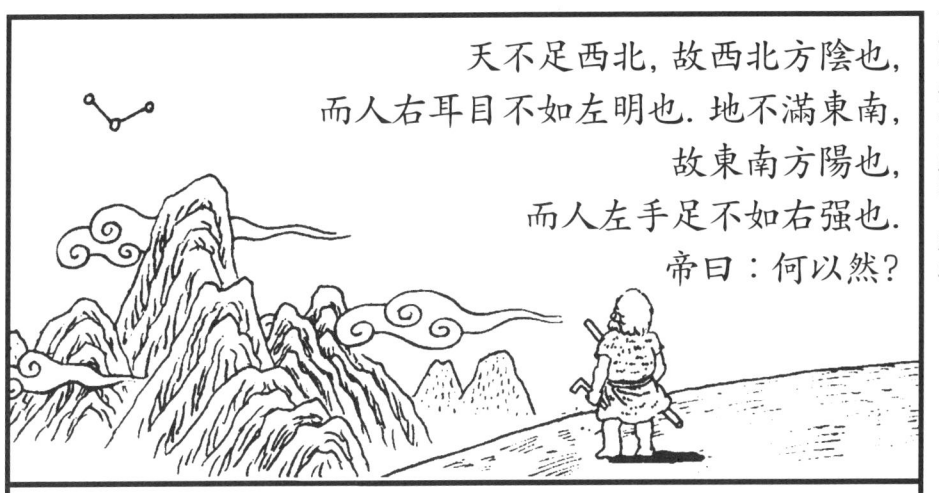

천기는 서북쪽이 부족하다고들 해서 서북쪽은 음에 속합니다. 사람은 천기와 서로 호응하므로 오른쪽 귀와 눈이 왼쪽 귀와 눈보다 잘 들리지 않거나 보이지 않습니다.

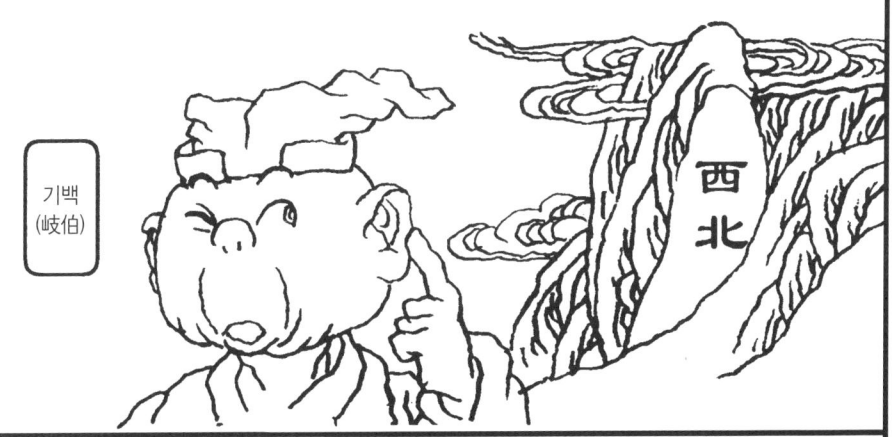

지기는 동남쪽이 부족하기 때문에 동남쪽은 양에 속합니다. 그래서 사람들은 왼쪽 손발을 오른쪽 손발처럼 민첩하게 움직이지 못합니다. 황제가 물었다. 왜 그런 것이오?

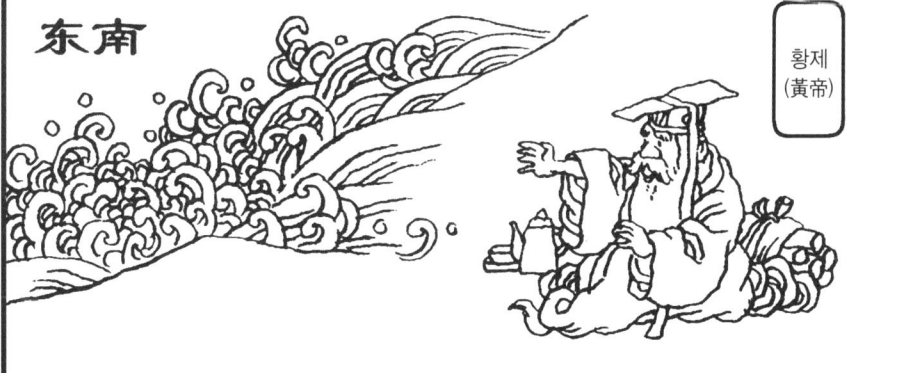

岐伯曰：東方陽也, 陽者其精並於上,
並於上則上明而下虛, 故使耳目聰明而手足不便也.
西方陰也, 陰者其精並於下, 並於下則下盛而上虛,
故其耳目不聰明而手足便也. 故俱感於邪,
其在上則右甚, 在下則左甚,
此天地陰陽所不能全也,
故邪居之.

기백이 대답했다. 동쪽은 양에 속하는데, 양기로 말하자면 그것의 정수는 인체 상부(上部)에 모여 있습니다. 상부의 기운이 왕성해지면 그 하부(下部)는 허약해지게 되어 있습니다. 그러므로 눈이 잘 보이고 귀가 밝은 데도 손과 발이 불편한 상황이 나타나게 됩니다.

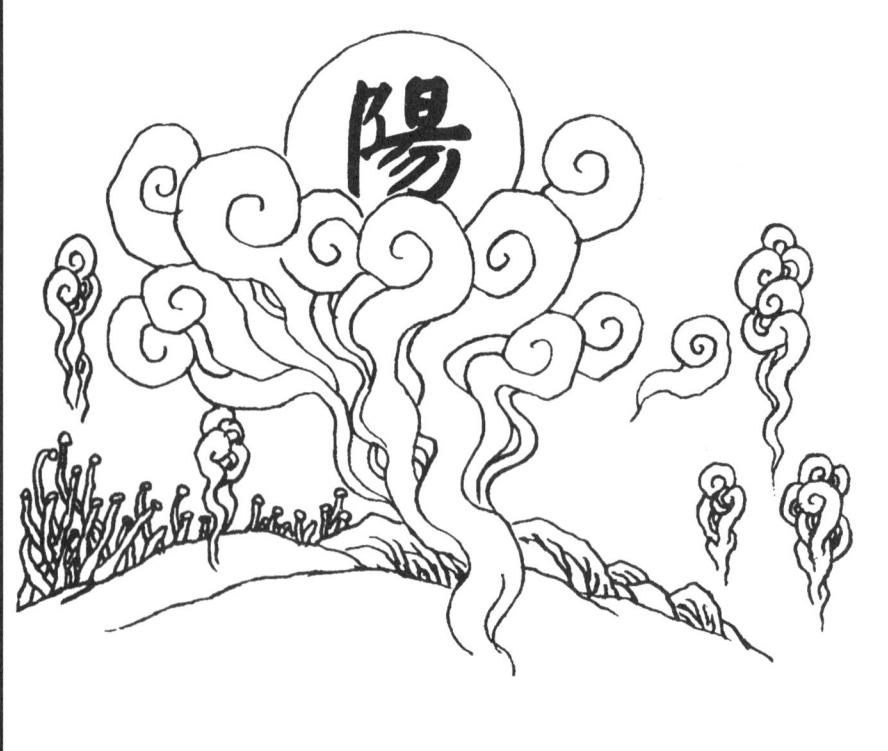

서쪽은 음에 속하는데, 음기의 정수는 인체 하부에 모여 있습니다. 하부의 기운이 왕성해지면 상부는 반드시 약해지게 되어 있습니다. 그래서 귀와 눈은 잘 안 보이지만 손과 발을 잘 놀리는 현상이 나타나는 것입니다.

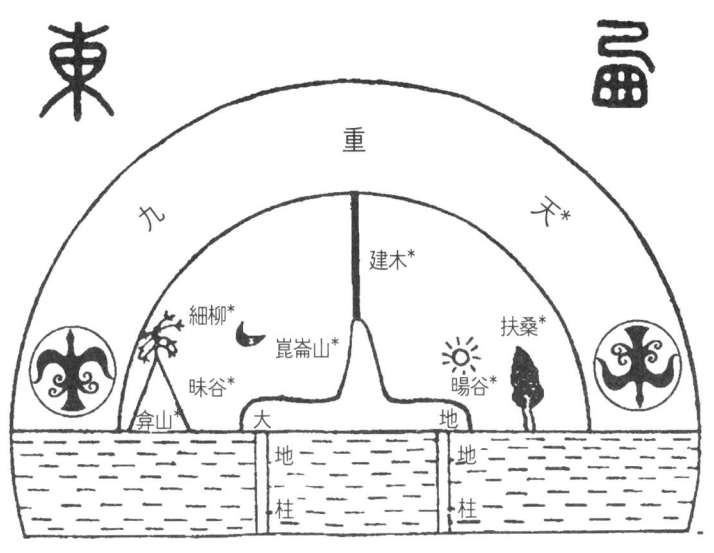

이것은 천지의 음양이 고르지 못하고 한쪽으로만 치우쳐서 왕성해지면서 병을 일으키는 사기(邪氣)가 허약한 곳을 틈타 인체로 들어와 머무르기 때문에 그렇게 되는 것입니다.

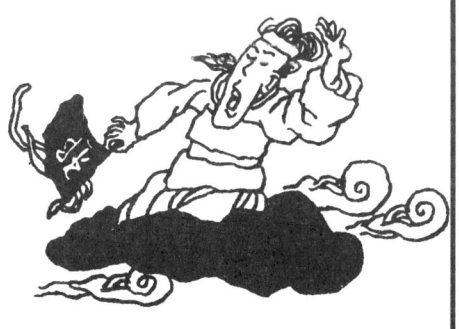

마찬가지로 외부의 사기(邪氣)가 침입하면 인체 상부에서는 오른쪽 귀와 눈의 병이 더욱 분명하게 드러나고, 하부에서는 왼손과 왼발의 병이 더 분명하게 드러나게 됩니다.

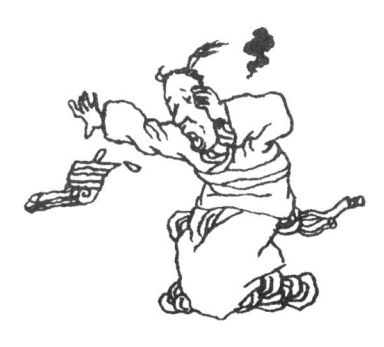

【역주】

구중천(九重天) : 가장 높은 하늘. 곤륜산(崑崙山), 영산(靈山), 양곡(暘谷) : 태양이 떠오르는 곳. 매곡(昧谷) : 태양이 지무는 곳. 건목(建木) : 하늘로 올라가는 사다리의 역할. 부상(扶桑) : 동쪽에 살고 있는 신목(神木). 세류(細柳) : 서쪽에 살고 있는 신목.

故天有精, 地有形, 天有八紀, 地有五理,
故能爲萬物之父母. 淸陽上天, 濁陰歸地,
是故天地之動靜, 神明爲之綱紀, 故能以生長收藏,
終而復始. 惟賢人上配天以養頭,
下象地以養足, 中傍人事以養五臟.

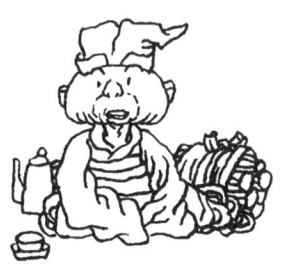

하늘에 정기(精氣)가 있다면 땅에는 형체와 실질이 있습니다. 하늘에는 여덟 가지의 절기의 순서가 있다면 땅에는 다섯 방위의 구성이 있습니다. 그러므로 하늘과 땅은 만물을 낳고 자라게 하는 근본이 될 수 있는 것입니다.

양기(陽氣)는 가볍고 맑아서 하늘로 올라가고, 음기(陰氣)는 무겁고 탁해서 땅으로 내려오는데, 천지가 운행하고 멈추는 것은 모두 이 음양의 오묘한 변화에 따라 결정되는 것이라고 말할 수 있습니다.

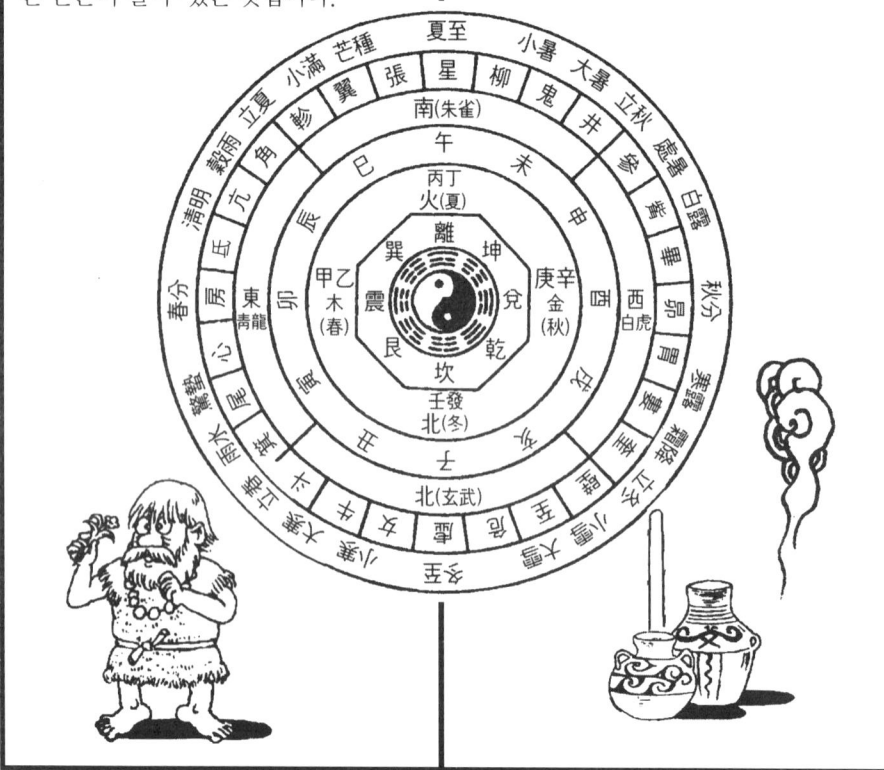

그러므로 만물이 봄에 생겨나, 여름에 자라고, 가을에 거두어, 겨울에 저장하게 되는 순환과 반복은 영원히 멈추지 않습니다.

지혜와 수양을 갖춘 사람만이 위로는 천기(天氣)가 하강하는 것에 순응하여 좇아 머리를 기르고 보호하며,

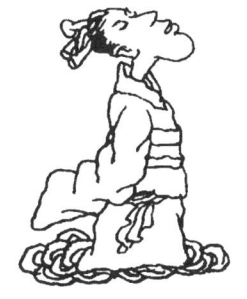

아래로는 지기(地氣)가 상승하는 것에 순응하여 잘 좇아서 두 다리를 기르고 보호합니다.

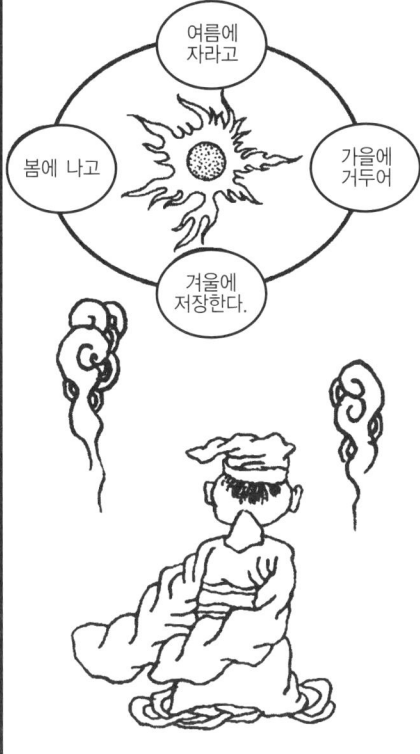

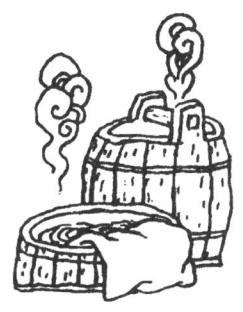

그 중간에서는 인체의 기운이 변화하는 것에 따라 오장을 기르고 보호합니다.

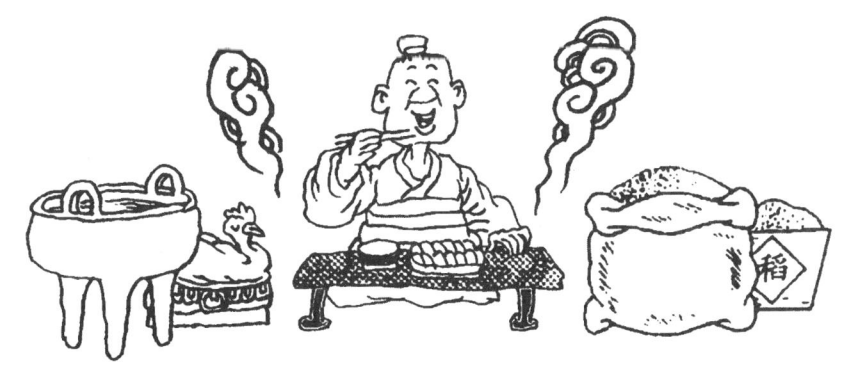

以天地爲之陰陽, 人之汗, 以天地之雨名之. 人之氣,
以天地之疾風名之. 暴氣象雷, 逆氣象陽.
故治不法天之紀, 不用地之理,
則災害至矣.

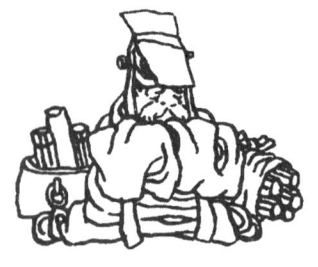

만약 천지의 음과 양을 인체의 음양에 비유하면, 사람의 땀은 하늘과 땅 사이에 내리는 비와 같고, 사람의 숨은 천지 사이에 부는 질풍(疾風)과 같고, 사람이 사납게 화를 내는 기운은 뇌성벽력에 비유할 수 있고, 사람의 역기(逆氣)는 오랫동안 가뭄이 들어 비가 내리지 않는 것과 같습니다. 그러므로 하늘과 땅의 이치에서 양생의 도를 구하지 않는다면 틀림없이 병이 날 수밖에 없습니다.

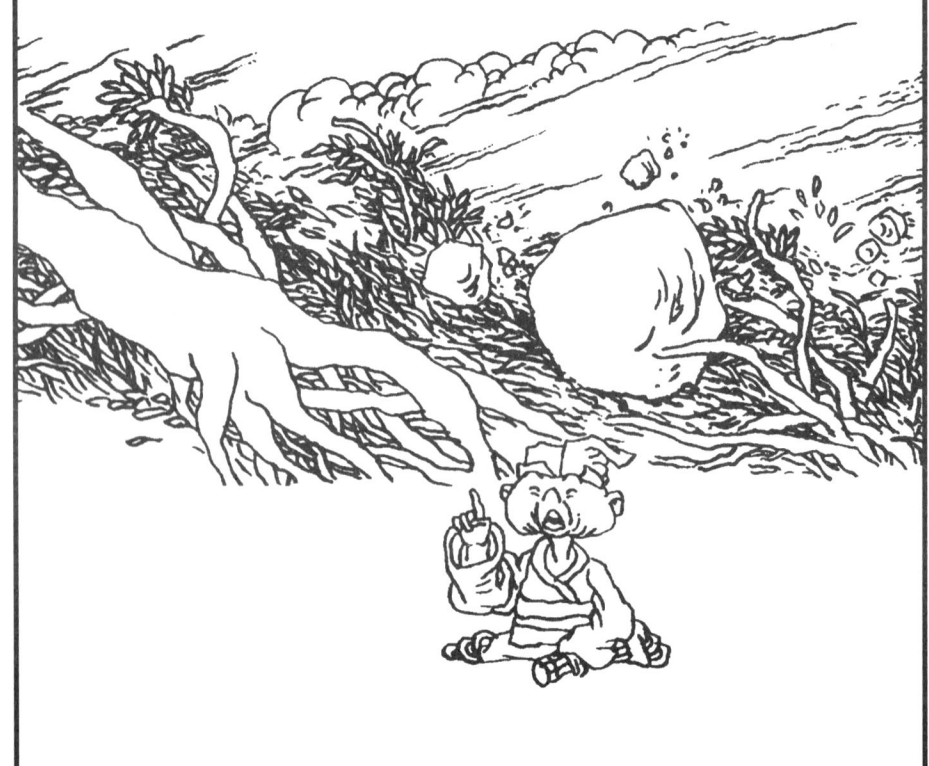

영란비전론편 제팔(靈蘭秘典論篇 第八)

黃帝問曰:願聞十二臟之相使,貴賤何如?
岐伯對曰:悉乎哉問也,請遂言之. 心者,
君主之官也,神明出焉. 肺者,相傳之官,
治節出焉. 肝者,將軍之官,謀慮出焉. 膽者,
中正之官,決斷出焉. 膻中者,臣使之官,
喜樂出焉. 脾胃者,倉廩之官,五味出焉.
大腸者,傳道之官,變化出焉. 小腸者,
受盛之官,化物出焉. 腎者,作強之官,
伎巧出焉. 三焦者,決瀆之官,水道出焉.
膀胱者,州都之官,津液藏焉,氣化則能出矣.
凡此十二官者,不得相失也. 故主明則下安,
以此養生則壽,歿世不殆,以爲天下則大昌.
主不明則十二官危,使道閉塞而不通,
形乃大傷,以此養生則殃,以爲天下者,
其宗大危,戒之戒之!

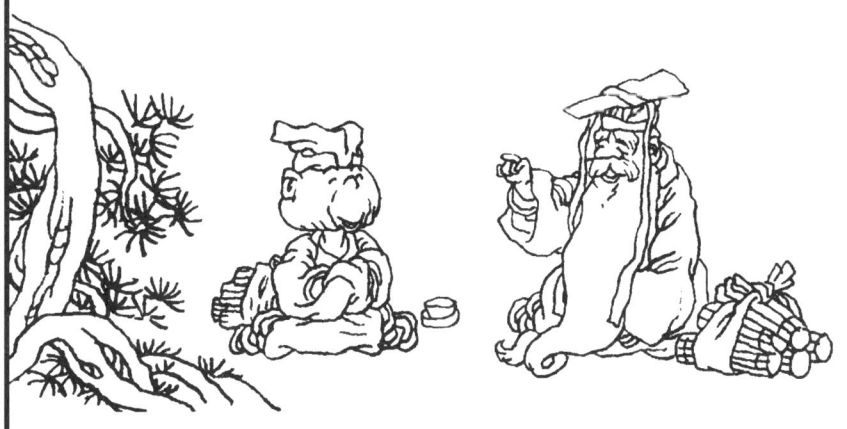

황제가 물었다. 인체 내부에 있는 열 두 장기의 상호작용과 주된 것과 부수적인 것의 구분이 무엇인지 좀 소개해 줄 수 있겠소? 기백이 답하여 말했다. 참 자세히도 물으셨습니다. 부족하지만 제 능력을 다해 그것에 관한 것을 빠짐없이 말씀드려 보도록 하겠습니다.

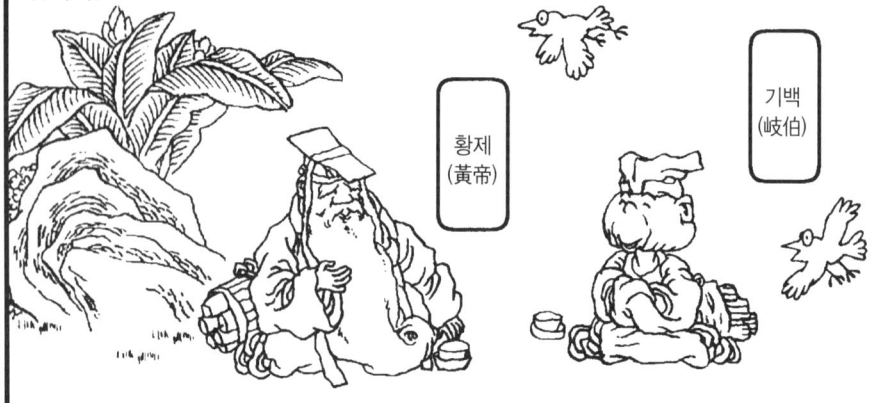

인체 내부에 있는,

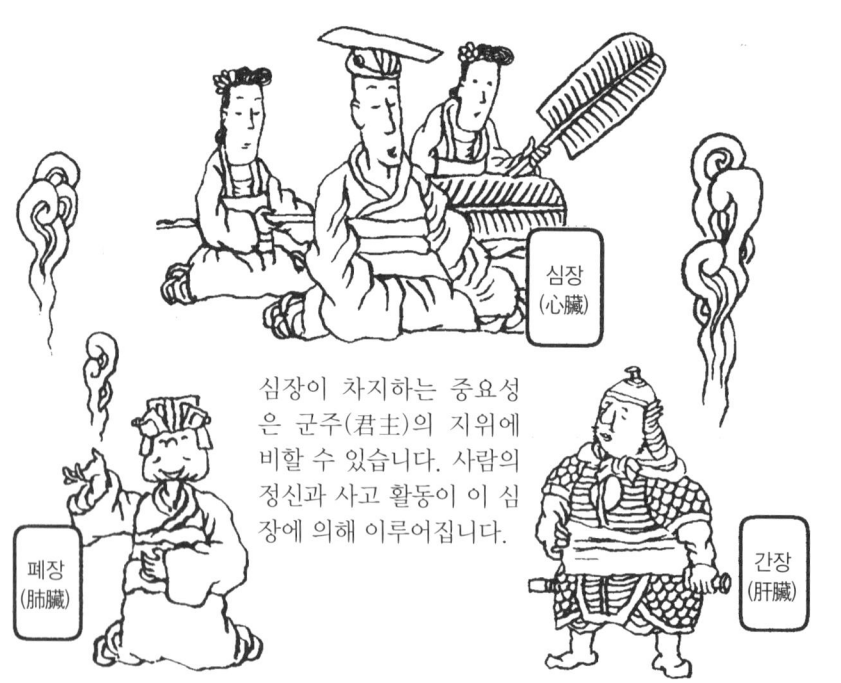

심장이 차지하는 중요성은 군주(君主)의 지위에 비할 수 있습니다. 사람의 정신과 사고 활동이 이 심장에 의해 이루어집니다.

폐장은 재상(宰相)과 같습니다. 온 몸의 기(氣)를 주관하고 인체 내부와 외부, 상부와 하부의 활동이 모두 폐장의 조절에 의해 이루어집니다.

간장은 장군(將軍)에 비유할 수 있습니다. 모든 지혜와 책략과 생각이 모두 간장에서 비롯됩니다.

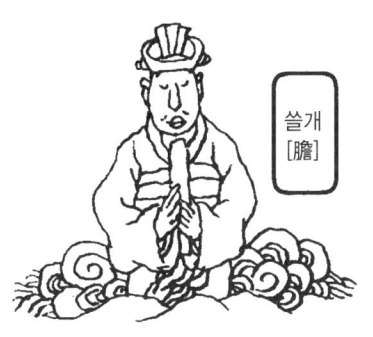 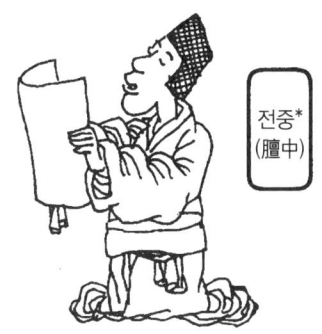

쓸개는 몸 중앙에 달려 있어서 좌우 어느 한쪽으로 치우치거나 기울지 않았으므로 중정(中正)관에 해당합니다. 따라서 판단과 결정은 모두 쓸개가 권한을 갖고 있습니다.

전중은 내신(內臣)인 사자(使者)와 같습니다. 군주가 기뻐하고 즐거워하는 의지(意志)가 이곳을 통해 밖으로 드러납니다.

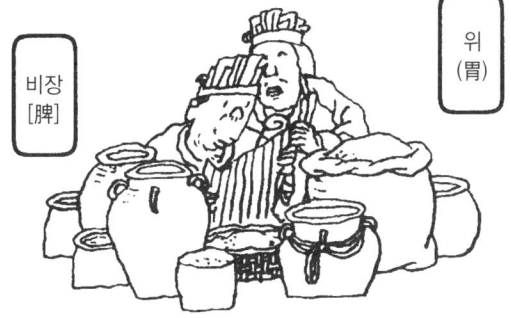

비위(脾胃)는 음식물을 수납하는 곳이므로 마치 창고와 같습니다. 다섯 가지 맛 즉 오미(五味)가 인체 내부에서 영양소로 바뀌는 일이 모두 이곳에서 이루어집니다.

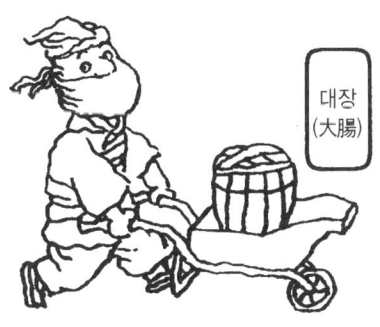 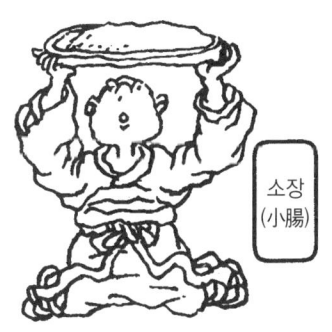

대장은 주로 운송을 담당하고, 음식물의 소화·흡수, 배설 과정이 모두 이곳에서 완성됩니다.

소장은 영양소를 받아들이는 관리로 음식물의 정수(精髓)가 이곳에서 생겨납니다.

[역주]

전중(膻中) : 흉부에서 양쪽 젖꼭지 사이의 한가운데 부위.

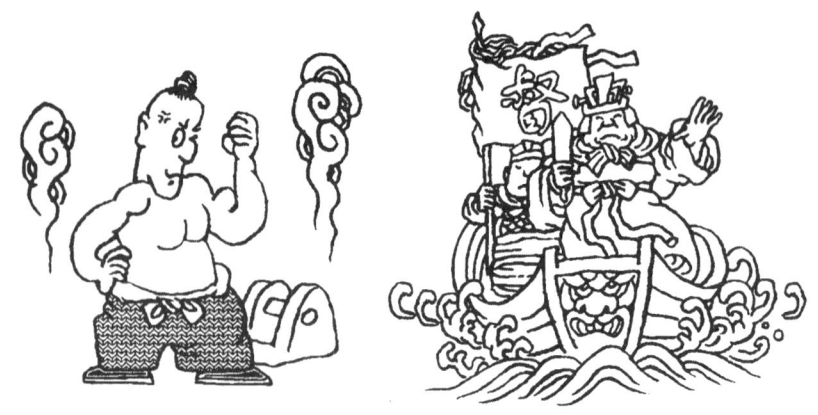

신장(腎臟)은 인체의 정력의 원천입니다. 힘과 재능이 신장에 의해 만들어집니다.

삼초(三焦)는 온 몸의 수로(水路)를 소통시키는 관리입니다. 수액(水液)이 흐르는 길을 삼초가 책임지고 관리합니다.

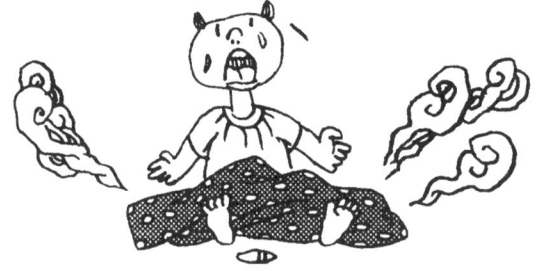

방광(膀胱)은 수액이 모이는 곳으로 기화작용을 거쳐 소변을 체외로 배출할 수 있습니다.

모두 열 두 가지 직책이 있는데, 서로 협조가 잘 이루어져야만 합니다.

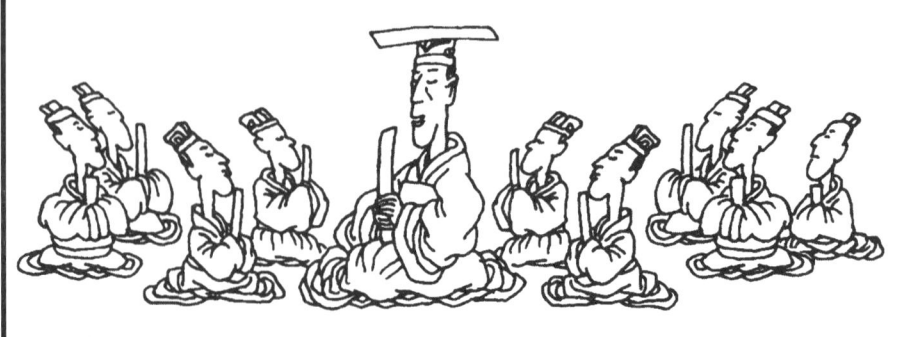

이 체계에서는 군주가 가장 중요합니다. 군주가 유능하면 그 아랫사람이 편안해지는 법입니다. 이러한 이치에 따라 양생을 하면 장수할 수 있고 죽는 날까지 큰 병 없이 건강을 유지할 수 있습니다.

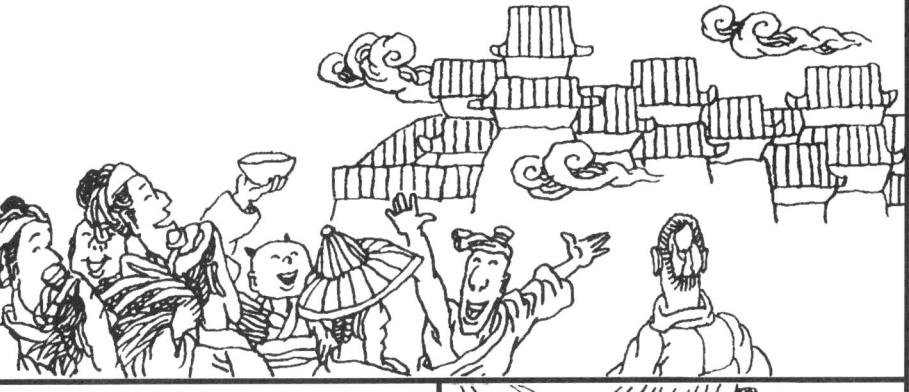

이러한 이치를 거울삼아 천하를 다스리면 나라가 매우 번성합니다. 그러나 이와는 반대로 군주가 유능하지 못하면 십이관(十二官)에 문제가 생깁니다.

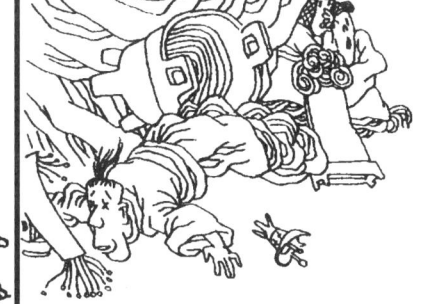

그리고 각각의 장기가 서로 잘 연계되지 못하면, 몸이 상하여 건강에 매우 이롭지 못하게 됩니다.

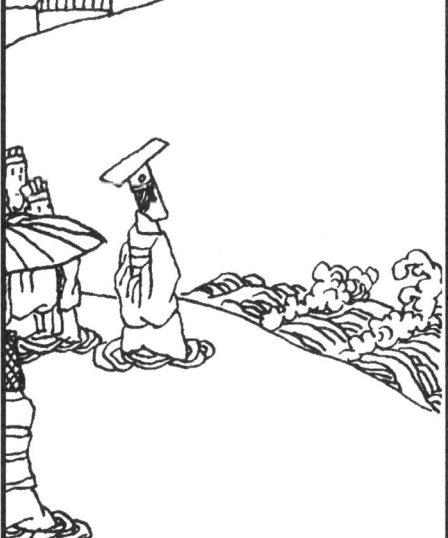

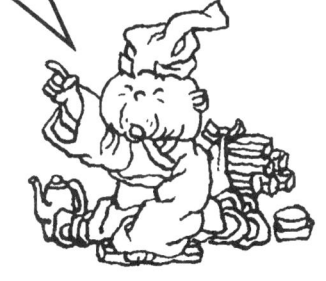

이런 식으로 천하를 다스리면, 나라의 체계가 무질서해지게 되니 조심 또 조심해야만 합니다!

오장생성편 제십 (五臟生成篇 第十)

心之合脈也, 其榮色也, 其主腎也. 肺之合皮也,
其榮毛也, 其主心也. 肝之合筋也, 其榮爪也,
其主肺也. 脾之合肉也, 其榮脣也, 其主肝也.
腎之合骨也, 其榮髮也, 其主脾也.

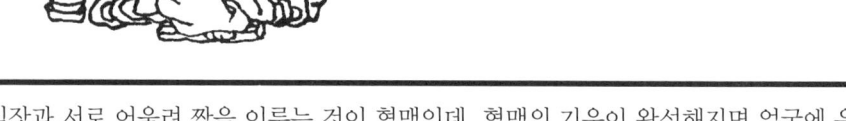

심장과 서로 어울려 짝을 이루는 것이 혈맥인데, 혈맥의 기운이 왕성해지면 얼굴에 윤기가 흐릅니다. 심장을 제약하는 것은 신장입니다.

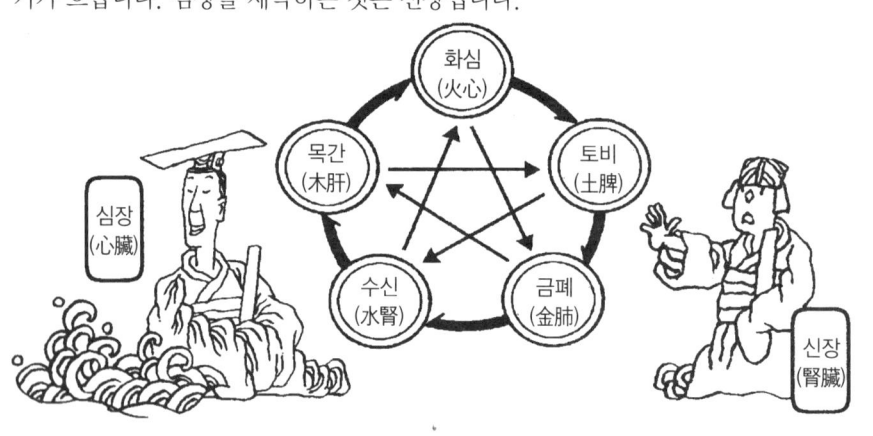

폐장과 어울려 짝을 이루는 것이 피부인데, 피부의 기운이 왕성해지면 몸에 난 털에 그것이 드러납니다. 폐장을 제약하는 것은 심장입니다.

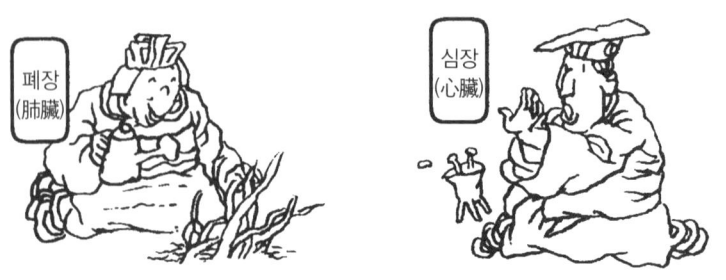

간장과 어울려 짝을 이루는 것이 힘줄인데, 힘줄의 기운이 왕성해지면 손톱과 발톱에 그것이 나타납니다. 간장을 제약하는 것은 폐장입니다.

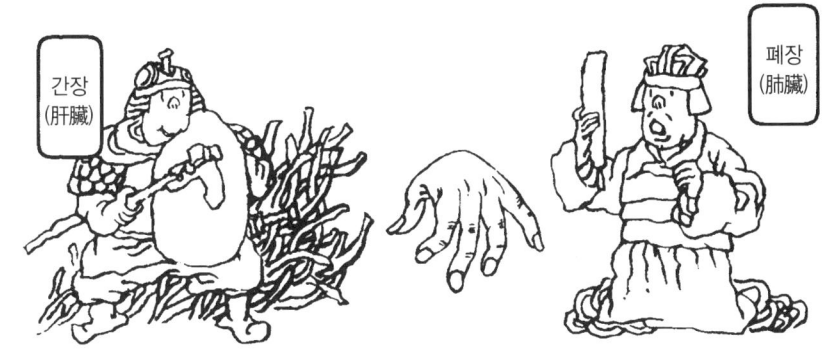

비장과 서로 어울려 짝을 이루는 것이 근육인데, 근육의 기운이 왕성해지면 입술에 그것이 드러납니다. 비장을 제약하는 것은 간장입니다.

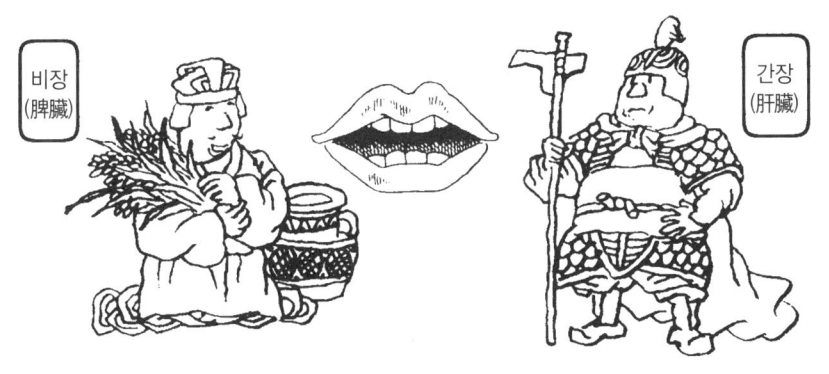

신장과 서로 어울려 짝을 이루는 것이 골격인데, 골격의 기운이 왕성해지면 머리카락에 나타납니다. 신장을 제약하는 것은 비장입니다.

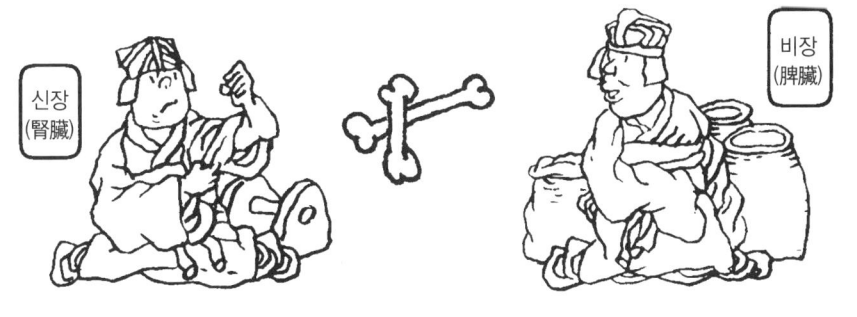

是故多食鹹, 則脈凝泣而變色, 多食苦, 則皮槁而毛拔.
多食辛, 則筋急而爪枯. 多食酸, 則肉胝䐢而脣揭. 多食甘,
則骨痛而髮落. 此五味之所傷也. 故心欲苦, 肺欲辛,
肝欲酸, 脾欲甘, 腎欲鹹.
此五味之所合也.

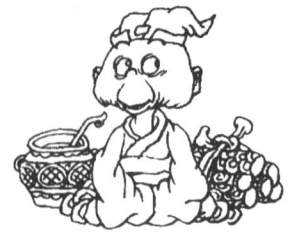

그러므로 짠맛이 나는 음식을 너무 많이 먹으면 혈맥이 막혀 얼굴빛이 생기가 없습니다.

쓴맛이 나는 것을 너무 많이 먹으면, 피부가 건조해져서 털이 빠집니다.

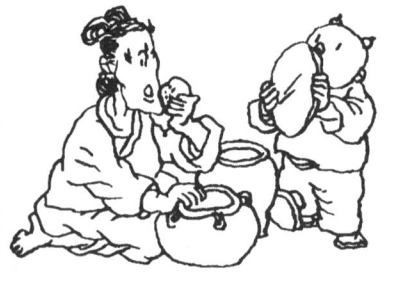

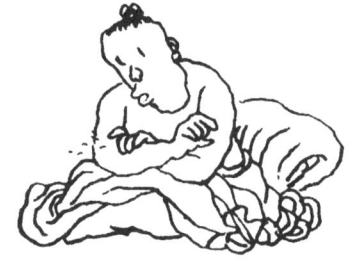

매운맛이 나는 것을 너무 많이 먹으면 힘줄이 오그라들고 손톱과 발톱이 마릅니다.

신맛이 나는 것을 너무 많이 먹으면 살갗이 단단하고 두꺼워지고 입술에 주름이 생깁니다.

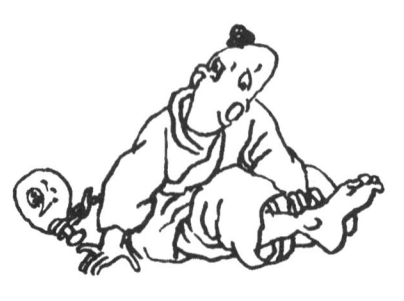

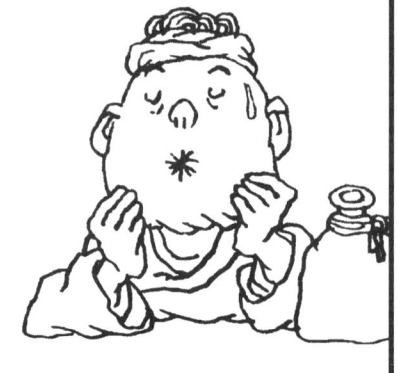

단맛이 나는 음식을 너무 많이 먹으면 골격에 통증이 발생하고 머리털이 빠집니다.

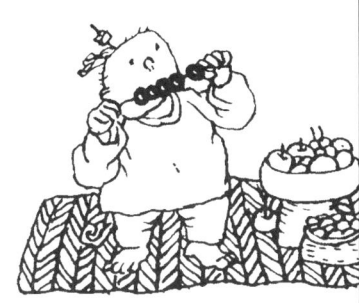

이상은 모두 음식의 다섯가지 맛을 편식하여 야기된 결과입니다.

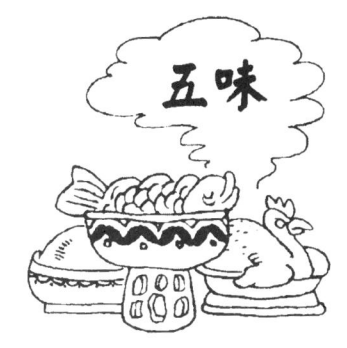

심장은 쓴맛을 좋아하고, 폐장은 매운맛을 좋아하고, 간장은 신맛을 좋아하고, 비장은 단맛을 좋아하고, 신장은 짠맛을 좋아하니, 이것이 오장과 다섯가지 맛의 대응관계입니다.

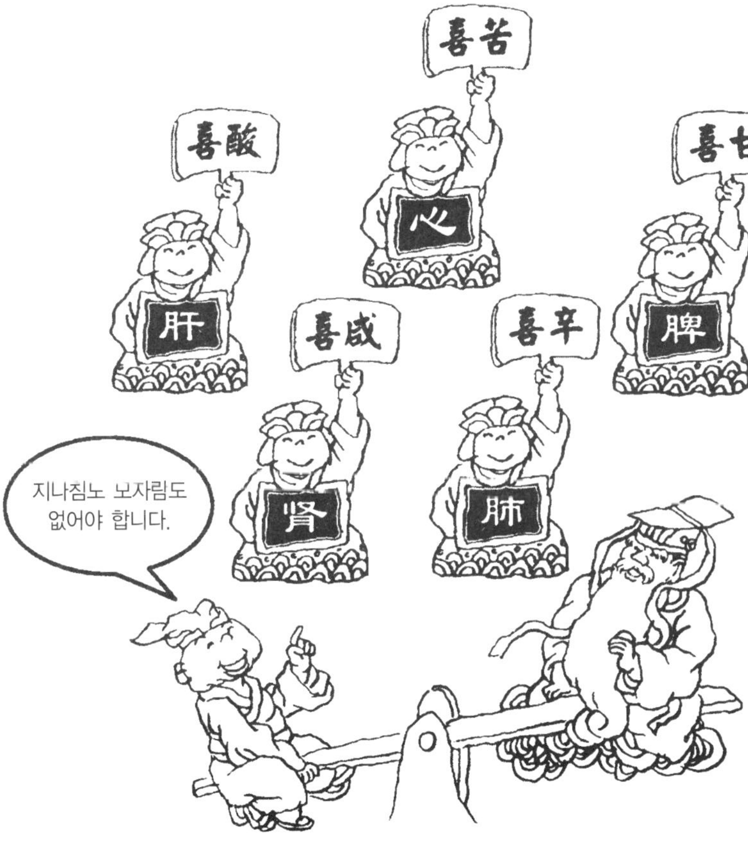

지나침도 모자람도 없어야 합니다.

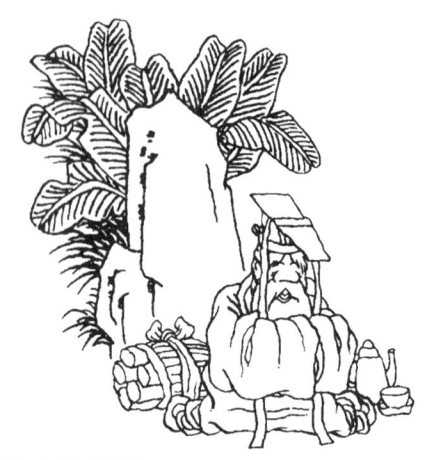

諸脈者, 皆屬於目,
諸髓者皆屬於腦,
諸筋者皆屬於節,
諸血者皆屬於心,
諸氣者皆屬於肺,
此四支八溪之朝夕也.

인체의 모든 경맥은 모두 눈으로 모입니다.

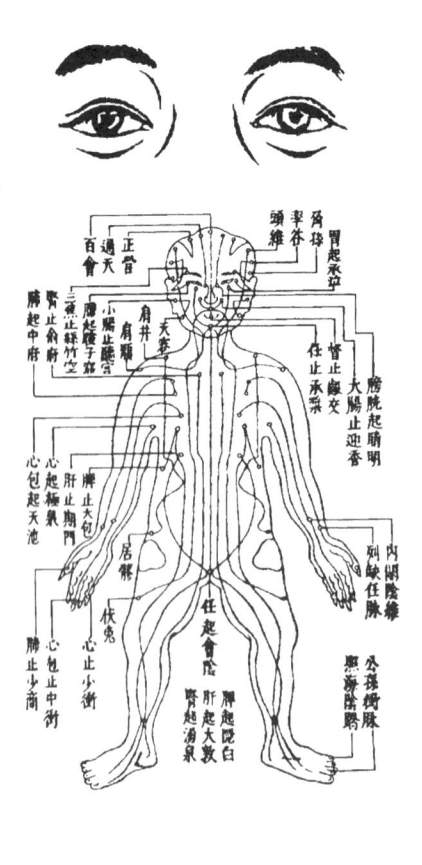

모든 정수(精髓)는 뇌에 속합니다.

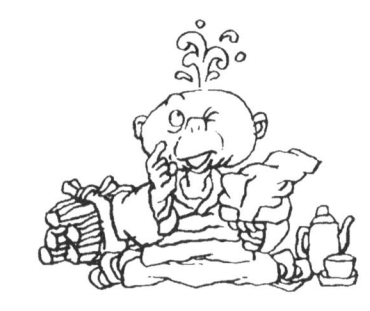

모든 힘줄은 골절과 연결이 되어 있습니다.

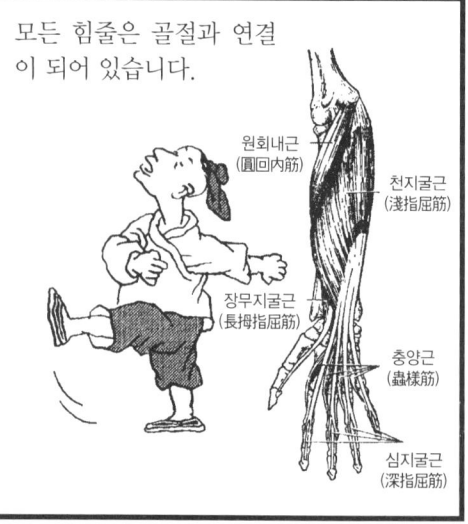

모든 혈액은 심장에 모입니다.

모든 기(氣)는 폐장으로 귀속됩니다.

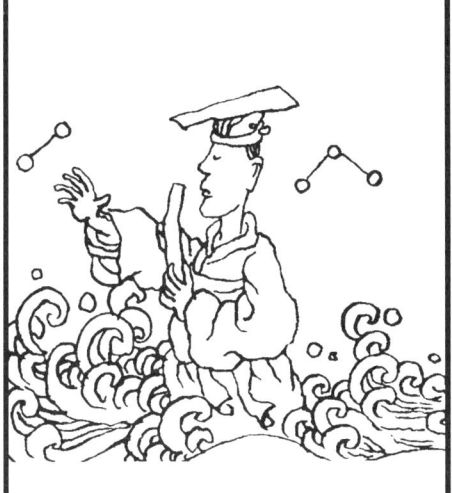
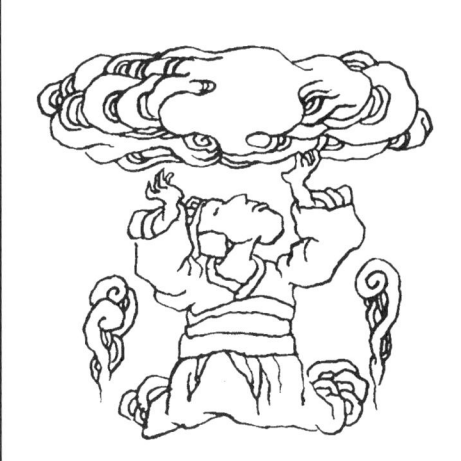

기(氣)·혈(血)·근(筋)·맥(脉)·수(髓)가 사지(四肢)와 팔계*로 모여드는 것이 조수가 드나드는 것처럼 아침 저녁으로 쉬지 않습니다.

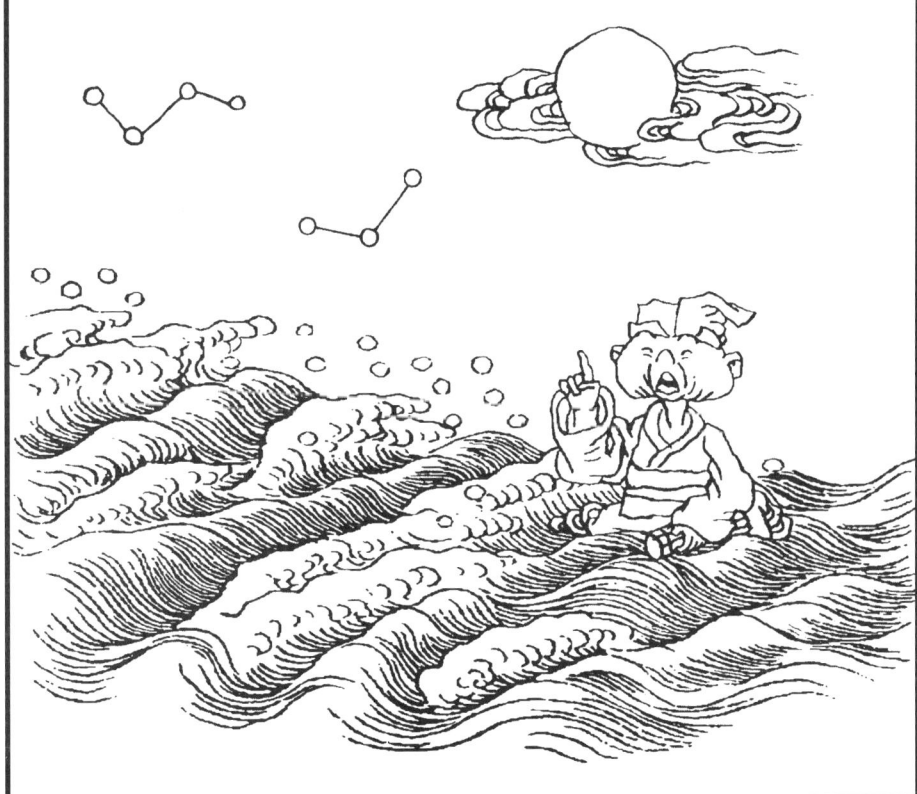

【 역주 】

팔계(八溪) : 팔계(八谿)라고도 함. 어깨 관절, 팔꿈치 관절, 고관절, 무릎 관절 가리킴. 일설에는 팔목 관절과 팔꿈치 관절, 다리에서 팔목 관절과 무릎 관절 등 좌우 여덟 곳을 가리키기도 함.

故人臥血歸於肝, 肝受血而能視, 足受血而能步,
掌受血而能握, 指受血而能攝. 臥出而風吹之,
血凝於膚者爲痺, 凝於脈者爲泣, 凝於足者爲厥.
此三者, 血行而不得反其空, 故爲痺厥也.
人有大谷十二分, 小溪三百五十四名, 少十二兪,
此皆衛氣之所留止, 邪氣之所客也, 針石緣而去之.

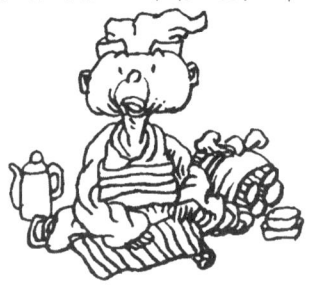

따라서 사람이 누워 잠잘 때면 피는 간장으로 모입니다.

혈액은 사지와 백해(百骸)에 영양을 공급합니다. 그러므로 눈으로 피가 공급되면 사물을 볼 수 있습니다.

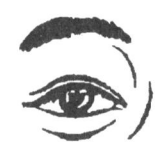 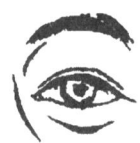

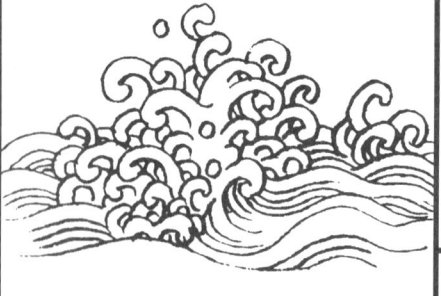

누우면 피가 간으로 모인다.

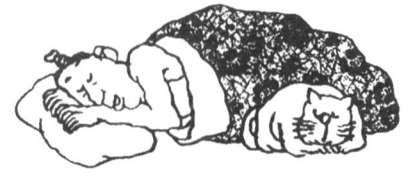

다리에 혈액이 공급되어야 걸을 수 있습니다.

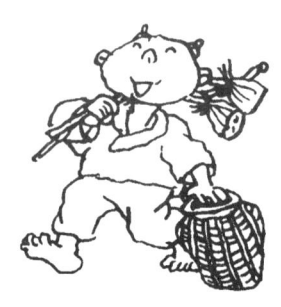

손에 혈액이 공급되어야 물건을 움켜잡을 수 있습니다. 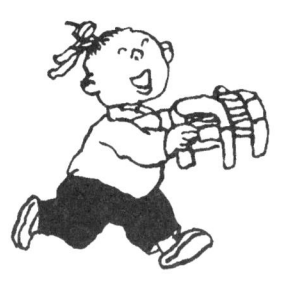	손가락에 피가 공급되어야 물건을 집을 수 있습니다. 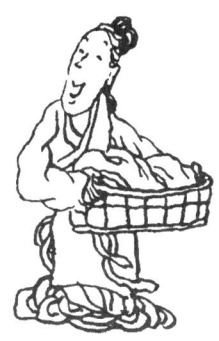

잠자리에서 일어나자마자 곧바로 밖으로 나왔다가 바람을 쐬면 혈액이 체표면에서 응고되어 막혀 마비증세가 나타날 수 있습니다.

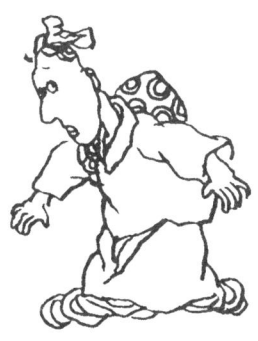 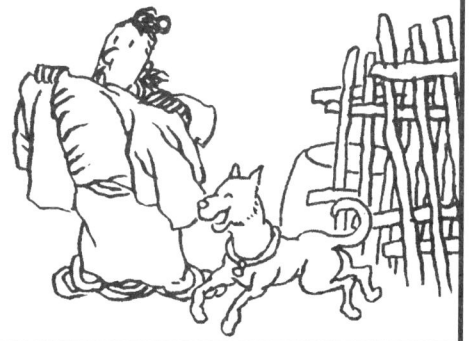

혈액이 경맥에서 막히면 운행이 느려지고, 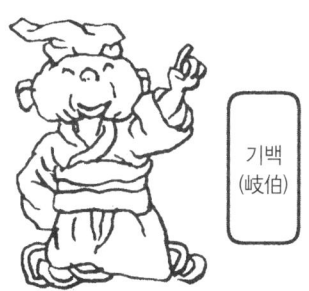	다리에서 막히면 하지(下肢)가 싸늘하게 식어버립니다. 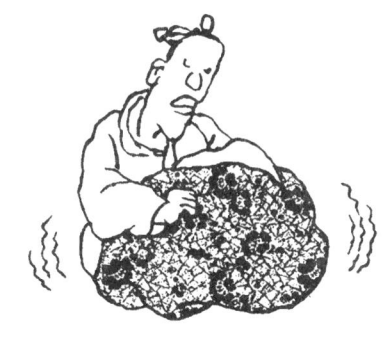

사람의 몸에는 모두 12개의 경맥이 있고, 354개의 혈(穴)이 있는데 열 두 장기의 수혈은 그 가운데에 포함되지 않습니다. 이들은 모두 위기(衛氣)가 머무르는 곳이자 외부의 사기(邪氣)가 침입하기가 가장 쉬운 문입니다.

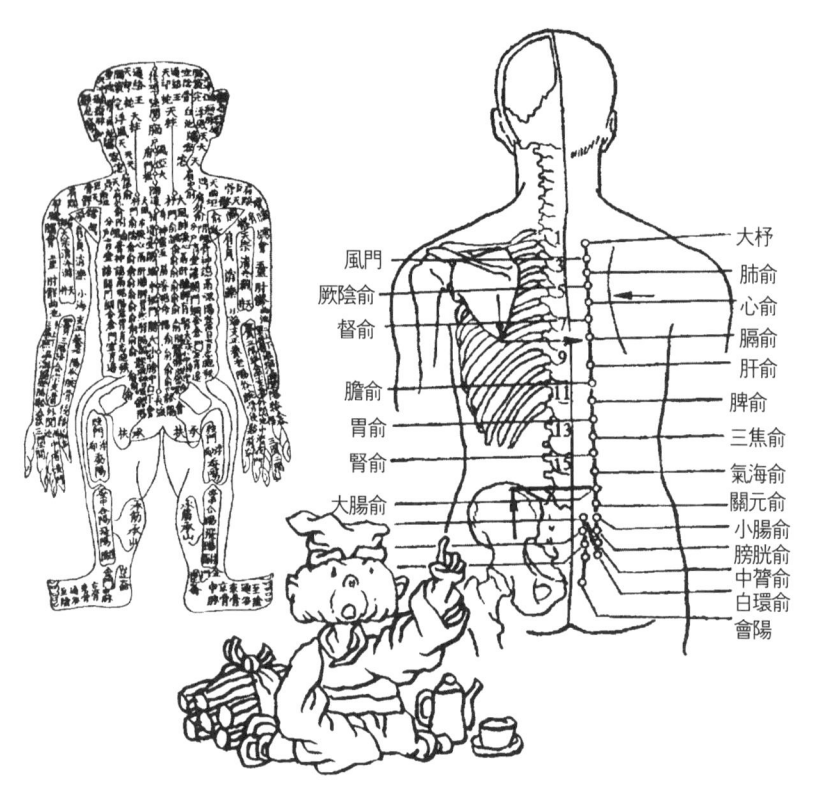

일단 사기(邪氣)의 침입을 받으면 하루빨리 침을 놓거나 돌침을 놓는 등의 수단을 써서 그것을 제거해야만 합니다.

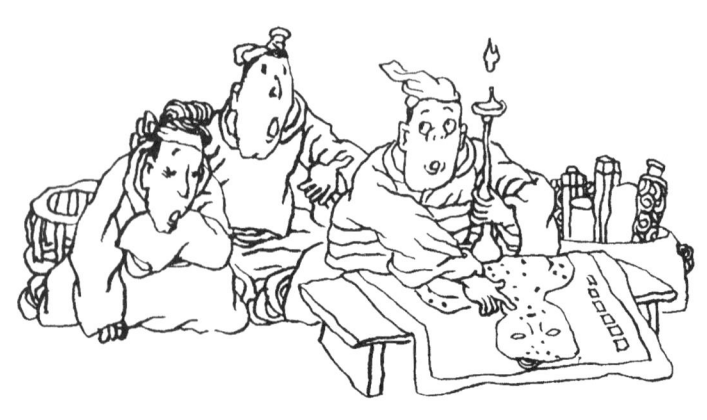

오장별론편 제십일 (五臟別論篇 第十一)

黃帝問曰：余聞方士, 或以腦髓爲臟, 或以腸胃爲臟,
或以爲腑. 敢問更相反, 皆自謂是, 不知其道,
願聞其說. 岐伯對曰：腦, 髓, 骨, 脈, 膽, 女子胞,
此六者, 地氣之所生也. 皆藏於陰而象於地,
故藏而不瀉, 名曰奇恒之腑. 夫胃, 大腸, 小腸, 三焦,
膀胱, 此五者, 天氣之所生也, 其氣象天, 故瀉而不藏,
此受五臟濁氣, 名曰傳化之腑, 此不能久留,
輸瀉者也. 魄門亦爲六腑, 使水穀不得久藏.
所謂五臟者, 藏精氣而不瀉也, 故滿而不能實.
六腑者, 傳化物而不藏, 故實而不能滿也, 水穀入口,
則胃實而腸虛. 食下, 則腸實而胃虛. 故曰實而不滿.

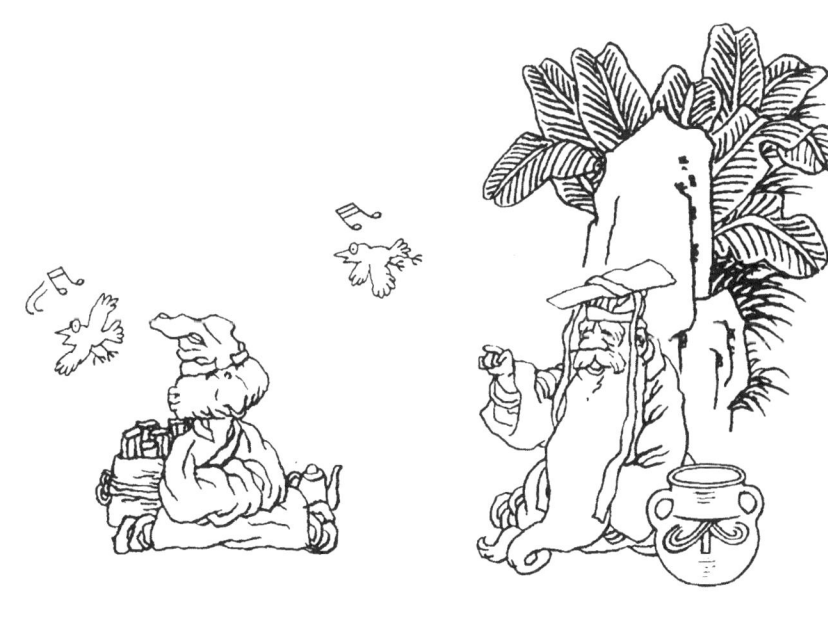

황제내경

황제가 물었다. 내가 지금까지 방사들의 설법(說法)을 풀다보니, 어떤 이는 뇌수를 장기(臟器)로 치고, 어떤 이는 장(腸)과 위(胃)를 장기로 치기도 하고, 어떤 이는 오히려 그것을 부(腑)로 치기도 해서, 그들의 견해가 일치하지 않고 서로 자기가 맞다고만 하니 나는 어느 것이 옳은지 알 수가 없소. 그대는 어찌 보는지 알고 싶소.

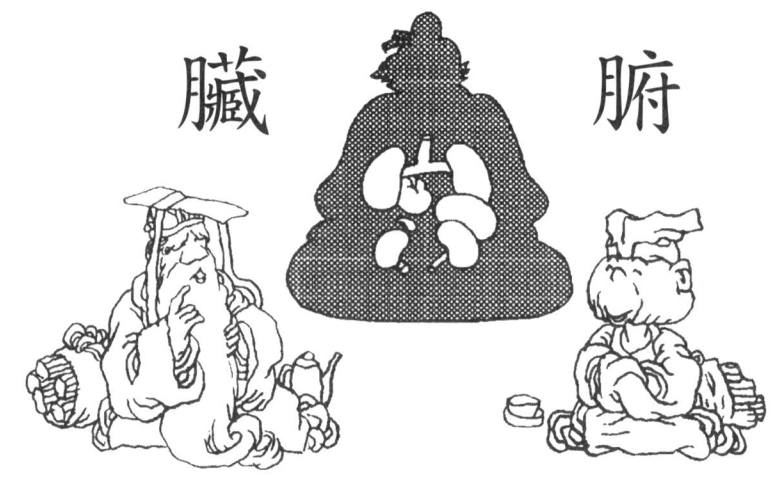

기백이 대답했다. 뇌, 골수, 뼈, 맥, 담(쓸개)과 자궁, 이 여섯 기관은 모두 지기(地氣)가 생성한 것으로 음위(陰位)에 머무르면서 혈액을 저장합니다. 땅이 만물을 담고 기르는 것처럼 주된 기능은 정기(精氣)를 저장하고 몸의 조직에 영양을 공급하고 체외로 새어나가지 못하도록 하기 때문에 '기항지부*'라고 부릅니다.

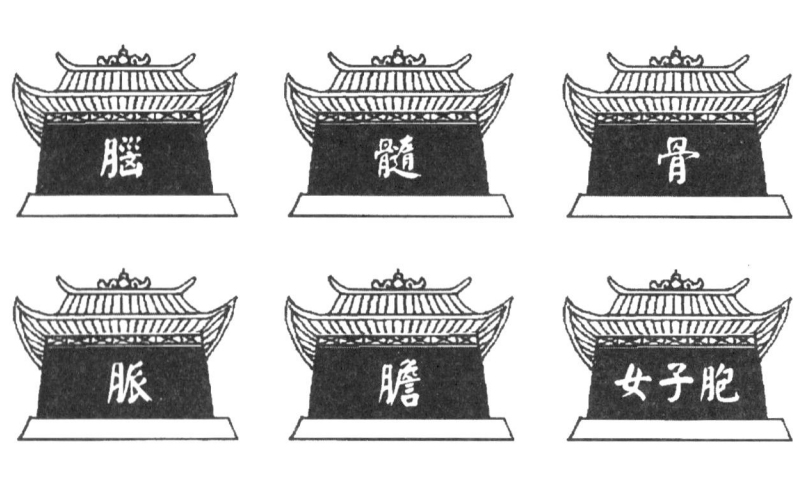

【역주】

기항지부(奇恒之腑) : 뇌(腦)·수(髓)·골(骨)·맥(脈)·담(膽)·자궁(子宮)을 통틀어 부르는 말. 이는 모두 음정(陰精)을 저장하는 기관(器官)으로 정(臟)인 것 같으나 부가 아니기 때문에 이들은 이름을 붙일 것이다.

오장별론편 제십일

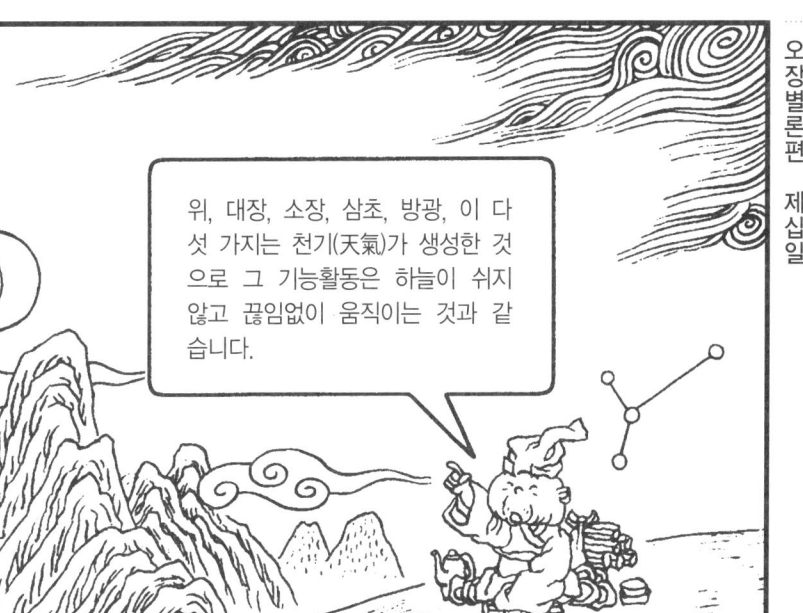

위, 대장, 소장, 삼초, 방광, 이 다섯 가지는 천기(天氣)가 생성한 것으로 그 기능활동은 하늘이 쉬지 않고 끊임없이 움직이는 것과 같습니다.

그러므로 그것들의 특징은 오장의 탁기(濁氣)를 받아들여서 배출하고 저장하지 않는다는 점인데, 이것은 즉 음식물을 소화시키고 그 찌꺼기와 수분은 밖으로 내보내는 곳이라고 하여 '전화지부*'라고 부릅니다.

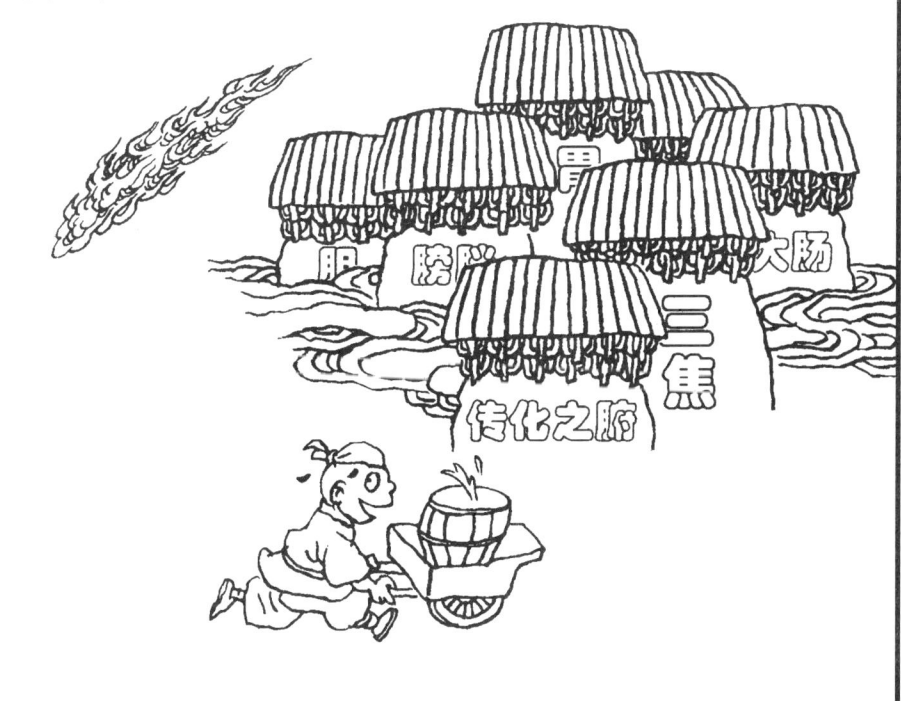

【 역주 】

전화지부(傳化之腑) : 위(胃)·소장(小腸)·대장(大腸)·삼초(三焦)·방광(膀胱)을 통틀어 일컫는 말. 음식물을 소화시키고 그 찌꺼기와 수분을 대소변으로 내보내는 기능을 한다.

말하자면, 이것들은 음식물의 탁기를 받아들인 후, 오래 두지 않고 그것을 정수가 되는 부분과 찌꺼기로 나누고 수송할 것과 배설할 것을 구별합니다.

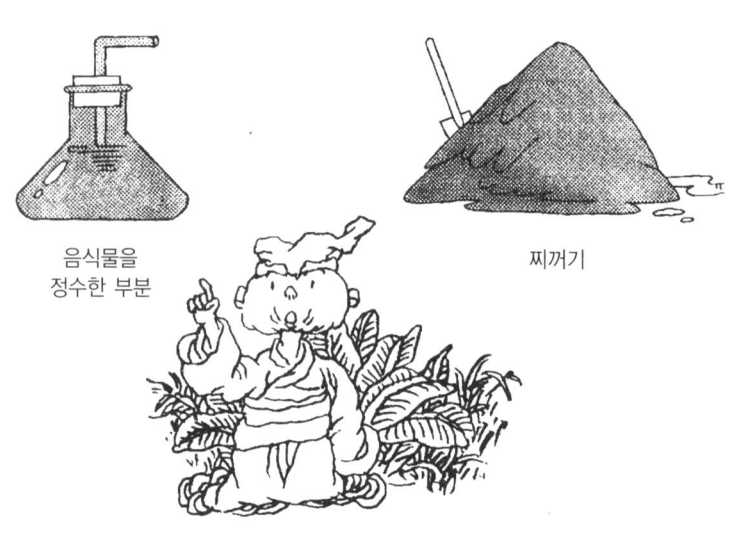

'백문(魄門)'은 즉 항문을 말하는데 육부(六腑)의 하나로 칩니다. 이것의 작용도 또한 마찬가지로 찌꺼기를 인체의 내부에 너무 오랫동안 머무르지 않도록 하는 것입니다.

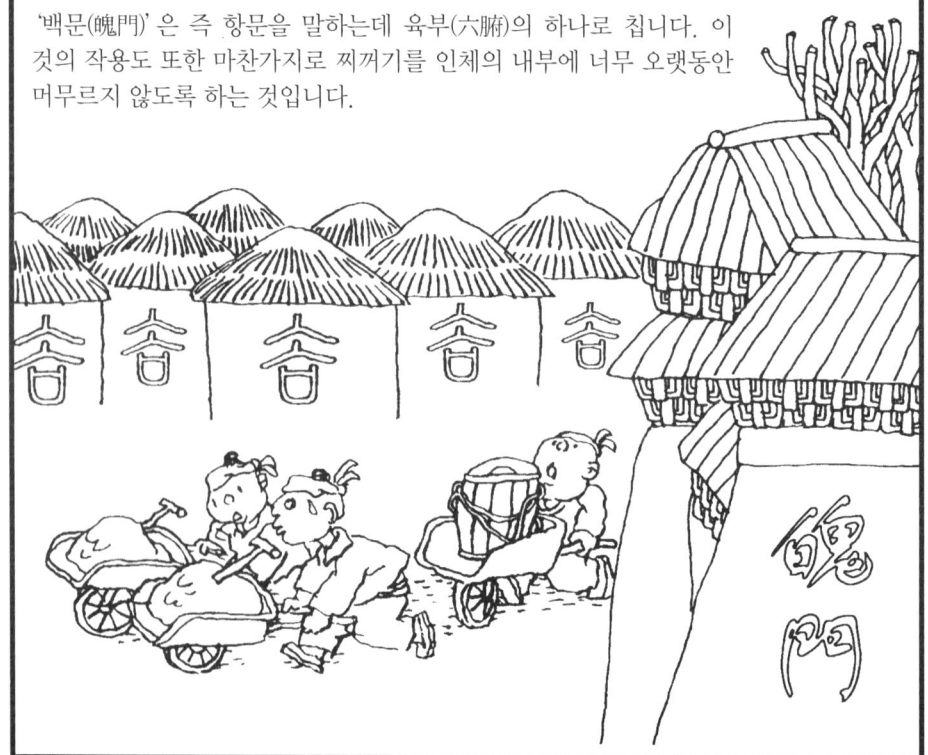

오장(五臟)을 '오장*(五臟)'이라고 부르는 이유는, 그것이 정(精)을 저장하고 배설하지 않아서 항상 가득 채워져 있어 장(腸)이나 위(胃)가 음식물로 채워지는 것과 같지 않기 때문입니다.

육부(六腑)의 작용은 음식물을 소화시켜 흡수하고 체내의 곳곳으로 보내는 일을 하므로 항상 가득 차 있는 듯하면서도 오장처럼 충만하여 넘치지는 않습니다.

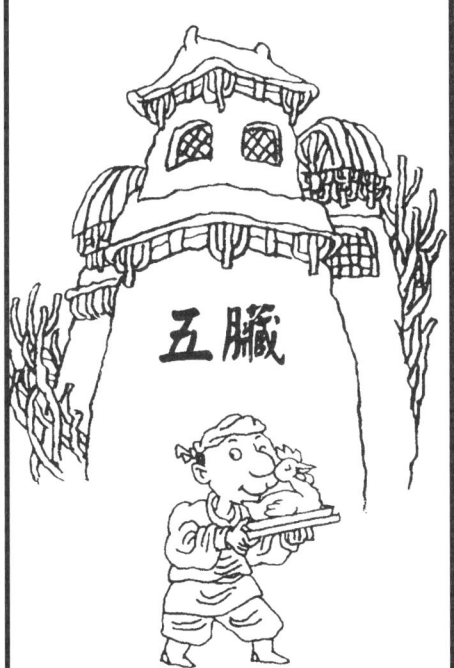

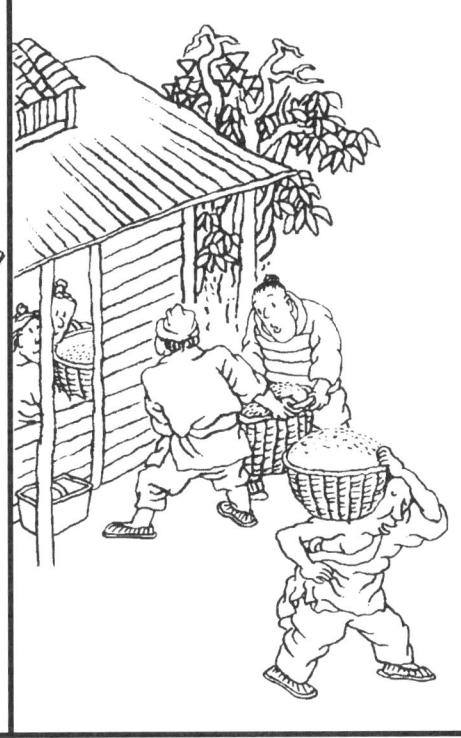

음식물이 입으로 들어가고 나면 위(胃)는 가득 차지만 통로는 텅 비어 있습니다. 음식물이 아래로 내려가면 장(腸)이 가득 차게 되고 이번에는 위가 텅 비게 됩니다. 그러므로 육부(六腑)는 '채울 수는 있어도 넘치지 않는 것'이라고 말합니다.

채울 수는 있어도 가득 차 넘치지는 않는다.

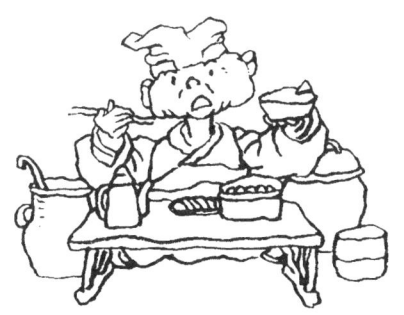

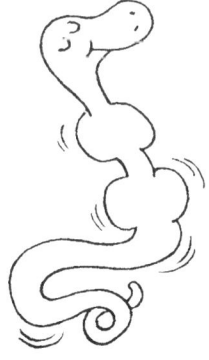

오장별론편 제십일

【역주】

'오장(五臟)'은 내경 원본에는 '五藏'으로 되어 있다.

帝曰：氣口何以獨爲五臟主？岐伯曰：胃者, 水穀之海,
六腑之大源也. 五味入口, 藏於胃以養五臟氣,
氣口亦太陰也. 是以五臟六腑之氣味, 皆出於胃,
變見於氣口. 故五氣入鼻,
藏於肺, 肺有病, 而鼻爲之不利也.
凡治病必察其下, 適其脈,
觀其志意, 與其病也.

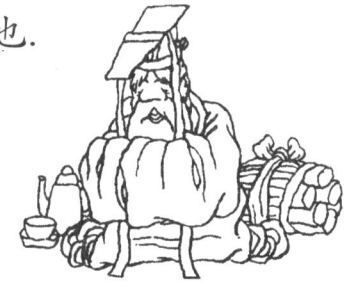

황제가 말했다. 손목의 안쪽인 촌구*의 맥이 뛰는 상태를 진찰하는 것만으로 어떻게 오장(五臟)의 작용 변화를 이해할 수 있소?

기백이 말했다. 위(胃)는 음식물의 바다이며 육부(六腑)의 원천입니다. 음식이 입으로 들어오면 위에 저장되는데, 비장(脾臟)의 운화작용을 통해 온 몸으로 보내져 오장의 혈기(血氣)에 영양을 공급합니다.

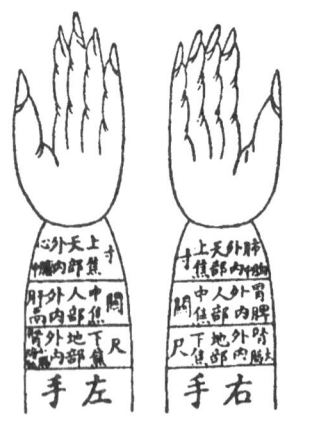

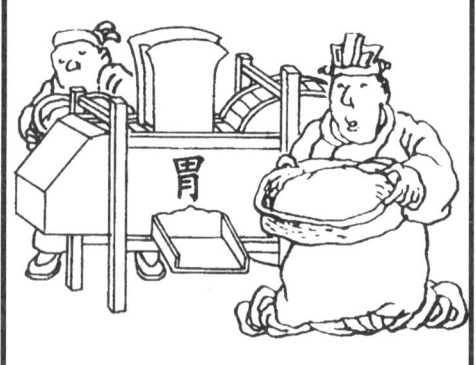

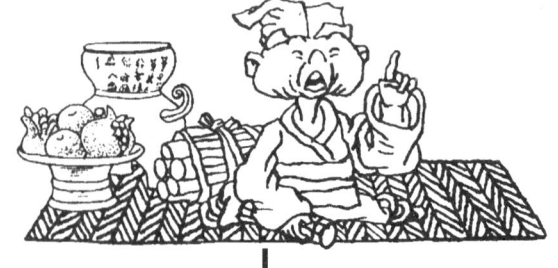

촌구(寸口)는 수태음폐경(手太陰肺經)에 속하는데, 폐경(肺經)은 모든 경맥을 조회(朝會)하므로 온 몸의 경맥과 서로 통합니다.

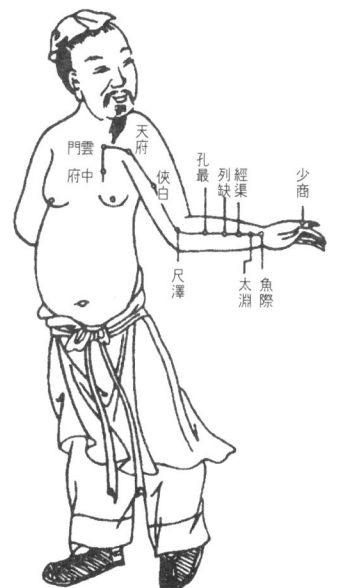

그러므로 오장육부(五臟六腑)의 기(氣)는 모두 위(胃)에서 나오며, 그것의 변화는 촌구의 맥에 드러납니다.

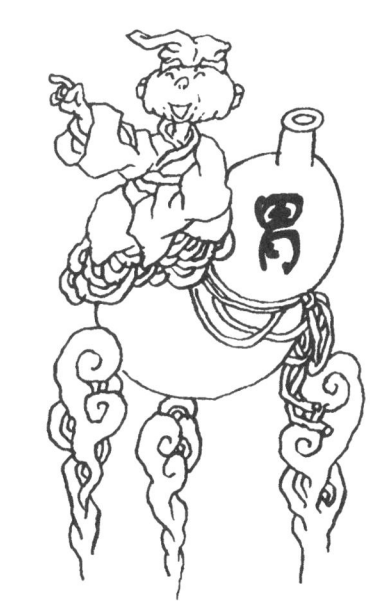

누린 내〔臊조〕·탄 내〔焦초〕·향기로운 내〔香향〕·비린 내〔腥성〕·썩은 내〔腐부〕의 다섯 가지 기(氣)가 코로 들어오면 폐(肺) 안으로 들어가기 때문에 폐에 질병이 발생하면 코의 기능도 떨어집니다.

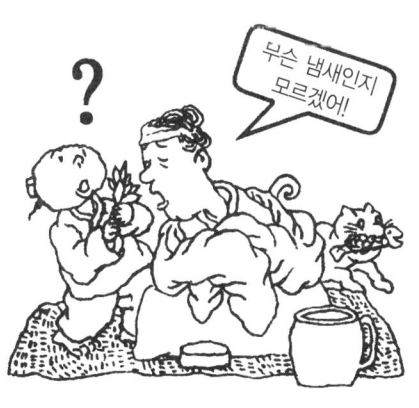

일반적으로 질병을 치료할 때는 먼저 병자의 대소변 상태를 물어 보아야 하고 맥박이 어떤지 식별하며, 정신상태와 병변 부위에 나타나는 증상을 관찰해야 합니다.

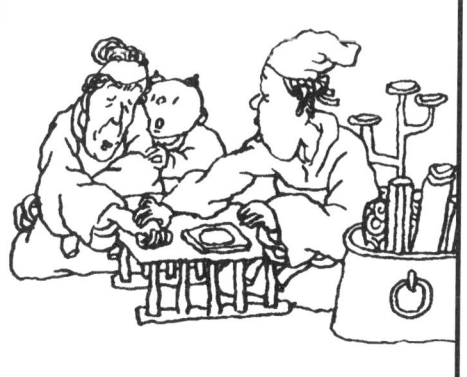

拘於鬼神者, 不可與言至德. 惡於針石者, 不可與言至巧. 病不許治者, 病必不治, 治之無功矣.

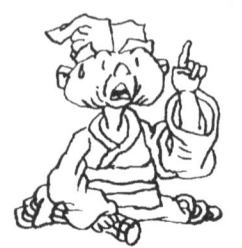

병자가 귀신을 맹신하는 사람이라면 굳이 그에게 의학적인 이치를 설명해 줄 필요는 없습니다.

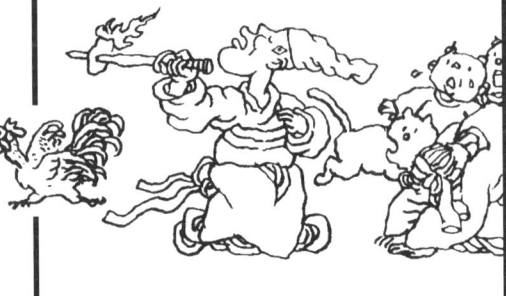

병자가 침과 돌침을 너무 싫어하면 그에게 침을 놓아 병을 치료하는 원리에 대해서 굳이 설명해 줄 필요가 없습니다.

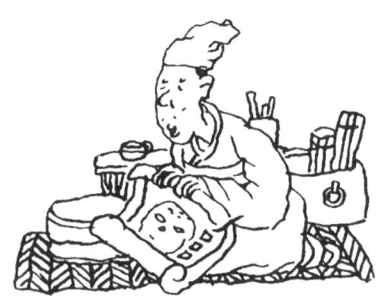

병자가 치료를 받고 싶어하지 않으면 그에게 억지로 치료를 받도록 권할 필요는 없습니다.

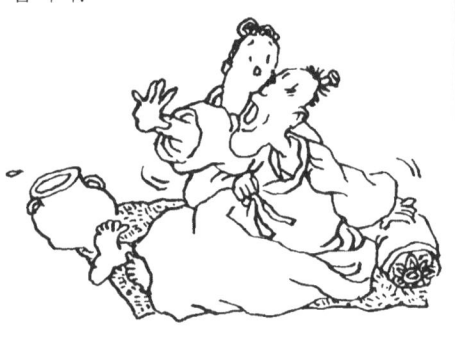

왜냐하면 병을 치료해 준다고 해도 기대했던 효과를 거두기는 어렵기 때문입니다.

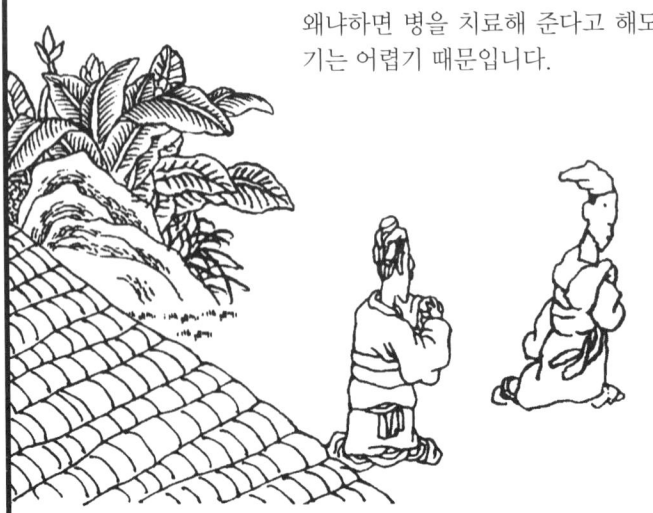

이법방의론편 제십이 (異法方宜論篇 第十二)

黃帝問曰：醫之治病也, 一病而治不同, 皆愈何也?
岐伯對曰：地勢使然也. 故東方之域, 天地之所始也,
魚鹽之地, 海濱傍水. 其民食魚而嗜鹹, 皆安其處,
美其食. 魚者使人熱中, 鹽者勝血, 故其民皆黑色疏理.
其病皆爲癰瘍, 其治宜砭石. 故砭石者, 亦從東方來.

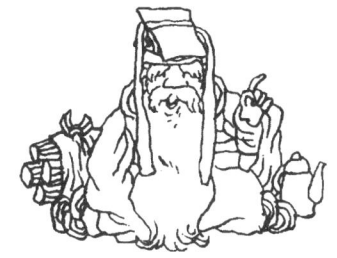

황제가 물었다. 의원이 병을 치료할 때 같은 병에 치료법을 달리해도 결과적으로 모두 치유가 되는 것은 어떤 이치에 의한 것이오? 기백이 말했다. 이는 지역환경이 다르기 때문입니다. 예를 들어 동쪽은 천지가 처음 시작되는 기(氣)가 통하고 있어서 기후가 온화하고 물고기와 소금이 생산됩니다.

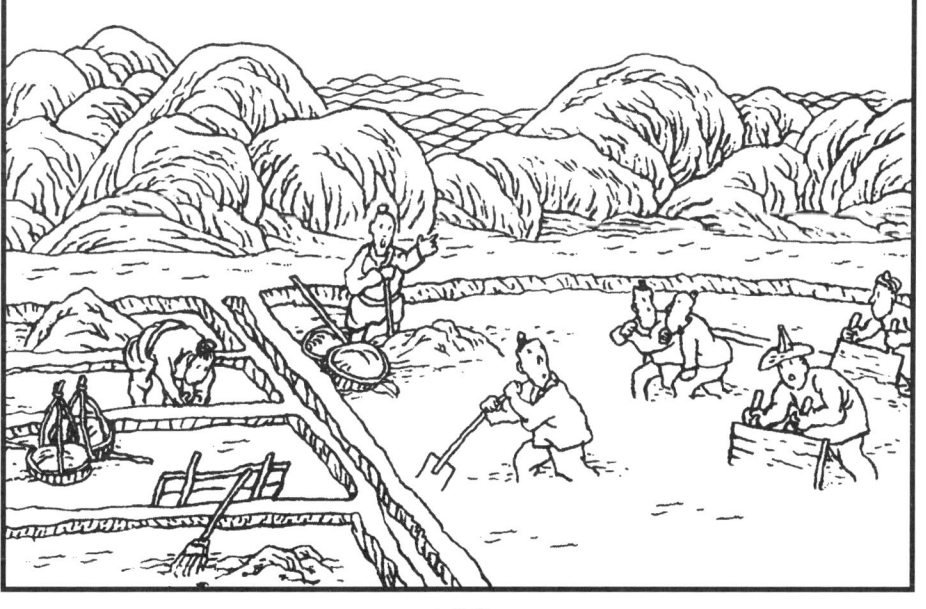

바닷가라 물에 가깝기 때문에 이 지역 사람들은 어류를 많이 먹고 짠맛이 나는 음식을 잘 먹습니다.

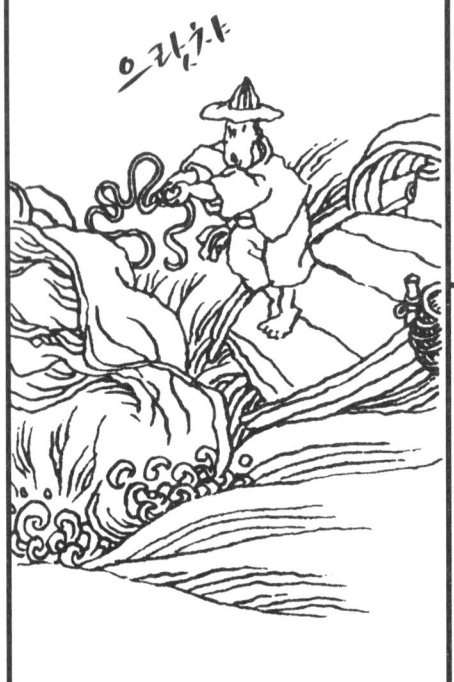

이곳 사람들은 안락하고, 물고기와 소금으로 맛있는 음식을 만듭니다.

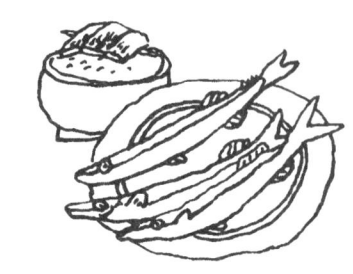

그러나 물고기를 너무 먹으면 열사(熱邪)가 장(腸)과 위(胃)에 머무르게 됩니다. 짠 것을 너무 먹으면 피가 상하므로 이곳 사람들은 대부분 피부색이 까맣고 살결이 거칩니다.

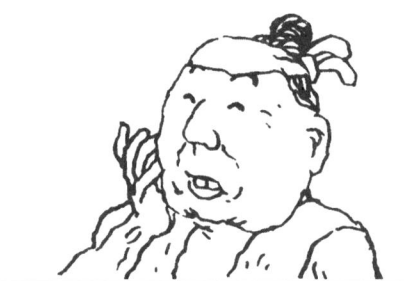

병이 나면 대부분 등창이나 부스럼 같은 것이 생겨서 돌침을 놓아서 치료해야만 합니다.

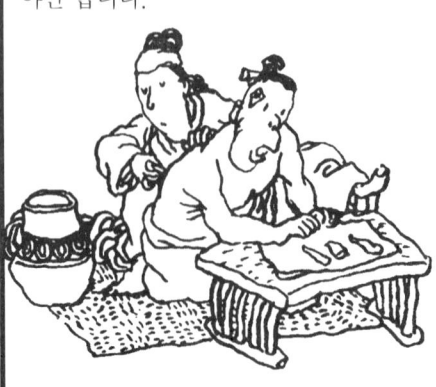

그러므로 돌침으로 치료하는 방법은 동쪽에서 전해진 것입니다.

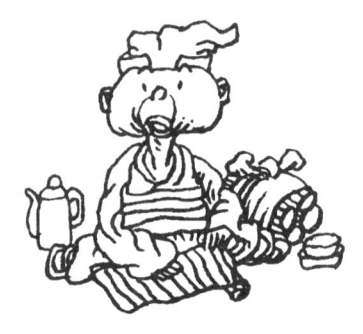

西方者, 金玉之域, 沙石之處, 天地之所收引也.
其民陵居而多風, 水土剛强, 其民不衣而褐薦,
華食而脂肥, 故邪不能傷其形體,
其病生於內, 其治宜毒藥,
故毒藥者, 亦從西方來.

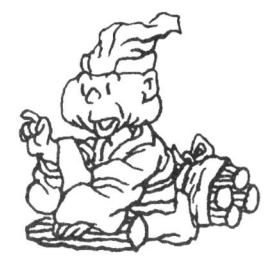

서쪽 지역은 고원지대에 속하고 산이 많아서 금과 옥이 많이 나고, 땅에는 모래와 자갈이 많습니다. 자연적으로는 가을의 수렴하고 쌀쌀한 기상(氣象)을 가지고 있습니다.

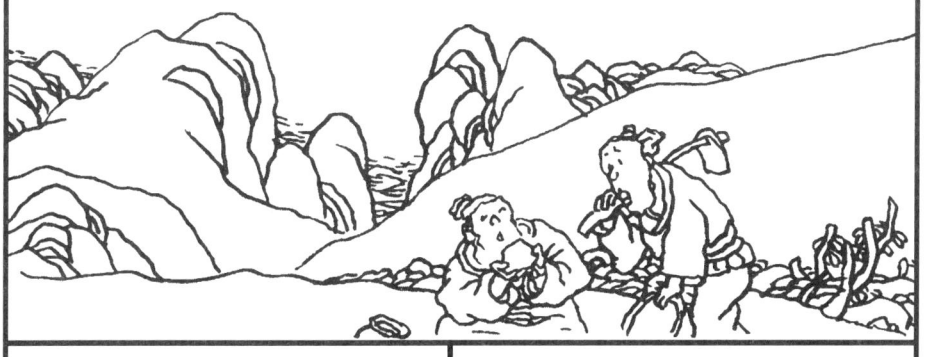

이 지역 사람들은 언덕에 사는데, 거처하는 곳이 바람이 많이 불고 기후와 풍토의 성질이 센 곳입니다.

생활은 사치스럽지 않아 짐승의 가죽을 걸쳐입고 풀로 엮은 자리에 누워 잡니다.

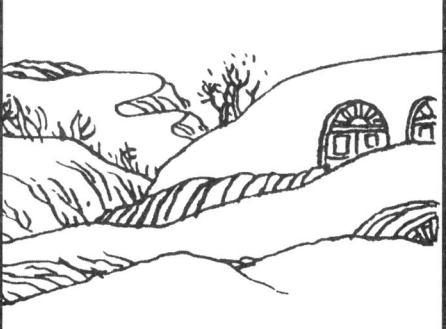
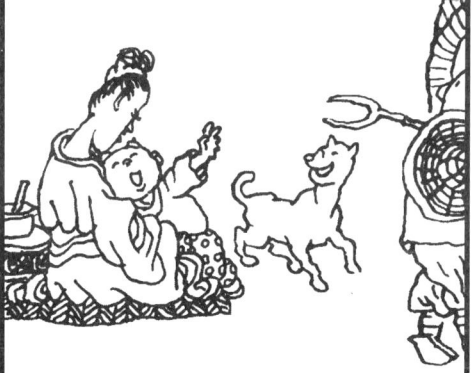

그러나 음식은 기름진 동물성 식품을 위주로 먹습니다.

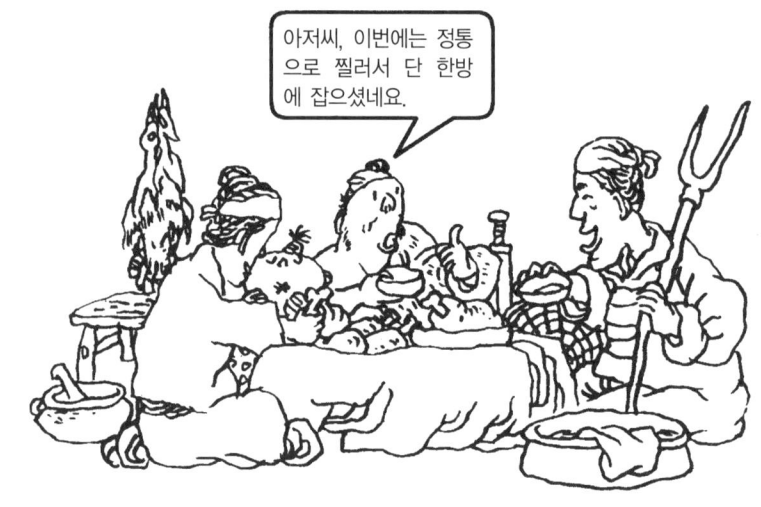

아저씨, 이번에는 정통으로 찔러서 단 한방에 잡으셨네요.

그들은 몸이 살이 쪘기 때문에, 외부의 사기(邪氣)가 그의 몸에 잘 침입하지 못합니다.

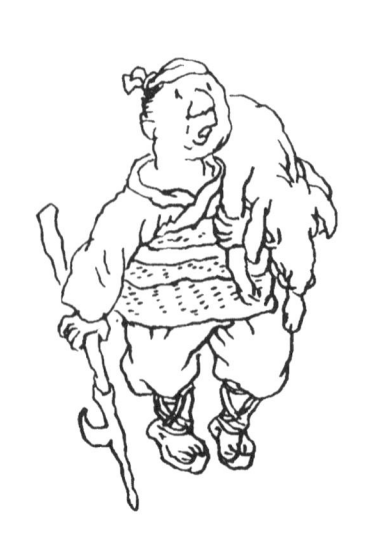

그러나 이같은 체질적 특징 때문에 인체 내부에서 병이 발생하기 쉬웠고, 그 치료는 약물을 사용해야만 했습니다. 따라서 약물요법은 서쪽에서 전해진 것입니다.

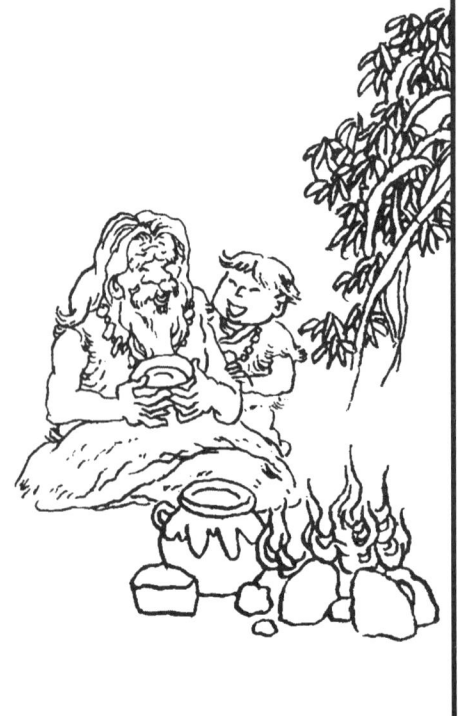

北方者, 天地所閉藏之域也, 其地高陵居, 風寒冰冽.
其民樂野處而乳食, 臟寒生滿病, 其治宜灸焫.
故灸焫者, 亦從北方來.

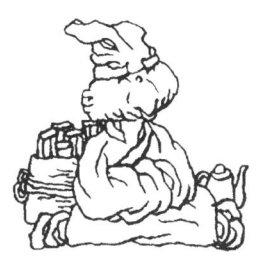

북쪽 지역은 기후가 춥고, 자연계의 겨울과 마찬가지로 만물이 움츠리고 있는 모습을 보입니다.

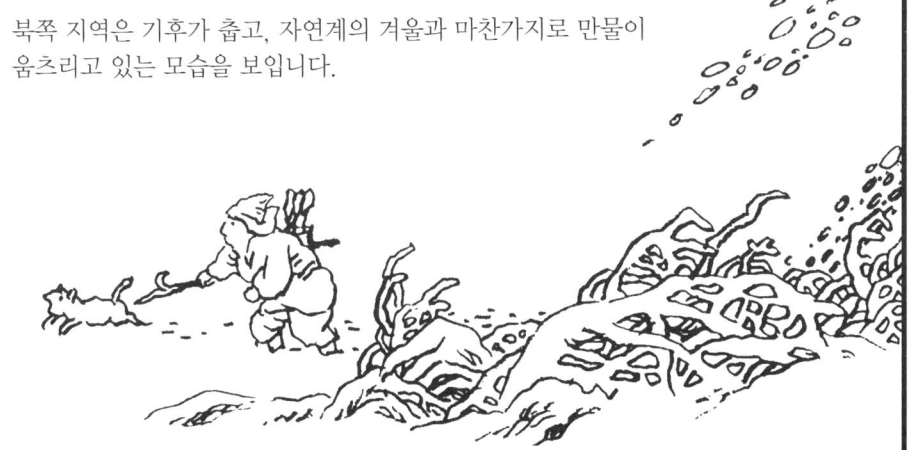

이 곳은 지형이 비교적 높기 때문에 사람들은 높은 언덕에 사는데 항상 바람이 많이 불고, 날씨가 추워 모든 것이 금방금방 얼어버리는 환경에서 삽니다.

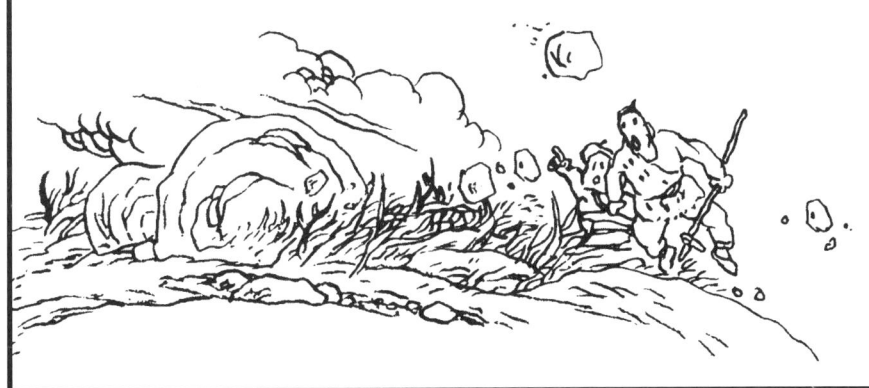

이 지역 사람들은 유목 생활을 하기 때문에 들에서 임시로 머무르고 음식은 소나 양의 젖을 주식으로 합니다.

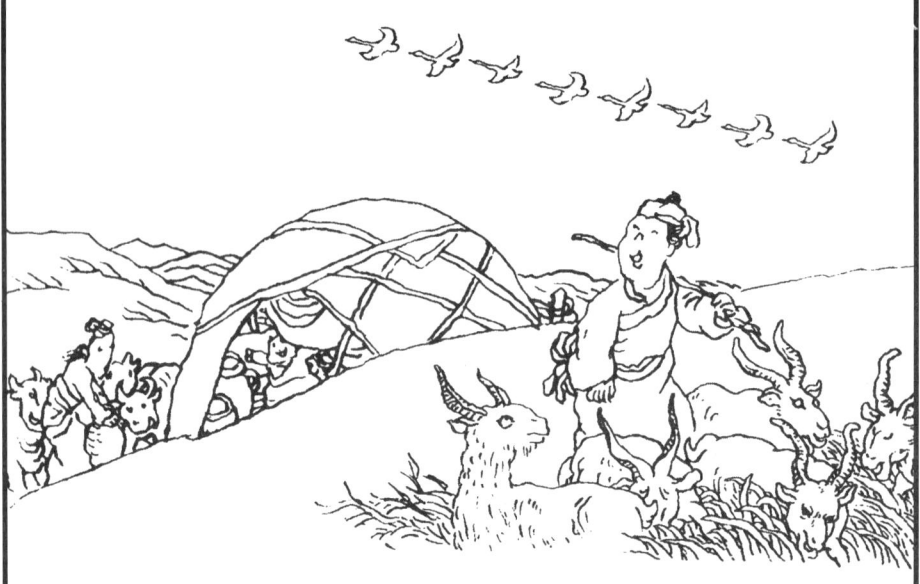

따라서 내장(內臟)은 풍한(風寒)이 들기 쉬워 복부가 더부룩하게 불러 오르는 질병이 자주 발생합니다. 그러므로 쑥뜸을 뜨는 치료방법은 북쪽에서 전해진 것입니다.

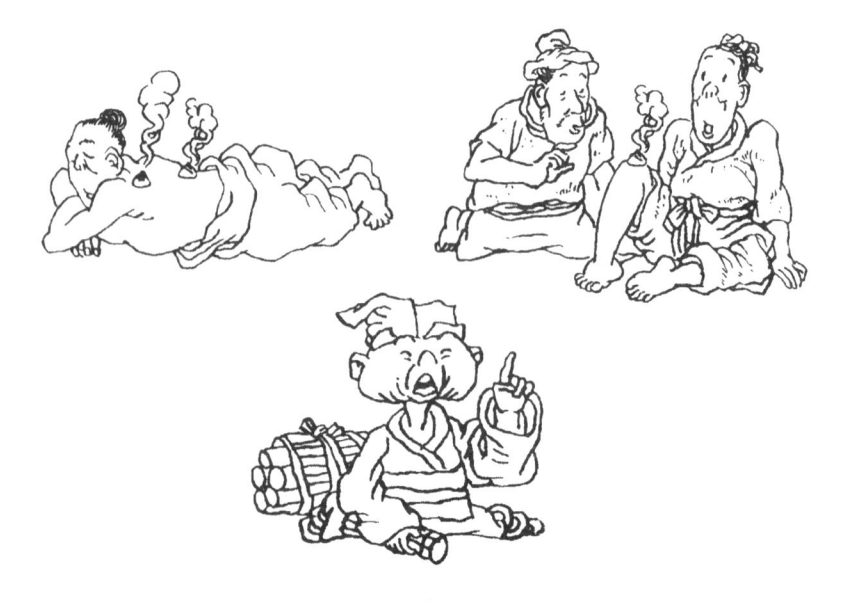

南方者, 天地所長養, 陽之所盛處也, 其地下, 水土弱, 霧露之所聚也. 其民嗜酸而食胕, 故其民皆致理而赤色, 其病攣痺, 其治宜微針. 故九針者, 亦從南方來.

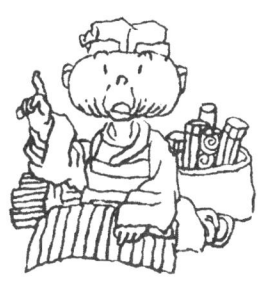

남쪽 지역은 자연적으로는 만물이 잘 자라고 번식하는 여름과 비슷합니다. 양기(陽氣)가 매우 왕성하고 지형은 낮아서 안개와 이슬이 많습니다.

이 지역의 사람들은 신맛이 나거나 발효된 음식을 잘 먹습니다.

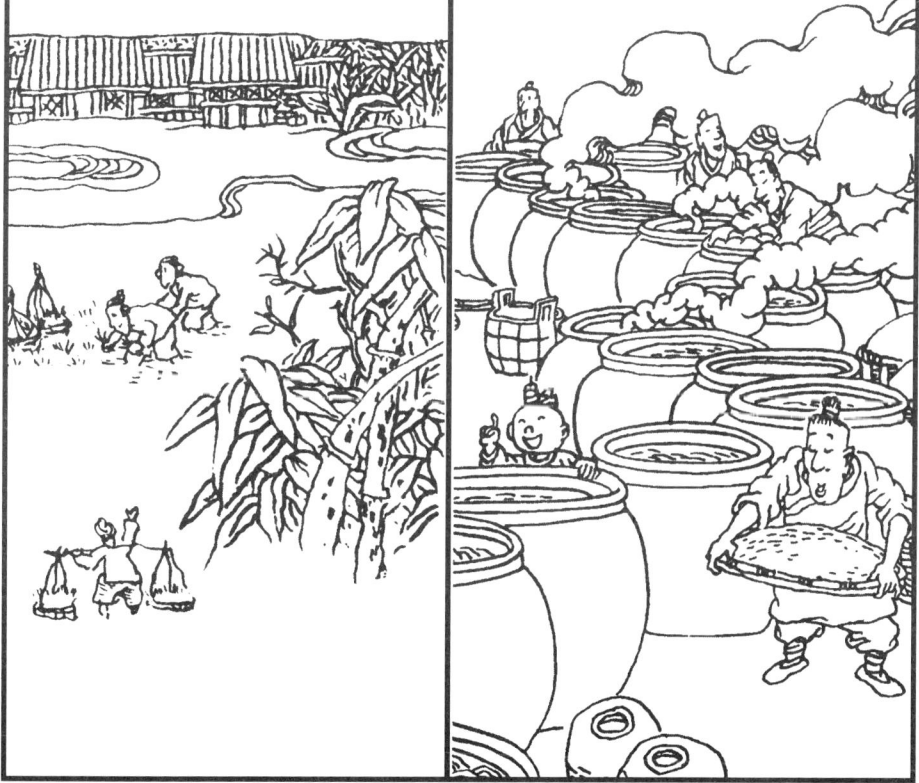

이들의 피부는 매우 치밀하고 홍조를 띱니다.

병이 나면 근육과 힘줄에 갑작스럽게 경련이 나고, 마비 증상이나 저린 증상이 자주 나타납니다.

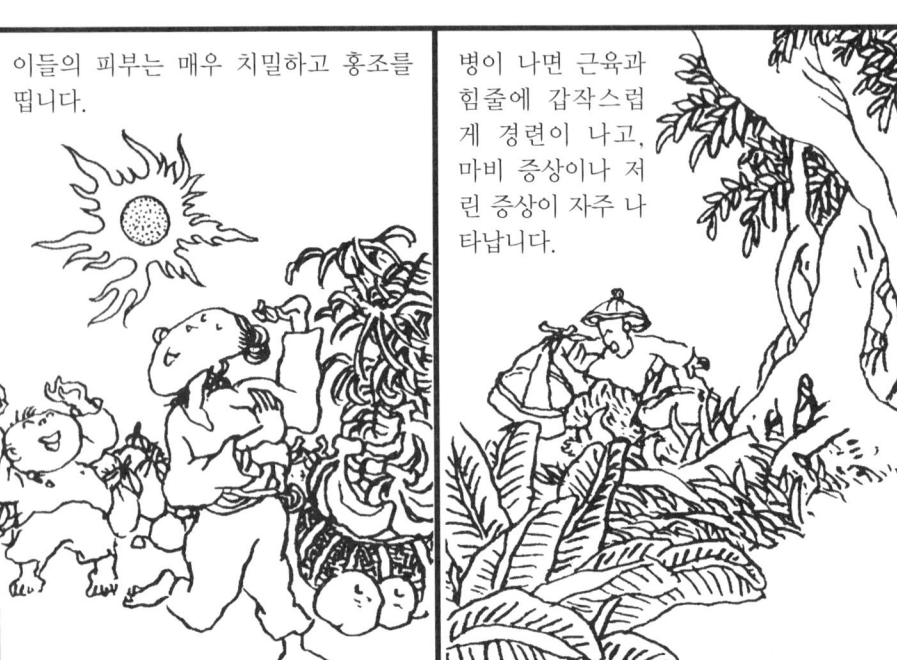

이런 병을 치료할 때는 작은 침을 써야 합니다. 그러므로 아홉 가지 침 즉 참침(鑱鍼)·원침(員鍼)·시침(鍉鍼)·봉침(鋒鍼)·피침(鈹鍼)·원리침(員利鍼)·호침(毫鍼)·장침(長鍼)·대침(大鍼)으로 치료하는 방법을 쓰는 것은 남쪽에서 전해진 것입니다.

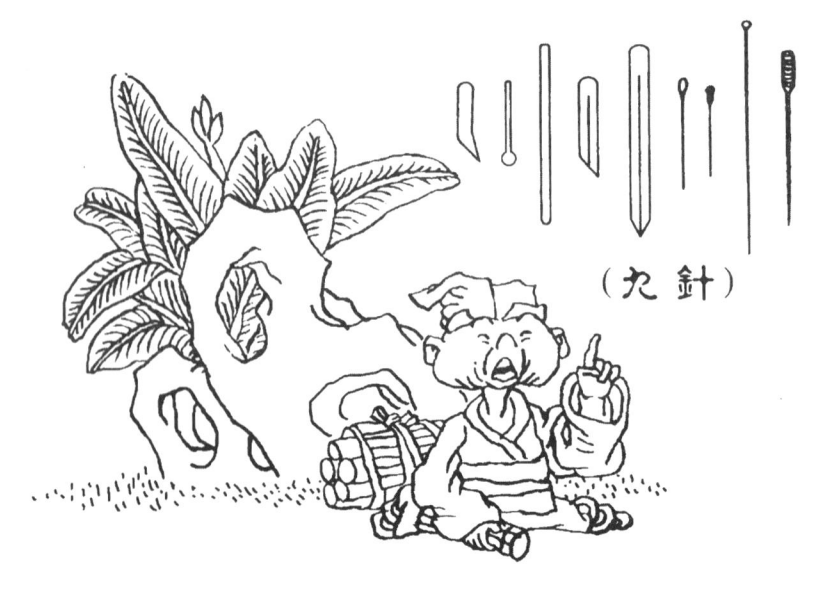

(九鍼)

中央者, 其地平以濕, 天地所以生萬物也衆.
其民食雜而不勞, 故其病多痿厥寒熱, 其治宜導引按蹻.
故導引按蹻者, 亦從中央出也. 故聖人雜合以治,
各得其所宜. 故治所以異而病皆愈者,
得病之情, 知治之大體也.

이법방의론편 제십이

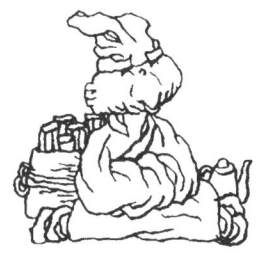

중앙 지역은 지형이 평평하고 습기가 많아서, 만물이 성장하기에 적합한 환경이므로 온갖 산물이 풍부합니다.

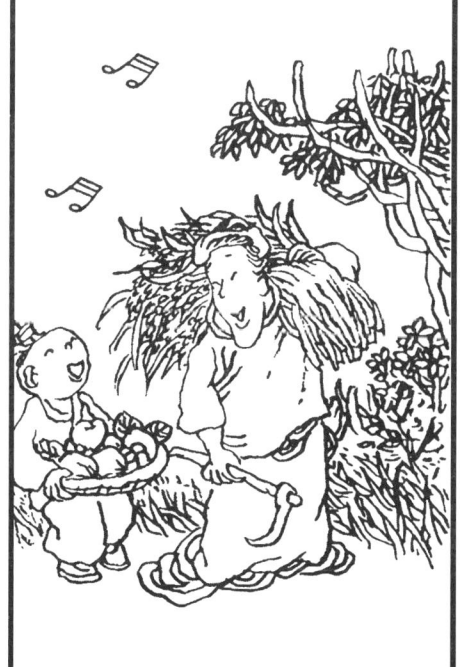

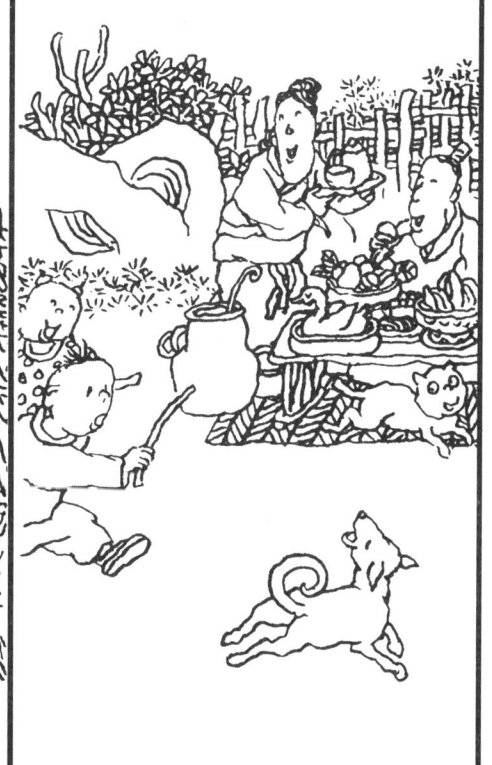

이 지역 사람들이 먹는 음식은 종류가 다양하며 생활이 매우 편안하고 한가롭습니다.

그러므로 이 사람들에게 발생하기 쉬운 질병은 근육이 위축되고 힘이 없어지는 위약(痿弱), 팔다리가 싸늘해지는 궐역(厥逆) 및 한열(寒熱) 등이 있습니다. 이것을 치료하려면 도인술(導引術)과 안마(按摩) 방법을 쓰는 것이 적당합니다. 그래서 도인(導引)과 안마를 이용한 치료법이 중앙 지역에서 전해졌다고 말하는 것입니다.

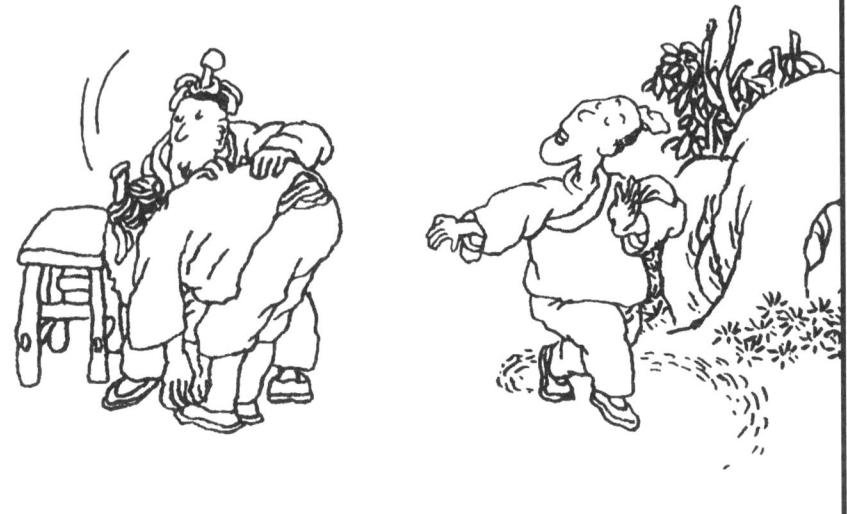

실력 있고 이름 있는 의원은 갖가지 치료법을 수집해서, 병정(病情)에 맞게 적절한 치료방법을 시행합니다. 그러므로 치료법은 달라도 질병이 치유될 수가 있습니다. 이것은 의원이 병세를 잘 알고 치료법을 파악하고 있기 때문에 가능한 것입니다.

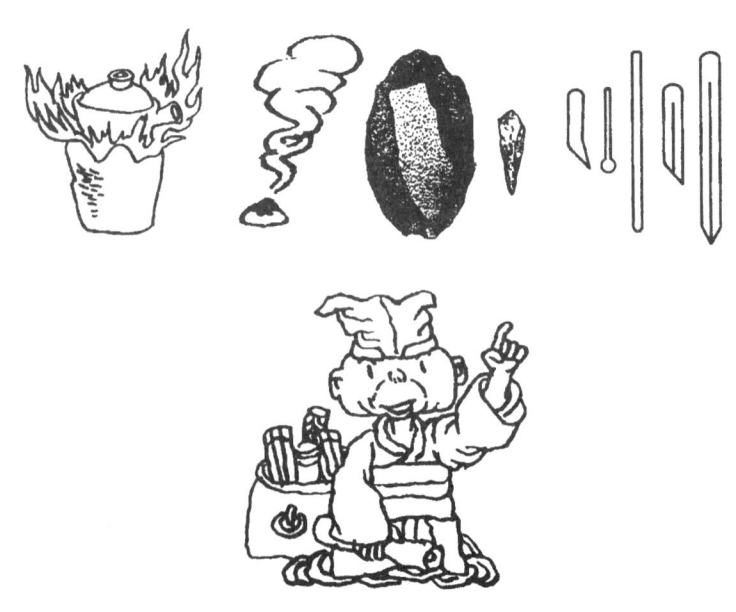

이정변기론편 제십삼 (移精變氣論篇 第十三)

黃帝問曰：余聞古之治病, 惟其移精變氣,
可祝由而已. 今世治病, 毒藥治其內,
針石治其外, 或愈或不愈, 何也？ 岐伯對曰：
往古人居禽獸之間, 動作以避寒, 陰居以避暑,
內無眷慕之累, 外無伸官之形, 此恬憺之世,
邪不能深入也. 故毒藥不能治其內,
針石不能治其外, 故可移精變氣祝由而已.
當今之世不然, 憂患緣其內, 苦形傷其外,
又失四時之從, 逆寒暑之宜, 賊風數至,
虛邪朝夕, 內至五臟骨髓, 外傷空竅肌膚,
所以小病必甚, 大病必死, 故祝由不能已也.

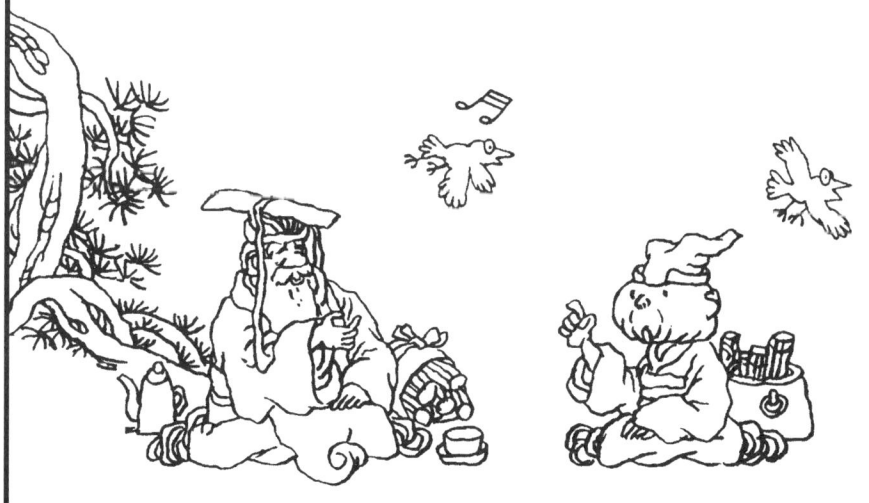

황제가 물었다. 내가 들으니 옛날에 병을 치료할 때는 병자의 정신을 변화시켜 정서를 바꿔주는 일종의 주문을 외워 병을 고치는 '축유(祝由)'의 방법만으로도 병이 치료되었다고 하오. 그런데 지금은 약물로 체내의 병을 치료하고 침과 돌침을 놓아 체외의 병을 치료하는데도 완전히 나을 수가 없으니 이것은 어찌된 까닭이오?

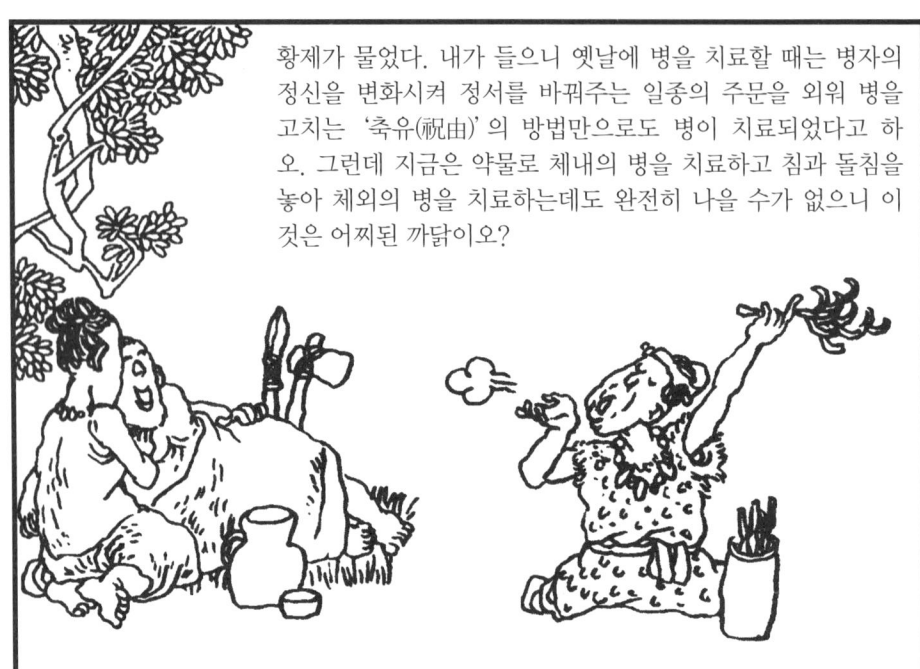

기백이 대답하여 말했다. 옛날 사람들은 야외의 동굴에서 살고 사방은 온통 짐승들이 득시글 했습니다. 이리저리 몸을 움직여 활동하는 것으로 추위를 쫓고 더위를 피하기 위해서 그늘지고 서늘한 곳에 살았습니다.

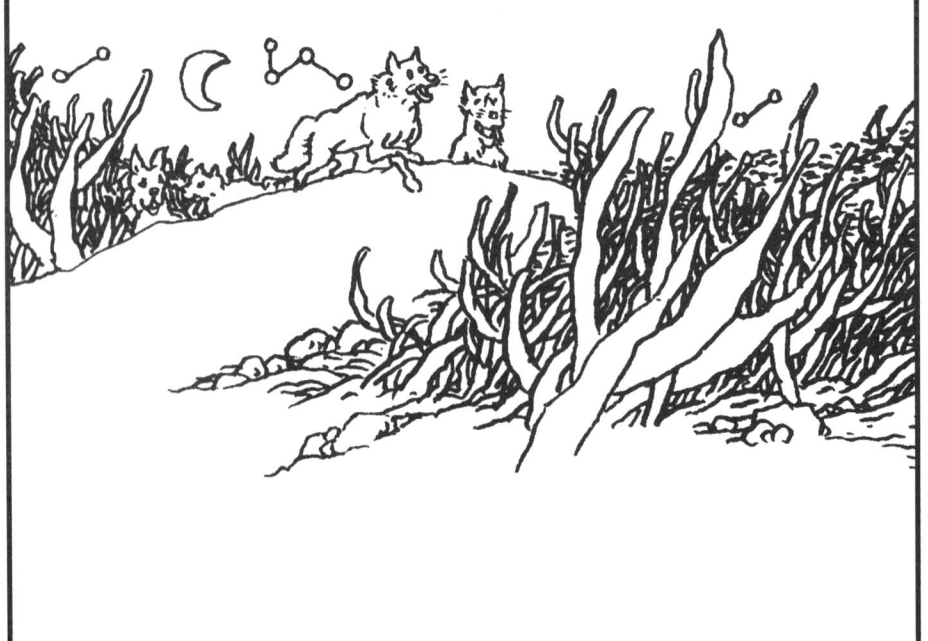

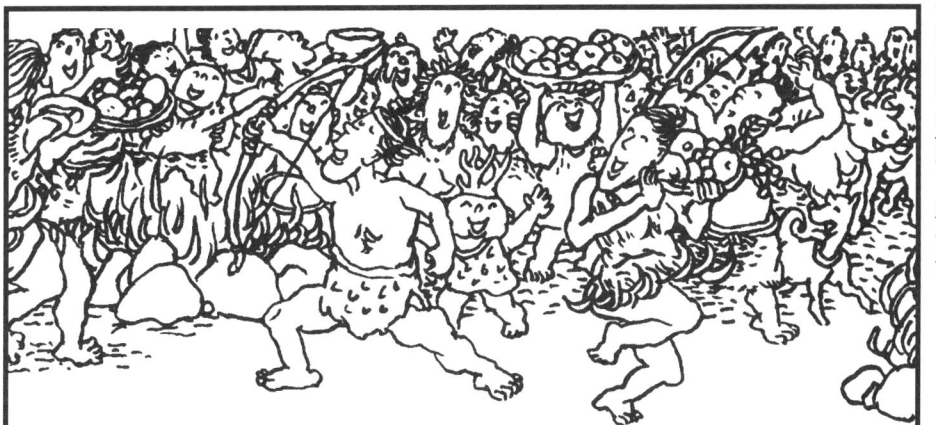

마음 속에 그리워하고 사모하는 마음 때문에 생긴 근심이 없고 외형상으로도 명예나 이익을 추구하느라 지친 기색도 없었으니, 세상에서 다툴 일이 없는 이런 환경 속에서 인체에 외부의 사기(邪氣)가 쉽사리 들어오지 못합니다.

따라서 체내를 치료하기 위해 약을 사용할 필요도 없고 체외의 질병을 치료하기 위해 침이나 돌침을 쓸 필요도 없었습니다. 다만 주문을 외워 병을 고치는 축유의 방법으로 정신과 마음을 변화시키고, 마음 속에 맺힌 것을 풀어내면 되었던 것입니다.

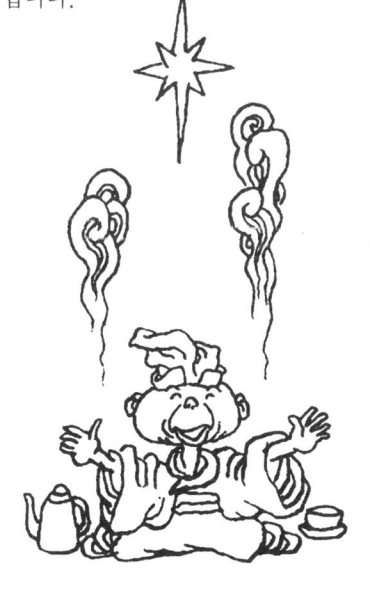

"이것들 모두가 우리 아버지 거라구!"

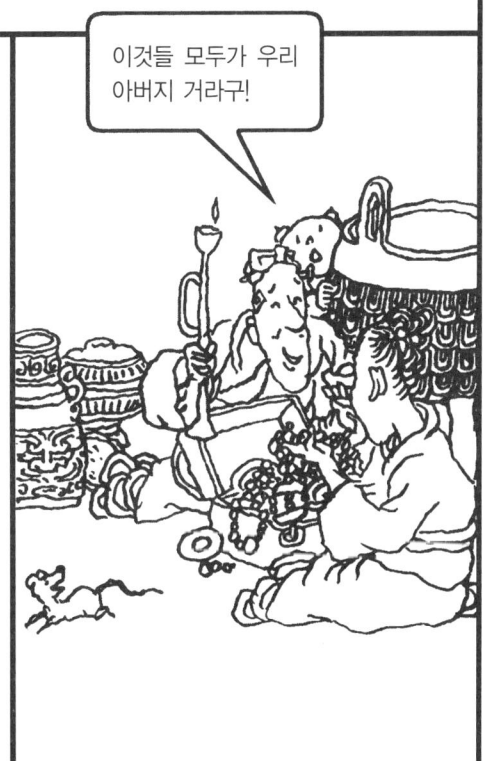

오늘날의 사람들은 다릅니다. 마음 속에는 근심이나 걱정이 있고 몸은 피로로 인해 손상되었습니다.

더구나 더위와 추위가 번갈아 찾아드는 사계절의 기후변화 법칙에 따르지 않아 자주 '허적사풍(虛賊邪風)'의 침입을 당하게 됩니다.

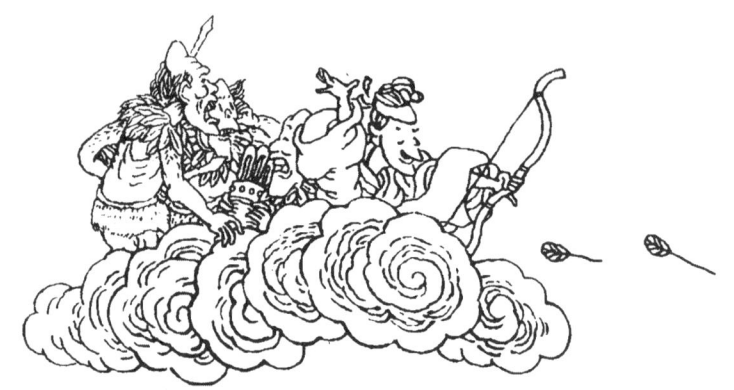

병을 일으키는 사기(邪氣)가 체내로 들어와 오장(五臟)과 골수(骨髓)까지 상하게 만들고 체외의 구멍과 근육과 팔다리까지 상하게 됩니다.

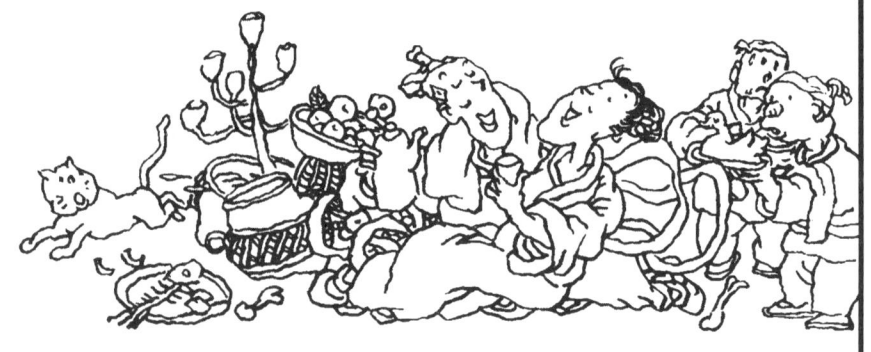

그러므로 작은 병이 큰 병으로 발전하고, 큰 병이 위급한 병이나 사망에까지 이르게 되어 축유처럼 심리를 조절하는 방법만으로 병을 치료할 수가 없게 된 것입니다.

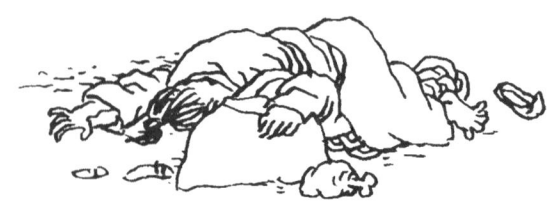

탕액요례론편 제십사 (湯液醪醴論篇 第十四)

黃帝問曰：爲五穀湯液及醪醴奈何?
岐伯對曰：必以稻米, 炊之稻薪,
稻米者完, 稻薪者堅. 帝曰：何以然?
岐伯曰：此得天地之和, 高下之宜,
故能至完. 伐取得時,
故能至堅也.

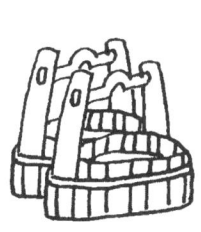

황제가 물었다. 오곡으로 탕액(湯液)과 약술을 만드는 방법은 무엇이 있소? 기백이 대답하여 말했다. 쌀을 원료로 하여 만드는데 볏짚을 연료로 사용합니다. 왜냐하면 쌀의 기(氣)는 완전하고 볏짚은 견고하기 때문입니다.

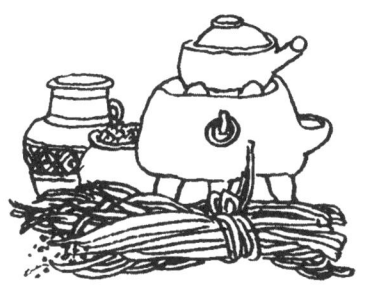

황제가 그 이치를 묻자 기백이 말했다. 쌀은 천지의 조화로운 기를 얻어 땅의 높낮이가 적당한 곳에서 자라므로 기가 완전합니다. 또한 적당한 계절에 수확하므로 볏짚이 질기고 단단합니다.

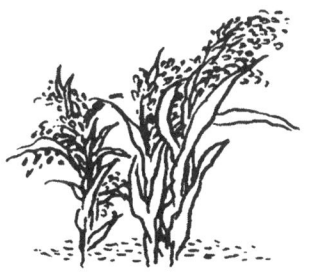 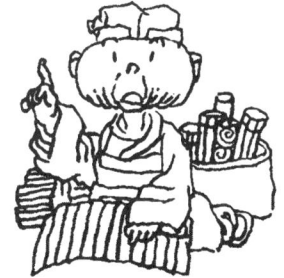

帝曰: 形弊血盡而功不立者何? 岐伯曰: 神不使也.
帝曰: 何謂神不使? 岐伯曰: 針石, 道也. 精神不進,
志意不治, 故病不可愈. 今精壞神去, 榮衛不可復收.
何者? 嗜欲無常, 而憂患不止,
精氣弛壞, 榮泣衛除,
故神去之而病不愈也.

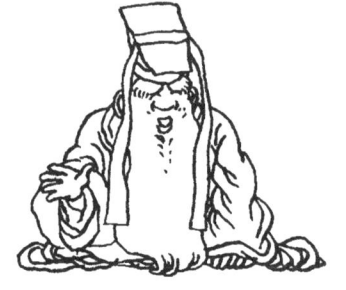

황제가 말했다. 병자의 몸이 쇠약해지고 기혈(氣血)이 고갈되면 병을 치료해도 효과가 나타나지 않는데 이는 무슨 이유 때문이요?

기백이 대답했다. 병자의 정신과 마음이 제 기능을 발휘하지 못하기 때문입니다.

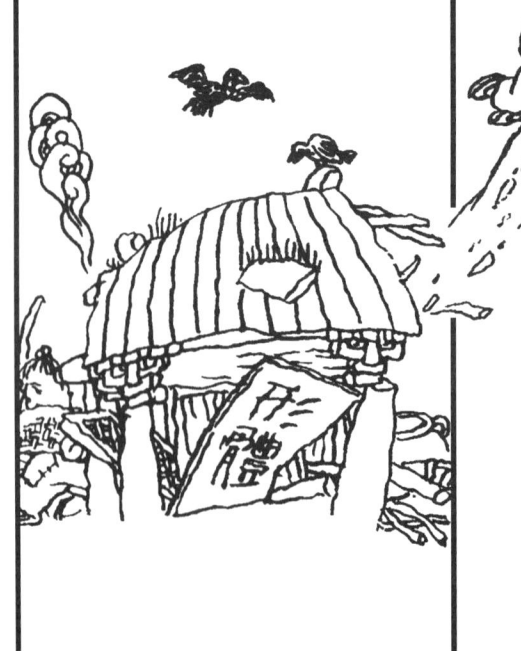
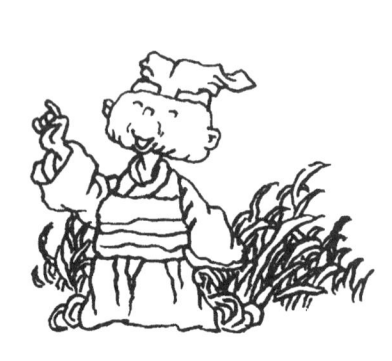

황제가 말했다. 정신과 마음이 기능을 발휘하지 못한 것은 무슨 말이오? 기백이 말했다. 돌침을 놓아 병을 치료하는 것은 기혈(氣血)을 인도하는 방법에 불과하며 중요한 것은 병자의 정신과 마음에 있습니다. 병자의 정신이 허약하면 마음이 산란해지고 그러면 병도 치료하기가 어려워집니다.

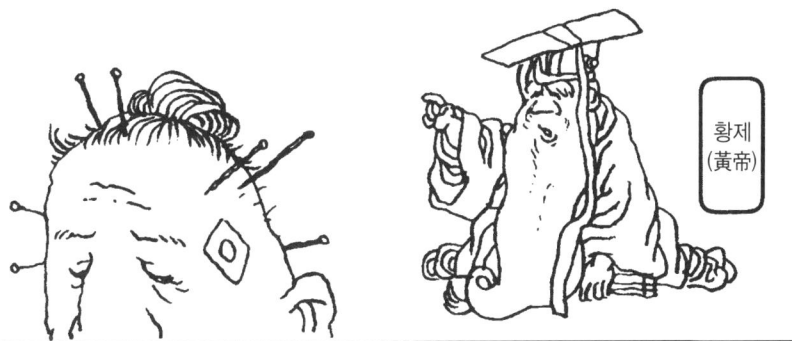

정신이 약하면 영기(營氣)와 위기(衛氣)가 산란해져서 수습할 수가 없는 것은 무슨 까닭이오?

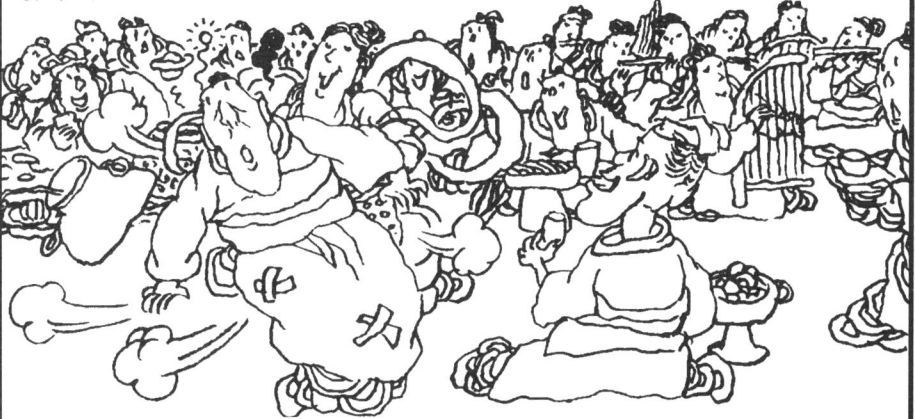

사람들이 좋아하고 바라는 것이 끝을 모르고, 근심과 걱정이 그치질 않으면 정신과 마음이 쇠약해지고 영기가 흩어집니다. 그러므로 신기(神氣)가 인체에서 분리되어 질병이 치유될 수가 없습니다.

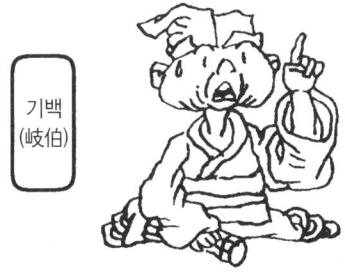

맥요정미론편 제십칠 (脈要精微論篇 第十七)

黃帝問曰 : 診何如? 岐伯對曰 : 診法常以平旦,
陽氣未動, 陰氣未散, 飮食未進, 經脈未盛, 絡脈調勻,
氣血未亂, 故乃可診有過之脈.

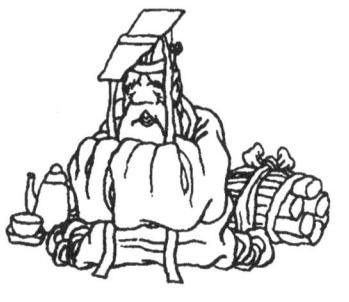

황제가 물었다. 진맥은 어떻게 하는 것이오? 기백이 대답하여 말했다. 진맥은 보통 이른 새벽에 해야 좋습니다.

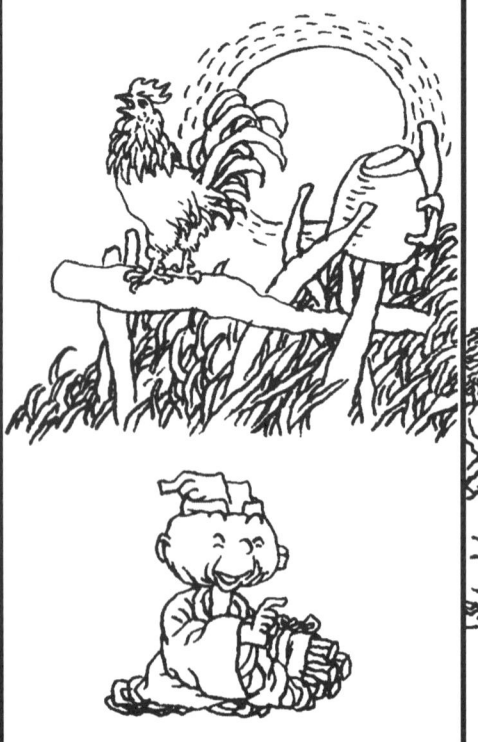

이때는 양기(陽氣)가 아직 요동하지 않고 음기(陰氣)가 아직 흩어지지 않았으며 또 아직 음식을 먹지 않아서, 경맥의 기(氣)가 오히려 가득 차지 않고 낙맥(絡脈)의 기도 매우 평온합니다. 또한 기혈(氣血)이 문란하지 않으므로 병이 있는 맥이 뛰는 상태를 진찰하기에 유리합니다.

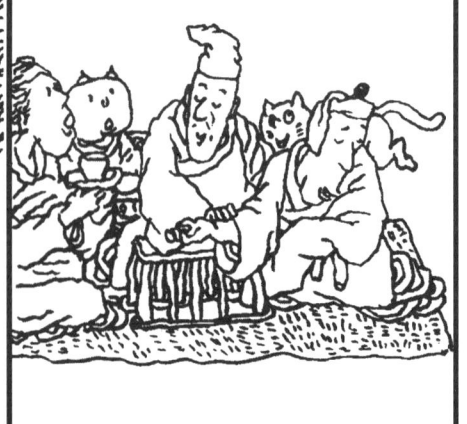

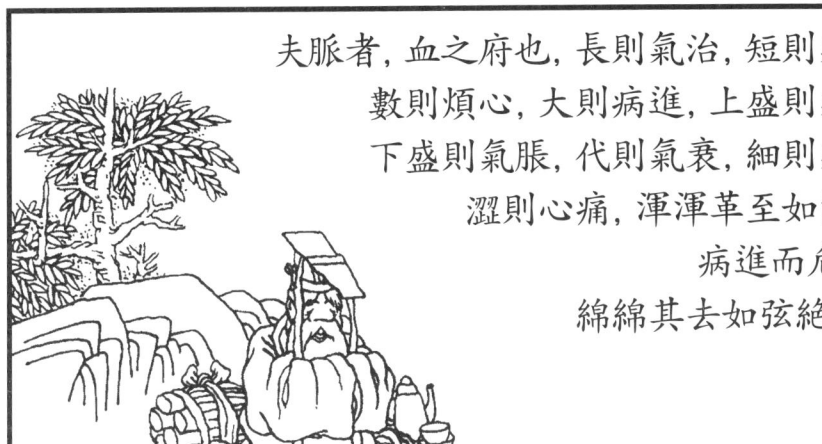

夫脈者, 血之府也, 長則氣治, 短則氣病,
數則煩心, 大則病進, 上盛則氣高,
下盛則氣脹, 代則氣衰, 細則氣少,
澁則心痛, 渾渾革至如湧泉,
病進而危, 弊
綿綿其去如弦絶, 死.

맥은 혈액이 모이는 곳이고 혈액의 운행은 기(氣)가 통솔합니다.

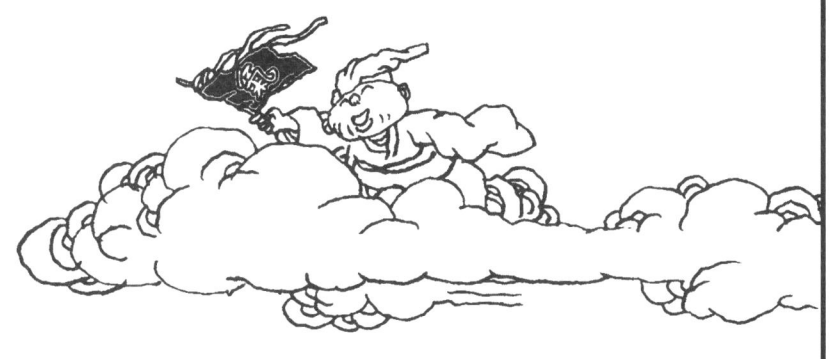

장맥(長脈)은 기의 운행이 막힘이 없음을 밝혀 줍니다.

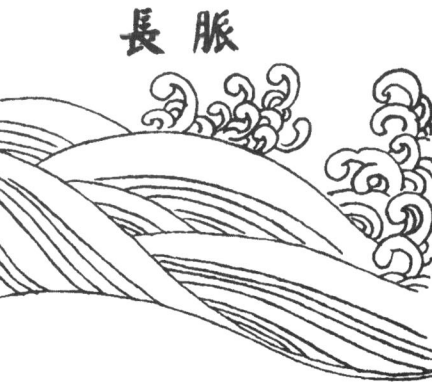

단맥(短脈)은 기분(氣分)에 병이 있는 것을 밝혀 줍니다.

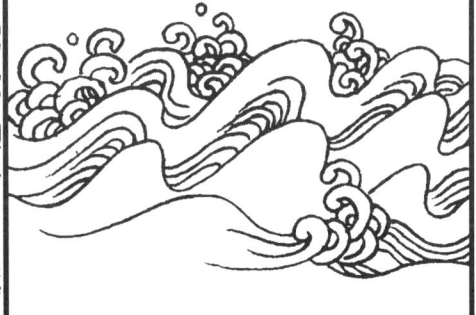

맥이 빠르게 뛰는 삭맥(數脈)은 가슴 속이 열이 나면서 답답한 증세를 설명해 줍니다. 맥박이 크게 뛰는 것은 병세가 점점 더 심해지고 있는 것을 보여주는 것입니다.

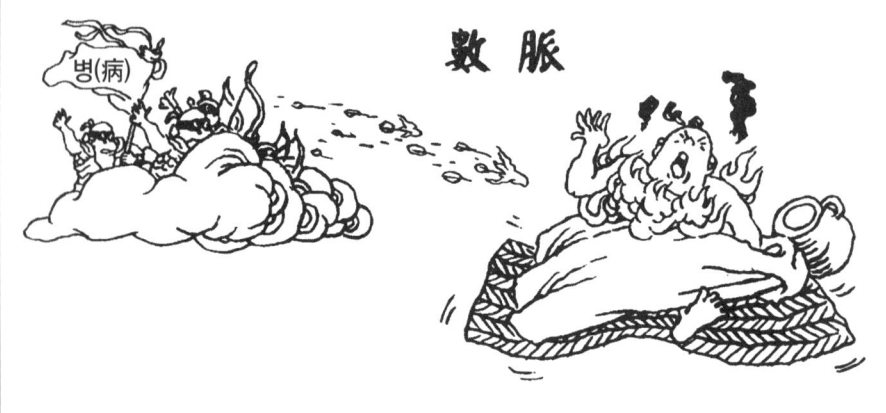

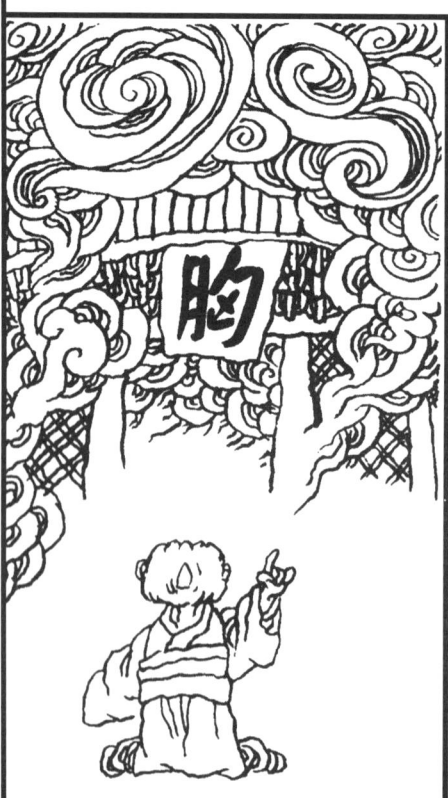

상부(즉 촌맥寸脈)의 맥이 왕성한 것은 기가 역상(逆上)하는 것을 나타내는 것으로 사기(邪氣)가 가슴을 막습니다.

하부(즉 척맥尺脈)의 맥이 왕성한 것은 기가 아래에서 막혀서 뭉친 것을 나타내는 것으로 사기(邪氣)가 복부에 있습니다.

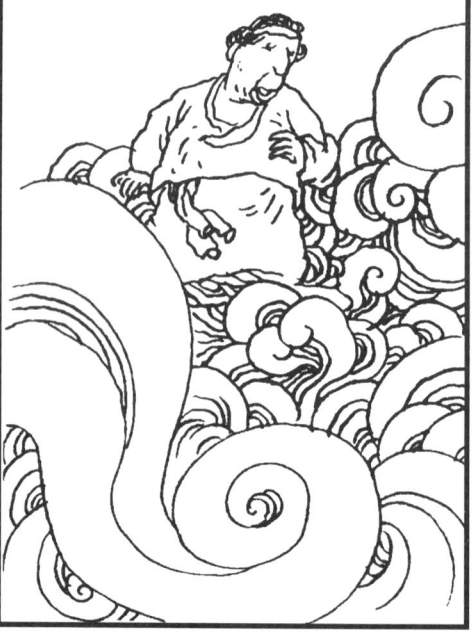

멎었다가 뛰는 대맥(代脈)은 원기(元氣)가 쇠약한 것이고,

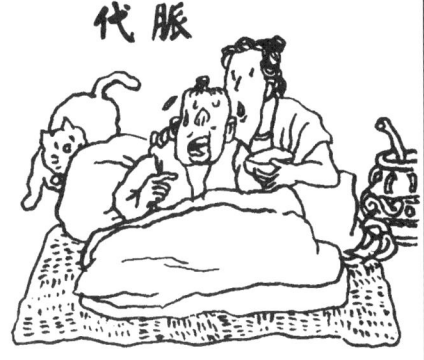

가늘고 작게 뛰는 세맥(細脈)은 정기(正氣)가 강하지 못한 것이고,

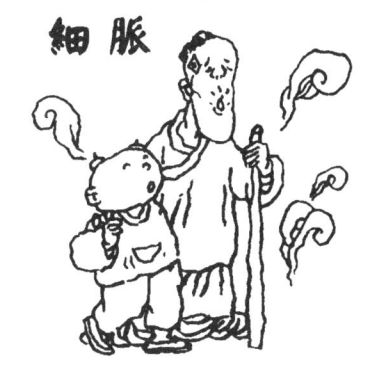

거칠고 긁는 것처럼 뛰는 삽맥(澁脈)은 혈기(血氣)가 막혀서 심장이 아픈 것이고,

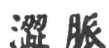

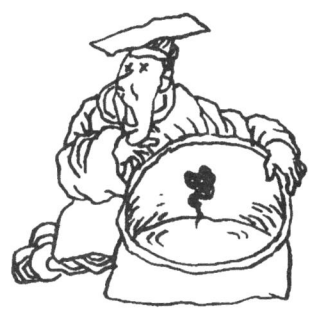

맥이 지나치게 강하게 뛰어 샘이 솟아 오르는 것 같이 되면 병세가 더 위중해져서 위험한 상태에 이르게 됩니다.

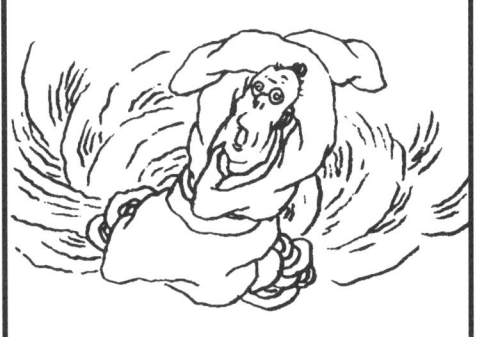

맥이 뛰는듯 마는듯 희미하여 활 시위가 끊어지는 것처럼 느껴지면 머지 않아 죽음에 이를 징조입니다.

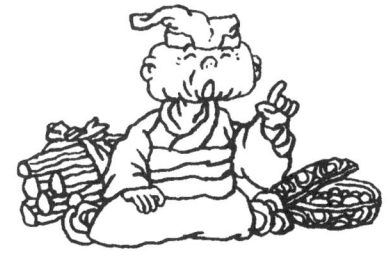
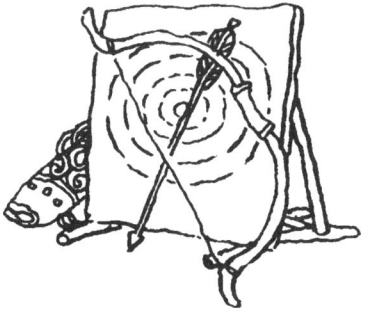

五臟者, 中之守也, 中盛臟滿, 聲如從室中言,
是中氣之濕也. 言而微, 終日乃復言者, 此奪氣也.
衣被不斂, 言語善惡, 不避親疏者, 此神明之亂也.
倉廩不藏者, 是門戶不要也, 水泉不止者,
是膀胱不藏也.
得守者生,
失守者死.

오장(五臟)은 인체 내부의 정기(精氣)를 저장하는 장소입니다. 만일 복부가 답답하고 더부룩하면서 목소리가 낮고 탁해서 퍼져 나가지 못하고, 마치 방안에서 말하는 것과 같다면 이것은 중초(中焦)에 습사(濕邪)가 있어서 중기(中氣)를 억누르고 있기 때문입니다.

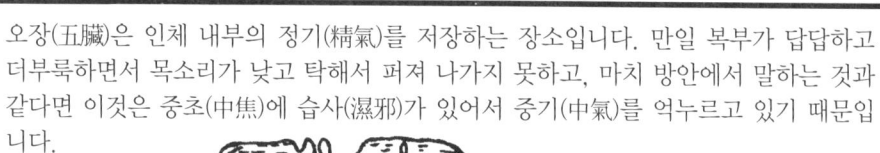

말소리가 낮고 미약하여 한나절이 걸려서야 겨우 한마디 말을 할 수 있다면 이것은 중기(中氣)가 부족한 것입니다.

병자가 옷을 잘 추스리지 못하고 말을 횡설수설하면서 낯익은 사람과 낯선 사람을 가릴 줄도 모르면 이것은 정신이 혼란한 현상입니다.

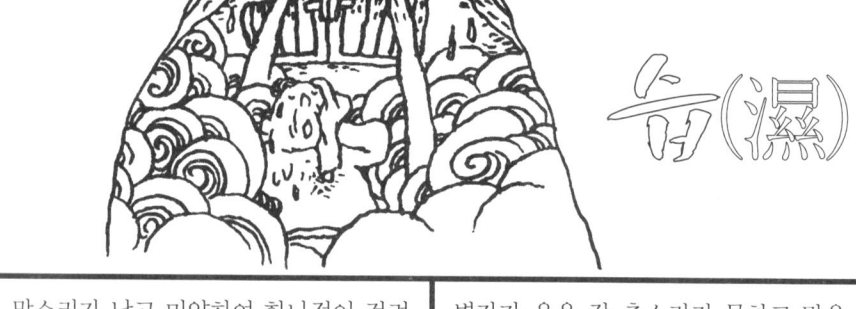
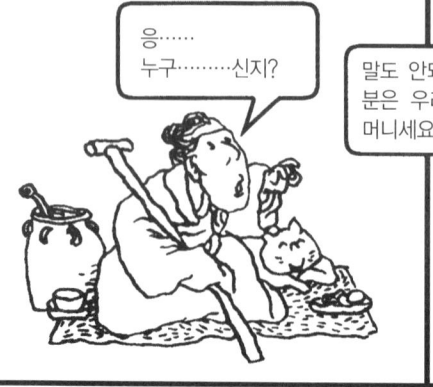

음식물을 잘 저장하지 못하여 자신도 모르게 대변을 흘리는 것은 비위(脾胃)가 제 기능을 다하지 못해서 문을 닫아 걸지 못하기 때문입니다.

자신도 모르게 소변을 흘리는 것은 신장(腎臟)의 출납을 조절하는 기능이 허약해져 방광이 진액을 저장할 수가 없어서 초래된 것입니다.

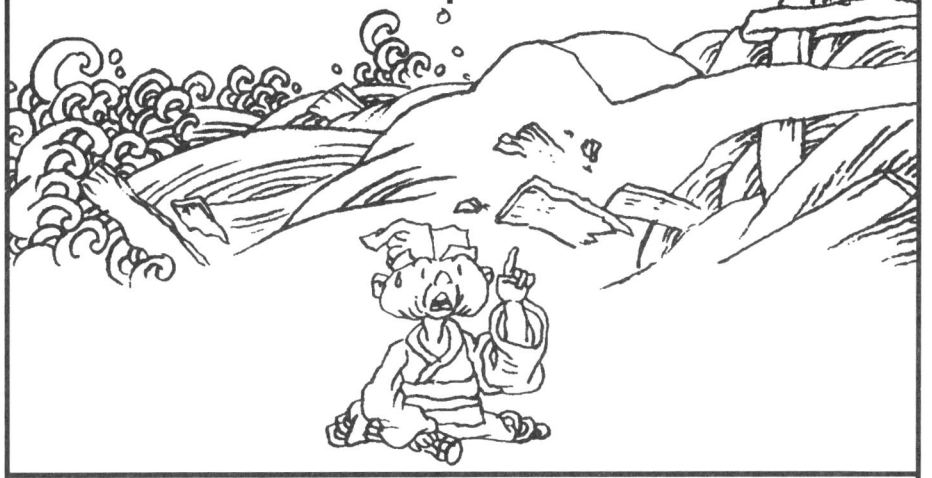

결국 오장(五臟)의 정기(精氣)를 저장할 수 있으면 병에 걸렸다해도 치유할 수 있는 희망이 있지만, 그 반대라면 사망할 가능성이 있습니다.

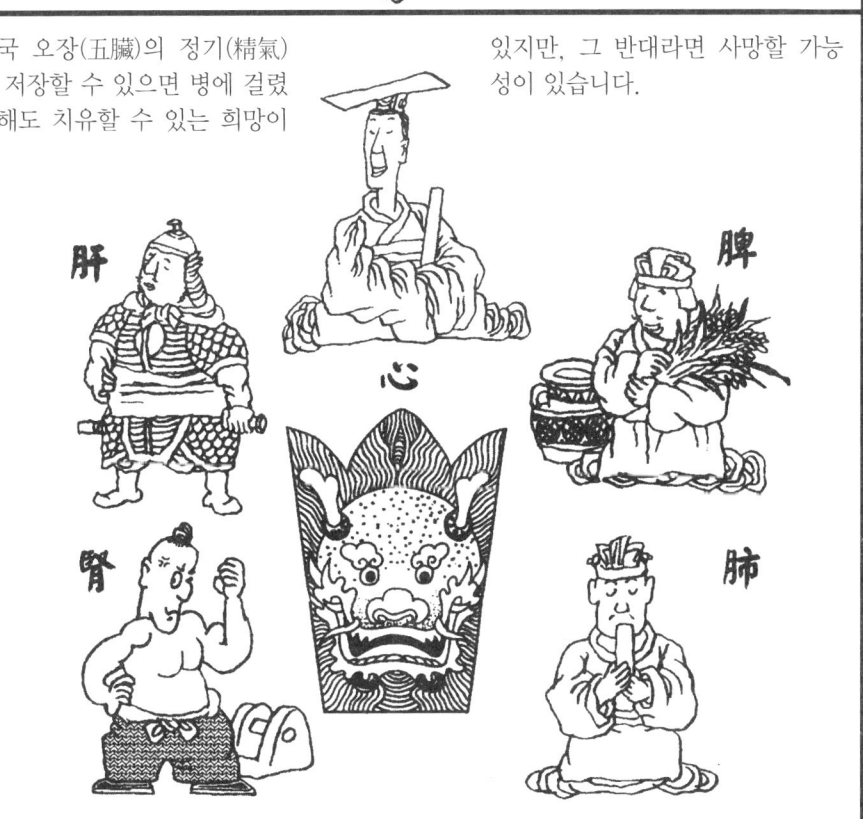

是知陰盛則夢涉大水恐懼. 陽盛則夢大火燔灼.
陰陽俱盛則夢相殺毀傷. 上盛夢飛. 下盛則夢墮.
甚飽則夢予. 甚飢則夢取. 肝氣盛則夢怒.
肺氣盛則夢哭. 短蟲多則夢聚衆.
長蟲多則夢相擊毀傷.

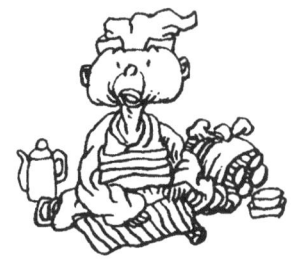

음기(陰氣)가 성하면 물을 건너는 꿈을 꾸다가 놀라서 깨어 납니다.

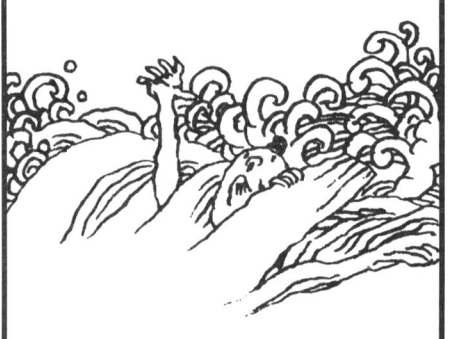

양기(陽氣)가 성하면 불이 활활 타는 꿈을 꾸게 됩니다.

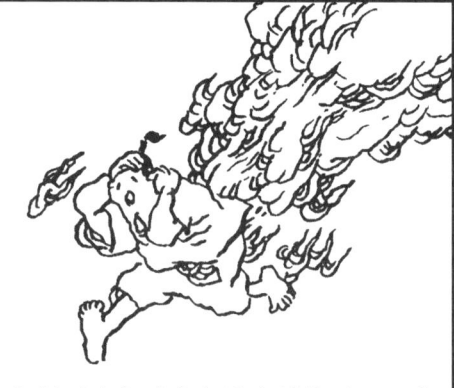

음양(陰陽)이 모두 성하면 서로 죽이는 꿈을 꾸게 됩니다.

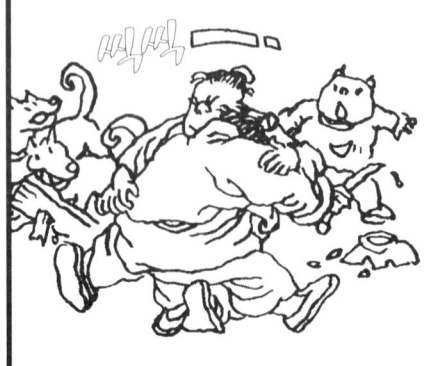

상부(上部)가 성하면 위로 날아 오르는 꿈을 꾸게 됩니다.

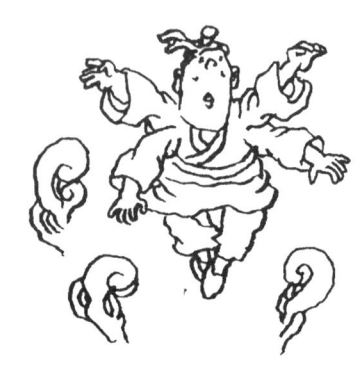

하부(下部)가 성하면 아래로 추락하는 꿈을 꾸게 됩니다.

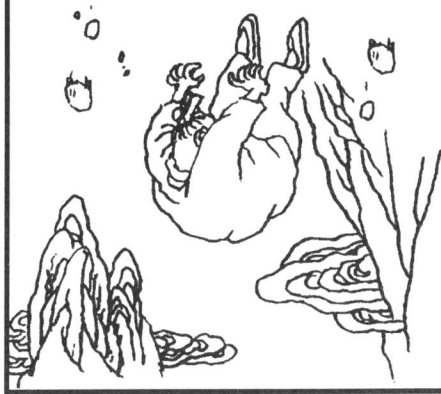

과식을 했을 때는 남에게 물건을 주는 꿈을 꾸고, 배가 고플 때는 남에게서 물건을 받는 꿈을 꾸게 됩니다.

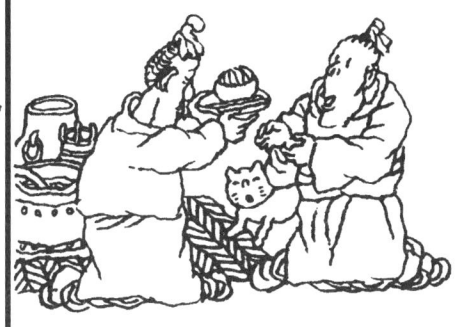

간기(肝氣)가 성할 때 꿈을 꾸면 화를 잘 냅니다.

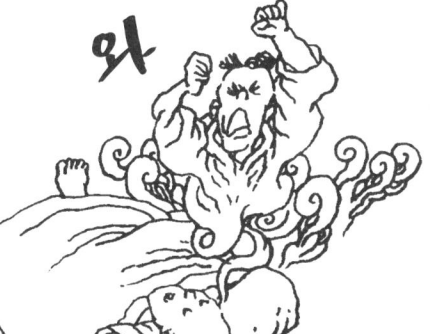

폐기(肺氣)가 성할 때 꿈을 꾸면 눈물을 흘리며 웁니다.

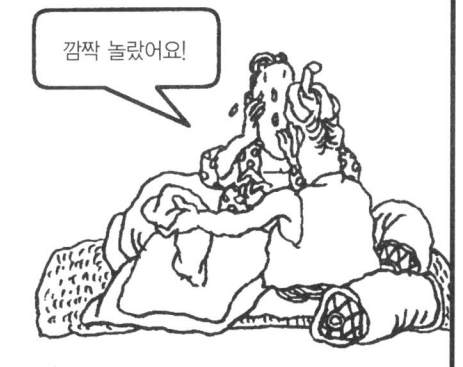

뱃속에 요충이 많으면 여러 사람이 자꾸 모여드는 꿈을 꾸게 됩니다.

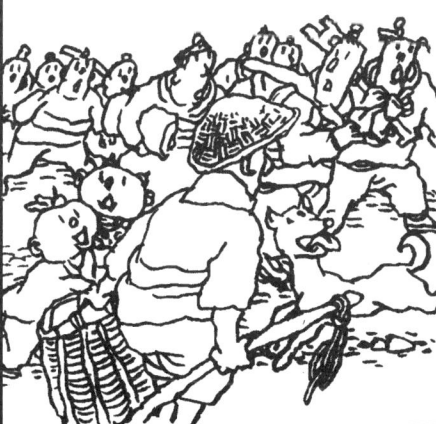

뱃속에 회충이 많으면 여러 사람과 다투어 다치는 꿈을 꾸게 됩니다.

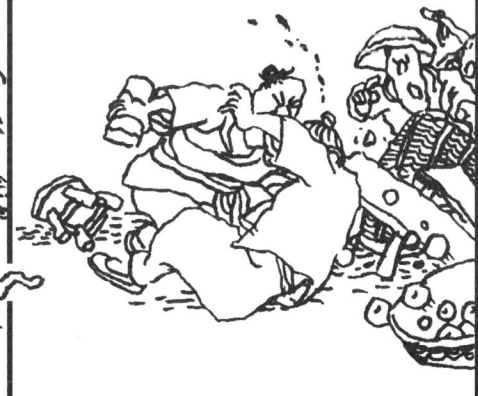

是故持脈有道, 虛靜爲保. 春日浮, 如魚之游在波.
夏日在膚, 泛泛乎萬物有餘. 秋日下膚, 蟄蟲將去.
冬日在骨, 蟄蟲周密, 君子居室.
故曰: 知內者, 按而紀之,
知外者, 終而始之. 此六者,
持脈之大法.

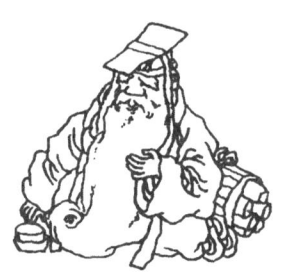

그러므로 맥을 보는데는 일정한 법칙이 있으니 먼저 마음을 고요하게 가라앉혀야 합니다. 맥이 뛰는 상태는 계절이 바뀜에 따라 달라집니다.

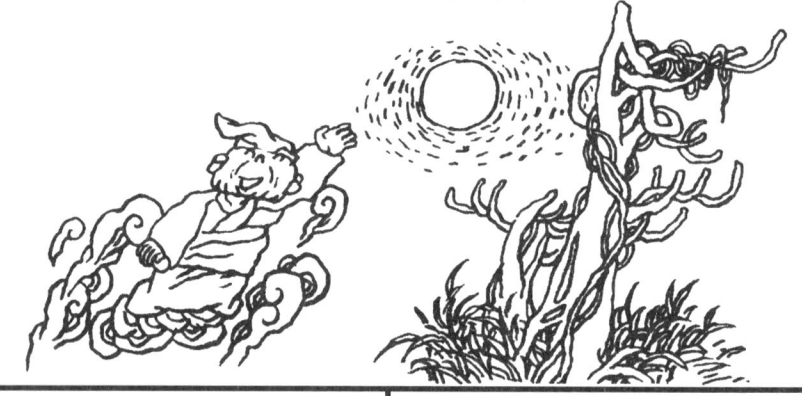

정상적인 맥박은 봄에는 위로 떠오르면서 부드러워 마치 물고기가 물결 속에서 노니는 것과 같습니다.

여름에는 맥박이 피부에 충만해서 만물이 풍성해지는 것과 같습니다.

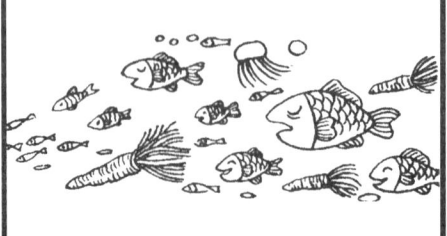
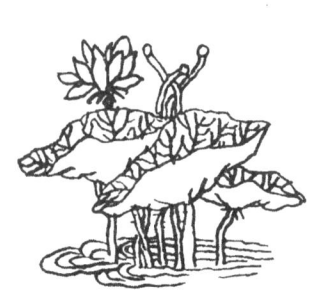

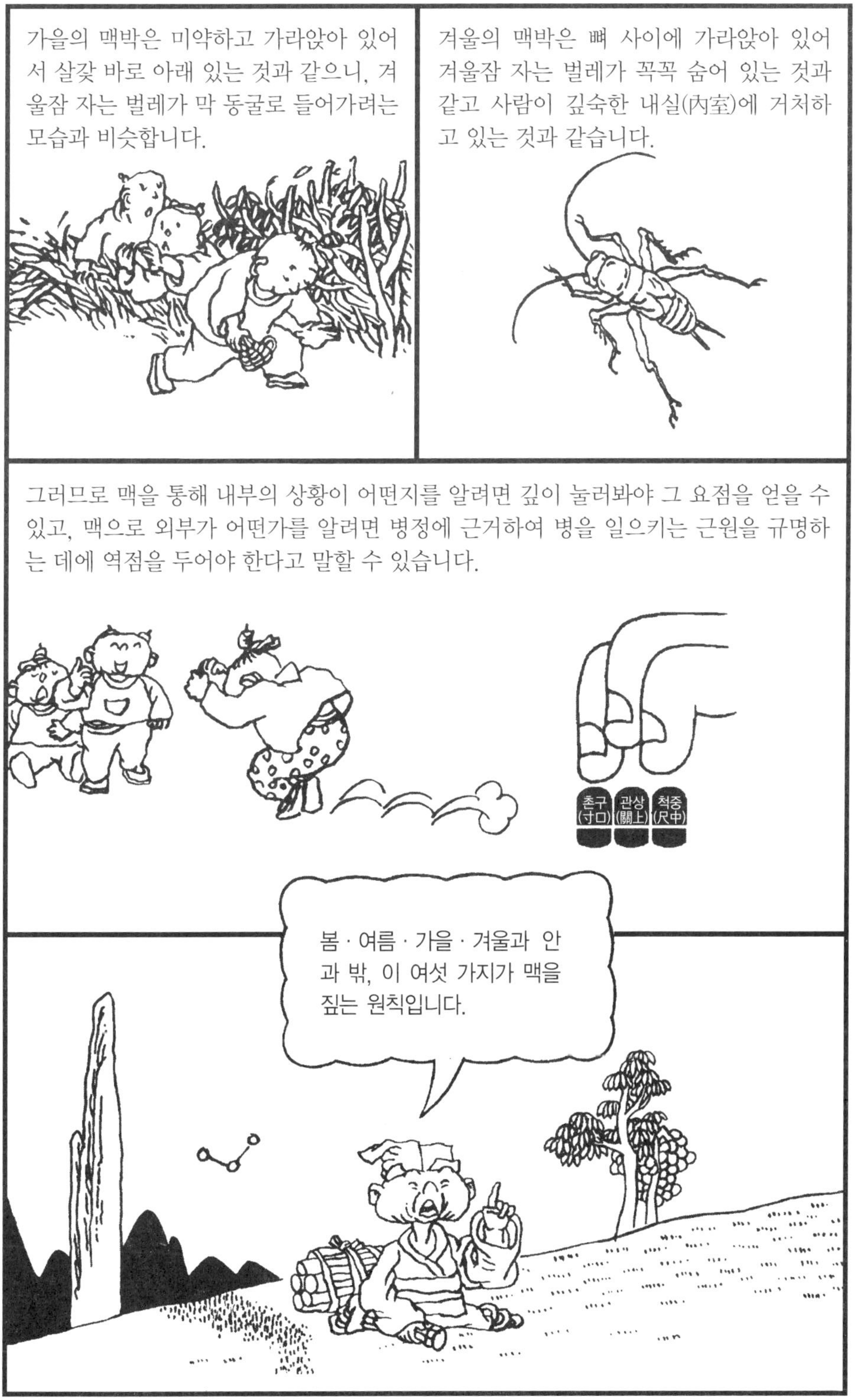

가을의 맥박은 미약하고 가라앉아 있어서 살갗 바로 아래 있는 것과 같으니, 겨울잠 자는 벌레가 막 동굴로 들어가려는 모습과 비슷합니다.

겨울의 맥박은 뼈 사이에 가라앉아 있어 겨울잠 자는 벌레가 꼭꼭 숨어 있는 것과 같고 사람이 깊숙한 내실(內室)에 거처하고 있는 것과 같습니다.

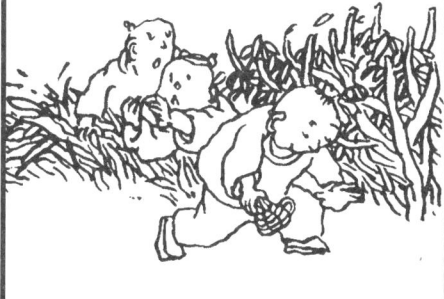
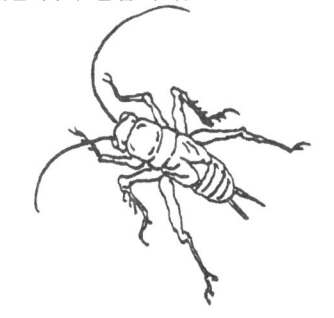

그러므로 맥을 통해 내부의 상황이 어떤지를 알려면 깊이 눌러봐야 그 요점을 얻을 수 있고, 맥으로 외부가 어떤가를 알려면 병정에 근거하여 병을 일으키는 근원을 규명하는 데에 역점을 두어야 한다고 말할 수 있습니다.

봄·여름·가을·겨울과 안과 밖, 이 여섯 가지가 맥을 짚는 원칙입니다.

선명오기편 제이십삼 (宣明五氣篇 第二十三)

五精所並:精氣並於心則喜, 並於肺則悲, 並於肝則憂,
並於脾則思, 並於腎則恐, 是謂五並, 虛而相並者也.
五藏所惡:心惡熱, 肺惡寒,
肝惡風, 脾惡濕, 腎惡燥.

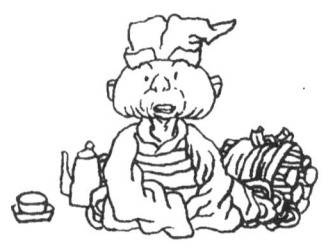

오장(五臟)의 정기가 어느 한곳으로 몰리면 질병이 발생하게 됩니다. 심장에 모이면 기뻐서 웃음이 납니다.

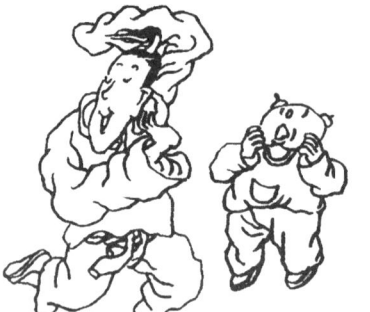

폐장에 모이면 슬퍼집니다.

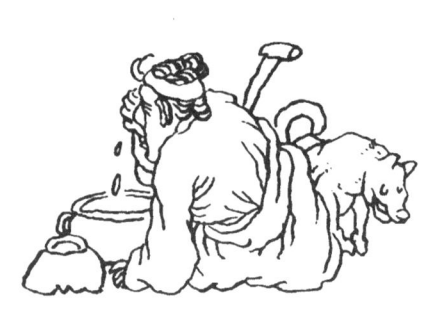

간장에 모이면 자주 화가 납니다.

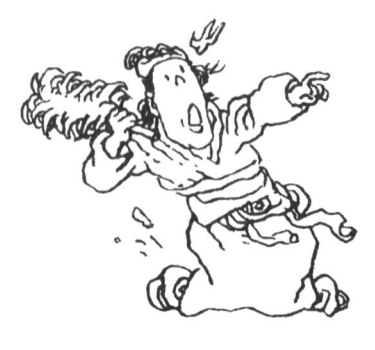

비장에 모이면 지나치게 생각이 많아집니다.

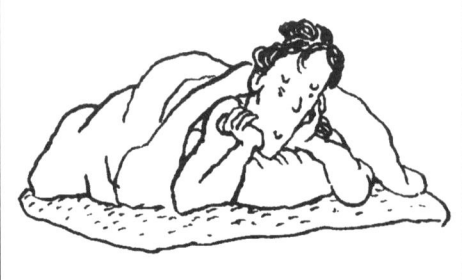

신장에 모이면 두려워집니다. 이것을 이른바 '오병(五並)'이라고 하는데 모두 오장(五臟)의 정기가 허한 틈을 타고 어느 한 장(臟)으로 모여들면서 나타나게 된 것입니다.

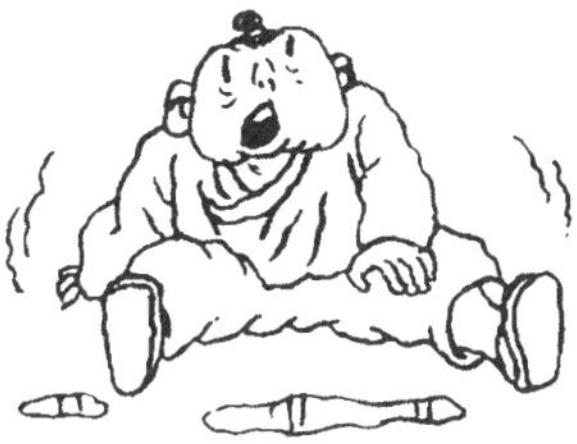

오장 각각이 싫어하는 것은 다음과 같습니다. 심장은 뜨거운 것을 싫어합니다.

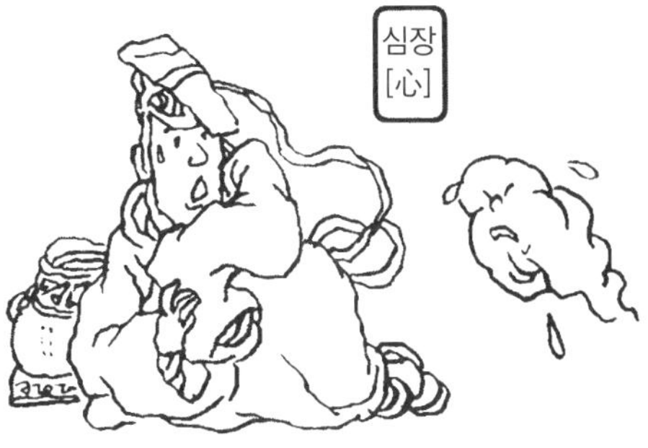

심장 [心]

폐장은 추운 것을 싫어합니다.

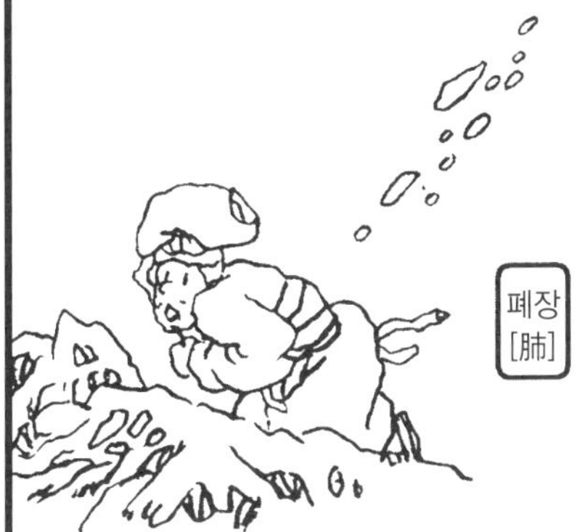

폐장 [肺]

간장은 바람을 싫어합니다.

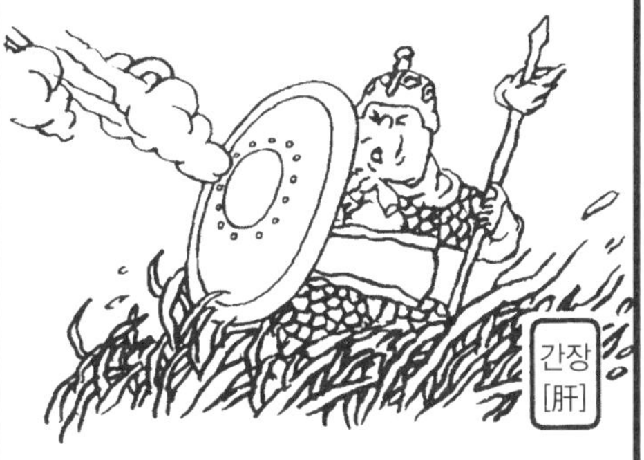

간장 [肝]

비장은 습한 것을 싫어합니다.

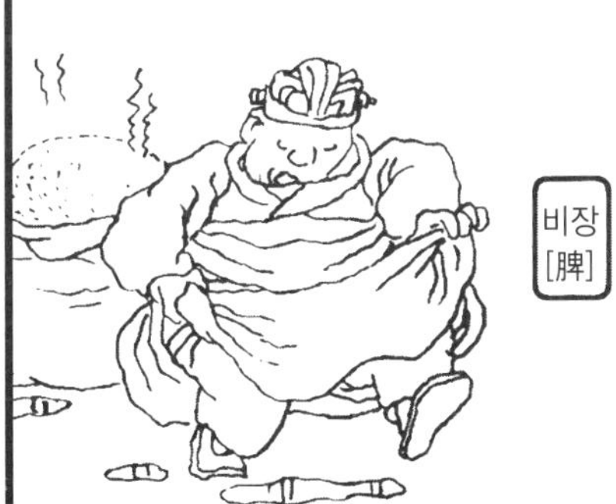

비장 [脾]

신장은 건조한 것을 싫어합니다. 이것을 이른바 '오오(五惡)'라고 합니다.

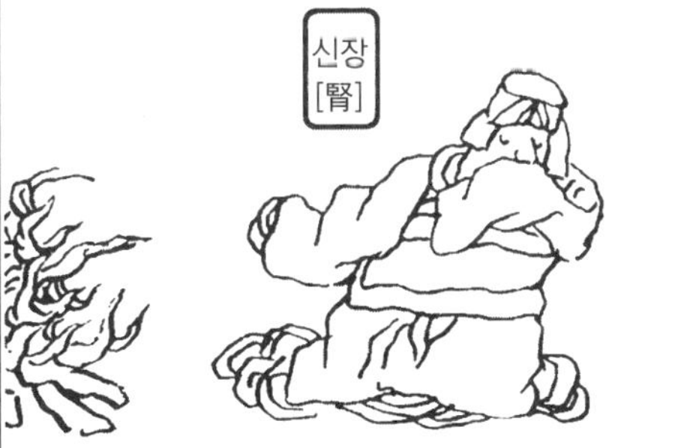

신장 [腎]

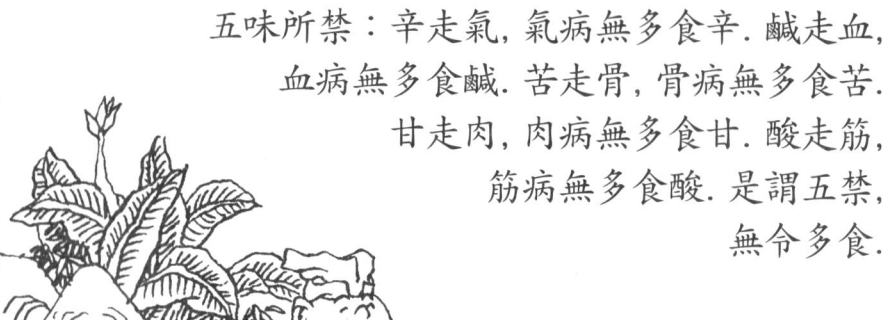

五味所禁：辛走氣, 氣病無多食辛. 鹹走血, 血病無多食鹹. 苦走骨, 骨病無多食苦. 甘走肉, 肉病無多食甘. 酸走筋, 筋病無多食酸. 是謂五禁, 無令多食.

오장(五臟)의 병은 다섯 가지 맛 중에 각각 꺼리는 것이 있어서 오금(五禁)이라고 하는데 병이 있을 때 오금을 많이 먹으면 안됩니다.

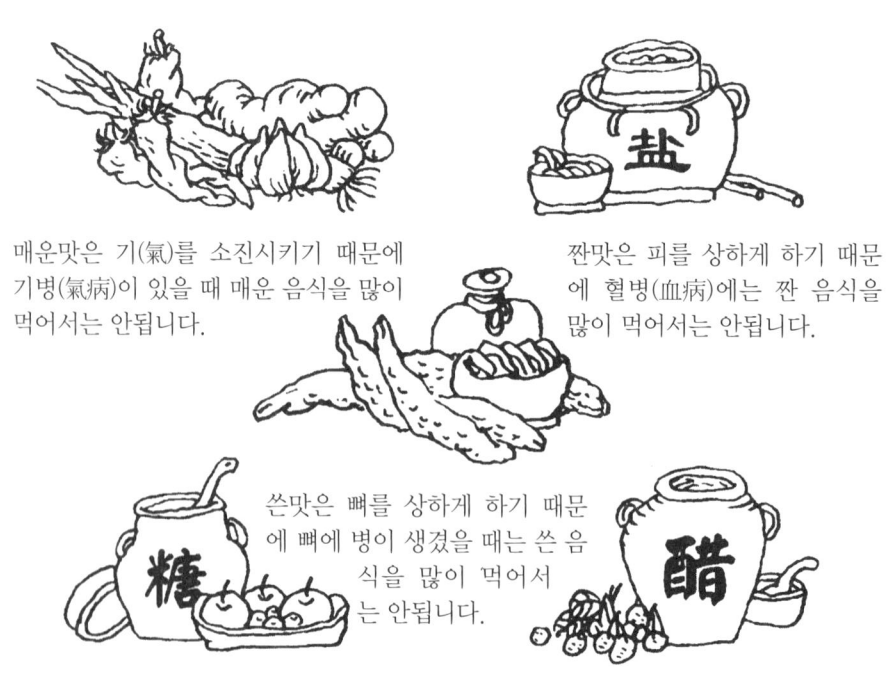

매운맛은 기(氣)를 소진시키기 때문에 기병(氣病)이 있을 때 매운 음식을 많이 먹어서는 안됩니다.

짠맛은 피를 상하게 하기 때문에 혈병(血病)에는 짠 음식을 많이 먹어서는 안됩니다.

쓴맛은 뼈를 상하게 하기 때문에 뼈에 병이 생겼을 때는 쓴 음식을 많이 먹어서는 안됩니다.

단맛은 살을 상하게 하기 때문에 살에 병이 생겼을 때 단 음식을 많이 먹어서는 안됩니다.

신맛은 힘줄을 상하게 하기 때문에 힘줄에 병이 생겼을 때 신 음식을 많이 먹어서는 안됩니다.

五臟所藏:心藏神,肺藏魄,肝藏魂,脾藏意,腎藏志,是謂五臟所藏. 五臟所主:心主脈,肺主皮,肝主筋,脾主肉,腎主骨,是爲五主.

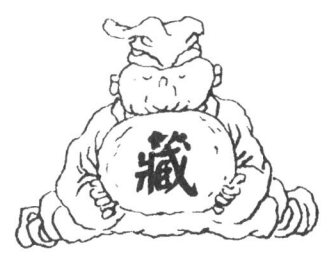

오장(五臟)은 각각 갈무리하고 있는 것이 있어서 오장(五藏)이라고 합니다. 그리고 오장(五臟)이 각기 주관하는 대상을 '오주(五主)'라고 합니다.

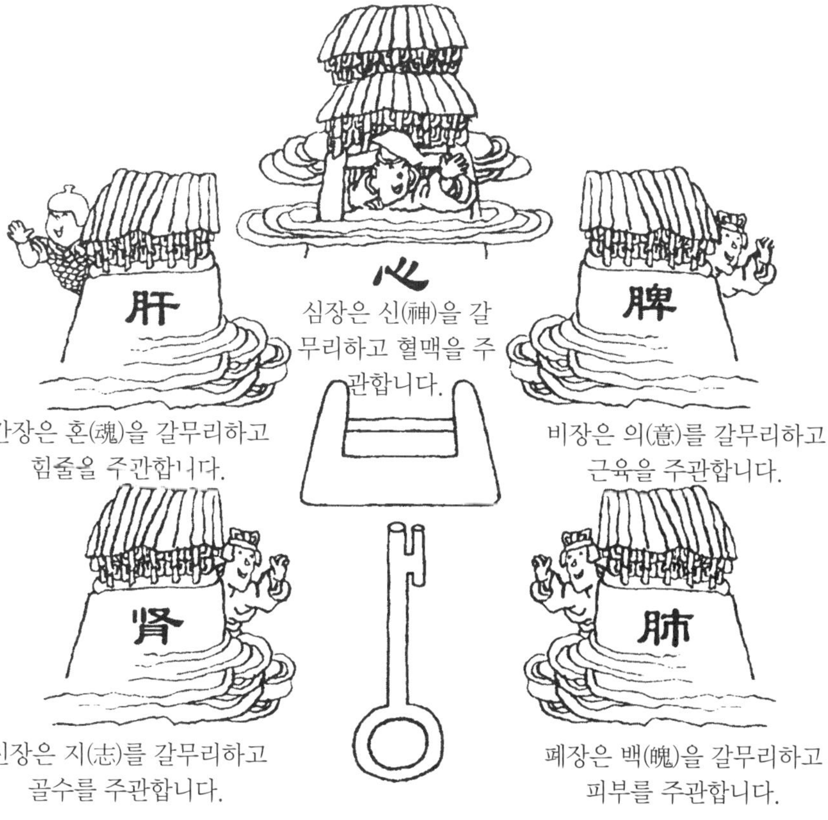

심장은 신(神)을 갈무리하고 혈맥을 주관합니다.

간장은 혼(魂)을 갈무리하고 힘줄을 주관합니다.

비장은 의(意)를 갈무리하고 근육을 주관합니다.

신장은 지(志)를 갈무리하고 골수를 주관합니다.

폐장은 백(魄)을 갈무리하고 피부를 주관합니다.

五勞所傷：久視傷血, 久臥傷氣, 久坐傷肉, 久立傷骨, 久行傷筋. 是謂五勞所傷. 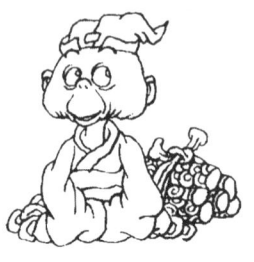	지나치게 피로한 증상은 다섯 가지가 있고 각각의 부위가 손상되었음을 말해줍니다. 오랫동안 보면 심장이 피로해져서 혈(血)을 상하게 됩니다. 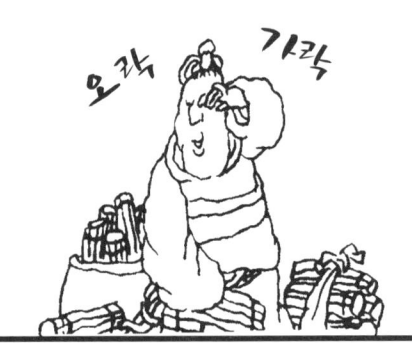
오랫동안 누워 있으면 폐장이 피로해져서 기(氣)를 상하게 됩니다. 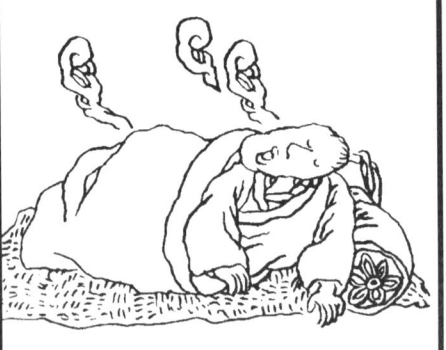	오랫동안 앉아 있으면 비장이 피로해져서 근육을 상하게 됩니다. 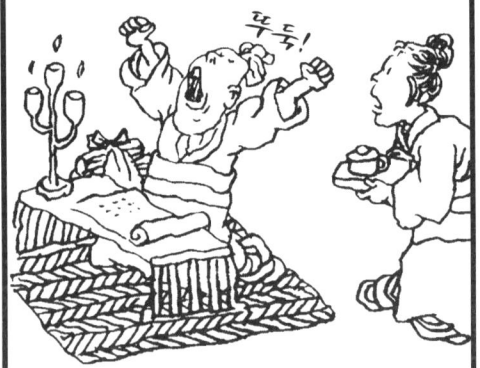
오랫동안 서 있으면 신장이 피로해져서 뼈를 상하게 됩니다. 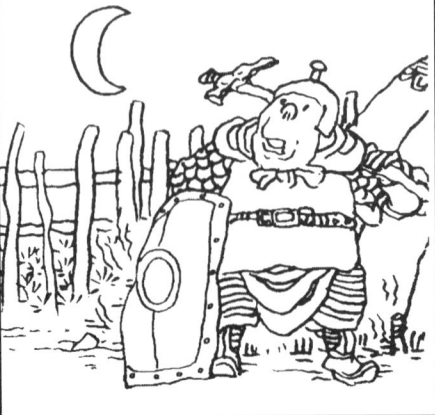	오랫동안 걸으면 간장이 피로해져서 힘줄을 상하게 됩니다. 이것을 다섯 가지 피로, 즉 '오로(五勞)' 라고 합니다. 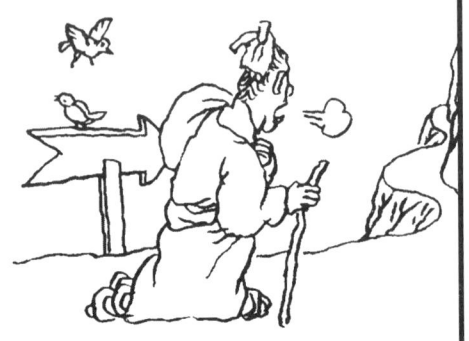

보명전형론편 제이십오(寶命全形論篇 第二十五)

黃帝問曰：天覆地載, 萬物悉備, 莫貴於人.
人以天地之氣生, 四時之法成, 君王衆庶, 盡欲全形.
形之疾病, 莫知其情, 留淫日深,
著於骨髓, 心私慮之.
余欲針除其疾病, 爲之奈何？

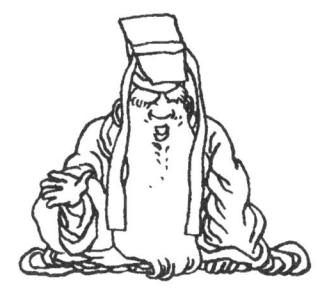

황제가 물었다. 천지간에 만물이 모두 갖추어져 있으나 사람보다 더 귀한 것이 무엇이 있겠소? 사람은 천지의 기운을 빌어 살아가고 사계절의 법칙에 따라 성장하오. 위로는 군왕(君王)에 이르고 아래로는 보통의 백성에 이르기까지 모두가 자신의 몸을 온전히 보전하고 건강하게 오래 사는 것을 소원하오.

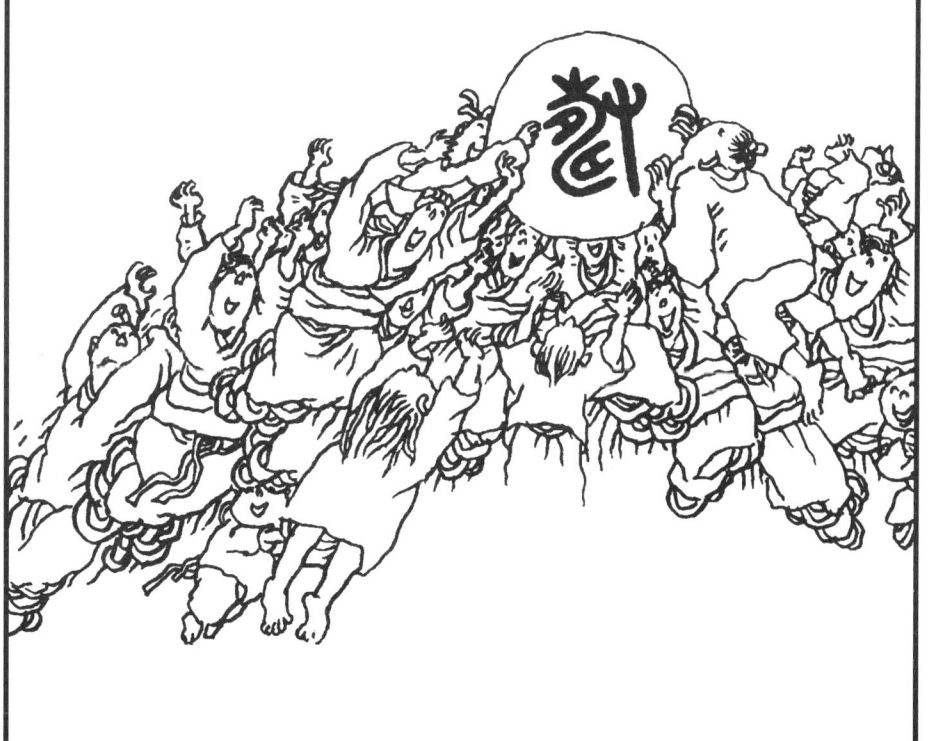

그러나 흔히 몸에 병이 생겨도 자기 자신은 아무 것도 모를 수 있소.

따라서 병을 일으키는 사기(邪氣)가 점차 깊숙이 침입해서 뼛속까지 들어가면 제거하기가 쉽지 않게 되오.

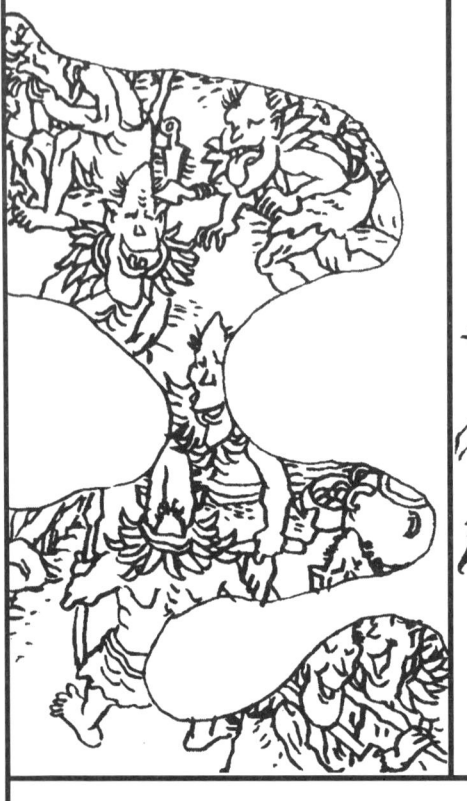

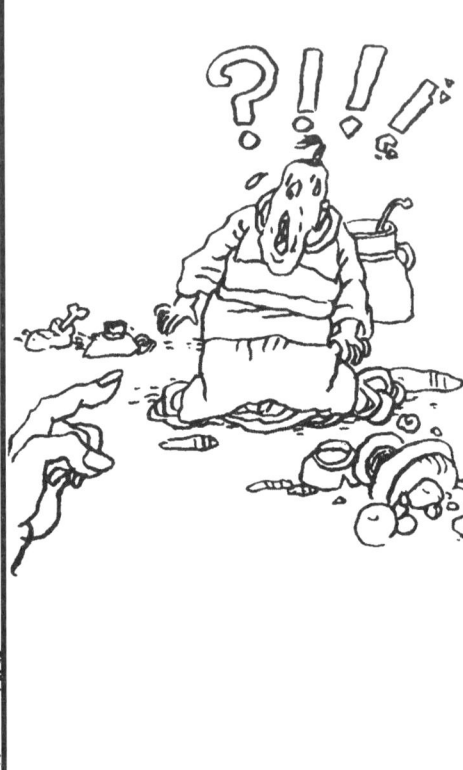

이것이 내가 걱정하고 염려하는 점이어서, 침을 써서 질병과 고통을 없애려고 하는데 어떻게 하면 되겠소?

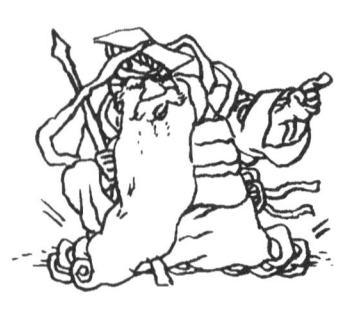

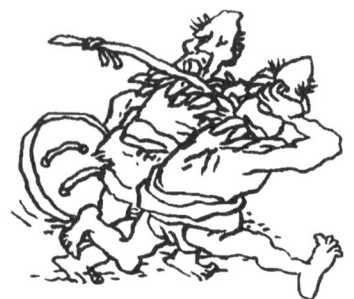

岐伯對曰：夫鹽之味鹹者，其氣令器津泄. 弦絶者,
其音嘶. 木敷者，其葉發. 病深者，其聲噦.
人有此四者，是謂壞腑，毒藥無治,
短針無取，此皆絶皮傷肉，血氣爭矣.

보명전형론편 제이십오

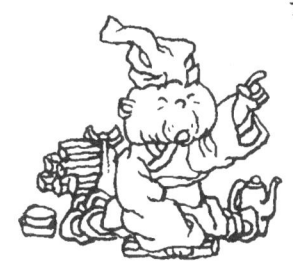

기백이 대답하여 말했다. 질병을 진단하려면 병자의 외부로 나타나는 증상을 주의깊게 관찰해야 합니다.

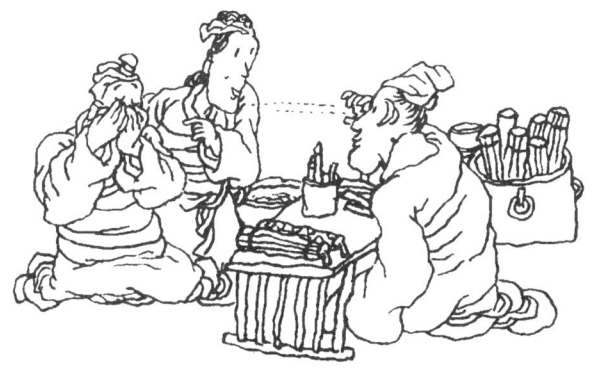

예를 들어 소금의 짠맛은 그것을 저장하는 그릇에서 물이 배어 나오게 됩니다.

거문고의 줄이 끊어지려고 할 때는 반드시 목이 쉰 듯한 소리가 납니다.

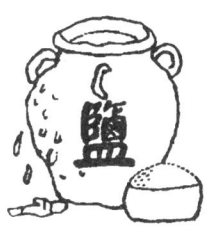
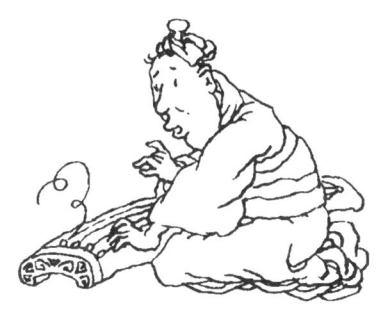

| 나무가 썩으면 나뭇잎도 떨어집니다. | 질병이 위중한 단계에 이르면 딸꾹질이 날 수도 있습니다. |

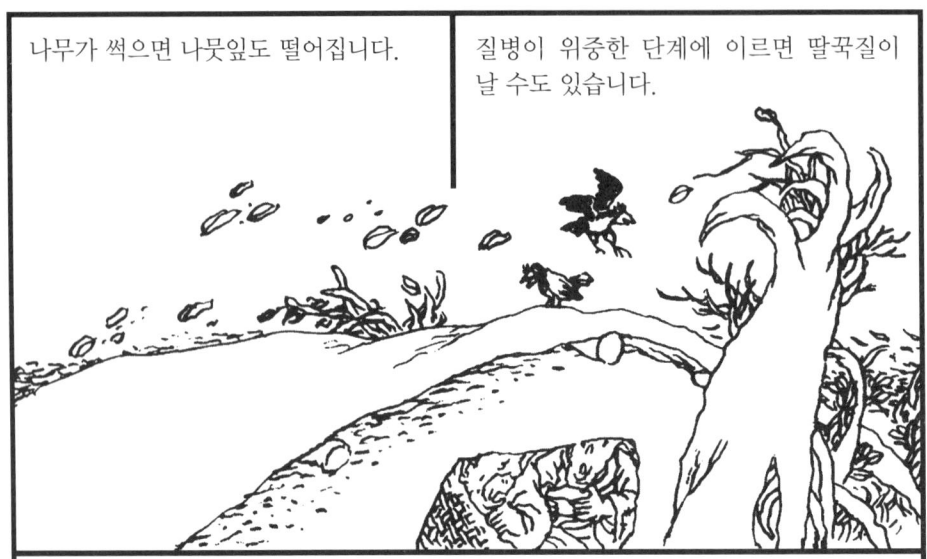

사람에게 이러한 네 가지 증상이 나타나면 오장육부(五臟六腑)가 이미 심하게 상했음을 나타내는 것이므로 약물로 치료를 해도 아무런 쓸모가 없고 침을 놓아도 효과가 없습니다.

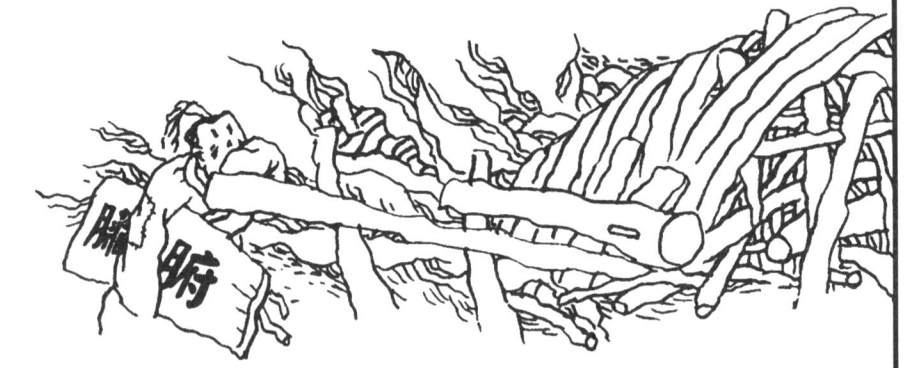

이것은 피부와 살이 크게 손상되어 혈기(血氣)가 비정상적인 상태가 되기 때문입니다. 그러므로 미연에 이런 일을 방지하도록 특별히 주의를 기울여서 그런 증상들이 나타나지 않도록 해야 합니다.

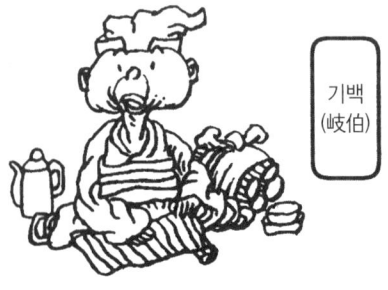

기백(岐伯)

帝曰:人生有形,不離陰陽,天地合氣,別爲九野,
分爲四時,月有大小,日有短長.萬物並至,不可勝量,
虛實呿吟,敢問其方?岐伯曰:木得金而伐,
火得水而滅,土得木而達,
金得火而缺,水得土而絶,
萬物盡然,不可勝竭.

황제가 말했다. 사람이 태어나 형체를 갖추게 되는 것도 음양의 원리에서 벗어날 수가 없소. 천지의 두 기(氣)가 서로 합하여 세상의 만물이 생겨나게 되오. 지리상으로 말하면 아홉 땅으로 나뉘고 기후로 말하자면 사계절로 나누어 설명할 수 있소.

각각의 달은 큰 달과 작은 달이 있고 날에도 낮이 짧은 날과 긴 날이 있듯이, 만물은 동시에 세상에 나오지만 실제로는 한 가지로 잴 수가 없소. 인체의 허실(虛實)의 변화 또한 매우 복잡하오.

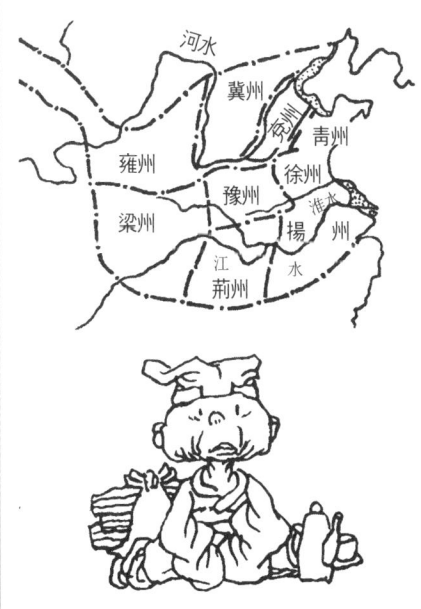

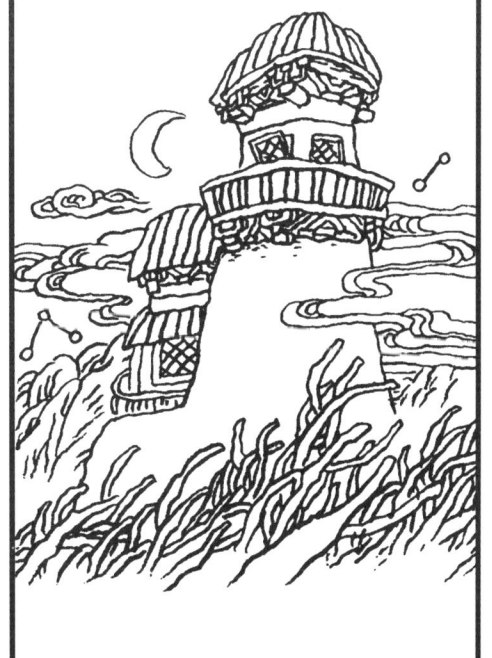

어떻게하면 요점과 요령을 파악해서 만물(萬物)과 만사(萬事)를 정확하게 인식하고 처리할 수 있게 될지 가르침을 받고 싶소.

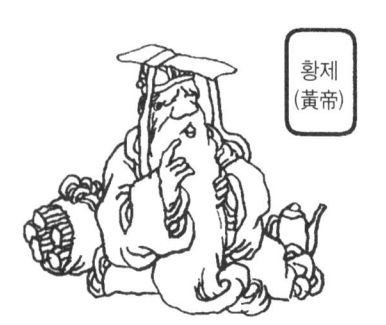

기백이 말했다. 오행이 변화하는 원리에 따라야 합니다. 목(木)이 금(金)을 만나면 베입니다.

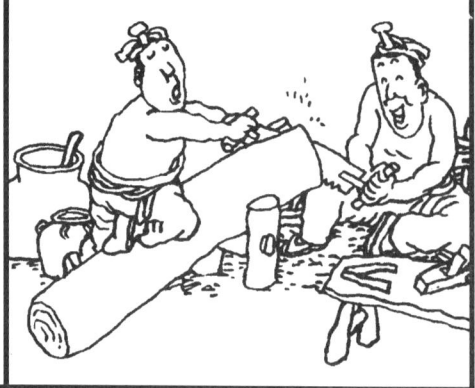

화(火)가 수(水)를 만나면 꺼져서 사라져 버리고, 토(土)는 목에 의해 갈라지거나 푸석푸석해집니다. 금(金)이 화를 만나면 녹아버립니다.

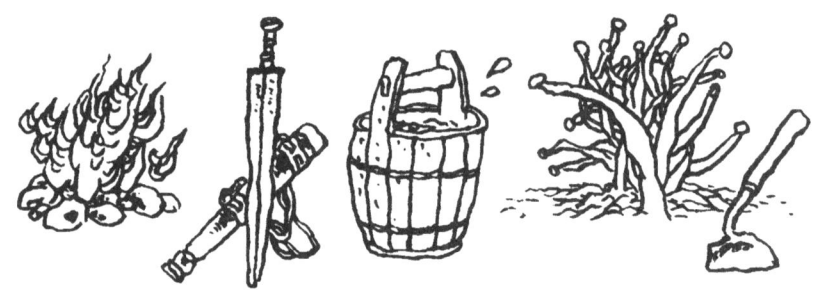

수(水)가 토(土)를 만나면 물길이 막혀 버립니다.

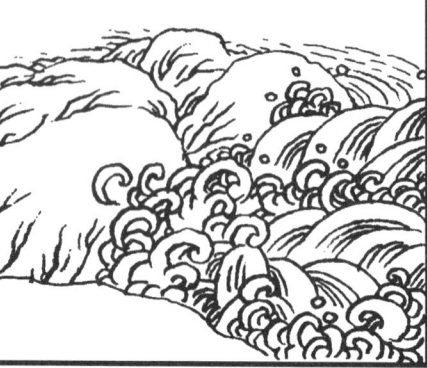

이러한 원리로 모든 현상을 해석할 수 있는데, 일일이 열거할 수 없을만큼 많습니다.

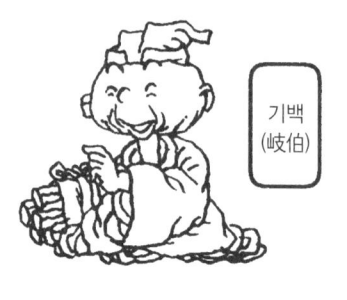

역조론편 제삼십사 (逆調論篇 第三十四)

黃帝問曰：人身非常溫也, 非常熱也, 爲之熱而煩滿者何也? 岐伯對曰：陰氣少而陽氣勝, 故熱而煩滿也.
帝曰：人身非衣寒也, 中非有寒氣也, 寒從中生者何?
岐伯曰：是人多痺氣也, 陽氣少, 陰氣多, 故身寒如從水中出.

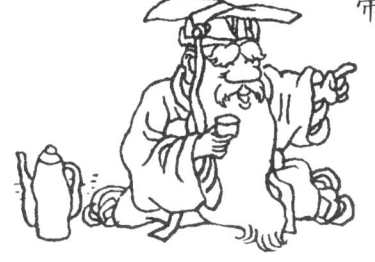

황제가 물었다. 옷이 따뜻하지 않은 데도 몸에서 열이 나면서 답답한 증상이 나타나는 것은 무엇 때문이오? 기백이 대답하여 말했다. 음기(陰氣)가 적으면 양기(陽氣)가 우세하므로 열이 나고 답답하게 됩니다.

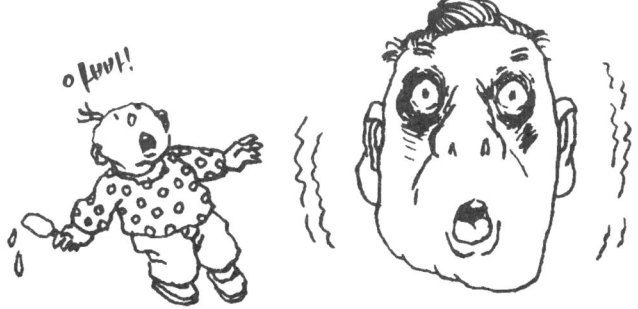

황제가 말했다. 어떤 사람은 옷이 얇아서도 아니고, 체내에 한기(寒氣)도 없는데 추워하는 모습이 보이는 것, 즉 체내에서부터 한기가 일어나는 것은 무슨 까닭이오?

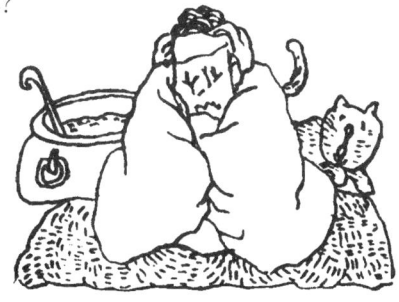

기백이 말했다. 이런 사람은 대부분 저린 증상이 나타나는데, 양기(陽氣)가 적고 음기(陰氣)가 많아서 마치 물 속에서 나온 것처럼 추위를 느끼게 됩니다.

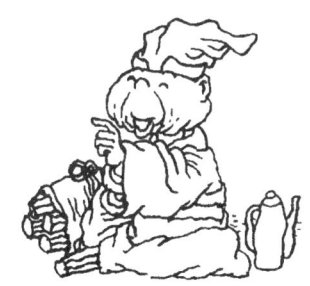

해론편 제삼십팔 (咳論篇 第三十八)

黃帝問曰:肺之令人咳何也? 岐伯對曰:五臟六腑皆令人咳, 非獨肺也. 帝曰:願聞其狀. 岐伯曰:皮毛者肺之合也, 皮毛先受邪氣, 邪氣以從其合也. 其寒飲食入胃, 從肺脈上至於肺, 則肺寒, 肺寒則外內合邪, 因而客之, 則爲肺咳. 五臟各以其時受病, 非其時, 各傳以與之. 人與天地相參, 故五臟各以治時感於寒則受病, 微則爲咳, 甚則爲泄爲痛. 乘秋則肺先受邪, 乘春則肝先受之, 乘夏則心先受之, 乘至陰則脾先受之, 乘冬則腎先受之. 帝曰:何以異之?

岐伯曰:肺咳之狀, 咳而喘息有音, 甚則唾血.

心咳之狀, 咳則心痛, 喉中介介如梗狀, 甚則咽腫喉痺. 肝咳之狀, 咳則兩脅下痛, 甚則不可以轉, 轉則兩胠下滿.

脾咳之狀, 咳則右脅下痛, 陰陰引肩背, 甚則不可以動, 動則咳劇. 腎咳之狀, 咳則腰背相引而痛, 甚則咳涎.

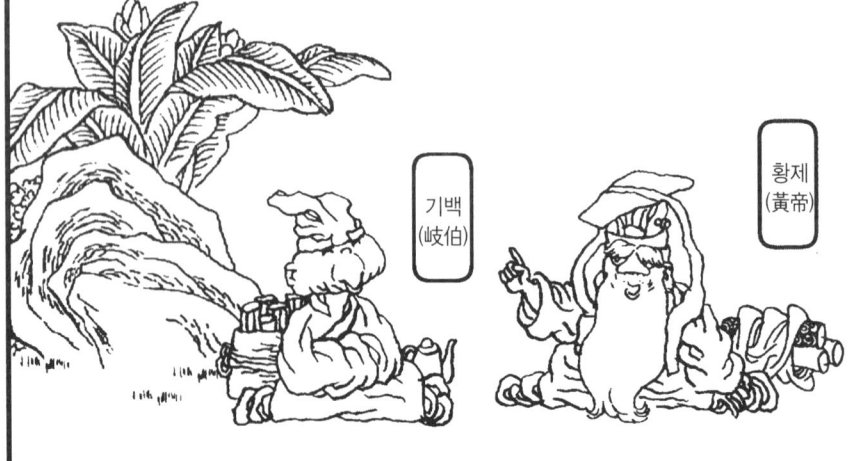

황제가 물었다. 폐장(肺臟)이 병들면 해수(咳嗽)가 발생 하는 것은 무엇 때문이오?

기백이 대답하여 말했다. 오장육부(五臟六腑)가 병들면 모두 해수(咳嗽)가 발생할 수 있으며 폐장의 경우에만 그런 것은 아닙니다.

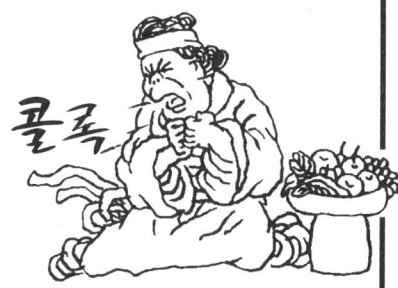
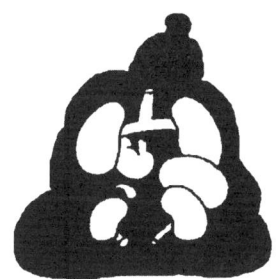

황제가 말했다. 좀더 구체적으로 듣고 싶소. 기백이 말했다. 피부와 털은 체표를 주관하므로 폐와 서로 짝을 이룹니다. 피부와 털이 한기(寒氣)를 맞으면 한기가 체내의 폐로 침입할 수 있습니다.

차가운 것을 마시거나 차가운 음식을 먹었다면 한기(寒氣)가 위(胃)로 들어와 폐맥(肺脈)을 따라 폐로 흘러 들어가게 되어, 폐가 또한 한기를 받아들이게 됩니다.

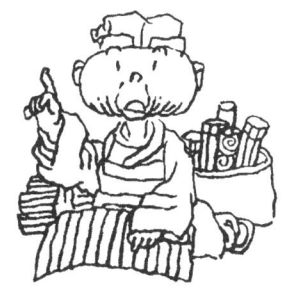

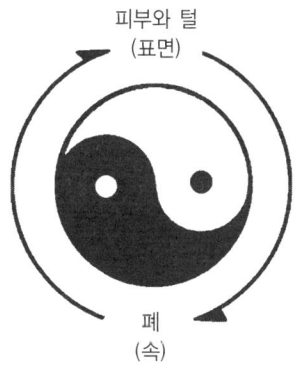

이처럼 안팎의 한사(寒邪)가 서로 결합하여 폐에 머무르면 폐해(肺咳)가 발생하게 됩니다.

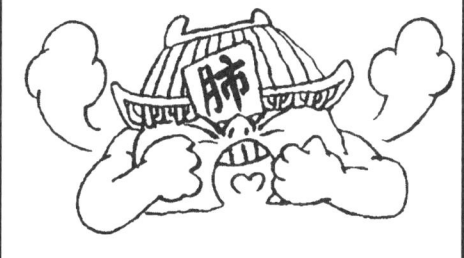

해론편 제삼십팔

오장(五臟)은 각각 상응하는 계절에 따라 병에 걸리게 되는데, 폐장이 제철이 아닌 때라면 다른 장부(臟腑)에 병이 있어서 폐장에 전이된 것입니다.

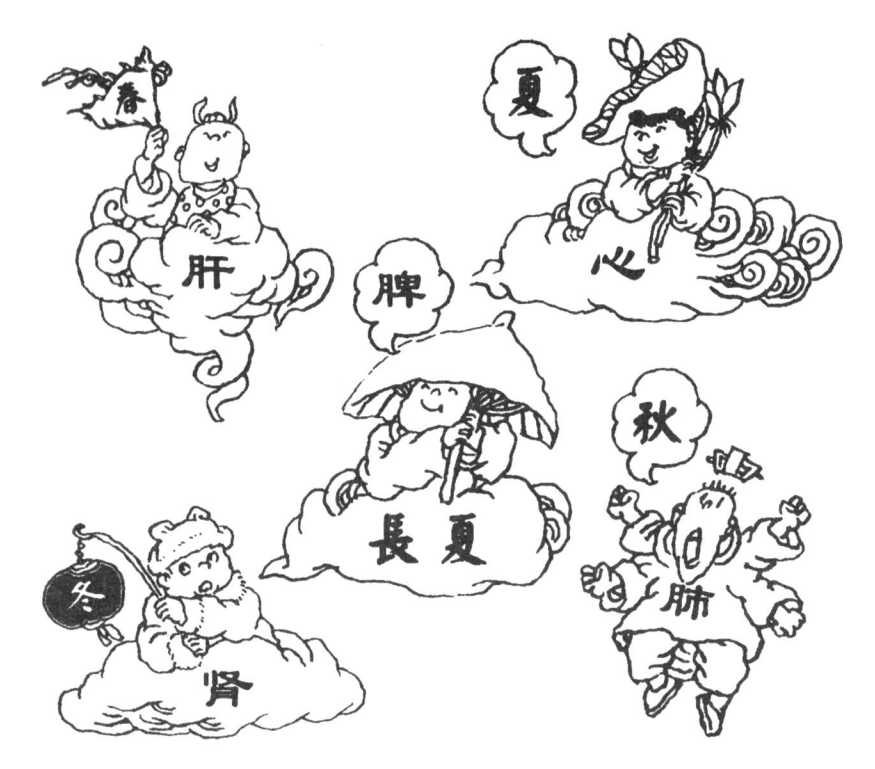

사람과 자연은 서로 통하기 때문에, 오장(五臟)은 각기 주관하는 계절에 한사(寒邪)의 침입을 받아서 병이 생길 수 있습니다. 증상이 가벼우면 기침이 나고, 심각한 한기가 침입하면 설사가 나고 복통을 일으킬 수도 있습니다.

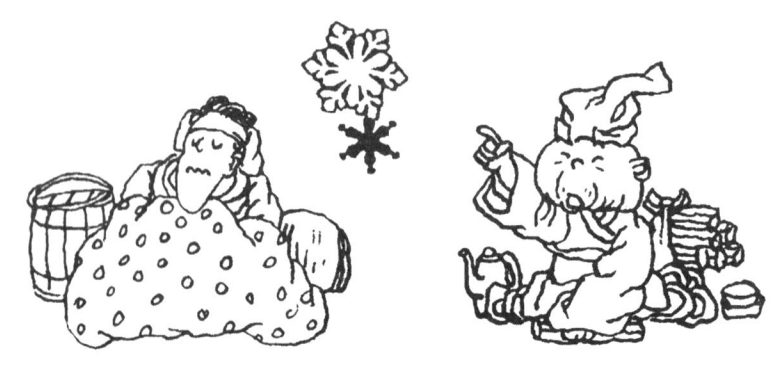

일반적으로 말해서 가을에는 폐장이 사기(邪氣)의 침입을 받고, 봄에는 간장이 사기의 침입을 받고, 여름에는 심장이 사기의 침입을 받고, 늦여름에는 비장이 사기의 침입을 받고, 겨울에는 신장이 사기의 침입을 당합니다.

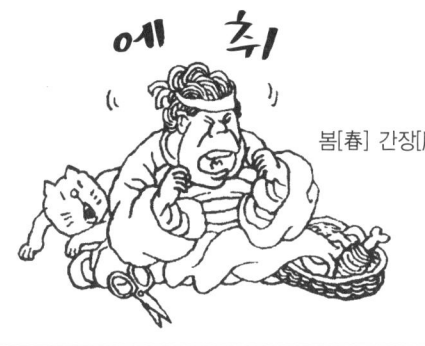

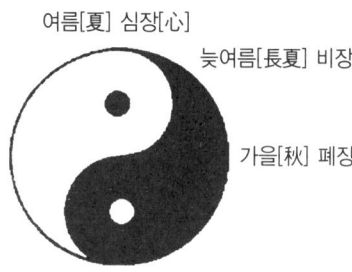

여름[夏] 심장[心]
늦여름[長夏] 비장[脾]
봄[春] 간장[肝]
가을[秋] 폐장[肺]
겨울[冬] 신장[腎]

황제가 물었다. 그렇다면 해수(咳嗽)를 어떻게 구별할 수 있소?

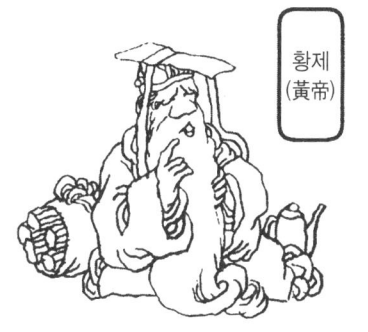

황제(黃帝)

심해(心咳)의 증상은 기침을 할 때 가슴에 통증을 느끼고 후두부에 무언가가 걸려서 막혀 있는 것처럼 느끼는 것인데 증세가 심각해지면 인후(咽喉)가 붓고 아프면서 막힙니다.

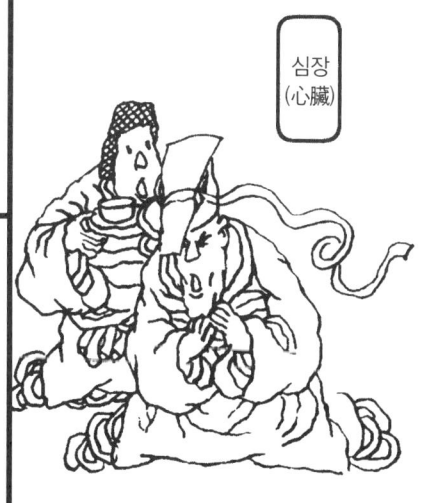

심장(心臟)

기백이 말했다. 폐해(肺咳)의 증상은 소리를 내면서 숨을 헐떡이게 되는데, 증세가 심각해지면 각혈(咯血)을 할 수도 있습니다.

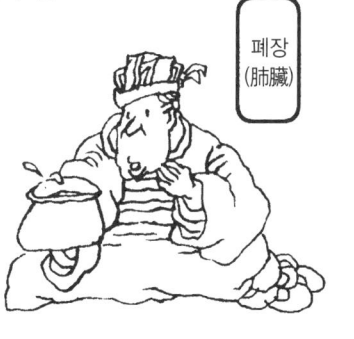

폐장(肺臟)

간해(肝咳) 증상은 기침이 날 때 양 옆구리가 아프고, 증세가 심각해지면 돌아눕지도 못하게 됩니다. 돌아누우면 양쪽 옆구리 아래가 부풀어 오를 수 있습니다.

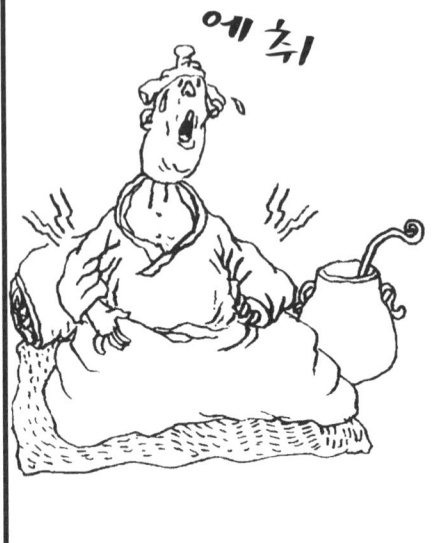

비해(脾咳) 증상은 기침을 할 때 오른쪽 옆구리가 아프고 은근히 어깨와 등쪽으로 당기는 느낌이 드는데, 증세가 심각해지면 움직일 수도 없고 움직이면 기침이 더욱 심해집니다.

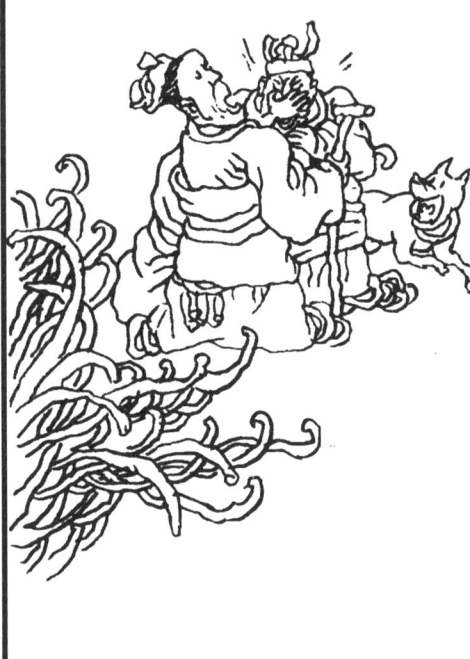

신해(腎咳)의 증상은 기침할 때 허리와 등이 서로 당기면서 아프고 증세가 심각해지면 기침을 하면서 점액질을 토할 수도 있습니다.

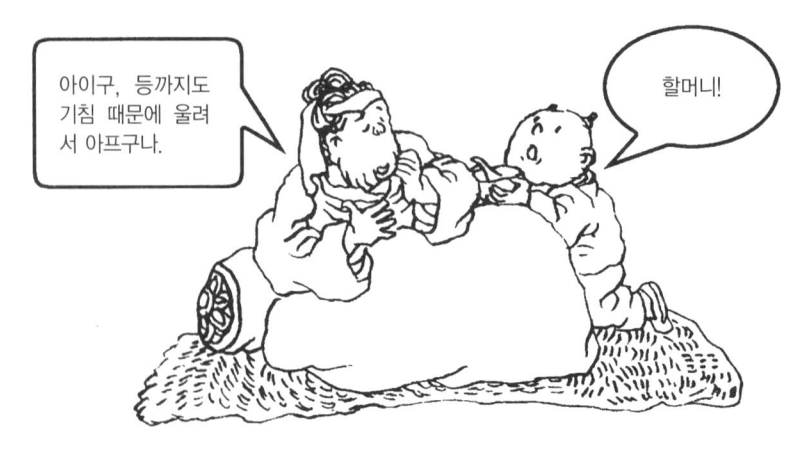

帝曰：六腑之咳奈何？安所受病？岐伯曰：五臟之久咳,
乃移於六腑. 脾咳不已, 則胃受之. 胃咳之狀, 咳而嘔,
嘔甚則長蟲出. 肝咳不已, 則膽受之, 膽咳之狀,
咳嘔膽汁. 肺咳不已, 則大腸受之, 大腸咳狀,
咳而遺矢. 心咳不已, 則小腸受之, 小腸咳狀,
咳而失氣, 氣與咳俱失. 腎咳不已, 則膀胱受之,
膀胱咳狀, 咳而遺溺. 久咳不已, 則三焦受之,
三焦咳狀, 咳而腹滿, 不欲食飲. 此皆寒聚於胃, 關於肺,
使人多涕唾, 而面浮腫氣逆也.

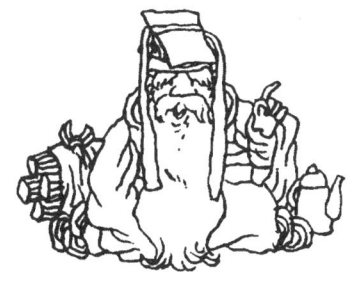

황제가 말했다. 육부(六腑)의 해수(咳嗽) 증상은 어떠하오? 기백이 말했다. 오장(五臟)의 해수가 오래되어도 치유되지 못하면 육부로 전이될 수 있습니다.

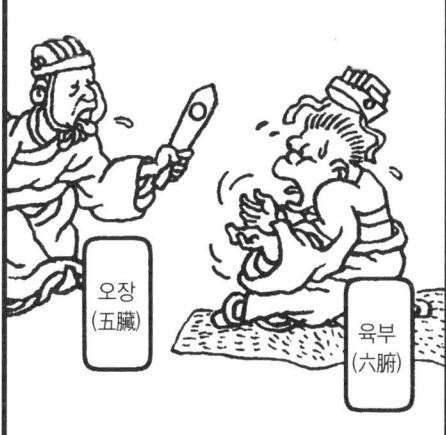

비해(脾咳)가 치유되지 못하면 위(胃)가 병에 걸리는데, 위해(胃咳)의 증상은 기침을 하면서 구토를 하고 그것이 너무 심해지면 회충을 토할 수도 있습니다.

간해(肝咳)가 치료되지 않으면 담(膽: 쓸개)이 병에 걸리는데, 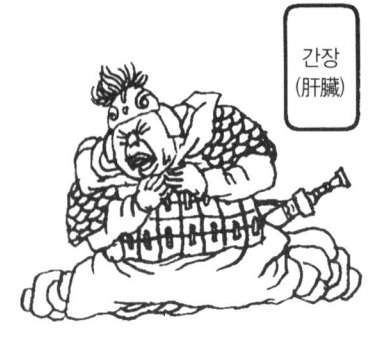	담해(膽咳)의 증상은 기침을 하다가 심해지면 쓴 물을 토할 수도 있습니다. 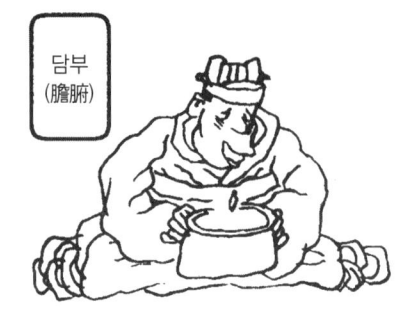
폐해(肺咳)가 오랫동안 호전되지 않으면 대장(大腸)이 병에 걸릴 수 있는데, 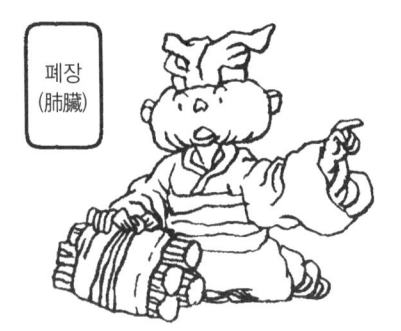	대장해(大腸咳)의 증상은 기침을 하다가 심해지면 자신도 모르게 대변을 볼 수도 있습니다. 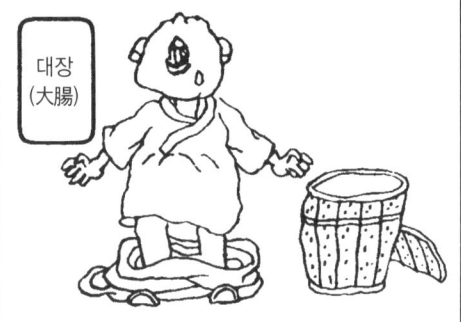
심해(心咳)가 오랫동안 호전되지 않으면 소장(小腸)이 병에 걸리게 되는데, 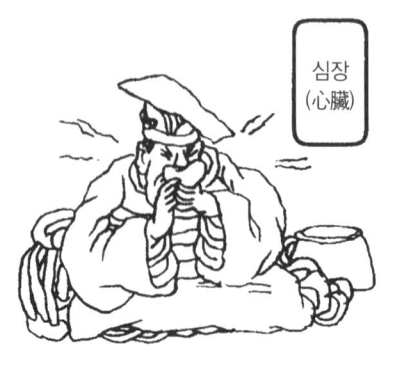	소장해(小腸咳)의 증상은 기침을 하면 방귀가 나와서 항상 기침과 방귀가 함께 나옵니다. 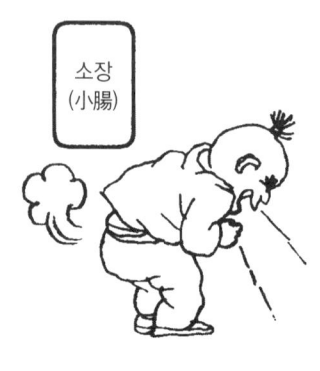

신해(腎咳)가 오랫동안 나아지지 않으면 방광(膀胱)이 병에 걸리게 됩니다.

방광해(膀胱咳)의 증상은 기침을 할 때 자기도 모르게 소변이 나올 수가 있습니다.

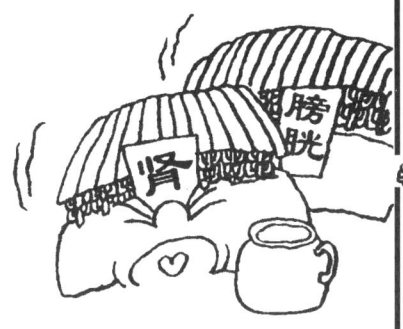
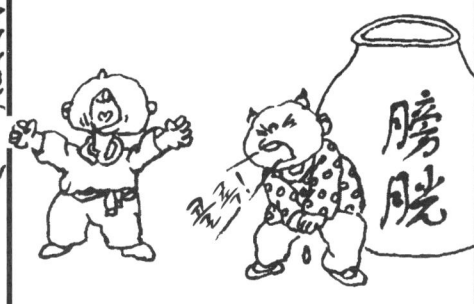

이상으로 말한 갖가지 해수(咳嗽) 증상이 오랫동안 치유되지 않으면 삼초(三焦)가 병에 걸립니다.

이런 해수(咳嗽) 증상들은 어떤 장부(臟腑)에서 병이 발생했든지, 한사(寒邪)가 위(胃)로 모였다가 폐(肺)로 들어간 것이니 대부분 끈끈한 가래를 뱉고 얼굴이 붓고 기(氣)가 거슬러 오르게 됩니다.

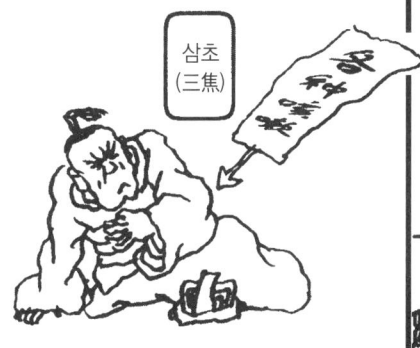

삼초해(三焦咳)의 증상은 뱃속이 더부룩해서 음식을 먹고 싶지 않게 됩니다.

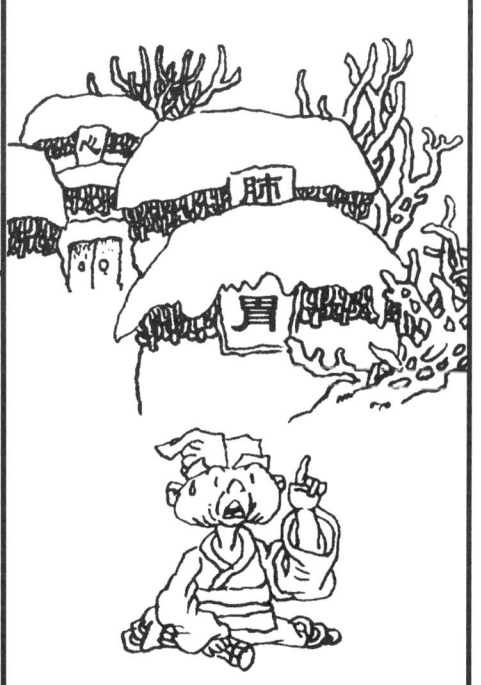
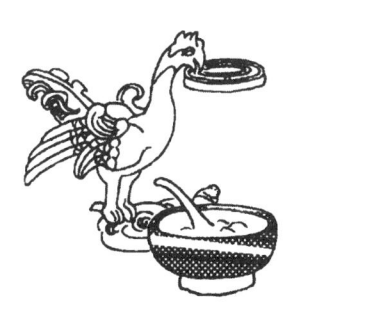

거통론편 제삼십구 (擧痛論篇 第三十九)

帝曰：余知百病生於氣也. 怒則氣上, 喜則氣緩, 悲則氣消, 恐則氣下, 寒則氣收, 炅則氣泄, 驚則氣亂, 勞則氣耗, 思則氣結, 九氣不同, 何病之生? 岐伯曰：怒則氣逆, 甚則嘔血及飧泄, 故氣上矣. 喜則氣和志達, 榮衛通利, 故氣緩矣. 悲則心系急, 肺布葉擧, 而上焦不通, 榮衛不散, 熱氣在中, 故氣消矣. 恐則精却, 却則上焦閉, 閉則氣還, 還則下焦脹, 故氣不行矣. 寒則腠理閉, 氣不行, 故氣收矣. 炅則腠理開, 榮衛通, 汗大泄, 故氣泄. 驚則心無所倚, 神無所歸, 慮無所定, 故氣亂矣. 勞則喘息汗出, 外內皆越, 故氣耗矣. 思則心有所存, 神有所歸, 正氣留而不行, 故氣結矣.

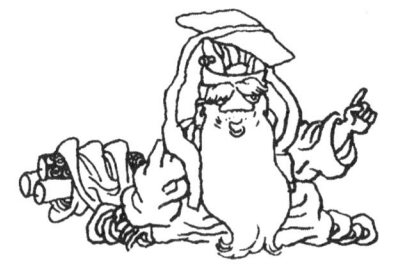

황제가 말했다. 무수한 질병들이 모두 기(氣)의 변화로 인해 발생한다고 알고 있소. 예를 들어 너무 불같이 화를 내면 기가 위로 거슬러 오르고, 너무 기뻐하면 기가 늘어져 풀어지고, 슬픈 생각을 많이 하면 기가 사그러들고, 두려워하면 기가 가라앉고, 추워지면 기가 모이고, 더우면 기는 밖으로 새어나가고, 너무 놀라면 기가 어지러워지고, 과로하면 기가 소모되고, 생각을 너무 골똘히 하면 기가 맺히게 되오. 이 아홉 가지 기의 변화는 어떤 질병을 일으키게 되는 것이오?

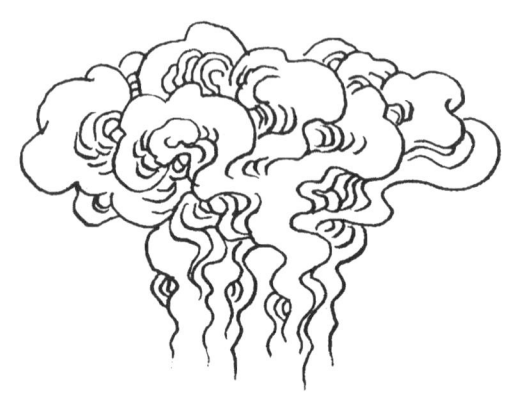

기백이 말했다. 화를 내면 기가 위로 거슬러 오르며 심하면 피를 토하거나 먹은 것을 소화하지 못하고 설사를 하는 증상이 나타나므로 '기상(氣上)'이라고 합니다.

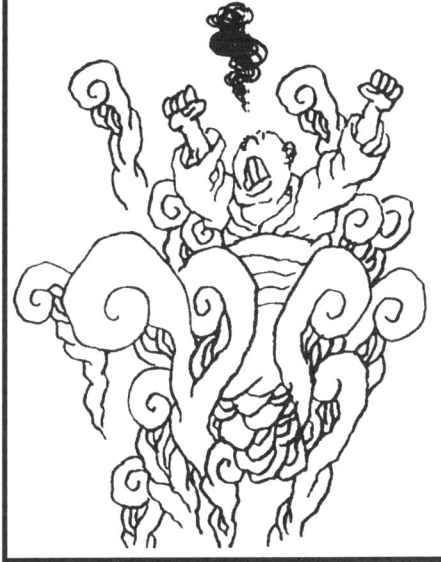

기뻐하면 기가 순조롭고 뜻이 잘 펼쳐져서 영기(營氣)와 위기(衛氣)가 잘 통하게 되므로 '기완(氣緩)'이라고 합니다.

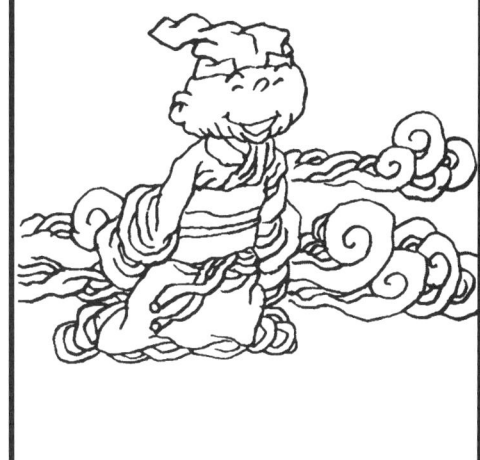

슬픔이 지나치면 심계는 오그라들고 폐엽(肺葉)은 펼쳐지고, 상초(上焦)의 기가 잘 통하지 않아서 영기(營氣)와 위기(衛氣)가 퍼지지 못하고 열기가 가슴 속에 맺히게 되므로(그래서 기를 소모하게 되므로) '기소(氣消)'라고 합니다.

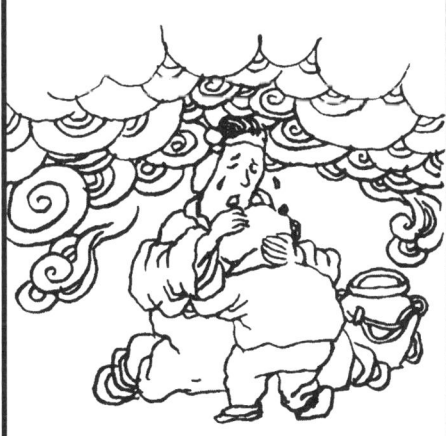

두려움이 지나치면 정기(精氣)가 약해지고 정기가 약해지면 상초(上焦)가 막히고, 기가 하초(下焦)에 맺혀 하초가 불룩해지게 됩니다. 그래서 '기하(氣下)'라고 부릅니다.

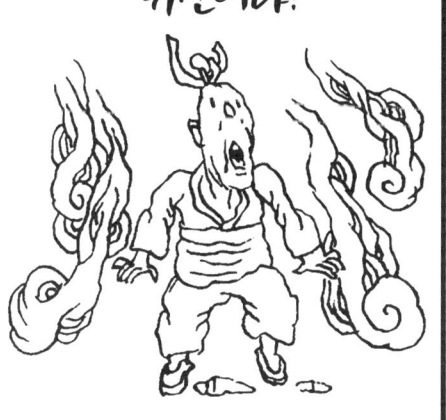

차가운 기운은 경락의 흐름을 막아서 영기와 위기가 잘 통하지 못하게 되므로 '기수(氣收)'라고 부릅니다.

더워지면 피부가 열려서 영기와 위기가 지나치게 빠져나가 땀을 많이 흘리게 되므로 '기설(氣泄)'이라고 합니다.

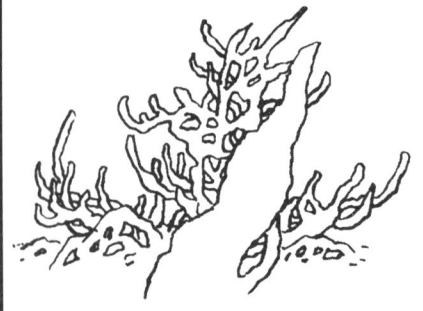

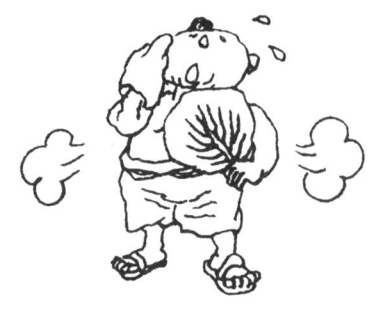

지나치게 걱정을 하면 심장이 두근거리고 불안하면서 의지할 곳을 몰라하고, 신지(神志)가 갈피를 잡지 못하고 생각이 정리되지 못하게 되므로 '기란(氣亂)'이라고 합니다.

과로하면 숨을 헐떡이며 땀을 흘리게 되고 체내와 체외의 기가 모두 흩어져 소진됩니다. 그러므로 '기모(氣耗)'라고 합니다.

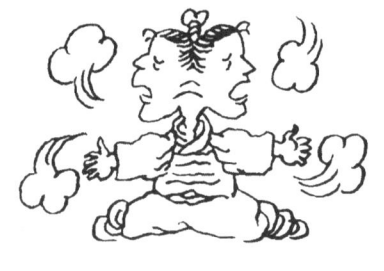

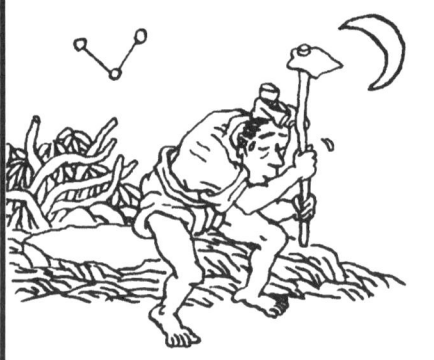

생각을 너무 골똘히 하면 마음이 무거워지고 정신은 오로지 한 가지에 집중되어 정상적인 기의 운행이 이루어지지 못하게 되므로 '기결(氣結)'이라고 합니다.

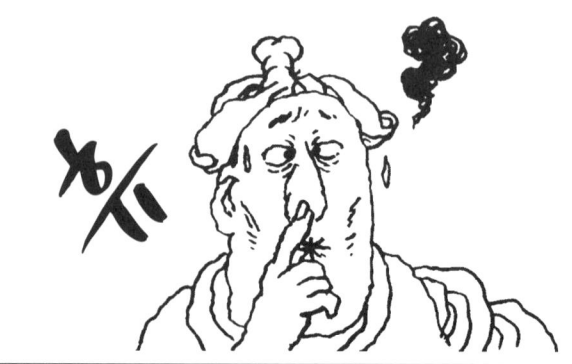

복중론편 제사십 (腹中論篇 第四十)

黃帝問曰：有病心腹滿, 旦食則不能暮食, 此爲何病?
岐伯對曰：名爲鼓脹. 帝曰：治之奈何?
岐伯曰：治之以鷄矢醴,
一劑知, 二劑已.

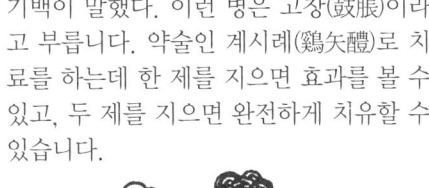

황제가 물었다. 윗배가 그득하게 불러 오르는 병에 걸리면 아침에 음식을 먹고 저녁까지 다시 먹고싶은 마음이 들지 않게 되는 것은 무슨 병이오? 어떻게 치료하면 되오?

기백이 말했다. 이런 병은 고창(鼓脹)이라고 부릅니다. 약술인 계시례(鷄矢醴)로 치료를 하는데 한 제를 지으면 효과를 볼 수 있고, 두 제를 지으면 완전하게 치유할 수 있습니다.

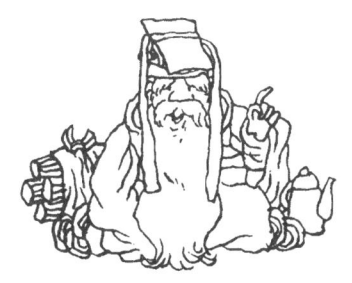
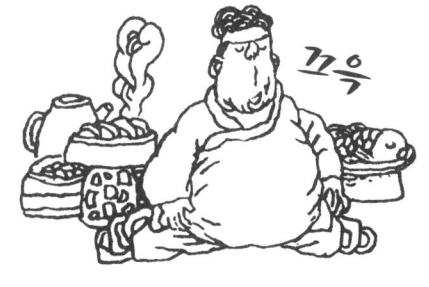

계시례(鷄矢醴) : 노랗게 될 때까지 볶은 계시백* 1냥을 쌀로 담근 술 세 그릇에 넣은 다음 여러 차례 끓어오른 뒤 따뜻하게 복용합니다. 하루에 두 번 복용합니다.

계시(鷄矢)의 성질이, 쌓인 것을 해소시키기를 아래로 내리므로 대소변에 매우 좋고, 실증을 일으키는 사기(邪氣)를 물리치는 데에 좋습니다.

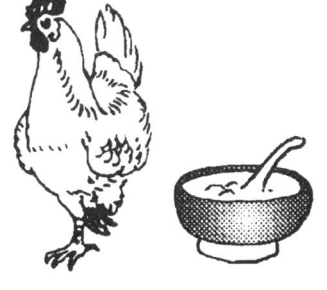
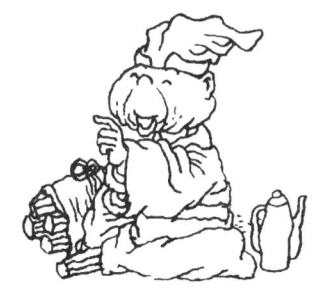

【역주】

계시백(鷄矢白) : 닭 똥의 흰부분

帝曰：有病胸脅支滿者, 妨於食, 病至則先聞腥臊,
鼻出淸液, 唾血, 四支淸, 目眩, 時時前後血, 病名爲何?
何以得之? 岐伯曰：病名血枯. 此得之年少時,
有大脫血, 若醉入房中, 氣竭肝傷, 故月事衰少不來也.
帝曰：治之奈何? 復以何術? 岐伯曰：以四烏鰂骨蘆茹
二物幷合之, 丸以雀卵, 大如小豆. 以五丸爲後飯,
飮以鮑魚汁, 利腸中及傷肝也.

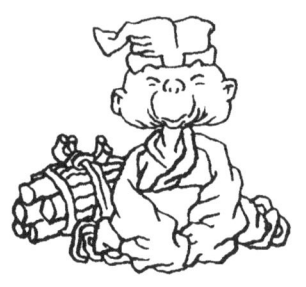

황제가 말했다. 가슴과 옆구리가 그득한 증상이 있는 병자는 음식을 잘 먹지 못하고 발작을 하면 비린 냄새를 먼저 맡고, 코에서 맑은 콧물이 흐르게 되오.

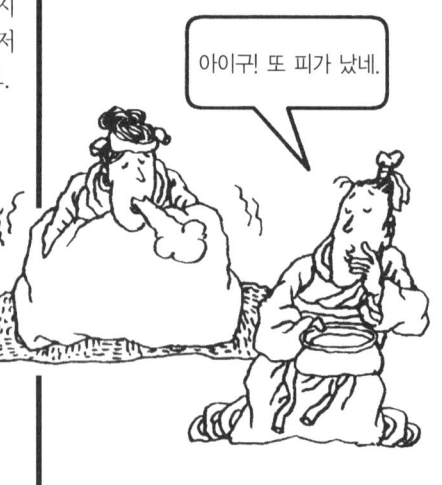

아이구! 또 피가 났네.

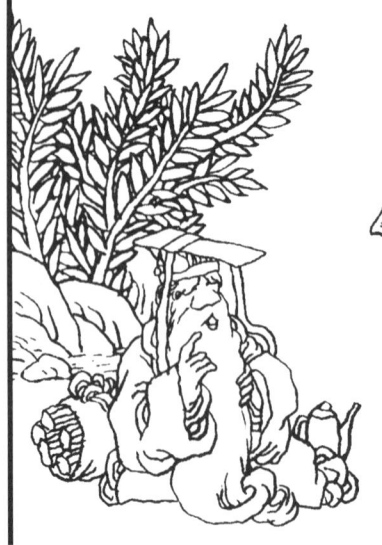

동시에 피를 토하고 사지가 싸늘해지면서 눈이 어질어질하고, 대변과 소변에서 항상 피가 섞여 나오는데 이것을 무슨 병이라고 하오? 어떻게 걸리게 되는 것이오?

기백이 말했다. 이 병을 '혈고(血枯)'라고 하는데, 나이가 아직 어릴 때 피를 심하게 흘렸거나

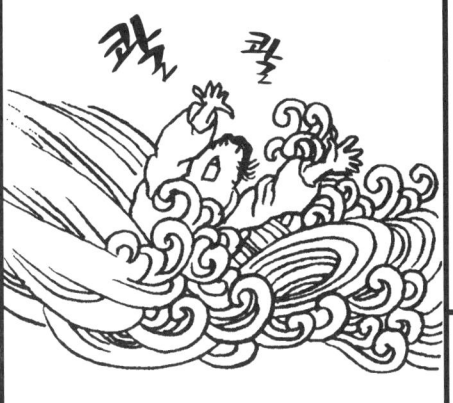

또는 많이 취한 상태에서 성교를 해서 정기(精氣)가 소모되고 간장이 상해서 온 것입니다. 이 때문에 여자의 경우는 월경이 줄어들거나 멈추어 버리기도 합니다.

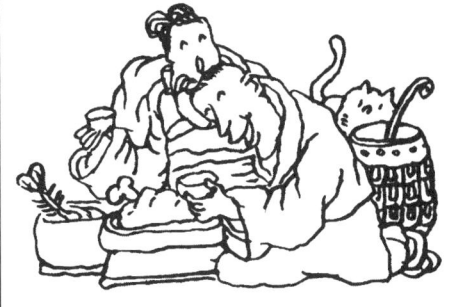

황제가 말했다. 어떻게 치료하며 무슨 방법으로 혈기를 회복시킬 수 있소?

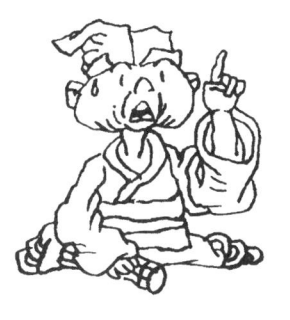

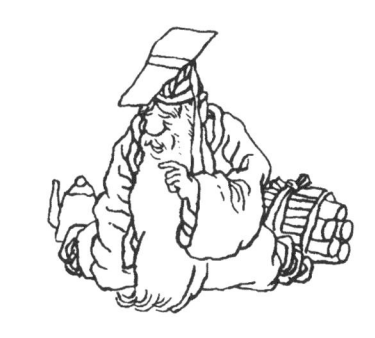

기백이 말했다. 오즉골(烏鰂骨)과, 여여(藘茹) 두 약재를 4:1의 비율로 서로 혼합하고, 참새알로 그것을 반죽해서 팥알 정도 크기의 환약으로 만듭니다.

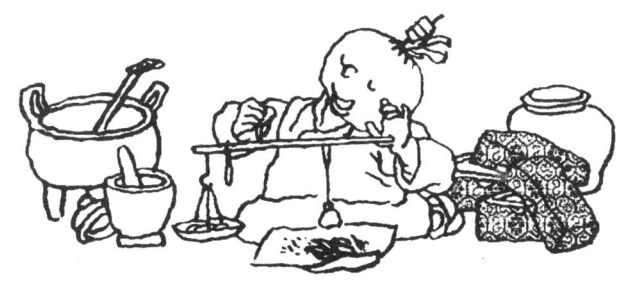

매번 환약 다섯 알씩을 복용하고 밥을 먹고, 건어물의 즙을 마셔서 삼키면 장도(腸道)가 잘 통하고 상한 간장에도 이롭습니다.

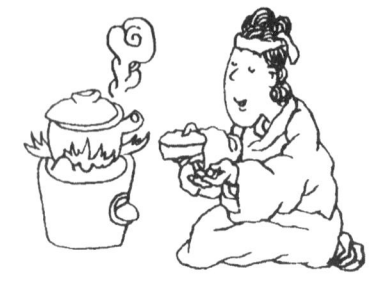

오즉골(烏鰂骨)은 곧 오적골(烏賊骨)이니 갑오징어의 뼈로 해표초(海螵蛸)라고도 부릅니다. 그 맛은 짜고 떫고, 미온(微溫)인데, 여자들의 적백대하*나 혈고경폐* 에 잘 듣습니다.

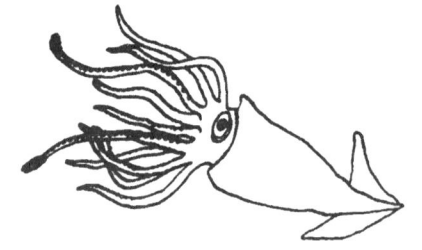

여여(蘆茹)는 천초(茜草)로, 그 맛은 달고 찹니다. 지혈(止血)작용이 있어 자궁출혈을 치료하며, 또 혈(血)을 조화롭게 해서 경맥(經脈)을 소통시킵니다.

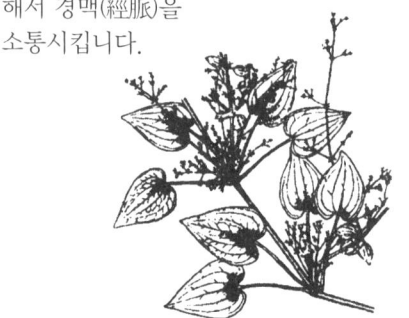

참새의 알은 그 맛이 달고 따뜻해서 정혈(精血)을 보충해주는데, 주로 남자들의 양위불거(陽痿不擧) 및 여자들의 대하(帶下)나 대소변이 잘 나오지 않는 증상에 잘 듣습니다.

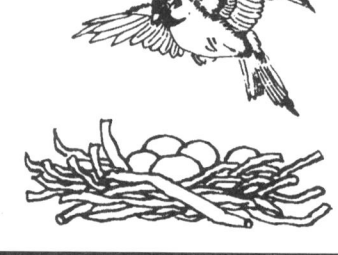

말린 생선은 그 맛이 맵고 따뜻해서 혈맥을 통하게 하고 음기(陰氣)를 더해 줍니다. 그것을 끓여서 즙을 내어 복용하면 다른 약재와 함께 여자들의 혈폐(血閉)를 통하게 합니다.

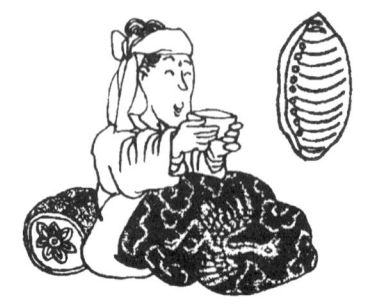

이외에도 이 처방은 정(精)·기(氣)·혈(血)을 보양해서 폐장·간장·신장을 튼튼하게 하고, 피를 잘 돌게 해서 경맥을 소통시키는 작용을 하므로 피가 부족하거나 정기(精氣)가 부족해서 나타나는 여러 가지 증상들을 치료할 수 있습니다.

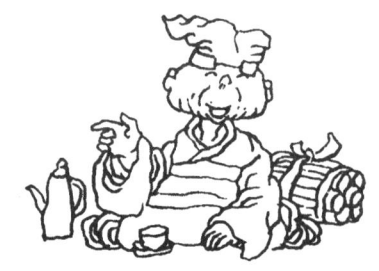

帝曰：夫子數言熱中, 消中, 不可服高梁芳草石藥,
石藥發疽, 芳草發狂. 夫熱中消中者, 皆富貴人也,
今禁高梁, 是不合其心, 禁芳草石藥, 是病不愈,
願聞其說. 岐伯曰：夫芳草之氣美, 石藥之氣悍,
二者其氣急疾堅勁, 故非緩心和人, 不可以服此二者.
帝曰：不可以服此二者, 何以然？
岐伯曰：夫熱氣慓悍, 藥氣亦然,
二者相遇, 恐內傷脾. 脾者土也,
而惡木, 服此藥者,
至甲乙日更論.

황제가 말했다. 선생께서는 열중병(熱中病)이나 소중병(消中病)에는 기름지고 단맛이 강한 음식을 먹어서는 안되고 방향성이 강한 약초풀이나 광물성 약재들도 써서는 안 된다고 자주 말했소.

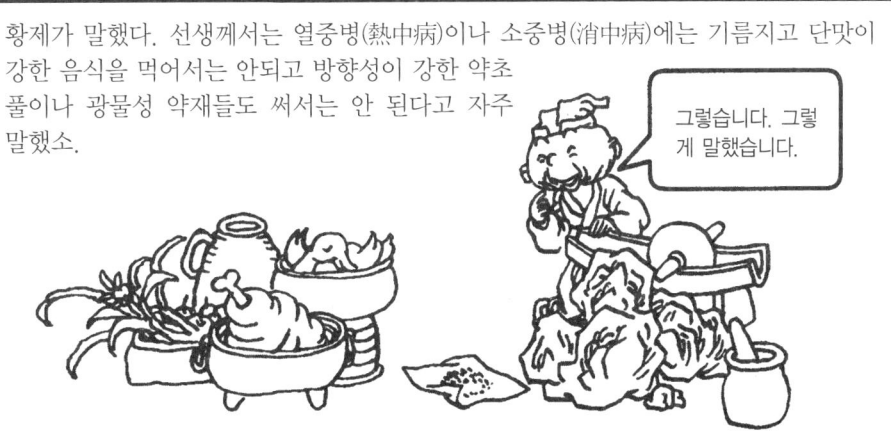

그렇습니다. 그렇게 말했습니다.

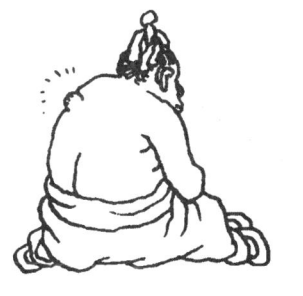

그것은 광물성 약재를 쓰면 종기가 나기 쉽고,

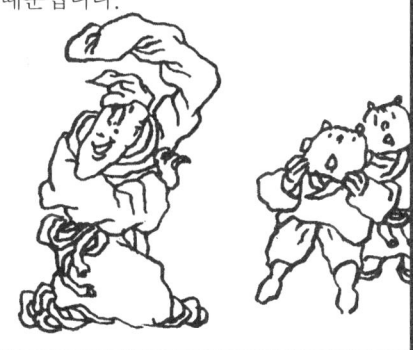

방향성이 강한 약초를 쓰면 미칠 수도 있기 때문입니다.

황제가 말했다. 그러나 열중(熱中)이나 소중(消中)을 앓는 사람은 대부분 부유한 사람들이라, 감칠 맛이 나고 좋은 음식을 먹지 못하게 하면 그들의 마음에 만족스럽지도 않을 뿐더러 향초나 광물성 약재를 쓰지 않으면 병이 또한 치유되지 않으니 그대의 견해를 듣고 싶소.

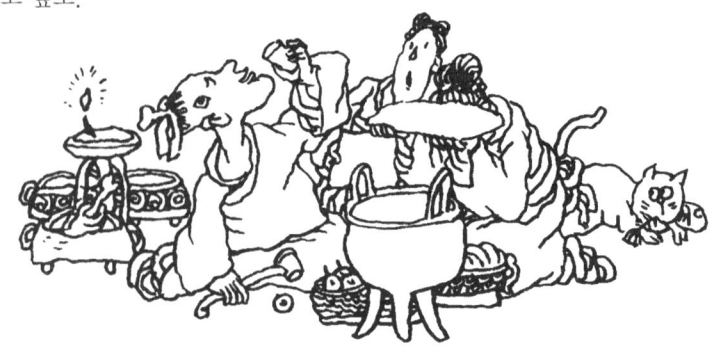

기백이 말했다. 방향성 약물의 성질은 맵고 뚫는 힘이 강하며, 광물성 약재는 기운이 몹시 사납습니다.

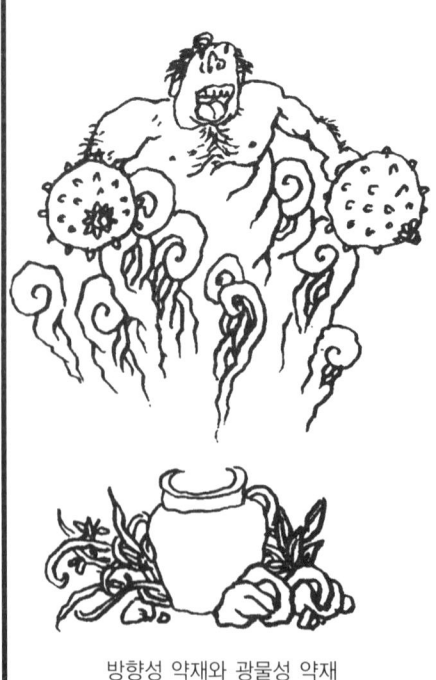

방향성 약재와 광물성 약재

이 두 가지 약재는 모두 반응이 빠르고 성질이 강렬해서 성정이 온화한 사람이 아니면 복용해서는 안됩니다.

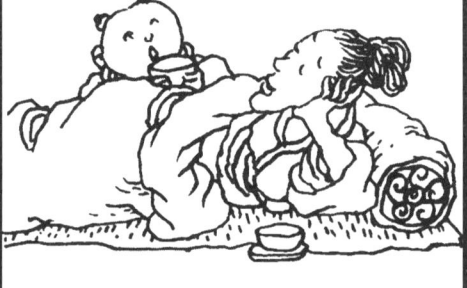

황제가 말했다. 이 두 가지 종류의 약재를 사용하면 안 되는 것은 왜 그렇소?

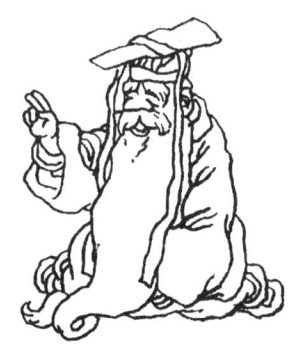

기백이 말했다. 병자체의 열기가 매우 사나운데 약물의 성질 또한 이와 같으니, 두 가지가 함께 모이면 비장(脾臟)의 기(氣)를 상하게 됩니다.

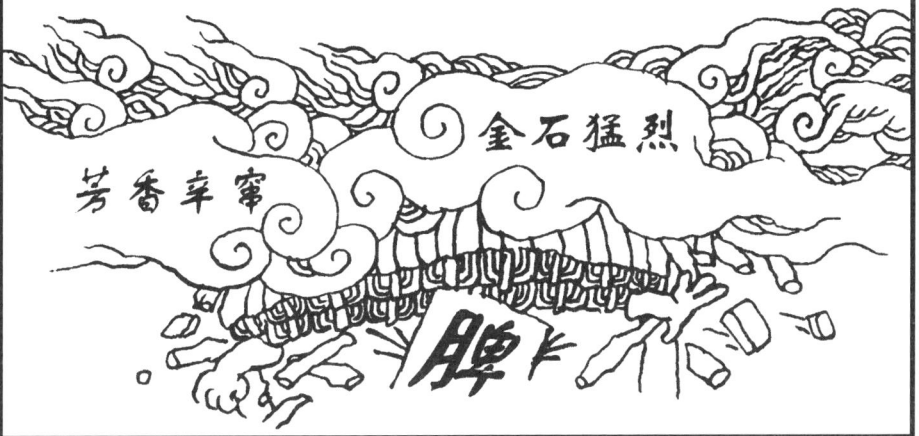

비장의 기(氣)는 토(土)에 속하고 토는 목(木)과 상극입니다. 이런 약물을 복용할 때가 마침 갑을(甲乙)의 날(봄이나 새벽)이면 병은 더 위중해질 뿐입니다.

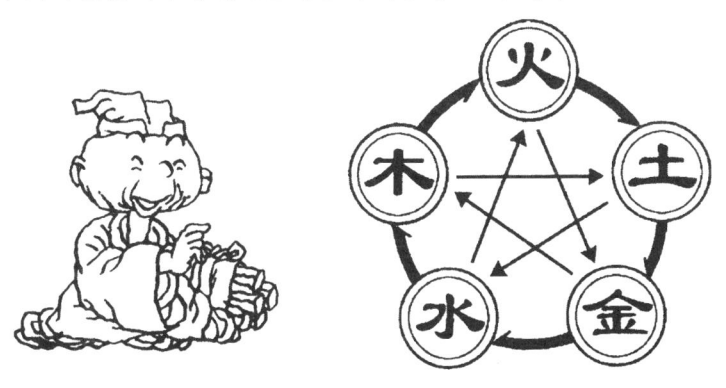

열중(熱中)과 소중(消中)은 곧 소갈증(消渴證) 중의 상소(上消)와 중소(中消) 병으로 물을 많이 마시고 소변을 자주 보는 것은 열중, 음식을 많이 먹고 소변을 자주 보는 것은 소중에 해당합니다.

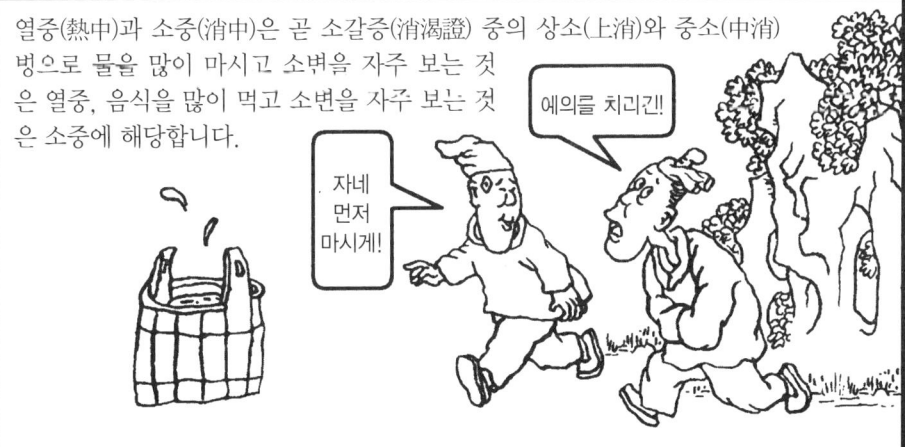

풍론편 제사십이 (風論篇 第四十二)

黃帝問曰 : 風之傷人也, 或爲寒熱, 或爲熱中,
　　　　或爲寒中, 或爲癘風, 或爲偏枯,
　　　　咸爲風也, 其病各異, 其名不同,
　　　　或內至五臟六腑,
　　　　不知其解, 願聞其說.

황제가 물었다. 풍기(風氣)가 인체를 손상시키면 어떤 이는 한열(寒熱)에 걸리고, 어떤 이는 열중(熱中)에 걸리고, 어떤 이는 한중에 걸리고, 어떤 이는 문둥병[癘風여풍]에 걸리기도 하고, 어떤 이는 반신불수[偏風편풍]가 되기도 하오. 이것은 모두 풍기(風氣) 때문에 발생한 것이지만 병이 다르게 나타나 이름이 여러가지이며 어떤 경우에는 심지어 오장육부(五臟六腑)까지 침입하기도 하오. 그 가운데 어떤 이치가 있어서 그렇게 되는 것인지를 알지 못하니 내게 알려주시오.

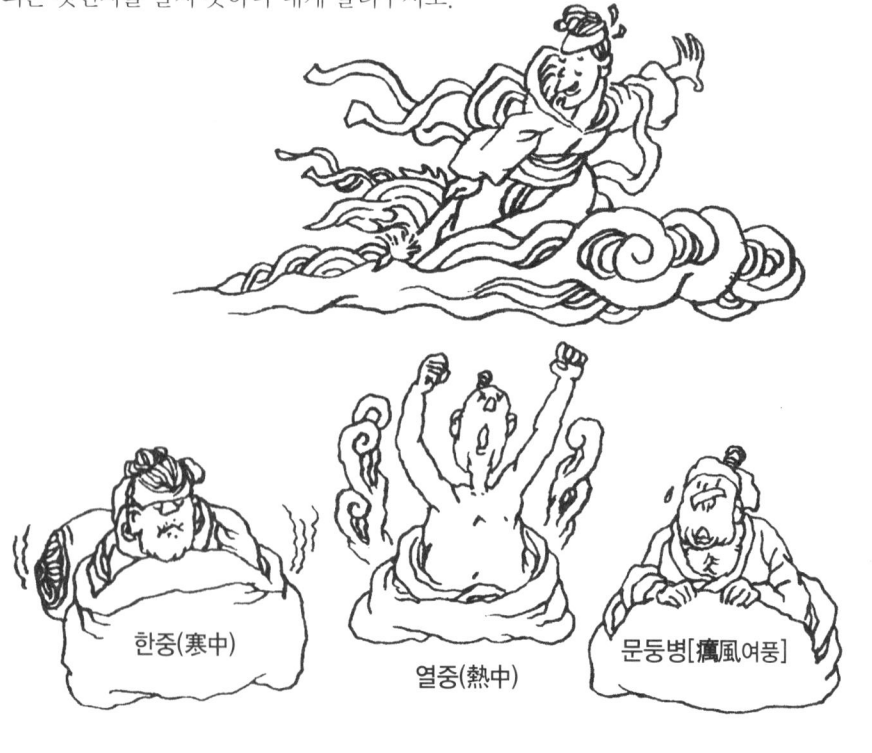

한중(寒中)　　열중(熱中)　　문둥병[癘風여풍]

岐伯對曰：風氣藏於皮膚之間, 內不得通, 外不得泄.
風者善行而數變, 腠理開則洒然寒, 閉則熱而悶.
其寒也則衰食飲, 其熱也則消肌肉,
故使人怢慄而不能食, 名曰寒熱.

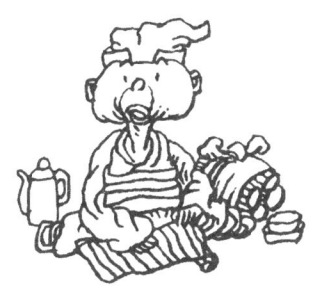

기백이 말했다. 풍기(風氣)가 인체에 침입하면 피부 속으로 깊이 숨어 들어가게 되어 체내에서도 시원스럽게 통하지 못하고 밖으로 배출되지도 못합니다.

바람으로 말하자면, 움직임이 민첩하고 변화가 무쌍합니다.

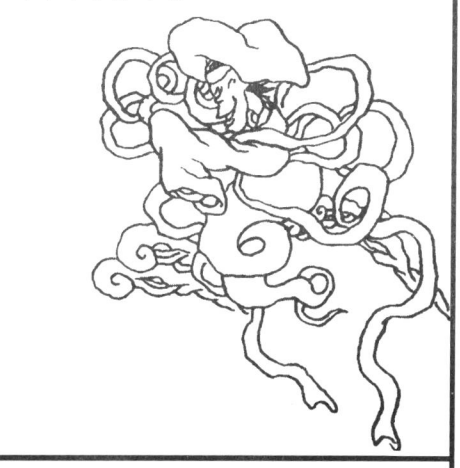

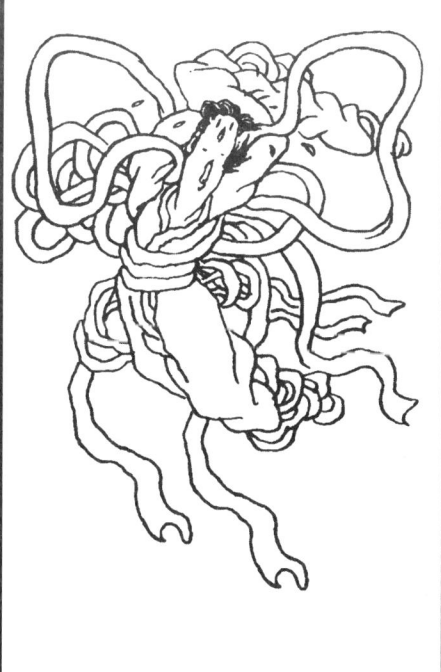

인체의 땀구멍과 피부가 열려서 느슨해지면, 오싹하면서도 한기가 들어 추워지고,

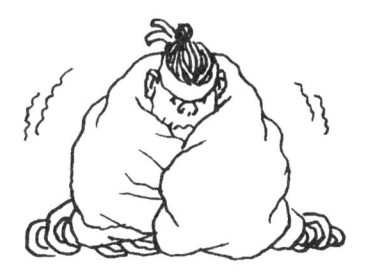

그러다가 땀구멍과 피부가 닫히면, 열이 나고 답답함을 느끼게 됩니다.

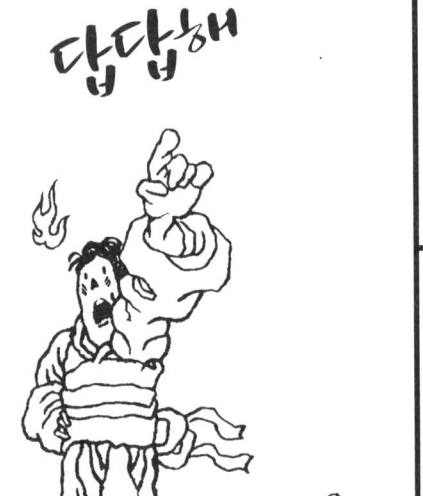

한기가 들면 식욕이 감퇴하며 먹는 것이 줄어들고

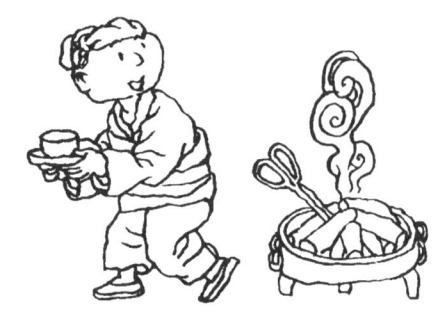

열이 나면 살이 마릅니다.

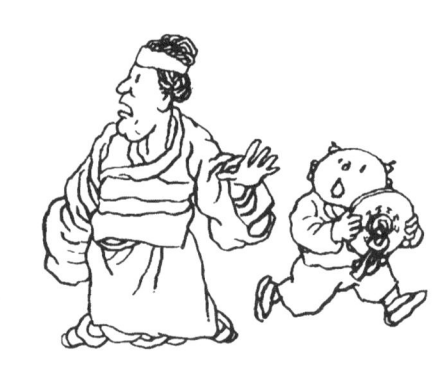

그러므로 사람이 갑자기 한기가 들어 몸이 떨리고 음식을 먹고 싶은 생각이 들지 않게 되는데, 이러한 병을 '한열(寒熱)'이라고 부릅니다.

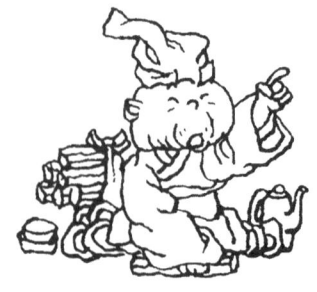
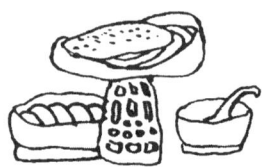

風氣與陽明入胃,
循脈而上至目內眥,
其人肥則風氣不得外泄,
則爲熱中而目黃.
人瘦則外泄而寒,
則爲寒中而泣出.

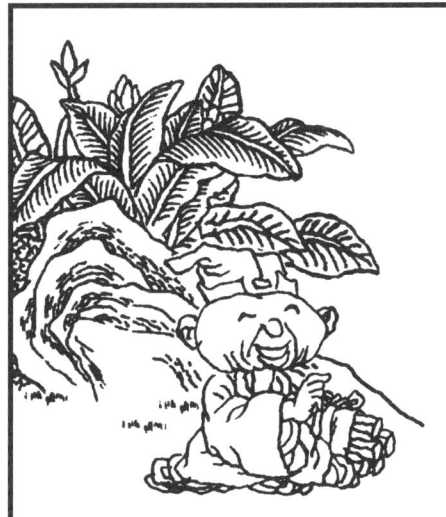

풍기(風氣)가 양명경(陽明經)을 통해 위(胃)로 들어가면 경락과 맥락을 따라 위쪽으로 계속 흘러가서 눈 안쪽의 눈초리에 이르게 됩니다. 그 사람이 살이 찐 사람이면 풍기(風氣)가 체외로 발산되지 못하고 머무르다가 열중(熱中)이 되어, 열기(熱氣)가 위쪽으로 계속 올라가 두 눈이 누렇게 됩니다.

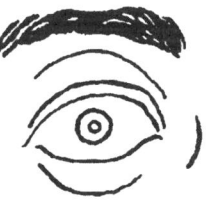

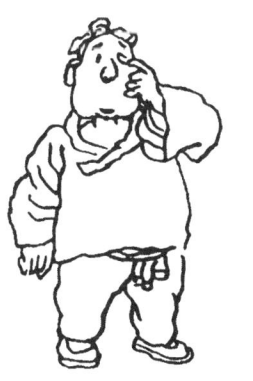

살이 마른 사람이라면 피부가 열려 풍기(風氣)가 체외로 배출되기가 쉽습니다. 따라서 추위를 잘 느끼게 되니 한중(寒中)으로 발전하여 한기(寒氣)가 위로 올라와 운행하면 눈에서 눈물이 흐르게 됩니다.

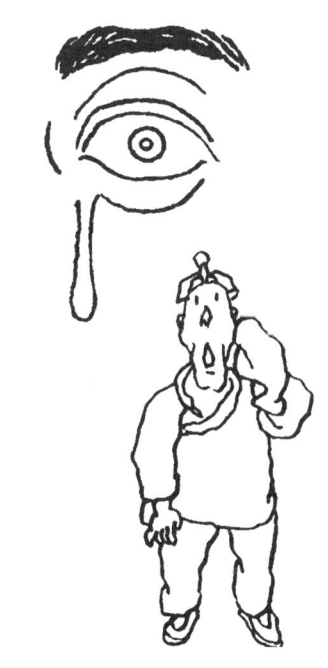

風氣與太陽俱入, 行諸脈兪, 散於分肉之間,
與衛氣相干, 其道不利, 故使肌肉憤䐜而有瘍,
衛氣有所凝而不行, 故其肉有不仁也. 癘者,
有榮氣熱胕, 其氣不淸, 故使其鼻柱壞而色敗,
皮膚瘍潰. 風寒客於脈而不去,
名曰癘風, 或名曰寒熱.

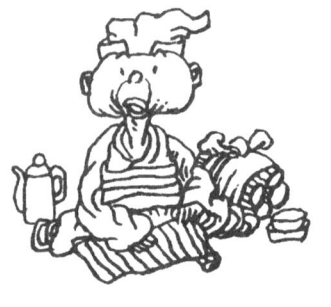

풍기(風氣)는 태양경맥(太陽經脈)을 통해 인체에 침입해서 여러 경락의 수혈(兪穴)을 따라 돌면서 피부 밑 기육의 곳곳으로 퍼져서, 위기(衛氣)와 서로 충돌하고 얽히면 경맥의 기도(氣道)가 시원스럽게 통하지 못하게 되므로 살이 붓고 종기나 부스럼이 나게 됩니다.

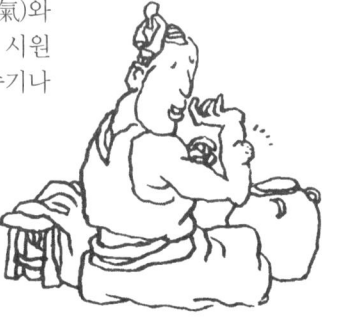

위기에 응어리가 져서 막힌 곳이 있으면 온 몸의 살과 피부를 운행할 수 없으므로 살이 저리면서 마비되어 통증이나 가려움증을 알아차리지 못하게 됩니다.

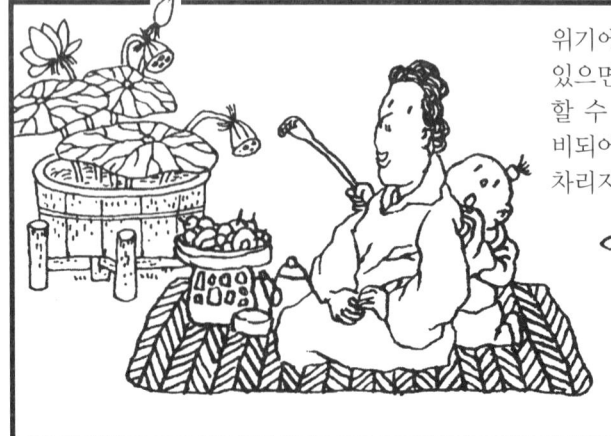

문둥병은 풍사(風邪)가 경맥으로 침입해서 영기(榮氣)에 열이 쌓여 그 기운이 탁하여 맑지 못하게 된 것이니 코뼈가 상하여 문드러지고 안색이 초췌해지고 피부에 종기나 부스럼이 나면서 헐거나 문드러지게 됩니다.

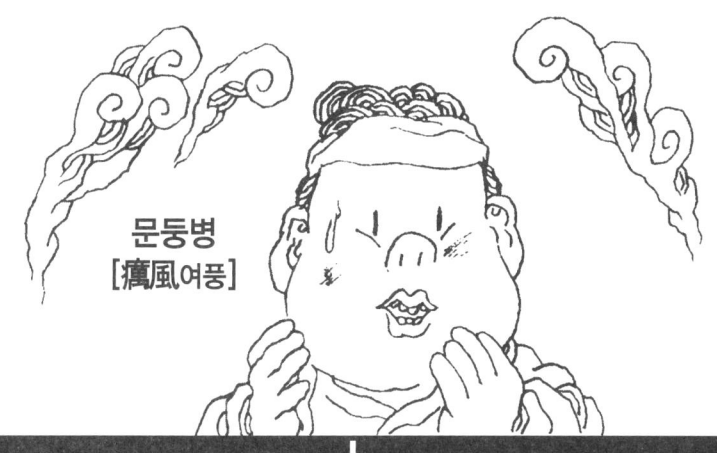

문둥병
[癘風여풍]

이 증상은 풍한(風寒)의 사기(邪氣)가 혈맥(血脈)으로 침입해서 오랫동안 머물러 있어서 제거할 수 없게 된 것으로 문둥병이라고 부릅니다.

먼저 오한과 열이 번갈아 발열이 나타나기 때문에 '한열'이라고 부르기도 합니다.

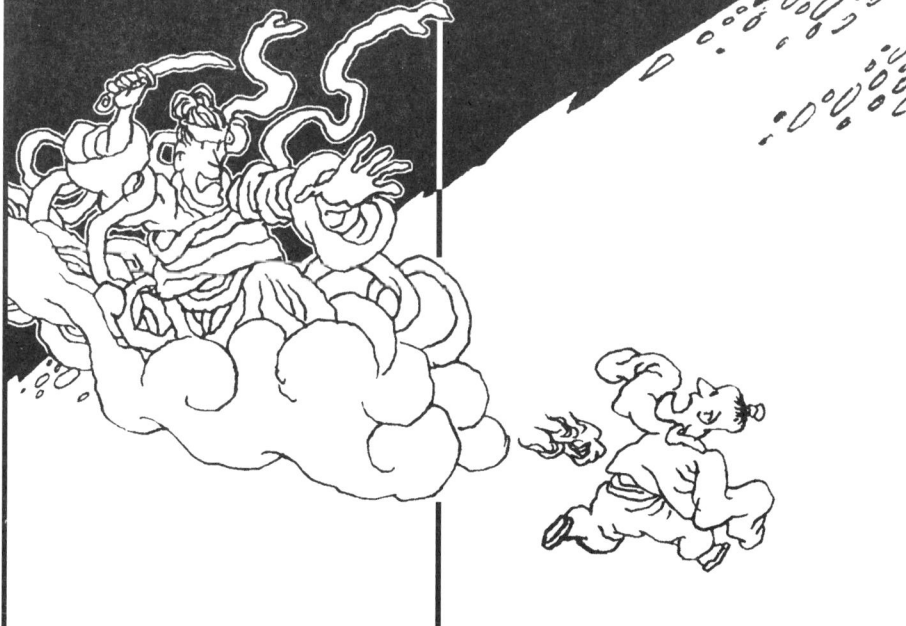

以春甲乙傷於風者爲肝風, 以夏丙丁傷於風者爲心風, 以季夏戊己傷於邪者爲脾風, 以秋庚辛中於邪者爲肺風, 以冬壬癸中於邪者爲腎風.

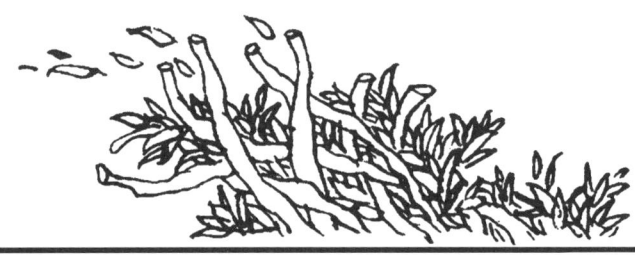

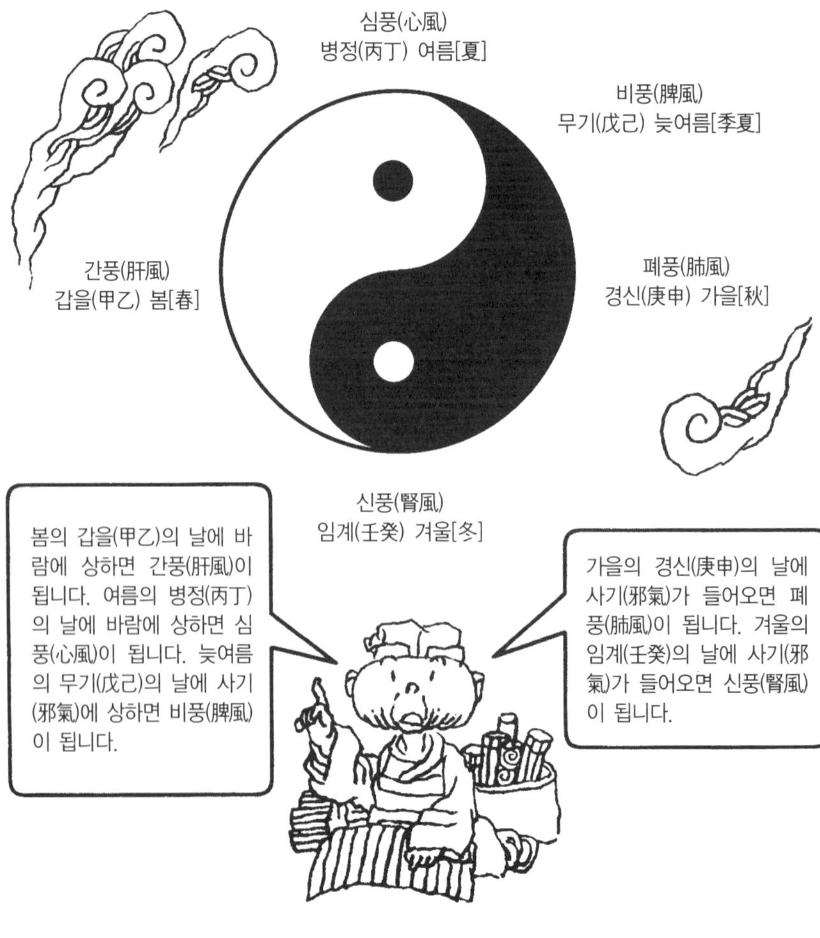

심풍(心風)
병정(丙丁) 여름[夏]

비풍(脾風)
무기(戊己) 늦여름[季夏]

간풍(肝風)
갑을(甲乙) 봄[春]

폐풍(肺風)
경신(庚申) 가을[秋]

신풍(腎風)
임계(壬癸) 겨울[冬]

봄의 갑을(甲乙)의 날에 바람에 상하면 간풍(肝風)이 됩니다. 여름의 병정(丙丁)의 날에 바람에 상하면 심풍(心風)이 됩니다. 늦여름의 무기(戊己)의 날에 사기(邪氣)에 상하면 비풍(脾風)이 됩니다.

가을의 경신(庚申)의 날에 사기(邪氣)가 들어오면 폐풍(肺風)이 됩니다. 겨울의 임계(壬癸)의 날에 사기(邪氣)가 들어오면 신풍(腎風)이 됩니다.

風中五臟六腑之俞, 亦爲臟腑之風, 各入其門戶所中,
則爲偏風. 風氣循風府而上, 則爲腦風. 風入系頭,
則爲目風眼寒. 飮酒中風, 則爲漏風. 入房汗出中風,
則爲內風. 新沐中風, 則爲首風. 久風入中,
則爲腸風飱泄. 外在腠理, 則爲泄風.
故風者百病之長也, 至其變化, 乃爲他病也,
無常方, 然致有風氣也.

풍사(風邪)가 오장육부(五臟六腑)의 수혈로 침입해서 안으로 장부(臟腑)에까지 전이되는 것이 오장육부의 풍(風)입니다.

경락과 오장육부 할 것 없이 각각 혈기(血氣)가 약한 곳으로 풍(風)이 들어오면 반신불수가 됩니다.

반신불수
[偏風편풍]

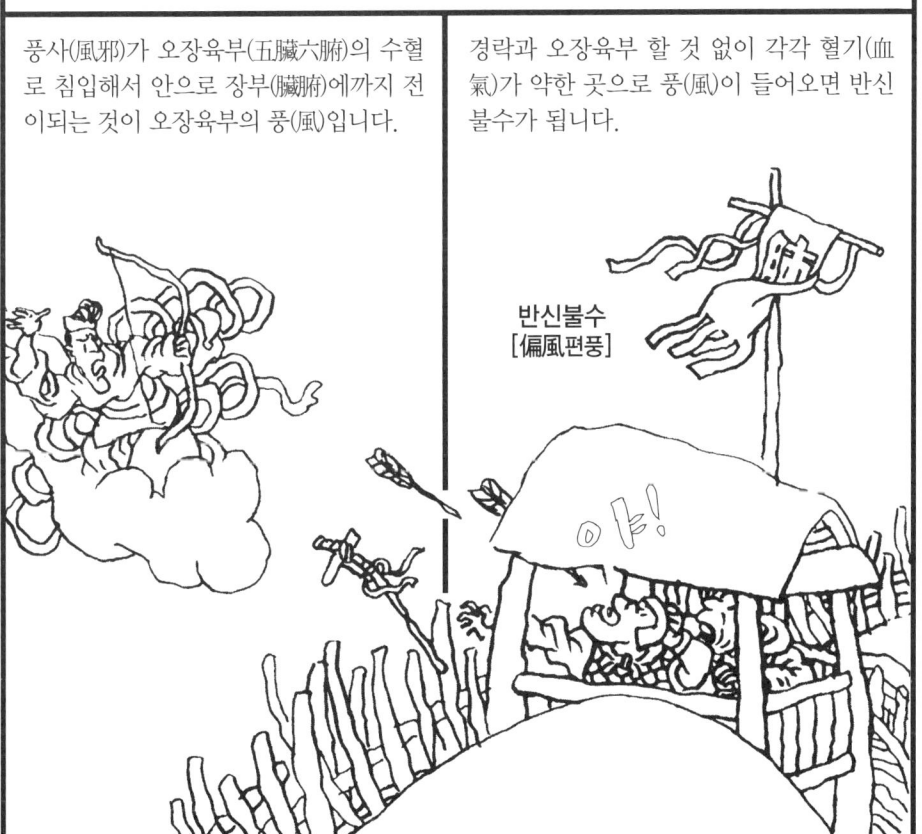

풍기(風氣)가 풍부혈(風府穴)로 침입해서 경락을 따라 위로 올라가 뇌로 들어가면 뇌풍*이 됩니다.

풍사(風邪)가 머리로 들어가 목계*에까지 침범하면 목풍*이 되는데, 양쪽 눈으로 바람과 한기를 맞기 싫어하게 됩니다.

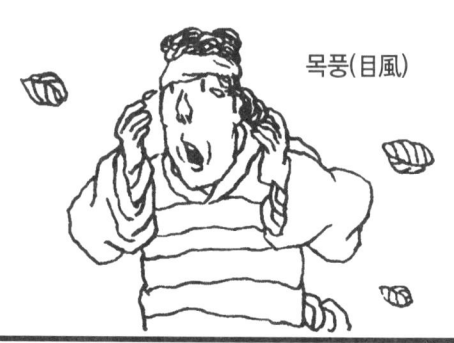
목풍(目風)

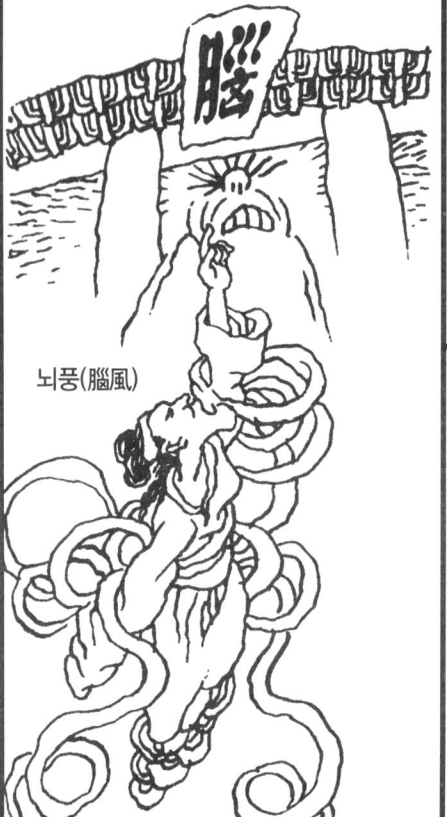
뇌풍(腦風)

많이 취한 상태에서 풍사(風邪)의 침입을 당하면 누풍*이 됩니다.

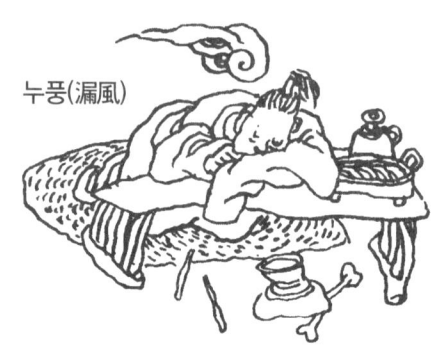
누풍(漏風)

방사를 하는 중에 땀을 흘려서 풍사(風邪)의 침입을 당하면 내풍*이 됩니다.

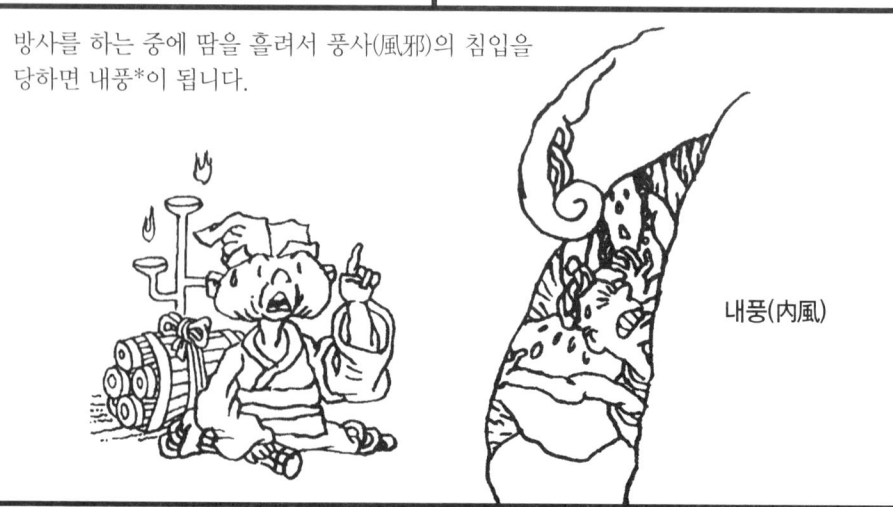
내풍(內風)

【역주】

뇌풍(腦風) : 풍사(風邪)가 뇌에 침범해서 생기는 증상. 목덜미와 등이 시리고 윗머리 부분이 매우 찬 감이 있다. 바람을 싫어하고 머리가 몹시 아프며 뼛속까지 통증이 전달된다.

목계(目系) : 눈이 뇌와 연결되는 낙맥.

목풍(目風) : 안풍(眼風)이라고도 한다. 눈두덩이 붓고 눈에 햇빛이 비치면서 눈이 까슬까슬하고 아프며 눈곱과 눈물이 나온다.

막 머리를 감고나서 풍사(風邪)의 침입을 당하면 수풍(首風)이 됩니다.

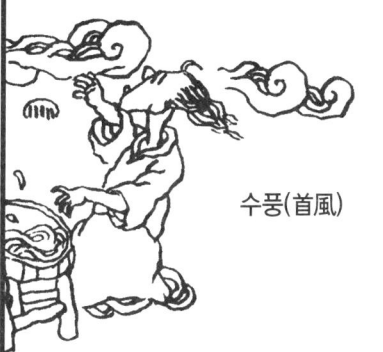

수풍(首風)

풍사(風邪)가 침입한 지 오래되었는데도 치유가 안되면 전이되어 장풍*이 되고 먹은 음식을 소화하지 못하고 그대로 설사를 하게 됩니다.

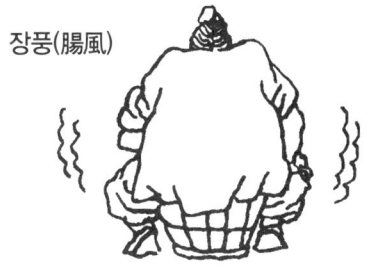

장풍(腸風)

풍사(風邪)가 피부 안에 머물러 있으면 시도 때도 없이 자꾸 땀이 나오는 설풍(泄風)이 됩니다.

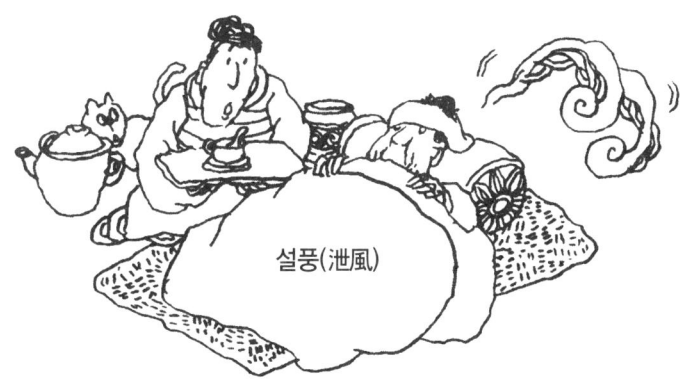

설풍(泄風)

그러므로 풍사(風邪)는 갖가지 질병을 일으키는 중요한 원인이고 변화하는 양상이 너무도 다양해서, 다른 질병으로도 발전할 때 일정한 법칙도 없습니다. 다만 병을 일으키는 원인은 결국 풍사(風邪)에 의해 초래된 것이라고 하겠습니다.

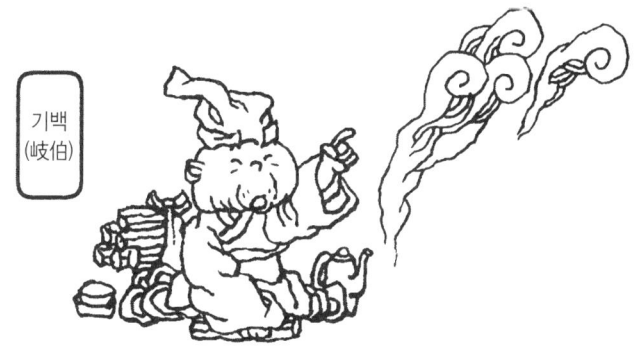

기백(岐伯)

【역주】

누풍(漏風) : 자주 땀을 흘리게 되어 음식을 먹으면 몸에 땀이 나고 심하면 전신에 늘 땀이 나며 목 숨이 차고 바람을 싫어하고 입이 마르고 갈증이 와요 나타나는 풍증. 어지럽고 정신이 갖가지 흐리해지며 경련이나 매비증상, 구안와사(口眼喎斜) 등의 증세가 나타난다. 내풍(內風) : 내부의 장기가 외해요 나타나는 풍증.

장풍(腸風) : 설사를 하면서 피가 섞여 나오는 병.

帝曰：五臟風之形狀不同者何? 願聞其診及其病能.
岐伯曰：肺風之狀, 多汗惡風, 色皏然白, 時咳短氣,
晝日則差, 暮則甚, 診在眉上, 其色白.

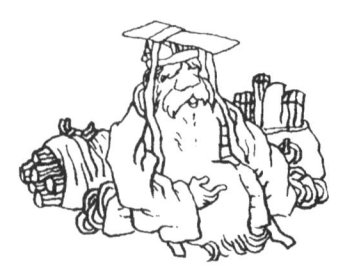

황제가 말했다. 오장(五臟)과 관련된 풍증이 나타나는 증상은 각각 어떻게 다른 것이오? 진찰할 때 중시해야 할 점과 병세의 특징을 듣고 싶소.

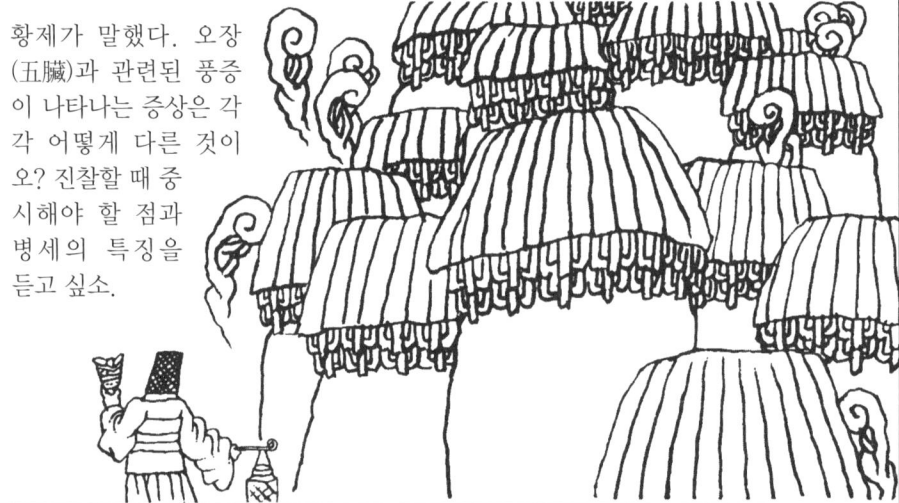

기백이 말했다. 폐와 관련된 풍증, 즉 폐풍(肺風)의 증상은 땀이 자주 나고 바람을 싫어하면서 안색이 창백하고 때때로 기침을 하고 숨이 차기도 하는데 낮에는 비교적 증세가 가벼운 편이지만 밤이 되면 심해집니다.

진찰할 때 중점적으로 보는 것은 눈썹 위에 흰 빛이 보이는가를 살핍니다.

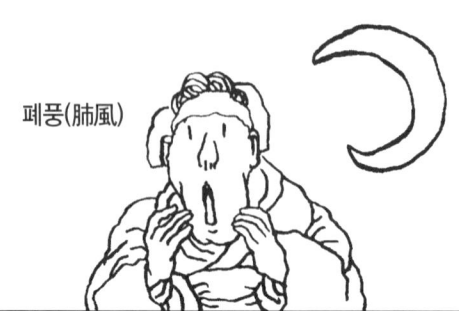

폐풍(肺風)

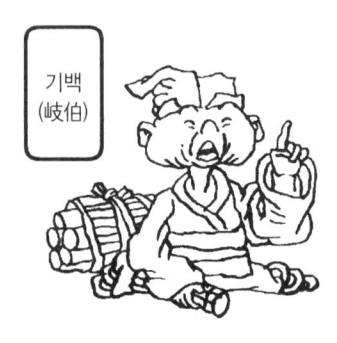

기백(岐伯)

心風之狀, 多汗惡風, 焦絶, 善怒嚇, 赤色,
病甚則言不可快, 診在口, 其色赤. 肝風之狀,
多汗惡風, 善悲, 色微蒼, 嗌乾善怒, 時憎女子, 診在目下,
其色靑.

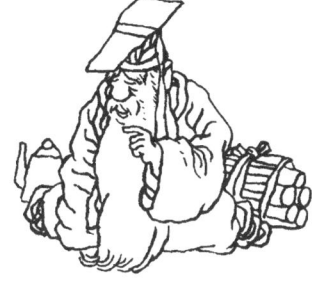

심장과 관련된 풍증, 즉 심풍(心風)의 증상은 땀을 자주 흘리고 바람을 싫어하며 몸이 마르고 항상 화를 잘 내며 안색이 발그레한 것입니다.

병이 위중할 때는 말을 더듬기도 합니다. 진찰할 때 입술과 혀를 주의깊게 살펴보면 붉은 빛을 띠고 있습니다.

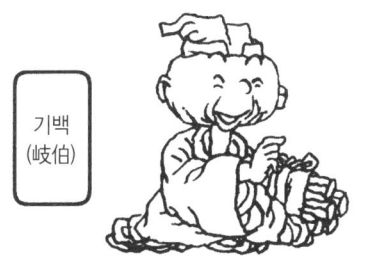

기백(岐伯)

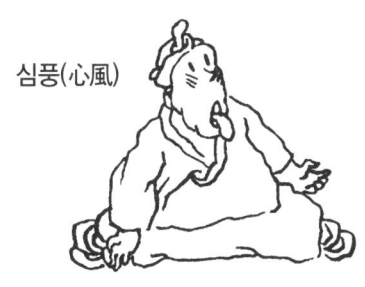

심풍(心風)

간장과 관련된 풍증, 즉 간풍(肝風)의 증상은 땀을 자주 흘리고 바람을 싫어하며 안색이 약간 푸른 빛을 띱니다. 목구멍이 말라서 건조하고, 화를 잘 냅니다.

더불어 이따금 이성을 멀리하기도 합니다. 진찰할 때 눈 아래를 주의깊게 살펴보면 푸른 빛을 띠고 있습니다.

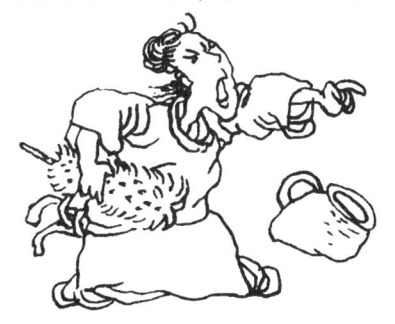

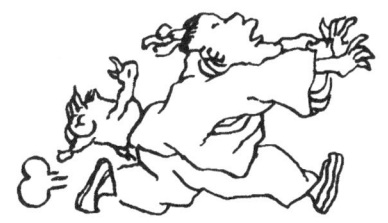

간풍(肝風)

脾風之狀, 多汗惡風, 身體怠惰, 四支不欲動, 色薄微黃, 不嗜食, 診在鼻上, 其色黃.
腎風之狀, 多汗惡風, 面痝然浮腫, 脊痛不能正立, 其色炲, 隱曲不利, 診在肌上, 其色黑.

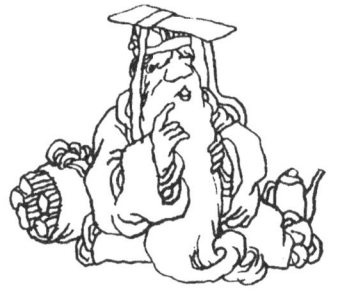

비장과 관련된 풍증, 즉 비풍(脾風)의 증상은 땀을 자주 흘리고 바람을 싫어하며 몸은 자꾸 피로하고 팔다리를 움직이기 싫어하고 얼굴빛이 누렇고 음식을 먹기 싫어합니다.

진찰할 때 코 위를 주의해서 살피면, 누런 빛을 띠고 있습니다.

비풍(脾風)

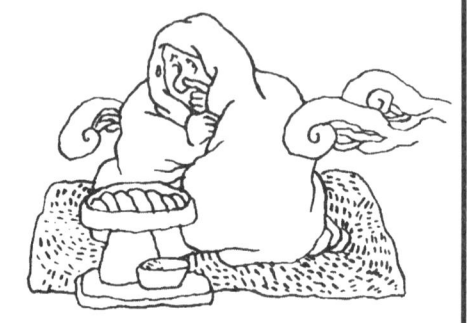

신장과 관련된 풍증, 즉 신풍(腎風)의 증상은 땀을 자주 흘리고 바람을 싫어하며 얼굴이 붓고 등뼈가 아파서 곧추세우지 못합니다.

안색이 그을린 것처럼 검고, 소변이 잘 나오지 않는데, 진찰할 때에 살을 주의깊게 살펴보면 거무스름한 빛을 띠고 있습니다.

신풍(腎風)

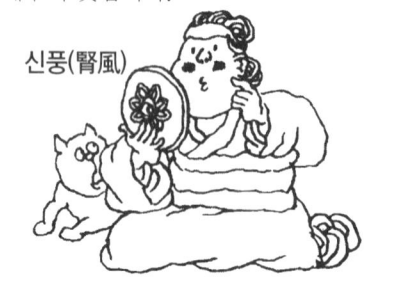

기백(岐伯)

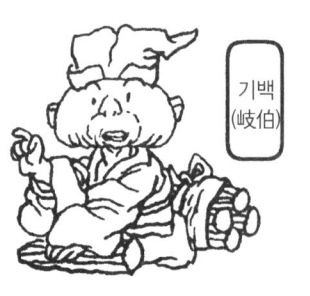

胃風之狀, 頸多汗惡風, 食飮不下, 鬲塞不通, 腹善滿,
失衣則䐜脹, 食寒則泄, 診形瘦而腹大. 首風之狀,
頭面多汗惡風, 當先風一日, 則病甚, 頭痛不可以出內,
至其風日, 則病少愈.

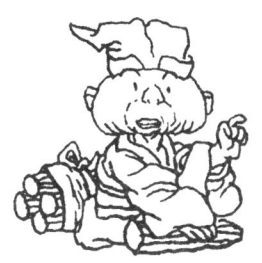

위(胃)와 관련된 풍증, 즉 위풍(胃風)의 증상은 목에서 땀이 자주 나고 바람을 싫어하며 음식을 넘기지 못하고 가슴이 막혀 있는 것 같고, 배는 항상 더부룩하며 옷을 제대로 입지 않아 몸이 차가우면 배가 부풀어 오르기 쉽습니다. 차가운 음식을 먹으면 설사를 합니다. 진찰할 때 주의깊게 살펴보면 환자가 몸은 말랐는데 배만 큰 특징이 있습니다.

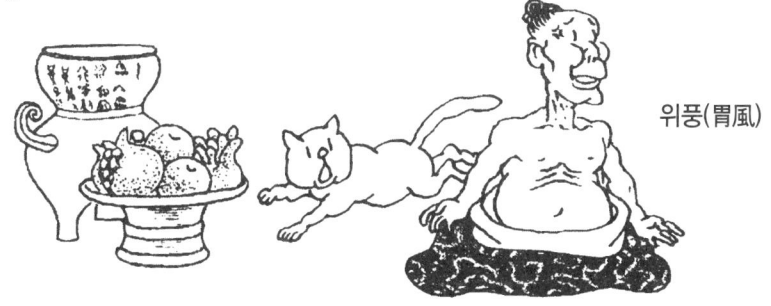

위풍(胃風)

머리와 관련된 풍증, 즉 수풍(首風)의 증상은 머리에 땀이 자주 나고 바람을 싫어하며 풍기(風氣)가 발동하기 전 날에 중세가 심해져서 머리가 매우 아파 밖으로 나가지 못하다가, 정작 풍기가 발동하는 날이 되면 병세가 오히려 가라앉기 시작합니다.

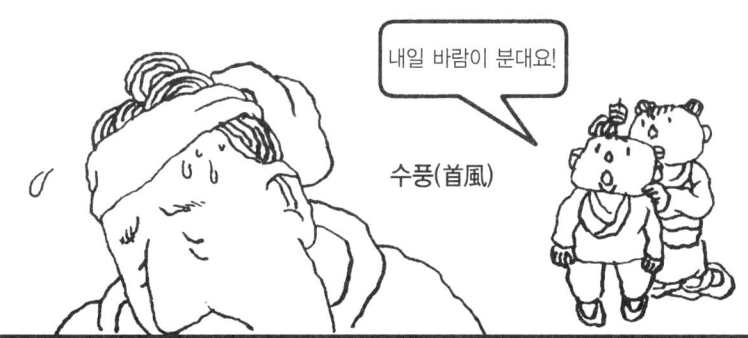

내일 바람이 분대요!

수풍(首風)

漏風之狀, 或多汗, 常不可單衣, 食則汗出, 甚則身汗, 喘息惡風, 衣常濡, 口乾善渴, 不能勞事. 泄風之狀, 多汗, 汗出泄衣上, 口中乾, 不能勞事, 身體盡痛則寒. 帝曰 : 善.

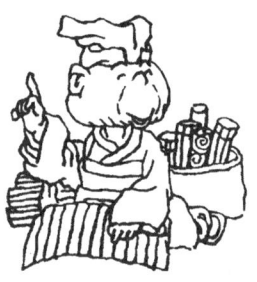

술을 마신 뒤에 나타나는 풍증, 즉 누풍(漏風)의 증상은 자주 땀을 흘립니다. 바람을 싫어하여 얇은 옷을 입을 수가 없고 음식을 먹으면 바로 땀이 납니다.

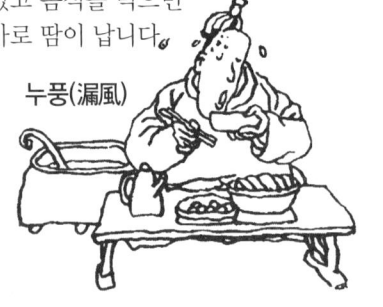

누풍(漏風)

병세가 매우 위중할 때는 온 몸에 땀이 나고, 숨이 차면서 바람을 싫어하고 옷이 항상 땀으로 축축하게 젖어있고, 입술은 말라서 갈증이 잘 나고, 수고로운 일을 하지 못합니다.

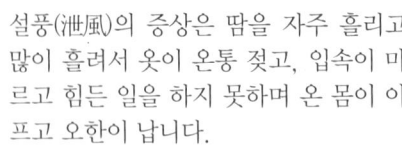

설풍(泄風)의 증상은 땀을 자주 흘리고 많이 흘려서 옷이 온통 젖고, 입속이 마르고 힘든 일을 하지 못하며 온 몸이 아프고 오한이 납니다.

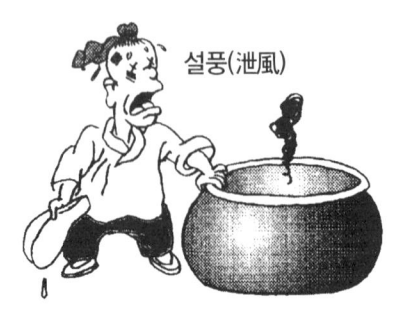

설풍(泄風)

설명이 훌륭하오!

황제(黃帝)

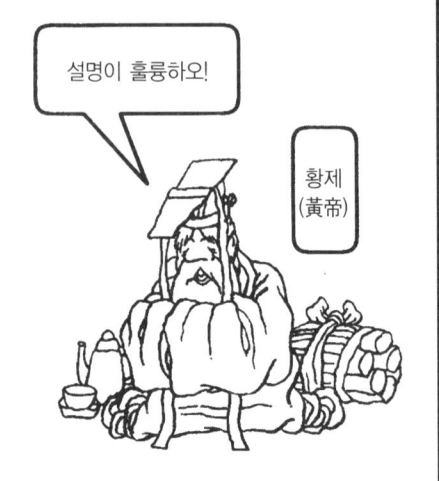

비론편 제사십삼 (痺論篇 第四十三)

黃帝問曰：痺之安生？岐伯對曰：風寒濕三氣雜至,
合而爲痺也. 其風氣勝者爲行痺, 寒氣勝者爲痛痺,
濕氣勝者爲著痺也. 帝曰：其有五者, 何也？岐伯曰：
以冬遇此者爲骨痺, 以春遇此者爲筋痺, 以夏遇此者爲
脈痺, 以至陰遇此者爲肌痺,
以秋遇此者爲皮痺.

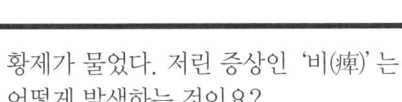

황제가 물었다. 저린 증상인 '비(痺)'는 어떻게 발생하는 것이요?

기백이 대답하여 말했다. 풍(風)·한(寒)·습(濕)의 기(氣)가 뒤섞여 인체에 침범하면 저리고 아픈 비병(痺病)이 생깁니다.

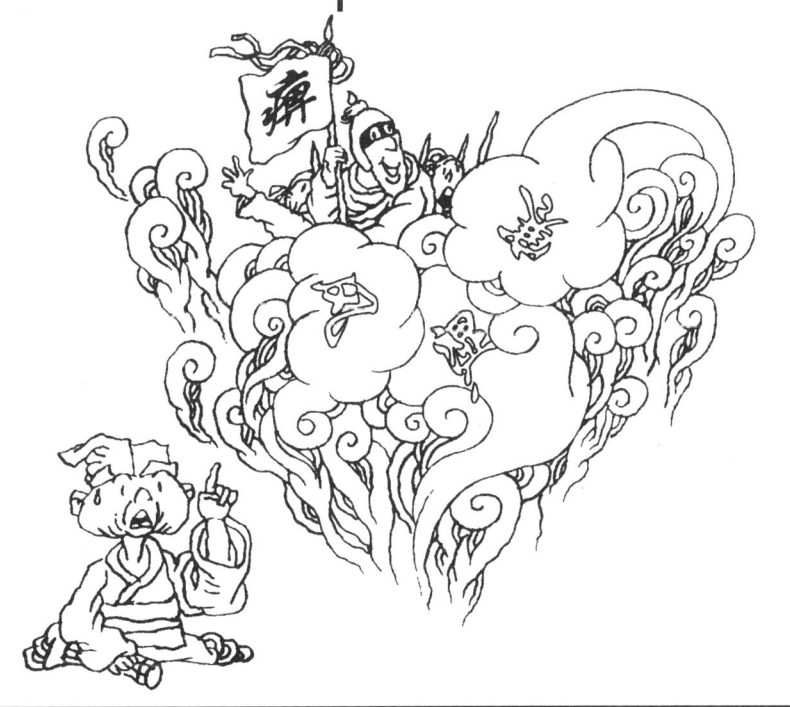

그 중에서도 풍사(風邪)가 특히 심해서 일정한 부위가 없이 이곳 저곳이 쑤시는 듯한 통증이 느껴지는 것을 행비(行痺)라고 합니다. 한사(寒邪)가 특히 심해서 살과 뼈마디 사이가 뭉쳐서 잘 풀어지지 않고 심하게 아픈 것을 통비(痛痺)라고 합니다. 습사(濕邪)가 특히 심해서 무겁고 둔한 느낌이 드는 것을 착비(著痺)라고 합니다.

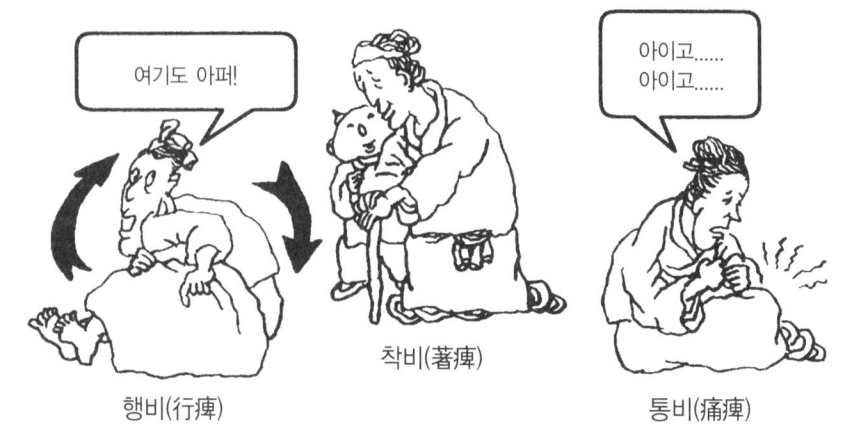

황제가 말했다. 비병(痺病)을 다섯 가지로 구분할 수 있다는데 어떠한 것이오? 기백이 말했다. 겨울에 병이 나면 골비(骨痺)라고 하고 봄에 병이 나면 근비(筋痺)라고 하고 여름에 병이 나면 맥비(脈痺)라고 하고, 늦여름에 병이 나면 기비(肌痺)라고 하고 가을에 병이 나면 피비(皮痺)라고 합니다.

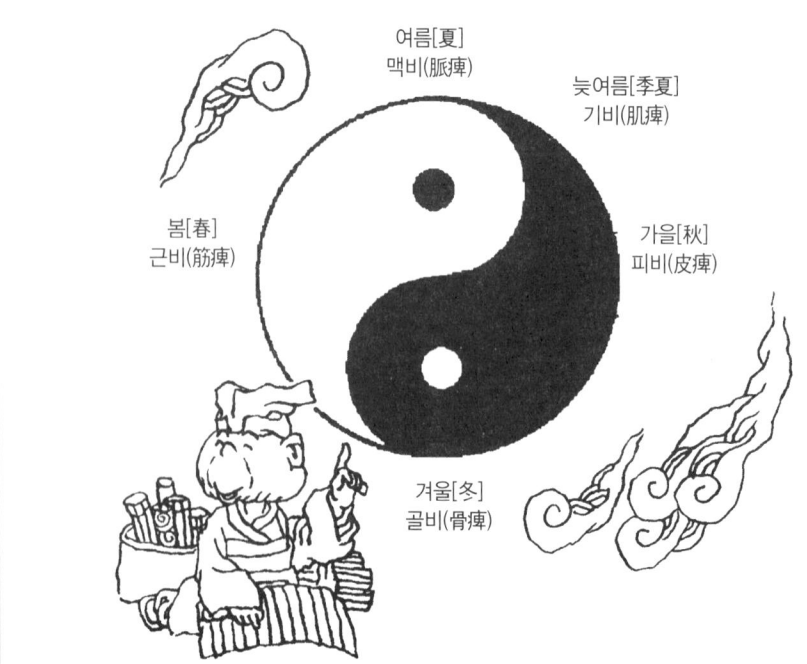

그 가운데 '골비(骨痺)'는 뼈가 아프고, 몸이 무겁고 팔다리를 잘 들어 올리지도 못하는 증상이 나타납니다.	'근비(筋痺)'는 근육과 힘줄이 오그라들고 관절이 아파서 몸을 굽혔다 펴는 것이 힘든 증상이 나타납니다.
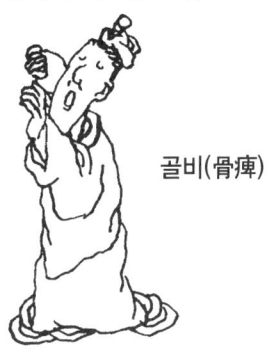 골비(骨痺)	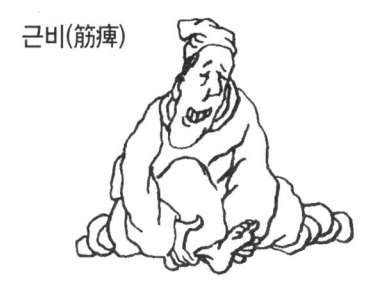 근비(筋痺)

'맥비(脈痺)'는 불규칙적으로 열이 나고 피부와 근육에 작열감(灼熱感)과 통증이 있고 가끔 피부에 붉은 반점이 나타납니다.

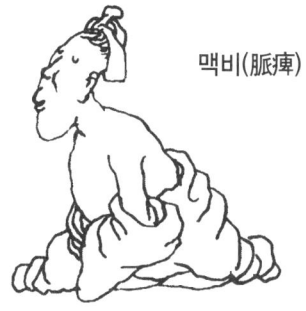 맥비(脈痺)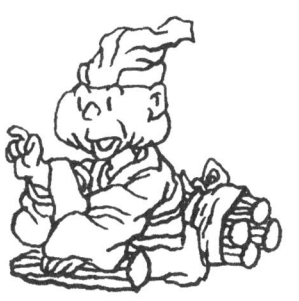

'기비(肌痺)'는 피부와 근육이 저리고 이따금 아프거나 가려우면서 힘이 없어서 피곤하고 땀이 많이 나는 증상이 나타납니다.	'피비(皮痺)'는 피부가 마르면서 감각이 둔하고 약간의 통증과 가려움증이 나타납니다.
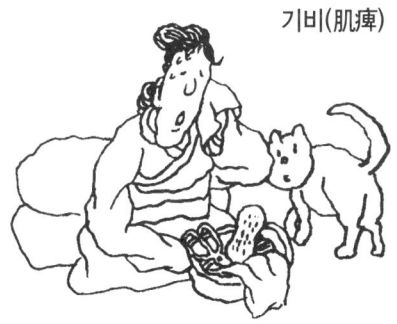 기비(肌痺)	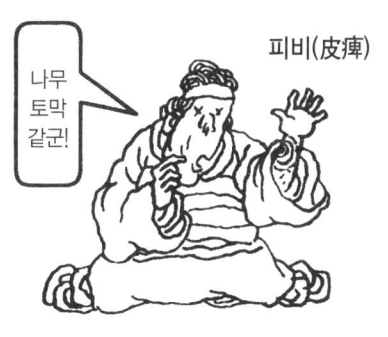 나무 토막 같군! 피비(皮痺)

陰氣者, 靜則神藏, 躁則消亡. 飮食自倍. 腸胃乃傷.
淫氣喘息, 痺聚在肺. 淫氣憂思, 痺聚在心. 淫氣遺溺,
痺聚在腎. 淫氣乏竭, 痺聚在肝. 淫氣肌絶, 痺聚在脾.
諸痺不已, 亦益內也.
其風氣勝者, 其人易已也.

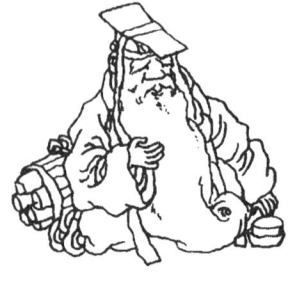

오장(五臟)의 음기(陰氣)가 편안하고 고요하면 정신이 안으로 수렴이 되고, 동요를 일으켜 가벼이 움직이면 정신이 흩어져 버리기 쉽습니다.

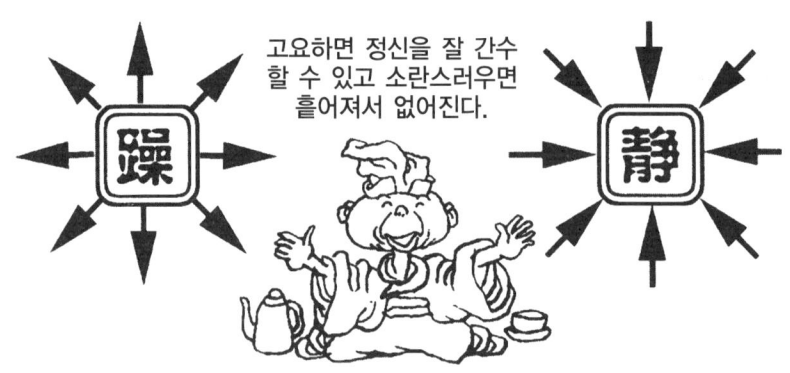

음식을 너무 많이 먹으면 장(腸)과 위(胃)가 상합니다.

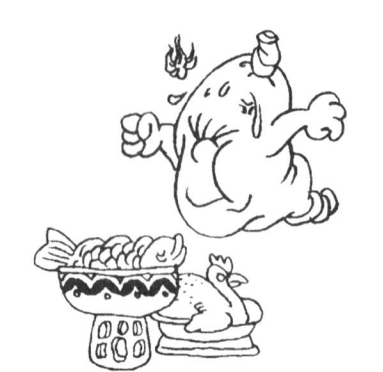

이렇게 생긴 나쁜 기운으로 인하여 숨을 급하게 몰아쉬면 풍(風)·한(寒)·습(濕)의 침입에 의해 저린 증상을 일으키는 비기(痺氣)가 폐(肺)에 모여있게 됩니다.

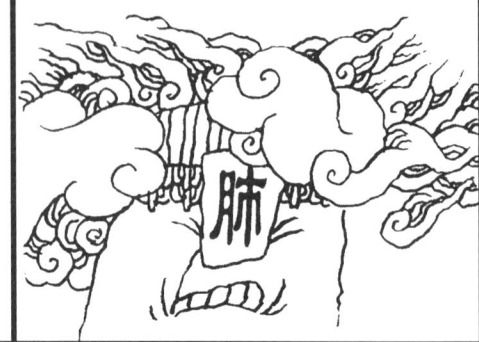

나쁜 기운으로 인하여 근심이 많아지고 너무 골똘하게 생각을 많이 하게 되면 풍(風)·한(寒)·습(濕)의 침입에 의해 저린 증상을 일으키는 비기(痺氣)가 심장(心臟)에 모이게 됩니다.

나쁜 기운으로 인하여 자신도 모르게 소변을 보게 되면 풍(風)·한(寒)·습(濕)의 침입에 의해 저린 증상을 일으키는 비기(痺氣)가 신장(腎臟)에 모여있게 됩니다.

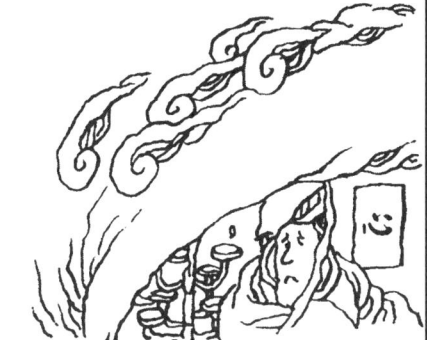
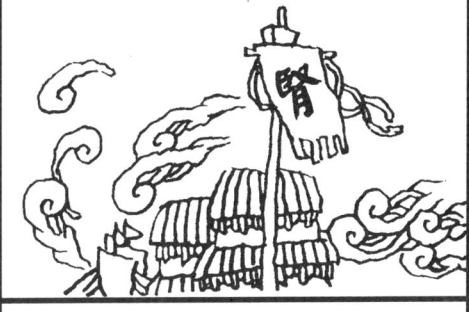

나쁜 기운으로 인하여 피로함을 느끼고 기운이 빠지면 풍(風)·한(寒)·습(濕)의 침입에 의해 저린 증상을 일으키는 비기(痺氣)가 간장(肝臟)에 모여있게 됩니다.

나쁜 기운으로 인하여 굶주림이 지나쳐 살이 심하게 마르면 풍(風)·한(寒)·습(濕)의 침입에 의해 저린 증상을 일으키는 비기(痺氣)가 비장(脾臟)에 모여있게 됩니다.

갖가지 저린 증상이 오랫동안 치유되지 않으면 점점 더 인체 내부로 침입해 들어갑니다. 단, 그 중에서 특히 풍사(風邪)가 가장 심할 경우에는 치료가 비교적 쉽습니다.

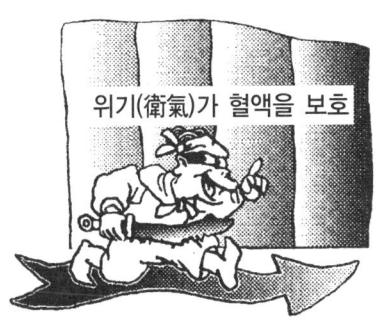
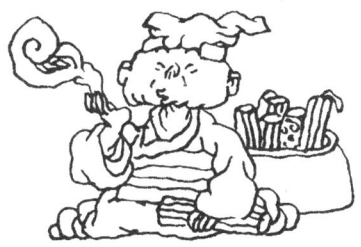

帝曰：其客於六腑者何也？岐伯曰：此亦其食飲居處，
爲其病本也. 六腑亦各有俞, 風寒濕氣中其俞,
而食飲應之, 循俞而入, 各舍其腑也.

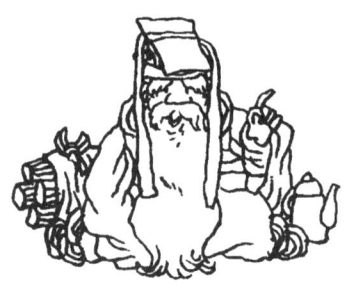

황제가 물었다. 비기(痺氣)는 또한 어떻게 육부(六腑)로 침입하게 되오?

기백이 말했다. 음식을 잘 절제하지 못하고 사는 곳이 적당하지 못하면 육부에 비기가 침입하는 근본원인이 됩니다.

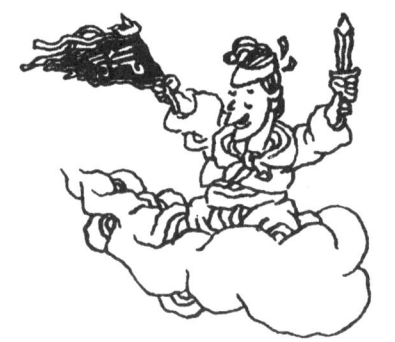

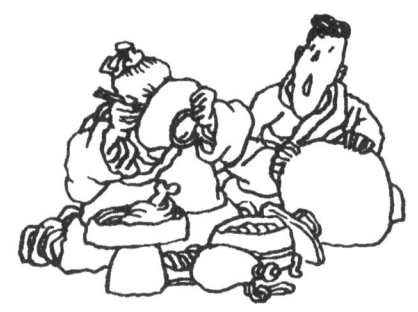

마찬가지로 육부에도 각기 수혈(俞穴)이 있는데, 풍(風)·한(寒)·습(濕)의 세 가지 기(氣)가 외부에서 그 수혈을 통해 들어옵니다.

이때 음식 때문에 손상되면 안팎이 서로 호응해서 병사(病邪)가 수혈을 따라 들어와서 각기 육부에 침입해서 머물게 됩니다.

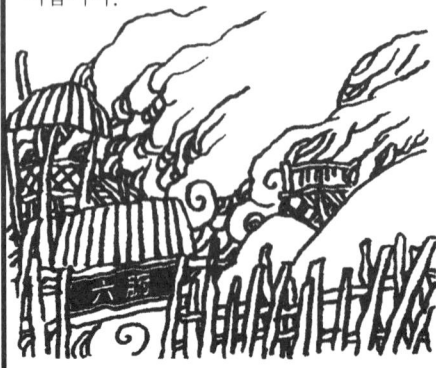

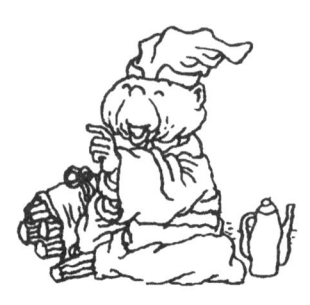

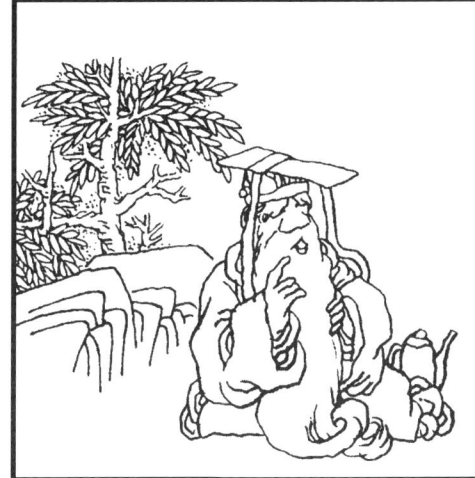

帝曰：以針治之, 奈何?
岐伯曰：五臟有兪,
六腑有合, 循脈之分,
各有所發, 各隨其過,
則病瘳也.

황제가 물었다. 침을 놓아서 비증(痺症)을 치료하는 것은 어떠하오? 기백이 말했다. 오장에 각각 수혈이 있듯이 육부에도 그에 맞는 혈(穴)이 있으며, 경락과 맥락이 속한 부위에 따라 각기 발병하는 곳이 있으니 각각의 경우에 따라 치료를 진행해야만 병을 완전하게 치료할 수 있습니다.

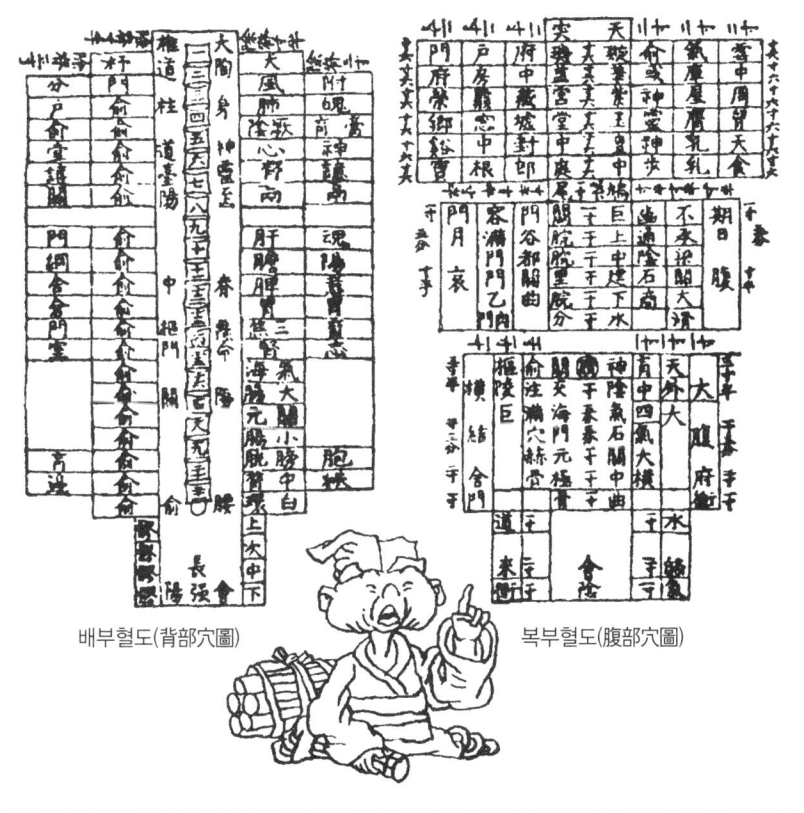

배부혈도(背部穴圖)   복부혈도(腹部穴圖)

帝曰:榮衛之氣, 亦令人痺乎? 岐伯曰:榮者水穀之精氣也, 和調於五臟, 灑陳於六腑, 乃能入於脈也. 故循脈上下, 貫五臟, 絡六腑也. 衛者, 水穀之悍氣也, 其氣慓疾滑利, 不能入於脈也. 故循皮膚之中, 分肉之間, 熏於肓膜, 散於胸腹, 逆其氣則病, 從其氣則愈, 不與風寒濕氣合, 故不爲痺.

황제가 말했다. 영기(榮氣)·위기(衛氣)도 풍(風)·한(寒)·습(濕)과 서로 어울려 비증(痺症)을 일으킬 수 있소?

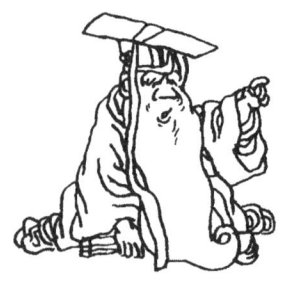

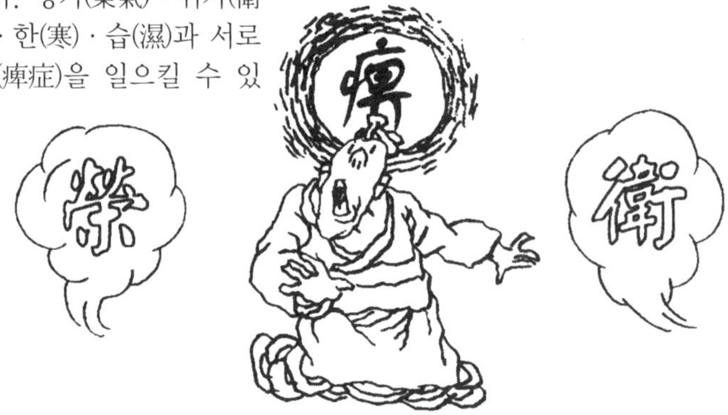

기백이 말했다. 영기(榮氣)는 음식물에서 생성된 정기(精氣)를 말합니다.

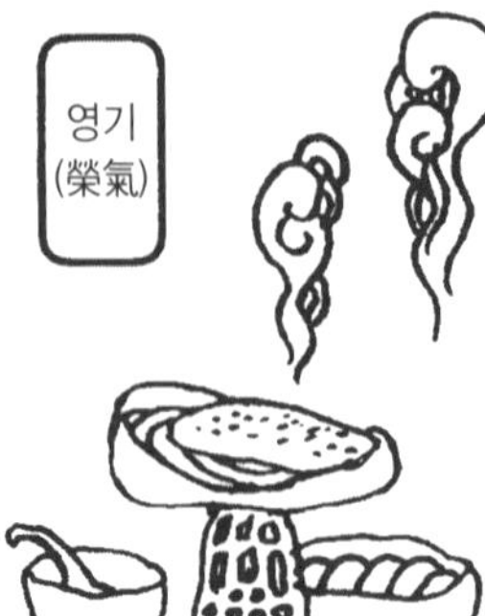

그것이 평화롭게 오장(五臟)에서 조화를 이루고 육부(六腑)로 전달되어 퍼지고 나면 경맥으로 들어가고 그것이 경맥을 따라 상하로 운행하면서 오장(五臟)을 관통하고 육부(六腑)를 연결해 줍니다.

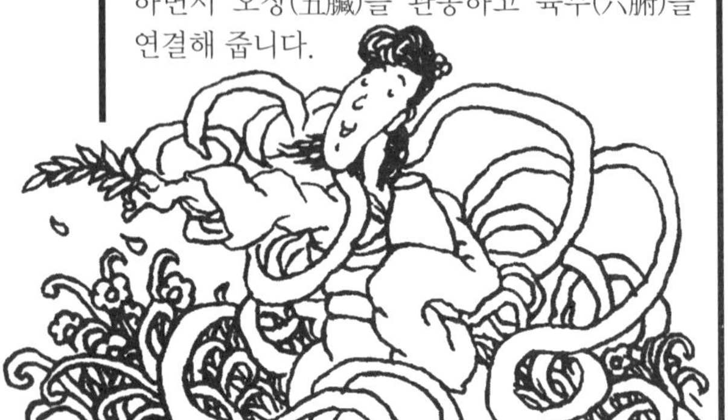

위기(衛氣)는 음식물에서 생성된 세찬 기운 즉 한기(悍氣)로, 빠르고 신속하게 운행하기 때문에 경맥을 통하여 운행하지 않습니다.

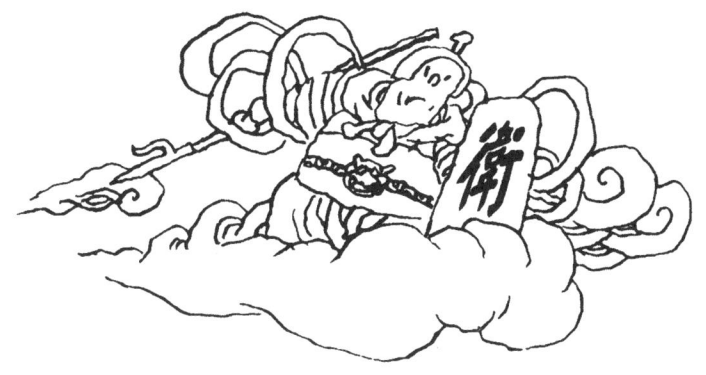

그러므로 피부 속과 살결 사이에서 순행하면서 위로는 횡격막을 따뜻하게 하여 가슴과 배로 흩어집니다.

영기(榮氣)와 함께 두 기(氣)가 제대로 운행하지 못할 때 병이 듭니다.

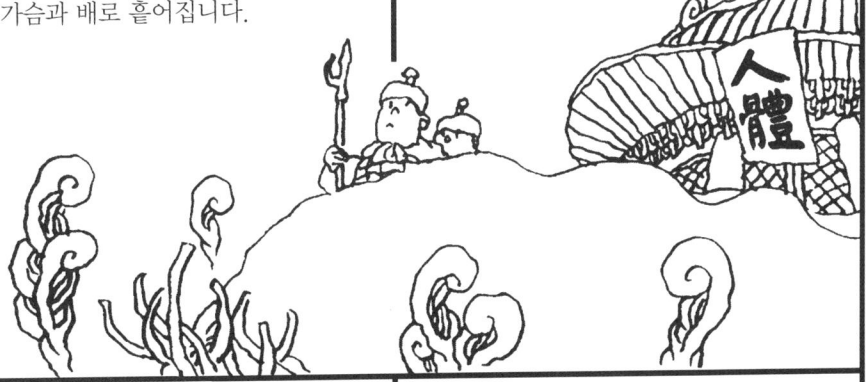

그러므로 기(氣)를 잘 통하게 해야 병이 낫습니다.

그렇게 되면 영기(榮氣)와 위기(衛氣)가 풍(風)·한(寒)·습(濕)의 세 기운과 서로 어울리지 않아 비증(痺症)에까지 이르지 않습니다.

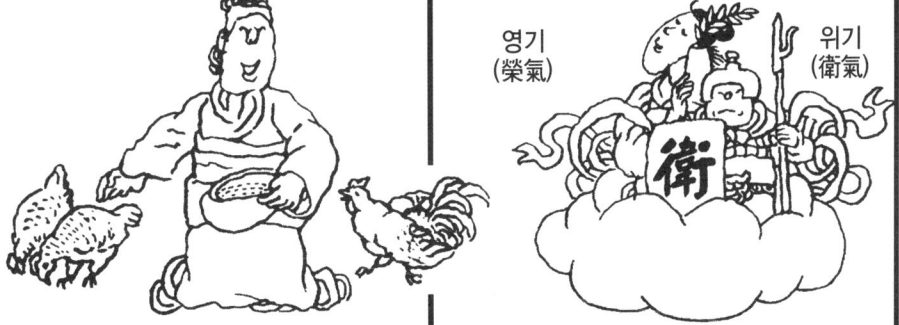

위론편 제사십사 (痿論篇 第四十四)

帝曰：(痿病)何以得之? 岐伯曰：肺者, 臟之長也,
爲心之蓋也, 有所失亡, 所求不得, 則發肺鳴, 鳴則肺熱
葉焦, 故曰：五臟因肺熱葉焦, 發爲痿躄, 此之謂也.
悲哀太甚, 則胞絡絶, 胞絡絶則陽氣內動, 發則心下崩,
數溲血也. 故《本病》曰：大經空虛, 發爲肌痺,
傳爲脈痿. 思想無窮, 所願不得, 意淫於外, 入房太甚,
宗筋弛縱, 發爲筋痿, 及爲白淫. 故《下經》曰：筋痿者,
生於肝使內也. 有漸於濕, 以水爲事, 若有所留居處相
濕, 肌肉濡漬, 痺而不仁, 發爲肉痿. 故《下經》曰：肉痿
者, 得之濕地也. 有所遠行勞倦, 逢大熱而渴, 渴則陽氣
內伐, 內伐則熱舍於腎, 腎者水臟也,
今水不勝火, 則骨枯而髓虛, 故足不任身, 發爲骨痿.
故《下經》曰：骨痿者, 生於大熱也.

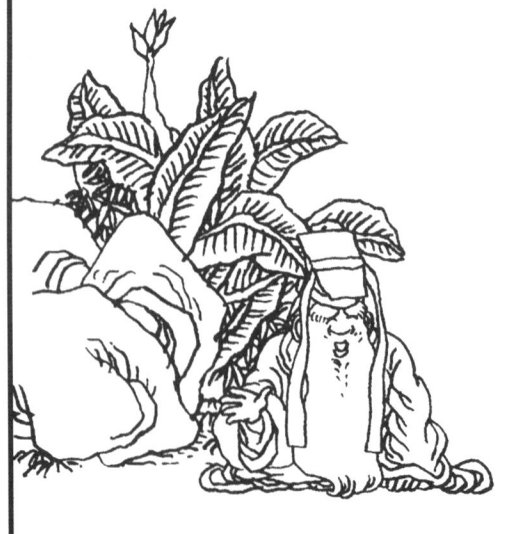
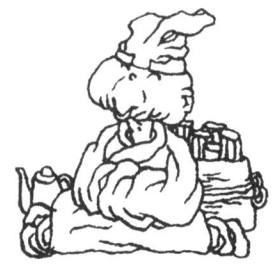

황제가 물었다. 위병(痿病)은 어떻게 생기는 것이오? 기백이 말했다. 폐(肺)는 오장(五臟) 중에서도 가장 윗자리에 있어서 으뜸이 되고 심장(心臟)의 덮개이기도 합니다.

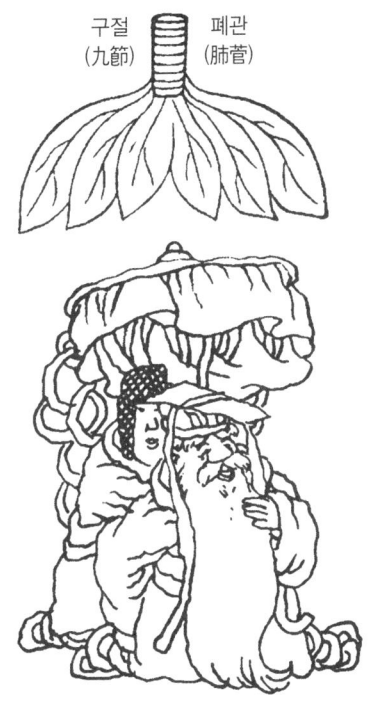

어쩌다 소중한 것을 잃어버리거나 소원하던 일을 이룰 수 없게 되면 심화(心火)가 폐를 태워 폐기(肺氣)가 통하지 못하게 되어 숨이 차거나 가래가 끓는 병이 생기니 폐에 열이 있어 폐엽(肺葉)을 태우는 것입니다.

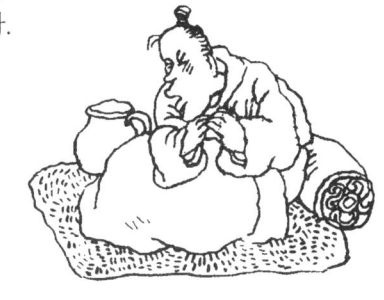

그러므로 폐에 열이 있어 폐엽이 타면 오장이 모두 충분히 보양을 하지 못하게 되어 팔다리에 힘이 없어지는 위벽(痿躄)으로 발전하게 된다고 하는 말이 바로 이러한 것입니다.

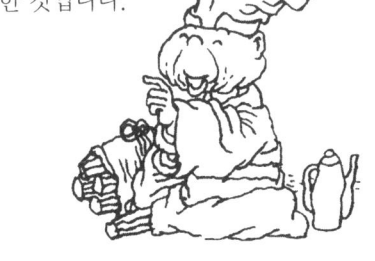

슬픔이 너무 지나치면 가슴의 낙맥(絡脈)이 끊어지고 그렇게 되면 심기(心氣)가 상하로 서로 통하지 않게 되어 양기(陽氣)가 안에서 요동칩니다. 이 병이 발전하면 가슴 밑의 혈을 압박해서 아래로 흩어지게 해서 소변을 볼 때 항상 피가 섞여 나옵니다.

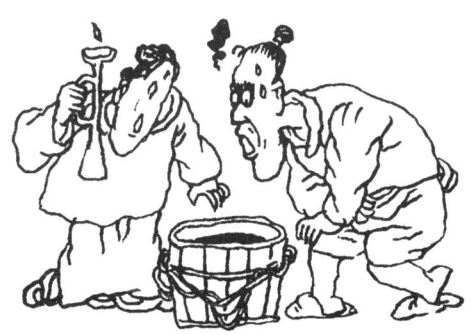

황제내경

그러므로 《본병편本病篇》에서는 큰 경락이 텅 비어 있으면 처음에는 기육이 저리다가 오래되면 맥위(脈痿)로 발전한다고 했습니다.

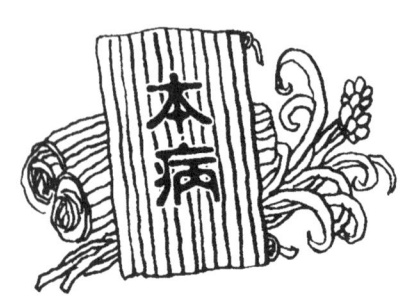

생각을 지나치게 골똘히 하거나 원하던 일을 이룰 수 없게 되면 의식이 항상 밖으로 떠돌게 됩니다.

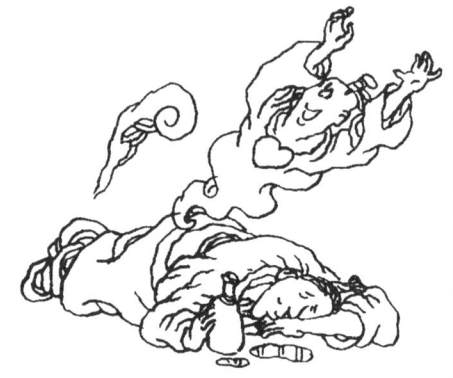

또 방사(房事)를 지나치게 해서 몸이 상하면 근육이 이완되거나 늘어져서 근위*가 발병하게 됩니다.

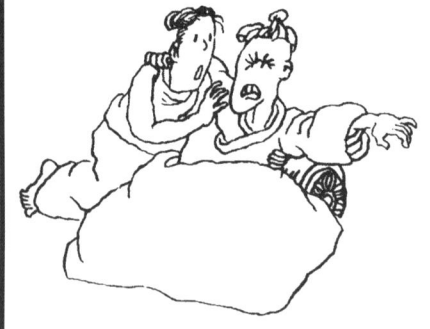

근위는 또한 유정*·백대* 등의 병을 불러 올 수 있습니다. 그러므로 《하경下經》에서는 '근위의 병은 간(肝)에서 발병하는데 성생활을 지나치게 해서 체내의 정기(精氣)가 손상되었기 때문이다' 라고 말하고 있습니다.

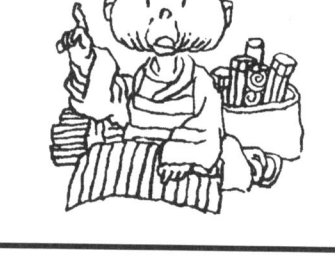

습사(濕邪)의 침입을 당하거나 물 속에서 일을 하면 체내에는 습(濕)이 계속 머무르고, 밖으로 눅눅한 곳에 살면 피부와 근육으로 습기가 스며들어와 저리고 쑤시고 무감각해지며 발전하여 육위*가 됩니다. 그러므로 《하경》에서는 '육위의 병은 너무 오랫동안 눅눅하고 습기가 많은 땅에서 살았기 때문에 걸리게 된다' 고 말하고 있습니다.

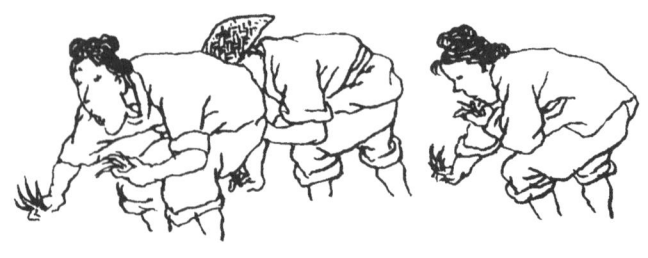

【역주】

근위(筋痿) : 간(肝)의 열로 인해 발병하며 힘줄이 약해져서 움직이기 힘들어하는 병.
유정(遺精) : 몸이 허약해져서 정액이 무의식적으로 나오는 병.
백대(白帶) : 백대하(白帶下), 여자의 생식기에서 점액성의 흰 물질이 병적으로 분비되는 증세.
육위(肉痿) : 살에 감각이 없고 심하면 팔다리를 마음대로 쓰지 못하는 병.

너무 멀리까지 여행을 가서 피곤한데다가 무더운 날씨를 만나면 갈증이 나는데,

갈증이 난다는 것은 양기(陽氣)가 체내에서 왕성해져서 내부의 정기가 손상된 것이니, 내부 정기가 허약해지면 허열이 신장(腎臟)으로 침투하게 됩니다.

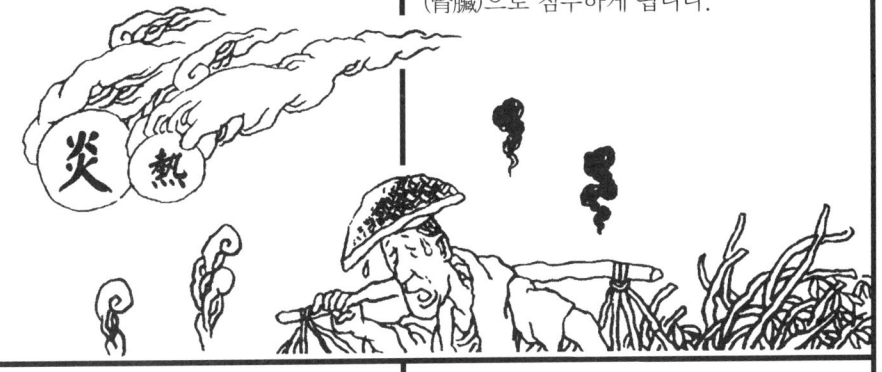

오행 가운데 신장은 수장(水臟)에 속하는데, 지금은 수(水)가 화(火)를 누를 수 없는 상태이므로 뼈가 마르고 골수가 모자라게 됩니다.

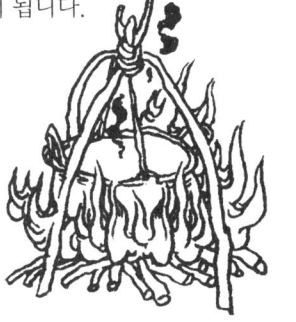

그래서 두 다리로 몸을 지탱할 수도 없게 되면 골위*로 발전합니다. 그러므로 《하경》에서는 '골위는 너무 열이 나서 발병하는 것이다' 라고 말하고 있습니다.

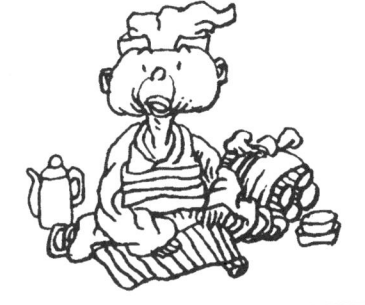

황제가 물었다. 다섯 가지 위증(痿症)을 어떻게 구별하오?

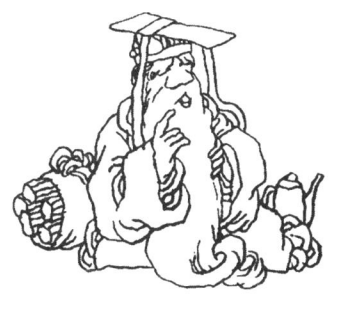

기백이 대답하여 말했다. 폐장에 열이 있으면 얼굴이 창백해지고 머리카락이 부스러집니다.

폐열(肺熱)

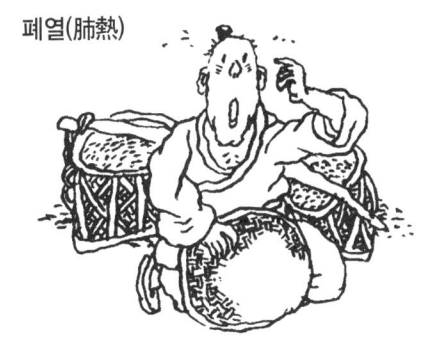

[역주]

골위(骨痿) : 신장의 열로 인해 뼈가 약해져서 허리와 등뼈가 시큰거리면서 힘이 없고 걸었다 섰다하는 것이 힘들어지고 다리가 약해져 잘 걷지 못하는 병.

심장에 열이 있으면 얼굴빛이 벌겋고 낙맥(絡脈)이 부풀어 오릅니다.

심열(心熱)

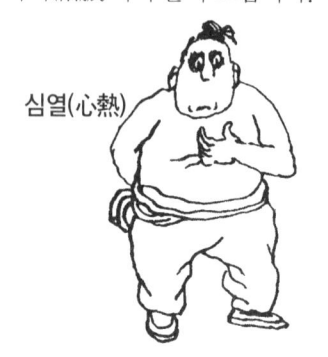

간장에 열이 있으면 얼굴이 푸르스름하고 손톱과 발톱이 마릅니다.

간열(肝熱)

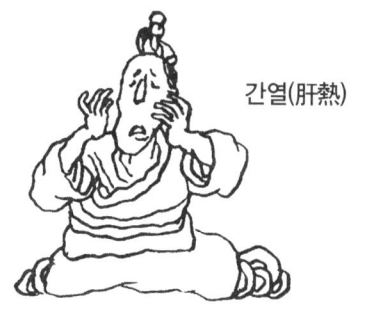

비장에 열이 있으면 얼굴빛이 누렇고 살이 떨립니다.

비열(脾熱)

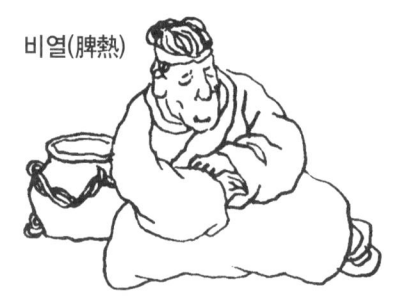

신장에 열이 있으면 얼굴빛이 거무스름하고 치아가 마릅니다.

신열(腎熱)

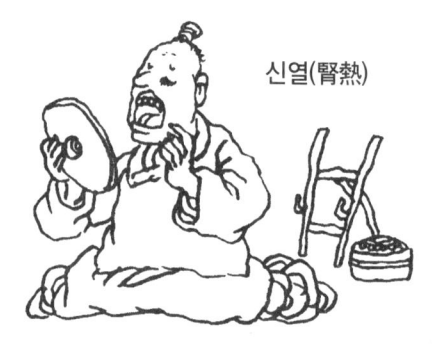

황제가 어떻게 치료를 하는가를 물었다. 기백이 말했다. 영기(榮氣)를 보충하여 수혈(俞穴)의 기운을 잘 통하게 하는 방법을 써서 허한 것과 실한 것, 순조로운 것과 역행하는 것을 조절하고 근육과 힘줄, 뼈와 살을 막론하고 모두 사계절 중에서 각각 가장 왕성한 달에 맞추어 치료를 진행하면 호전됩니다.

예를 들면 봄에는 간장을 보양하고 여름에는 심장을 보양합니다.

훌륭하군!

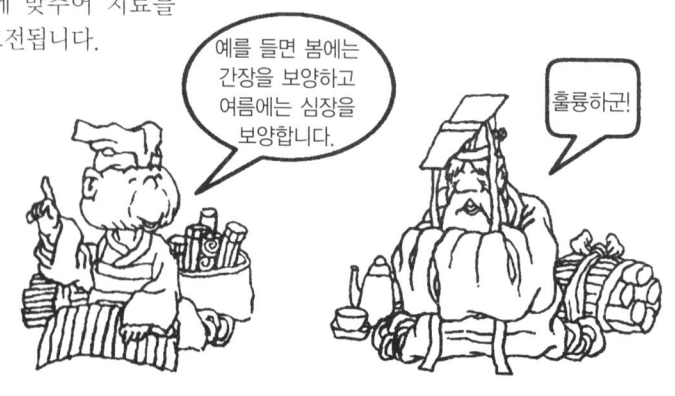

궐론편 제사십오 (厥論篇 第四十五)

黃帝問曰：厥之寒熱者, 何也? 岐伯對曰：陽氣衰於下, 則爲寒厥, 陰氣衰於下, 則爲熱厥. 帝曰：熱厥之爲熱也, 必起於足下者, 何也? 岐伯曰：陽氣起於足五指之表, 陰脈者, 集於足下, 而聚於足心, 故陽氣勝則足下熱也.

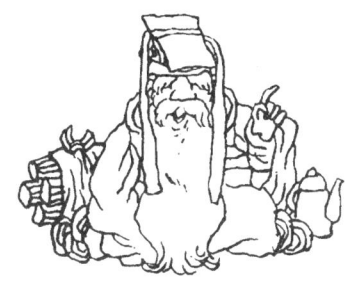

황제가 물었다. 갑자기 정신을 잃고 쓰러지는 궐병(厥病)에 찬 것과 더운 것이 따로 있는데 왜 그렇소? 기백이 대답하여 말했다. 양기(陽氣)가 발에서부터 약해지면 한궐(寒厥)이고 음기(陰氣)가 발에서부터 약해지면 열궐(熱厥)이 됩니다.

한궐(寒厥) 열궐(熱厥)

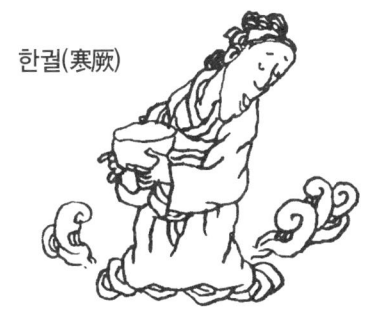
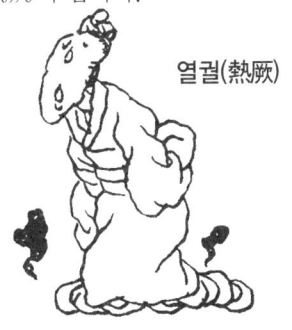

황제가 말했다. 열궐(熱厥)에서 열이 나면 먼저 발 아래부터 시작되는 것은 어떤 이치에 근거하는 것이오?

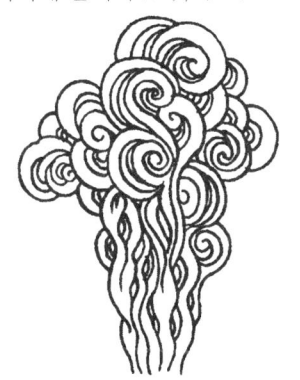

기백이 말했다. 양기는 발가락 바깥쪽에서부터 생기고 음맥(陰脈)은 발아래로 집중되어 발바닥 한가운데에 모이게 되므로, 양기기 우세해지면 음기의 부분을 침범하여 발 아래에 열이 나게 됩니다.

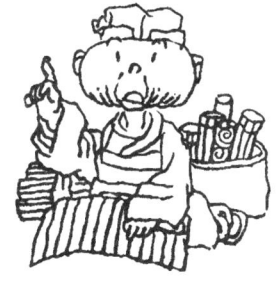

帝曰：寒厥之爲寒也, 必從五指而上於膝者, 何也?
岐伯曰：陰氣起於五指之裏, 集於膝下而聚於膝上,
故陰氣勝, 則從五指至膝上寒, 其寒也, 不從外,
皆從內也.

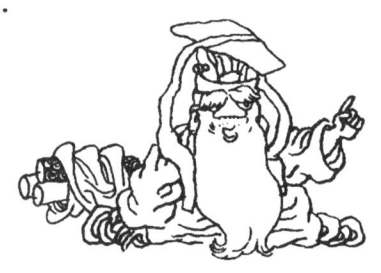

황제가 물었다. 한궐(寒厥), 즉 냉기가 거슬러 올라오는 증상은 발가락에서 시작해서 위로 올라가 무릎에 이르게 되는데 무엇 때문이오?

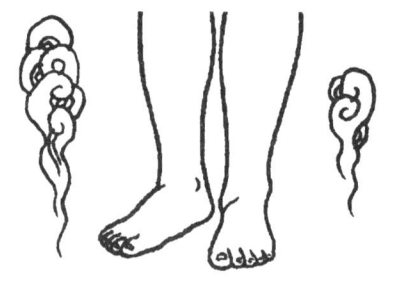

기백이 말했다. 음기는 발가락 안쪽에서부터 시작하여 무릎 아래에서 집중되었다가 무릎 위에 모입니다. 그러므로 음기가 우세해지면 먼저 발가락에서부터 시작해서 위로 무릎까지 오게 되는 것입니다.

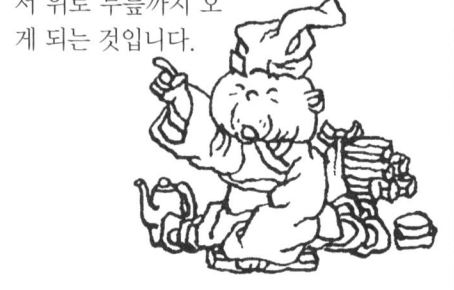

이런 역냉(逆冷)은 외부에서 인체로 침입한 한기가 아니라 내부의 양기가 부족한 데에서 비롯된 것입니다.

빨리 불을 피워 양기를 도와줘!

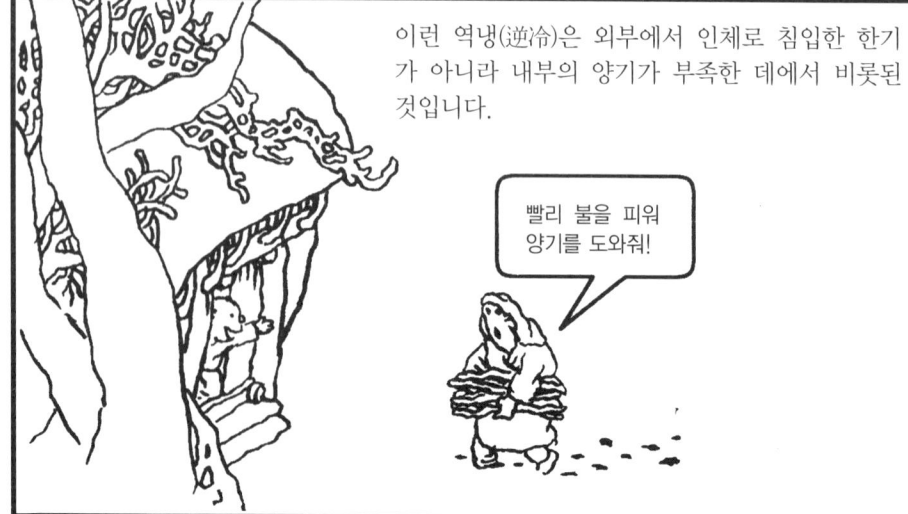

帝曰:寒厥何失而然也? 岐伯曰:前陰者,宗筋之所聚,
太陰陽明之所合也. 春夏則陽氣多而陰氣少,
秋冬則陰氣盛而陽氣衰. 此人者質壯, 以秋冬奪於所用,
下氣上爭不能復, 精氣溢下, 邪氣因從之而上也.
氣因於中, 陽氣衰, 不能滲營其經絡,
陽氣日損, 陰氣獨在,
故手足爲之寒也.

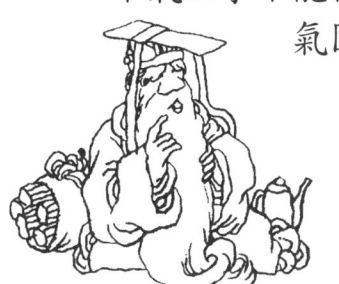

황제가 물었다. 한궐(寒厥)은 무엇이 잘못되어 생긴 것이오? 기백이 말했다. 전음(前陰)은 여러 힘줄이 모이는 곳으로 족태음비경(足太陰脾經)과 족양명위경(足陽明胃經)이 서로 만나는 곳이기도 합니다.

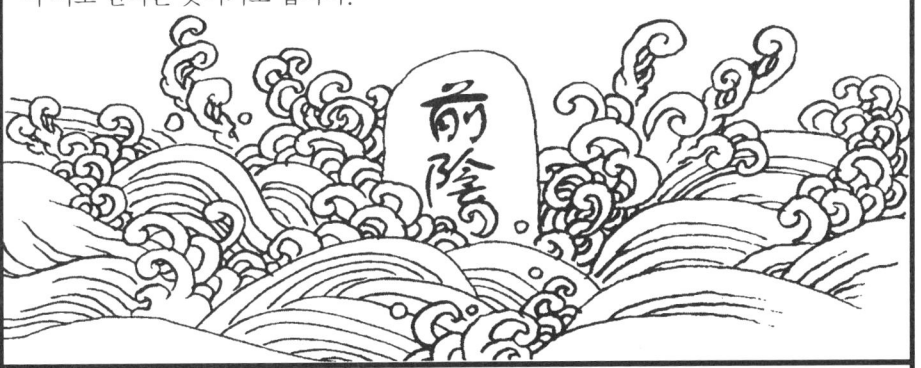

일반적으로 말해서 봄과 여름에는 양기는 많고 음기는 적습니다. 가을과 겨울에는 음기가 많고 양기는 적습니다.

한궐(寒厥) 증상을 앓게 되는 사람은 흔히 자신이 건강하다고 믿고, 양기가 쇠퇴하는 계절인 가을과 겨울에도 힘을 계속 소모하게 됩니다.

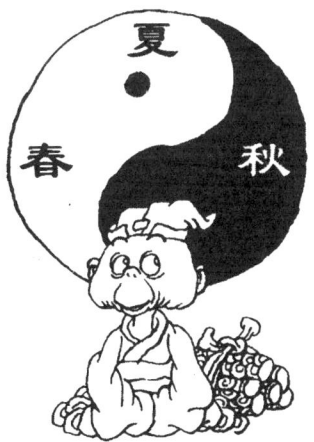

이처럼 아래에 있던 신음(腎陰)이 위로 떠올라서 심양(心陽)과 서로 다투기만 하고 아래로 되돌아가지 않으면 정기가 빠져나갑니다.

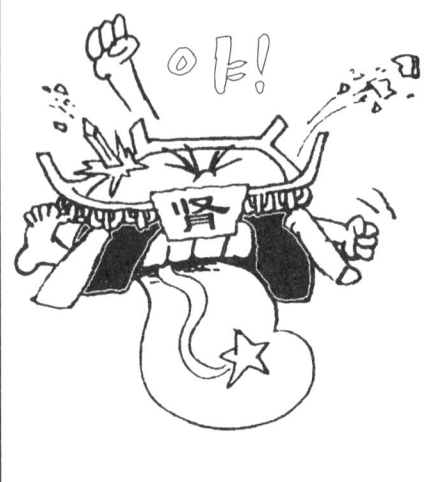

그 때를 틈타서 아래의 차가운 사기(邪氣)가 위로 거슬러 올라와 한궐(寒厥)이 되는 것입니다.

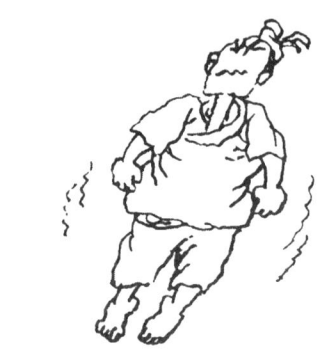

한사(寒邪)의 기운이 그 가운데에 잠재되어 있어서 그에 따라 양기(陽氣)는 점점 약해져서 경락을 두루 돌며 영양을 공급하고 보충해 줄 수 없게 됩니다.

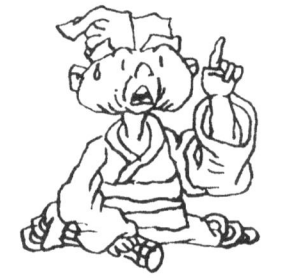

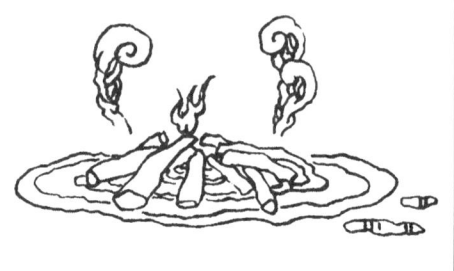

이처럼 양기가 하루하루 손상되면 음기만이 남아 손과 발이 차가워지는 것입니다.

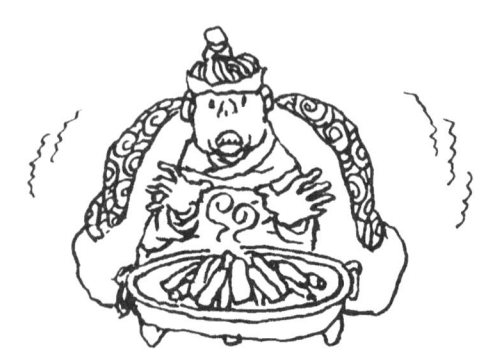

帝曰: 熱厥何如而然也? 岐伯曰: 酒入於胃,
則絡脈滿而經脈虛. 脾主爲胃行其津液者也,
陰氣虛則陽氣入, 陽氣入則胃不和, 胃不和則精氣竭,
精氣竭則不營其四支也. 此人必數醉若飽以入房,
氣聚於脾中不得散, 酒氣與穀氣相薄, 熱盛於中,
故熱偏於身, 內熱而溺赤也.
夫酒氣盛而慓悍, 腎氣有衰,
陽氣獨勝, 故手足爲之熱也.

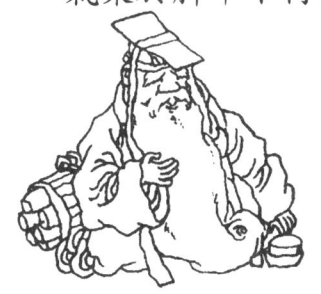

황제가 물었다. 열궐(熱厥)은 어떻게 생기는 것이오? 기백이 말했다. 술이 위(胃)로 들어가면 낙맥 속은 혈이 넘쳐나고 경맥은 오히려 텅 비게 됩니다.

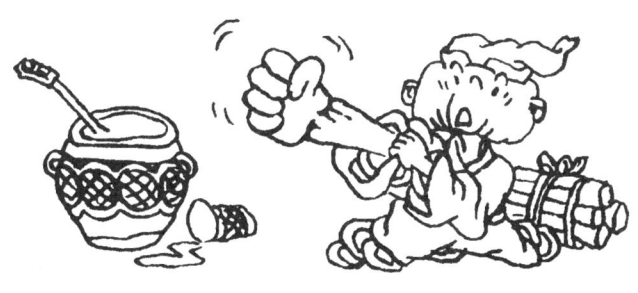

비장의 기능은 위를 도와 진액을 나르는 것이므로,

술을 지나치게 마시면 음기가 약해지게 됩니다.

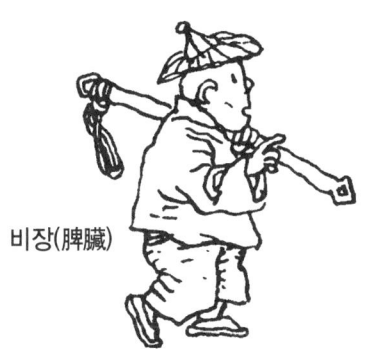

비장(脾臟)

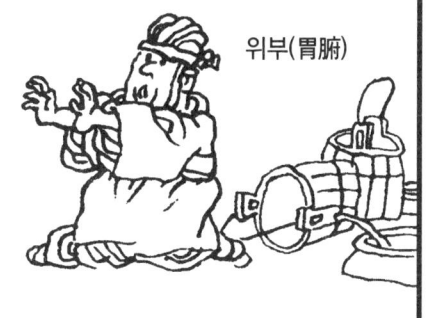

위부(胃腑)

음기가 약해지면 양기가 속에 쌓이는데, 양기가 쌓이면 위의 기운이 조화롭지 못하게 되고 위의 기운이 조화롭지 못하면 후천적으로 만들어지는 자원이 모자라게 됩니다.

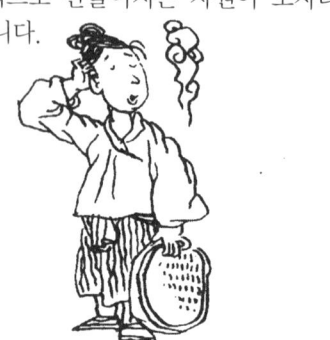

자원이 모자라면 정기가 고갈되고 정기가 고갈되면 팔다리에 영양을 공급할 수가 없게 됩니다.

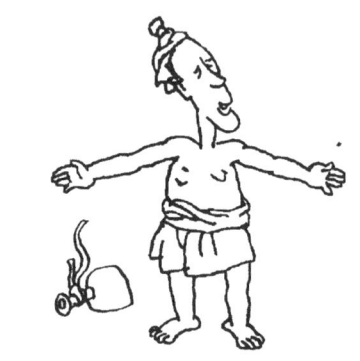

이 병을 앓는 사람은 분명히 술을 자주 마시거나 또는 배가 부른 상태에서 성교를 하는 것을 좋아했던 사람으로 열기가 비장 속에 모인 채로 흩어지지 못하고 술기운과 음식의 탁한 기운이 서로 뭉쳐서 열기가 속으로 더욱 성숙해집니다.

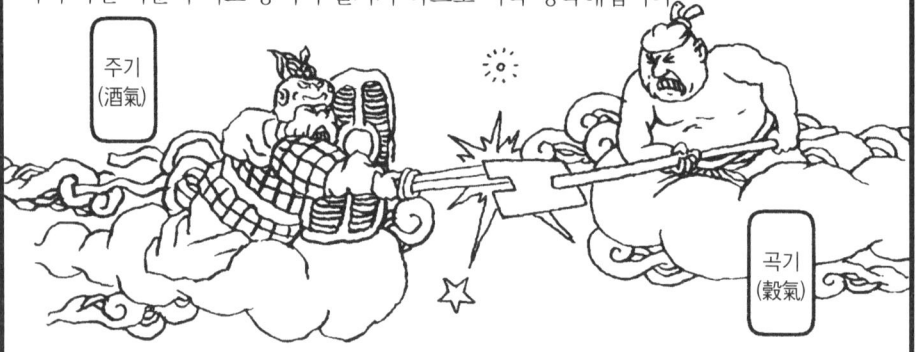

그러므로 온몸으로 열이 퍼지고 안으로 열이 쌓이면 소변의 색이 붉은 빛을 띱니다.

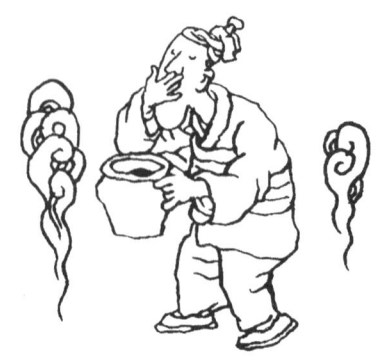

주기(酒氣)가 왕성하고 사나우면 신장의 기운이 상하고 음기는 약해져서 양기만이 체내에서 왕성해지게 되므로 손과 발에서 열이 납니다.

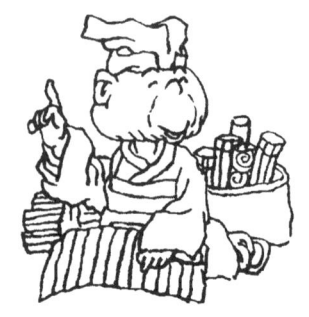

帝曰:厥或令人腹滿, 或令人暴不知人, 或至半日遠至
一日乃知人者, 何也? 岐伯曰:陰氣盛於上則下虛,
下虛則腹脹滿. 陽氣盛於上, 則下氣重上而邪氣逆,
逆則陽氣亂,
陽氣亂則不知人也.

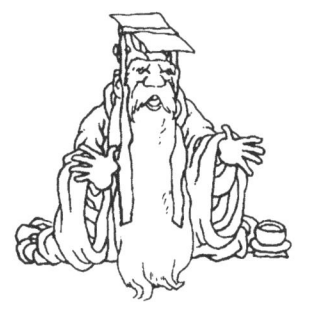

황제가 말했다. 궐병(厥病)은 어떤 이는 배가 부풀어 오르고 어떤 이는 갑자기 정신을 잃다가 반나절이나 심지어 하루가 지나서야 의식을 회복하기도 하오. 이것은 무슨 이유 때문이오?

기백이 말했다. 양기가 위쪽에서만 왕성하면 아래쪽이 약해지고 아래쪽이 약하면 배가 부풀어 오르기 쉽습니다.

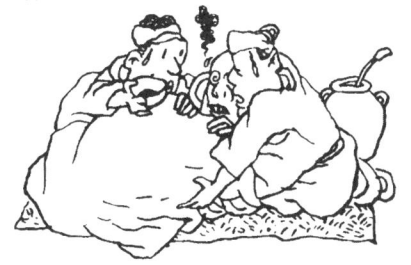

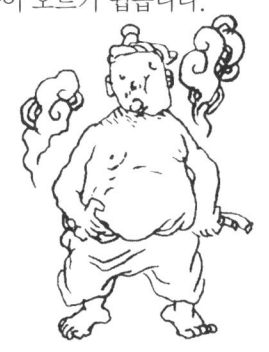

양기가 위쪽에서만 왕성하면 음기도 아울러 위로 올라가는데 이때 사기(邪氣)가 역행하게 됩니다.

사기가 위로 거슬러 올라오면 양기가 어지러워지고 양기가 어지러워지면 갑자기 정신을 잃게 되는 것입니다.

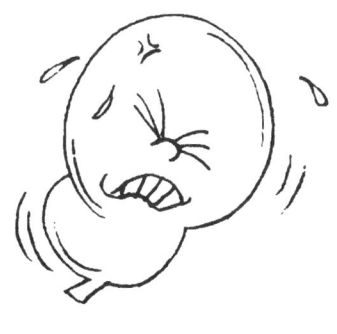

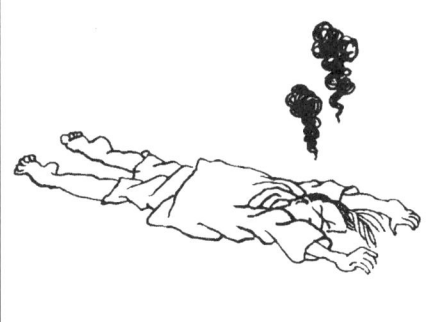

병능론편 제사십육 (病能論篇 第四十六)

帝曰：人有臥而有所不安者，何也？岐伯曰：臟有所傷，情有所倚，寄則安，故人不能懸其病也．帝曰：人之不能得偃臥者，何也？岐伯曰：肺者臟之蓋也，肺氣盛則脈大，脈大則不能偃臥，論在《奇恒陰陽》中．

황제가 물었다. 어떤 사람은 잠을 편안히 자지 못하는데 왜 그런 것이오? 기백이 말했다. 오장(五臟)이 상했거나 감정이 너무 한쪽으로만 치우쳐서 그렇게 된 것입니다. 만약에 정신이 편안하게 의지할 곳이 있으면 잠은 편히 잘 수 있을 것입니다. 그러므로 보통 사람들은 이 병의 실체를 파악하기 어렵습니다.

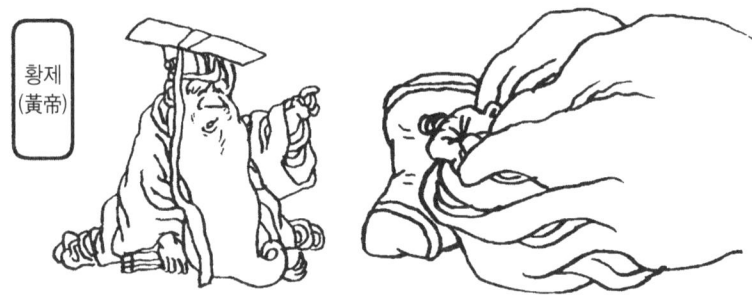

황제가 물었다. 또 어떤 사람은 위를 보고 눕지 못하는데 그건 무슨 이유 때문이오? 기백이 말했다. 폐는 위치가 가장 높아서 각 장부를 덮어주는 역할을 하는데, 폐에 사기(邪氣)가 가득하면 맥(脈)이 커집니다.

폐의 맥(脈)이 팽창하면 위를 보고 누울 수가 없습니다. 이것에 관한 설명은 《기항음양奇恒陰陽》이라는 책에 나와 있습니다.

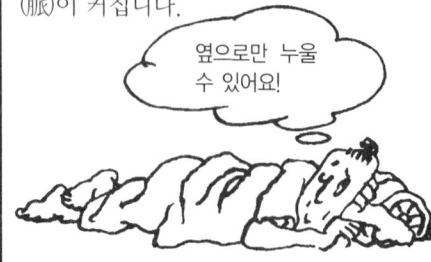

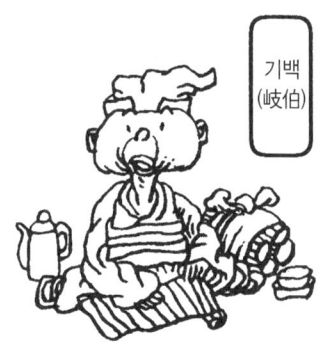

帝曰：有病怒狂者, 此病安生？岐伯曰：生於陽也.
帝曰：陽何以使人狂？岐伯曰：陽氣者, 因暴折而難決,
故善怒也, 病名曰陽厥.

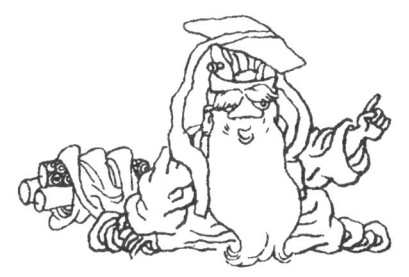

황제가 물었다. 어떤 병은 사람이 미친 듯이 화가 나게 만드는 병이 있는데 어떻게 해서 그렇게 된 것이오?

기백이 말했다. 그것은 양기가 지나치게 왕성하기 때문입니다.

기백(岐伯)

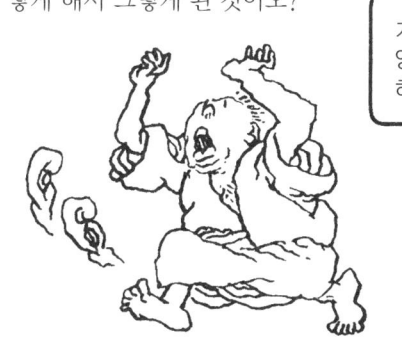
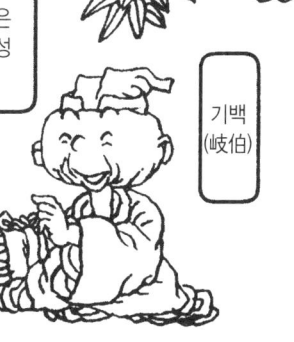

황제가 말했다. 양기가 왜 사람을 미치게 만들게 되는 것이오?

기백이 말했다. 양기는 위로 올라가야 하는데 갑자기 강렬한 자극을 받으면 억눌려서 풀어지지 않아 화를 잘 내게 되므로 '양궐(陽厥)'이라고 부릅니다.

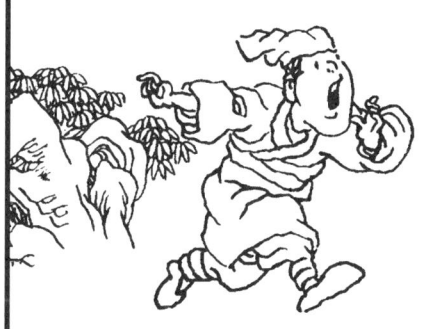
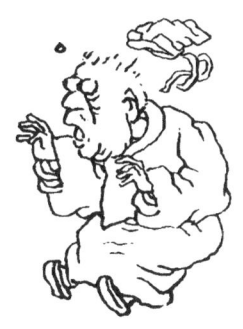

帝曰:治之奈何? 岐伯曰:奪其食卽已, 夫食入於陰,
長氣於陽, 故奪其食卽已. 使之服以生鐵洛爲飮,
夫生鐵洛者, 下氣疾也.

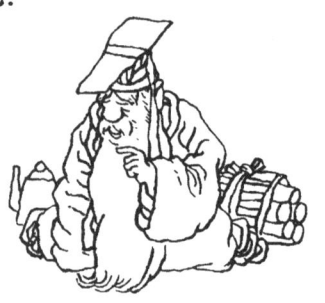

황제가 또 물었다. 양궐(陽厥)은 어떻게 치료하오? 기백이 말했다. 먹고 마시는 것을 줄이면 병이 나을 수 있습니다.

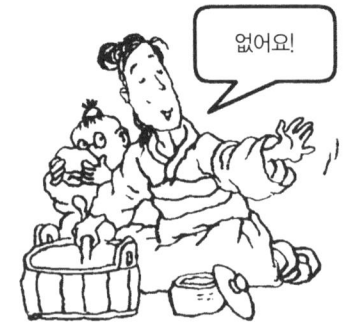

왜냐하면 음식물이 속으로 들어가면 양기를 기르는데 음식물을 줄이고 나면 양기가 약해져서 병도 호전되는 것입니다.

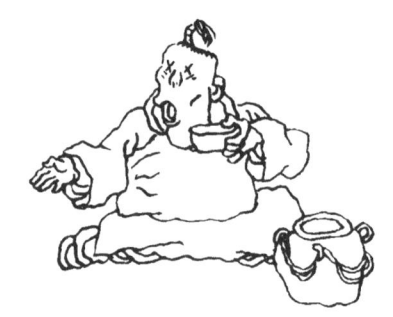

병자에게 생철락(生鐵洛)을 복용하도록 하는데 이것은 기운을 강하게 아래로 내려 진정시키는 작용이 있기 때문입니다.

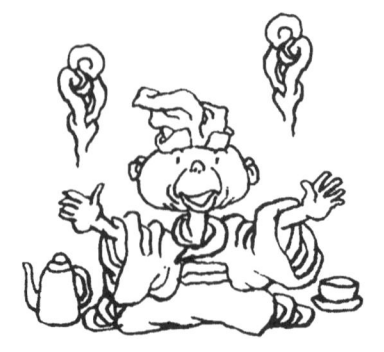

생철락은 대장간에서 망치로 두드렸을 때 떨어지는 부스러기로, 그것을 갈아서 물에 담가서 만든 것입니다. 주로 미친 듯한 분노로 간장이 상한 것을 치료하는데, 간장의 기운이 잘 통하지 않으면 답답하게 막혀 있던 것이 화(火)로 바뀌어 진액 등을 바싹 졸여서 속이 답답한 담화(痰火)를 만들게 됩니다.

帝曰：善. 有病身熱解墯, 汗出如浴, 惡風少氣, 此爲何病? 岐伯曰：病名曰酒風. 帝曰：治之奈何? 岐伯曰：以澤瀉, 朮各十分, 麋銜五分, 合以三指撮, 爲後飯.

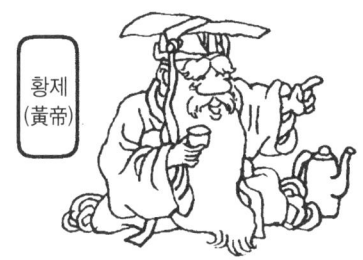

황제가 말했다. 좋습니다. 온몸에 열이 나고 팔다리가 무기력해지고 땀이 물로 목욕한 듯 나오고 바람 맞는 것을 싫어하고 호흡이 짧은 증상도 있는데 이것은 무슨 병이오? 기백이 말했다. 병명을 '주풍(酒風)'이라고 합니다.

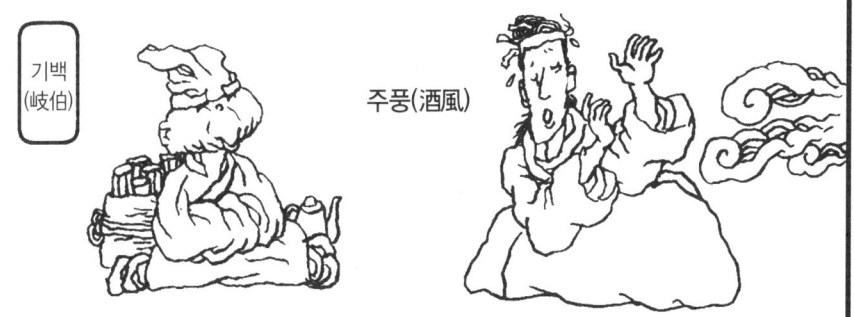

황제가 말했다. 어떻게 치료하오? 기백이 말했다. 택사(澤瀉)·백출(白朮) 10푼, 미함(麋銜) 5푼을 배합해서 잘 갈아 가루로 분말로 만들고 매번 한 줌 정도를 식전에 복용합니다.

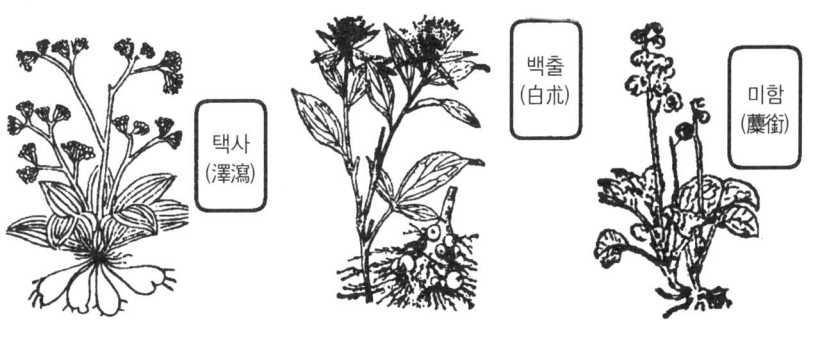

기병론편 제사십칠 (奇病論篇 第四十七)

黃帝問曰：人有重身, 九月而瘖, 此爲何也？岐伯對曰：胞之絡脈絶也. 帝曰：何以言之？岐伯對曰：胞絡者繫於腎, 少陰之脈, 貫腎繫舌本, 故不能言. 帝曰：治之奈何？岐伯曰：無治也, 當十月復.《刺法》曰：無損不足, 益有餘, 以成其疹, 然後調之. 所謂無損不足者, 身羸瘦, 無用鑱石也. 無益其有餘者, 腹中有形而泄之, 泄之則精出而病獨擅中, 故曰疹成也.

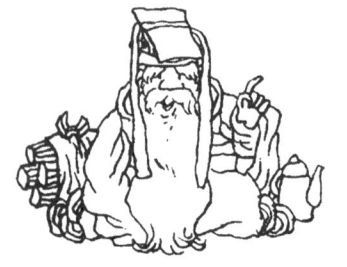

황제가 물었다. 여자가 임신을 하고 아홉 달이 됐을 때 갑자기 말을 하려고 해도 소리가 나오지 않는 경우 그것은 무엇 때문이오? 기백이 대답하여 말했다. 자궁의 낙맥(絡脈)이 끊어졌기 때문입니다.

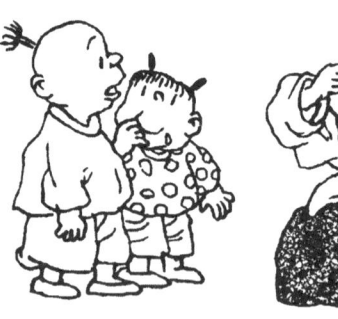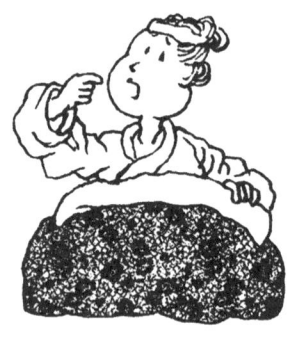

황제가 말했다. 무엇을 말하는 것이오? 기백이 대답하여 말했다. 자궁의 낙맥은 신장(腎臟)과 연결되어 있고 소음신맥(少陰腎脈)은 신장을 관통하여 혀와 연결되어 있어서 자궁에 분포된 낙맥(絡脈)이 막히면 말을 해도 소리가 나오지 않는 것입니다.

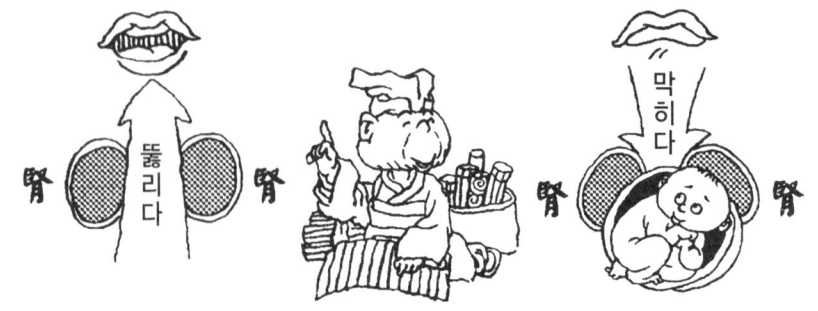

황제가 다시 어떻게 치료할 수 있는 지 물었다. 기백이 말했다. 치료를 할 필요는 없습니다. 열 달을 다 채우고 나면 자연스럽게 본래의 상태로 회복이 됩니다.

기병론편 제사십칠

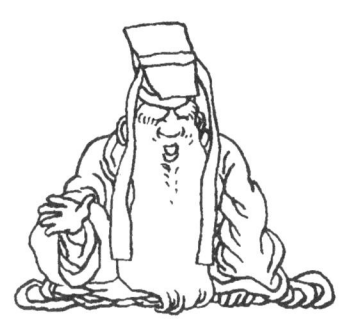
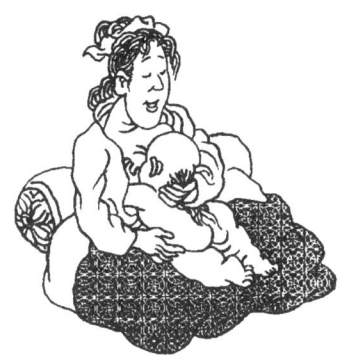

《자법(刺法)》에서는 기운이 부족한데 오히려 덜어내고 기운이 넘치는데 오히려 더하여 고질병을 일부러 만들어내지 말라고 했습니다.

'부족한데 덜어내지 말라' 는 말은 몸이 허약하여 마르고 초췌한 상태에서 돌침으로 치료하여 기운을 빼내지 말라는 말입니다.

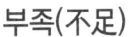
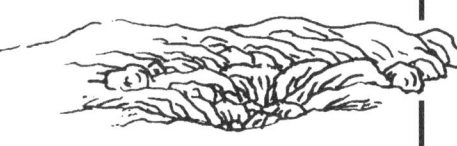
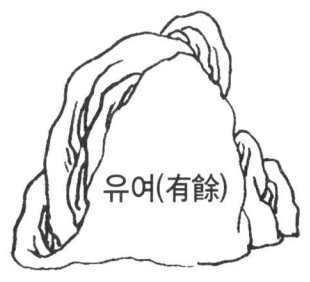

'넘치는데 더하지 말라' 는 말은 뱃속에 이미 아이를 배었는데 약을 쓰면 정기가 소모되어 태아가 상할 수도 있음을 가리키는 말입니다.

정기가 빠져나가면 병이 오히려 속에 고착되어 그것이 응어리져서 덩어리 비슷한 것이 생기는 고질병이 될 수 있습니다

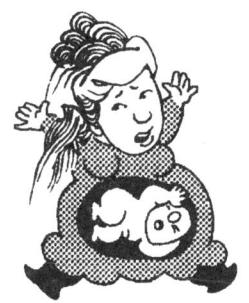
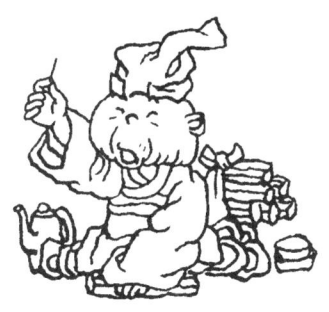

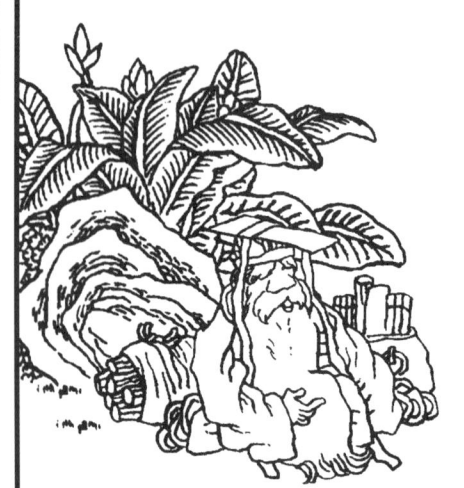

帝曰：病脇下滿氣逆,
二三歲不已, 是爲何病?
岐伯曰：病名曰息賁,
此不妨於食, 不可灸刺,
積爲導引服藥,
藥不能獨治也.

황제가 말했다. 어떤 사람이 옆구리 아래가 더부룩하게 부풀어 오르고 기가 치밀어 올라 숨이 헐떡이는 증상을 앓은 지 2, 3년이 지나도 나아지지 않으면 이것은 무슨 병이오?

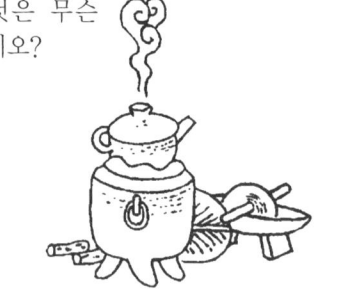

기백이 말했다. 이 병은 '식분(息賁)'이라고 하는데 식사는 평소와 같이 해도 장애가 없습니다.

뜸을 뜨는 방법이나 침을 놓는 치료를 해서는 안되고 오랫동안 도인술(導引術)을 하는 동시에 약을 복용하여 기혈(氣血)이 잘 돌도록 하면 됩니다.

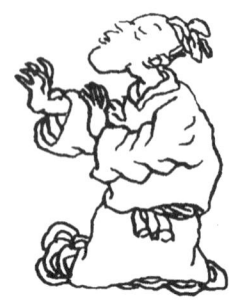

약물에만 의존하면 안됩니다.

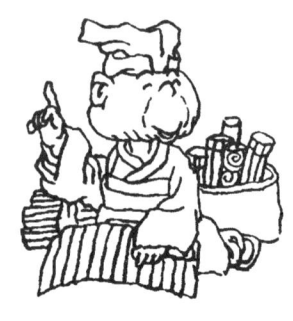

帝曰：人有身體髀股胻皆腫, 環齊而痛, 是何病也?
岐伯曰：病名曰伏梁, 此風根也, 其氣溢於大腸,
而著於盲, 盲之原在臍下, 故環齊而痛也. 不可動之,
動之爲水溺濇之病也.

황제가 말했다. 어떤 사람은 넓적다리와 정강이가 모두 부어 오르며 배꼽 주위를 둘러싸고 통증이 느껴지는데 이것은 무슨 병이요? 기백이 말했다. 병명은 '복량(伏梁)'이라고 부르는데 이 병은 풍사(風邪)가 병을 일으키는 근본 원인입니다.

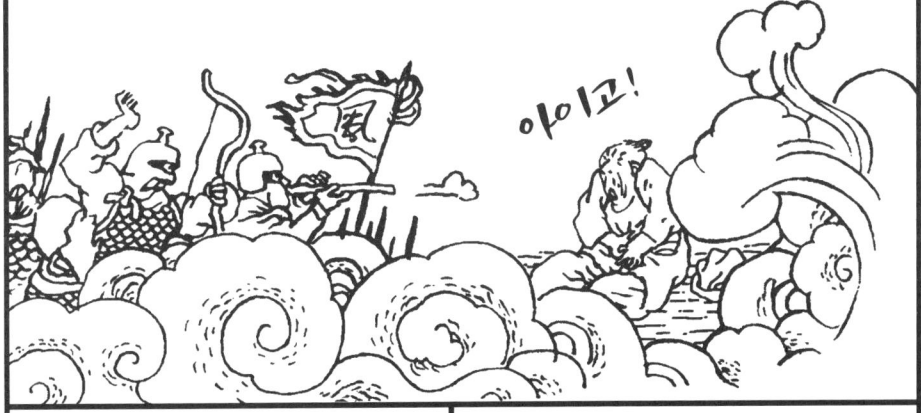

사기(邪氣)가 대장의 바깥쪽에 가득히 넘치면 횡격막 근처에 머무르게 되는데, 횡격막의 근원은 배꼽 아래에 있으므로 배꼽 주위를 둘러싸고 통증을 느끼는 것입니다.

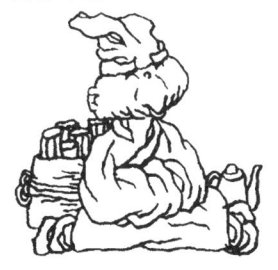

이 병은 뭉친 것을 제거하려는 방법을 써서는 안됩니다. 무리하게 제거하려 하면 소변이 잘 나오지 않게 됩니다.

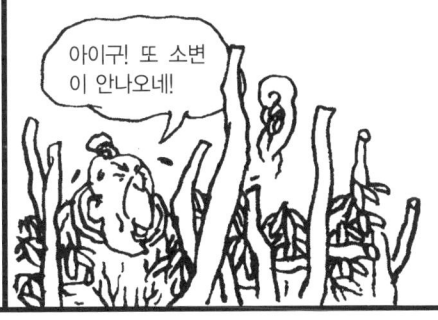

帝曰：人有病頭痛以數歲不已, 此安得之, 名爲何病?
岐伯曰：當有所犯大寒, 內至骨髓, 髓者以腦爲主,
腦逆, 故令頭痛, 齒亦痛,
病名曰厥逆. 帝曰：善.

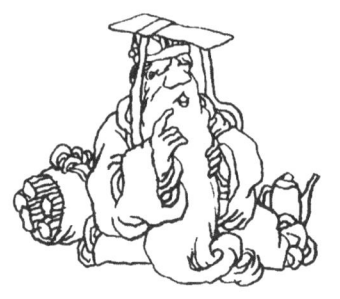

황제가 말했다. 어떤 사람은 두통을 앓으면서 몇 년이 지나도 나아지지 않는데 어쩌다 그렇게 된 것이고, 무슨 병이라고 하오? 기백이 말했다. 분명 지독한 한기의 침입을 당한 적이 있어서 한기가 체내로 들어와 골수에까지 이르게 된 것입니다.

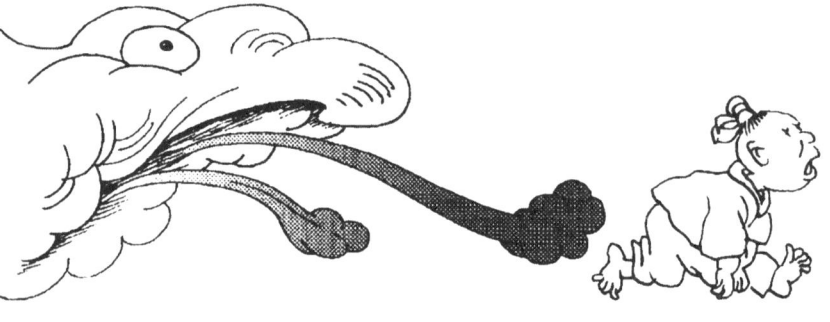

골수 중에 뇌가 으뜸이므로 한기가 침입하면 두통과 치통이 생기는 것입니다.

이 병은 '궐역(厥逆)'*이라고 부릅니다. 황제가 듣고 난 후에 매우 훌륭하다고 말했다.

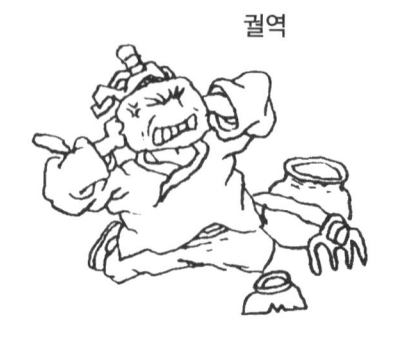

궐역

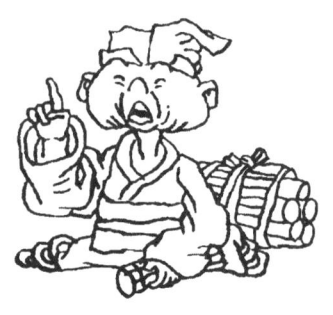

【역주】

궐역(厥逆) : 한기가 머리까지 올라와서 머리가 아프거나 이가 아픈 병.

帝曰：有病口甘者, 病名爲何, 何以得之？岐伯曰：此五氣之溢也, 名曰脾癉. 夫五味入口, 藏於胃, 脾爲之行其精氣, 津液在脾, 故令人口甘也. 此肥美之所發也, 此人必數食甘美而多肥也. 肥者令人內熱, 甘者令人中滿, 故其氣上溢, 轉爲消渴. 治之以蘭, 除陳氣也.

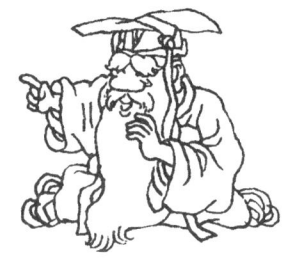

황제가 기백에게 물었다. 어떤 이는 입에서 단맛이 나는데 무슨 병이며, 또 어떻게 걸리게 된 것이오?

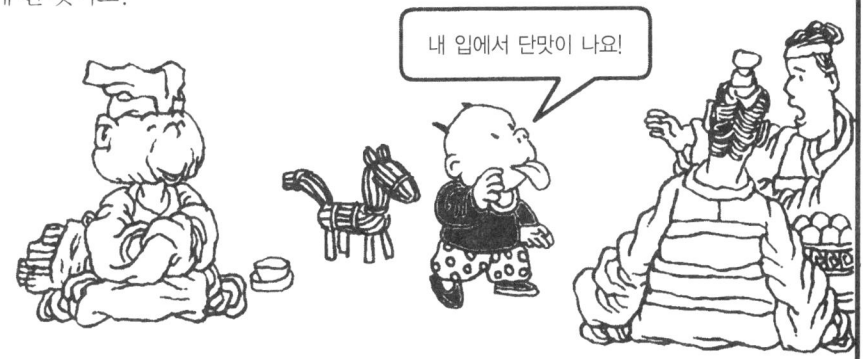

기백이 말했다. 이것은 다섯 가지 맛의 정기(精氣)가 지나치게 위쪽으로 넘쳐서 그렇게 된 것입니다. 병명을 '비단(脾癉)' 이라고 합니다.

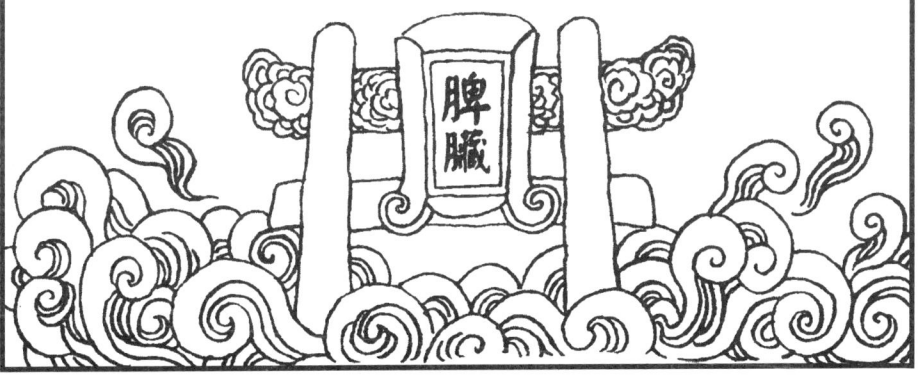

일반적으로 말해서 음식물이 입으로 들어가고 나면 위에 저장이 되었다가 다시 비장을 거쳐 소화되고 나서 정기(精氣)로 바뀐 물질이 몸의 각 기관으로 전달됩니다.

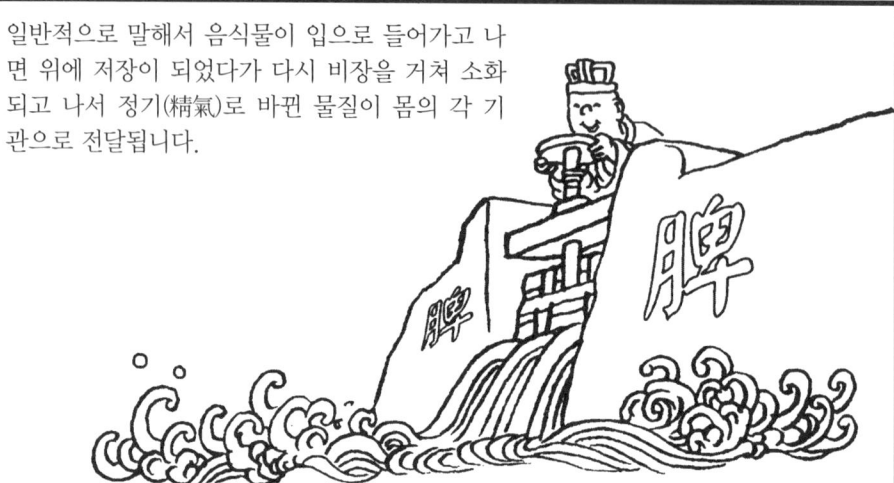

지금 비장이 병들어 진액이 운행하지 못하고 비장에 정체되어 있으며, 비장은 입과 통하므로 비장의 기운을 따라 거슬러 올라와 병자의 입에서 단맛이 나게 되는 것입니다.

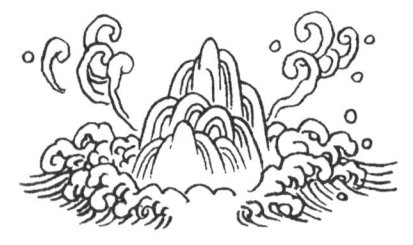

이것은 기름지고 맛있는 음식을 많이 먹어서 발생하는 증상입니다. 그러므로 이 증상이 발병한 병자는 대부분 항상 달고 맛있는 강한 음식을 즐겨 먹어서 살이 찌는데 살이 찌면 사람 몸 속에 열이 발생합니다.

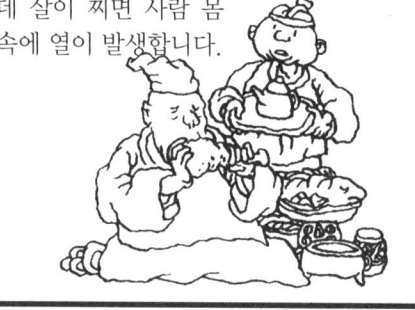

단맛은 가슴과 배를 답답하게 만들어 비장의 기운이 정상적으로 작용하지 못하게 되고, 이로 인해 생긴 울열이 위로 흘러 넘쳐 시간이 오래되면 소갈병(消渴病)이 됩니다.

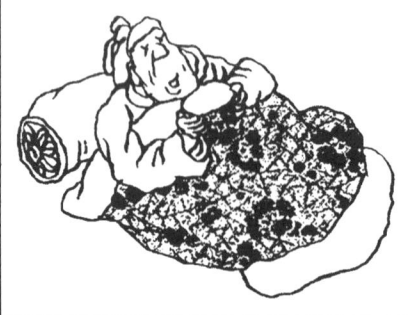

이 병은 습사(濕邪)를 없애 소화를 돕는 패란(佩蘭)으로 치료를 해서 쌓여서 맺혀 있는 기를 제거해야만 합니다.

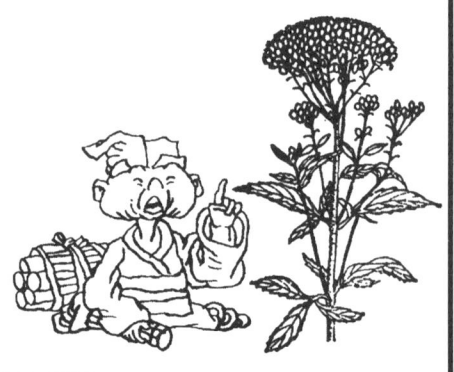

帝曰:有病口苦取陽陵泉,口苦者病名爲何?
何以得之? 岐伯曰:病名曰膽癉. 夫肝者中之將也,
取決於膽, 咽爲之使. 此人者, 數謀慮不決,
故膽虛, 氣上溢, 而口爲之苦. 治之以膽募兪,
治在《陰陽十二官相使》中.

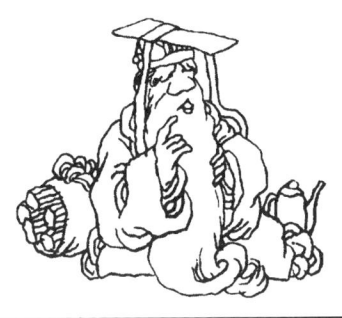

황제가 말했다. 입에서 쓴 맛이 나는 병은 족소양담경(足少陽膽經)의 양릉천(陽陵泉) 혈에 침을 놓아서 치료하는데 병명은 무엇이며 어떻게 해서 생긴 것이오?

기백이 말했다. 병명을 담단(膽癉)이라고 합니다. 간장은 오장 중에서 장군의 역할을 하고 그것의 판단과 결정은 담(膽 : 쓸개)에서 하며 목구멍이 심부름 역할을 합니다.

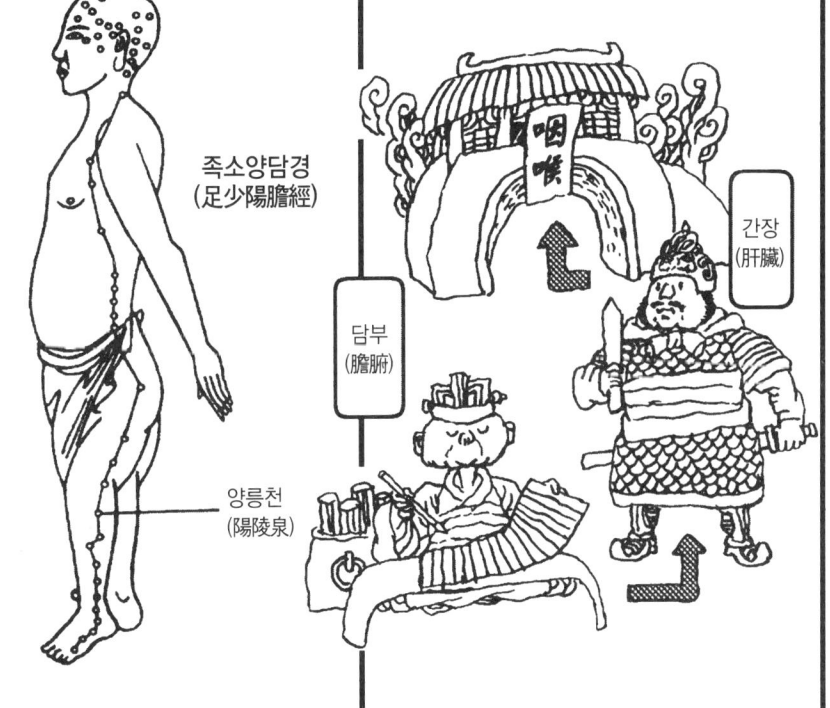

담단(膽癉)을 앓고 있는 병자는 항상 생각만 골똘히 하다가 결정을 내리지 못하므로 담기(膽氣)가 허약해지고 정상적인 기능을 잃어버리게 되는데 이로 인해 담즙이 위로 넘쳐서 입에서 쓴맛이 나게 되는 것입니다.

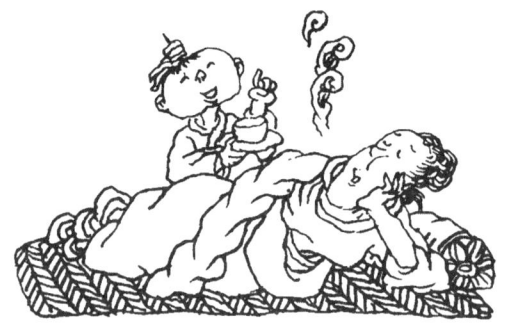

치료는 담모(膽募)혈·담수(膽俞)혈 두 곳에 침을 놓아야 합니다. 구체적인 치료법은 《음양십이상사陰陽十二相使》라는 책에 적혀 있습니다.

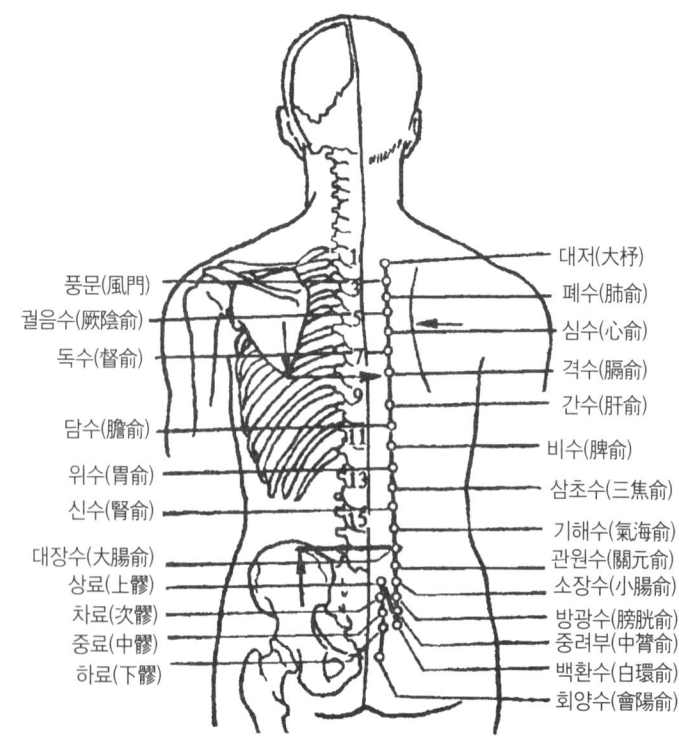

주(注) : 담모수(膽募俞) : 가슴과 배에 있는 혈을 모(募)라고 하고 등뼈 주위에 있는 혈을 수(俞)라고 하는데 담의 모혈은 기문(期門)혈 아래 5푼 정도 되는 곳에 있는 일월(日月)혈이다(저자의 다른 저서 《경락경혈 십사경》을 자세히 참고할 것). 담수(膽俞)는 위 그림에 보이는 것과 같다.

帝曰：人生而有病巓疾者, 病名曰何? 安所得之?
岐伯曰：病名爲胎病, 此得之在母腹中時, 其母有所大驚,
氣上而不下, 精氣並居, 故令子發爲巓疾也.

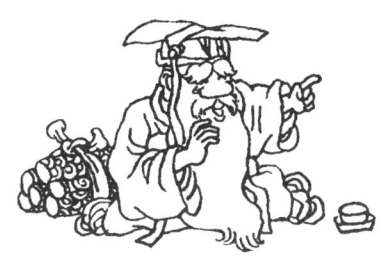

황제가 말했다. 어떤 아이는 태어나자마자 발작을 일으키는 전간병(癲癎病)을 앓게 되는데 무슨 병이라고 하며 어떻게 걸리게 된 것이오?

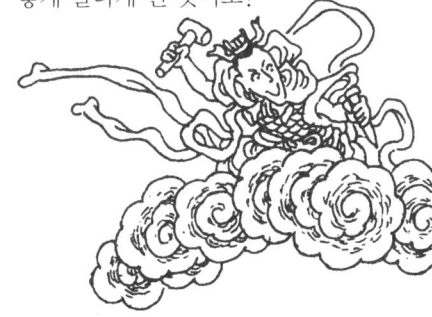

기백이 말했다. 병명은 '태병(胎病)'이라고 합니다. 이 병은 태아가 엄마의 뱃속에 있을 때 산모가 너무 놀라는 경험을 한 적이 있어서 그 영향을 받은 것입니다.

태병(胎病)

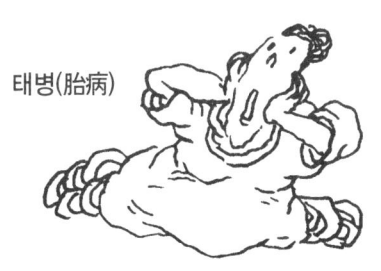

크게 놀라면, 기가 위로 거슬러 올라가 내려오지 못하고, 정기(精氣)가 응어리져서 흩어지지 않은 채 하나로 뭉치게 되는데, 이것이 태아에게 영향을 미쳐 아이가 태어나면서부터 전간(癲癎)을 앓게 되는 것입니다.

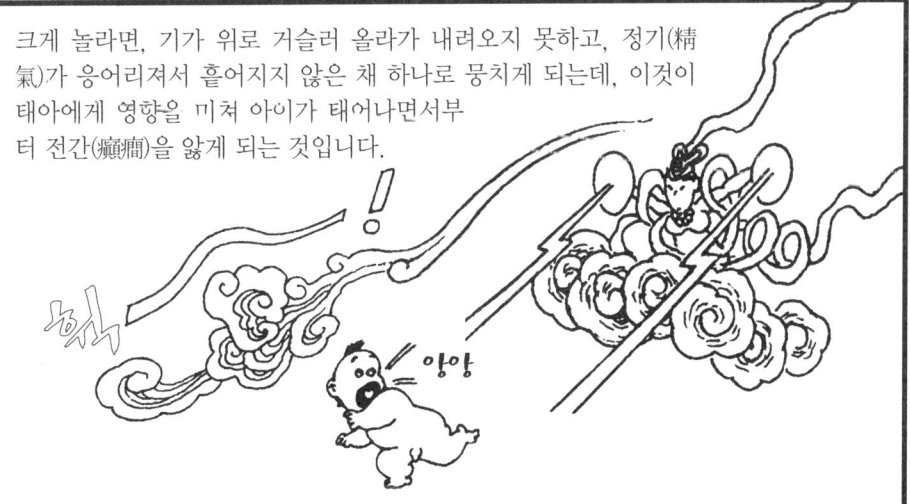

자지론편 제오십삼 (刺志論篇 第五十三)

黃帝問曰：願聞虛實之要. 岐伯對曰：氣實形實,
氣虛形虛, 此其常也, 反此者病. 穀盛氣盛, 穀虛氣虛,
此其常也, 反此者病. 脈實血實, 脈虛血虛,
此其常也, 反此者病. 氣盛身寒,
氣虛身熱, 此謂反也.
穀入多而氣少, 此謂反也.
穀入少而氣多, 此謂反也.
脈盛血少, 此謂反也.
脈少血多, 此謂反也.

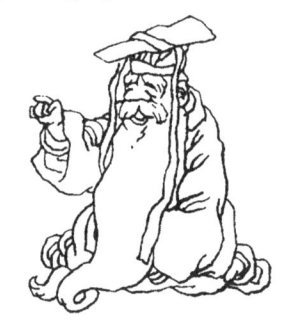

황제가 기백에게 물었다. 허증과 실증을 분별하는 요령을 설명해 주시오.

기백이 말했다. 사람의 기(氣)가 충만하면 몸도 장성하고, 기가 부족하면 몸도 허약한 것이 정상적인 현상입니다. 이것과 반대가 되면 병에 걸린 상태라고 할 수 있습니다.

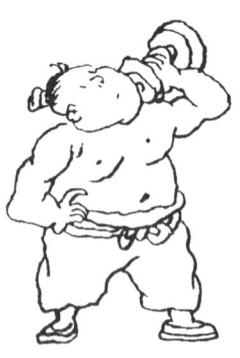

기가 충실하면 몸도 튼튼하다.
[氣實形實]

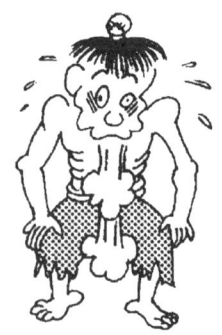

기가 부족하면 몸도 약하다.
[氣虛形虛]

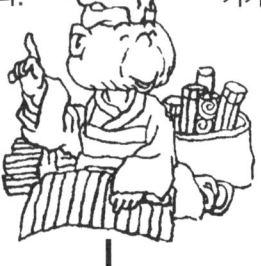

음식을 많이 받아들이면 기가 왕성해지고 음식을 적게 받아들이면 기가 약해지는 것이 정상적인 현상입니다. 이와 반대가 되면 병에 걸린 상태라고 할 수 있습니다.

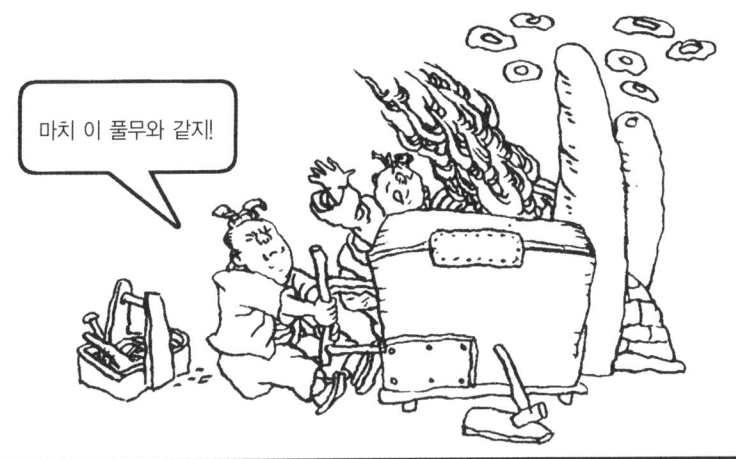

마치 이 풀무와 같지!

맥박이 튼튼하고 힘이 있으면 혈도 충실하고 맥박이 약하고 힘이 없으면 혈도 부족한 것이 정상적인 현상입니다. 이와 반대가 되면 병에 걸린 상태라고 할 수 있습니다.

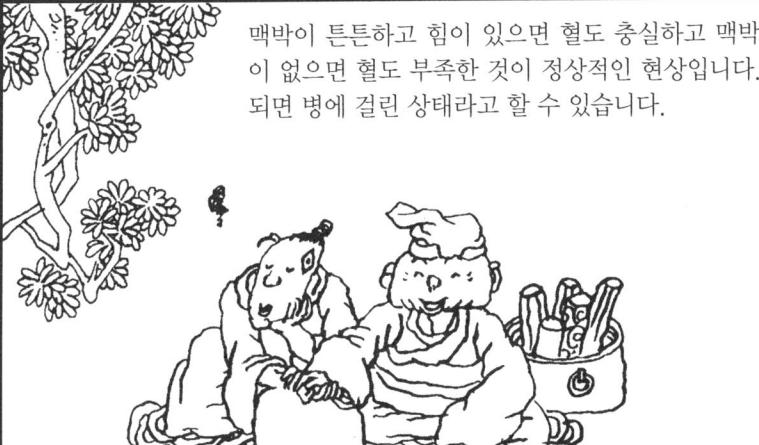

황제가 물었다. 어떤 것을 비정상적인 것이라고 볼 수 있소?

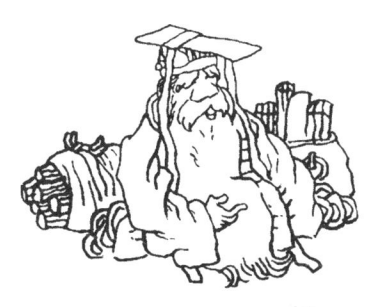

기백이 말했다. 정기(正氣)가 충분한데도 몸은 빈대로 좁다고 느끼는 것입니다.

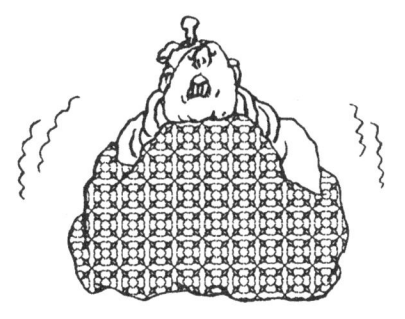

또한 정기(正氣)가 부족한데도 몸에서는 반대로 열이 나는 것입니다. 이것이 비정상적인 현상입니다.

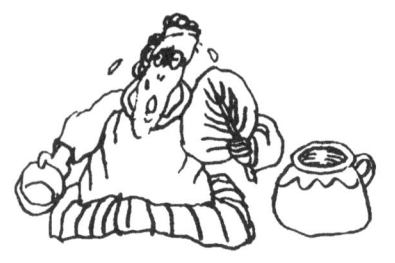

음식을 많이 먹었는데도 오히려 정기가 부족하면 이것이 비정상적인 현상입니다.

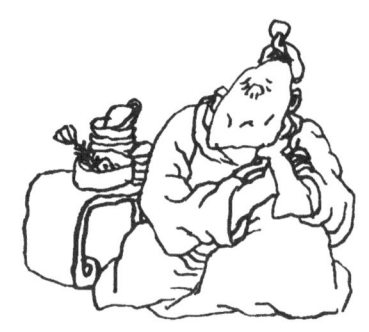

또한 음식을 적게 먹었는데도 오히려 기가 충분한 것처럼 보이면 이것 역시 비정상적인 현상입니다.

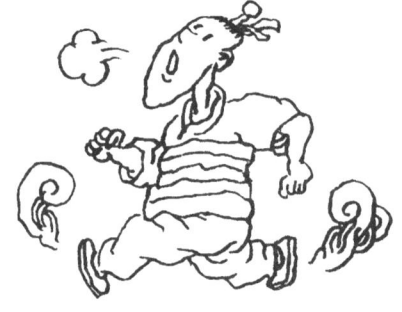

맥박은 튼튼하고 힘이 있지만 혈은 오히려 부족한 것도 비정상적인 현상입니다.

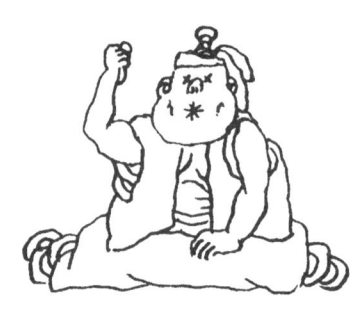

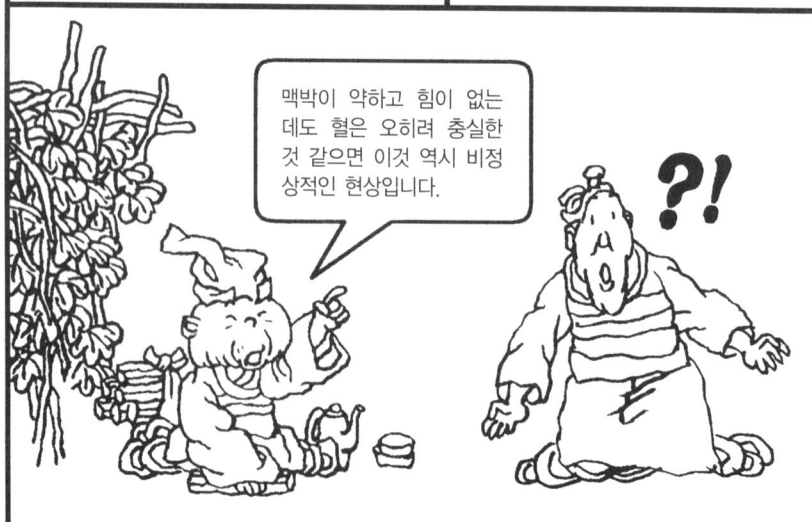

맥박이 약하고 힘이 없는데도 혈은 오히려 충실한 것 같으면 이것 역시 비정상적인 현상입니다.

氣盛身寒, 得之傷寒. 氣虛身熱, 得之傷暑.
穀入多而氣少者, 得之有所脫血, 濕居下也.
穀入少而氣多者, 邪在胃及與肺也. 脈小血多者,
飮中熱也. 脈大血少者, 脈有風氣, 水漿不入,
此之謂也. 夫實者, 氣入也. 虛者, 氣出也.
氣實者, 熱也. 氣虛者, 寒也.

기가 왕성한데도 몸이 춥다는 것은 한사(寒邪)에 의해 손상된 것입니다.

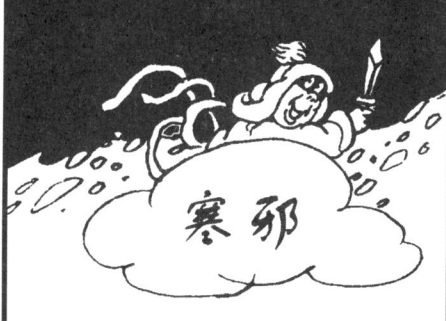

기가 부족한데도 몸에서 열이 난다는 것은 열사(熱邪)에 의해 손상된 것입니다.

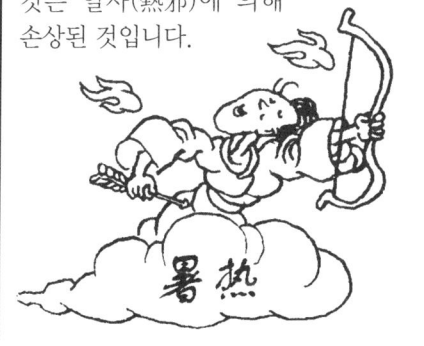

음식을 많이 먹었는데도 기가 모자란다면 출혈이 있었거나 습사(濕邪)가 아래쪽에 모여서 발생한 것입니다.

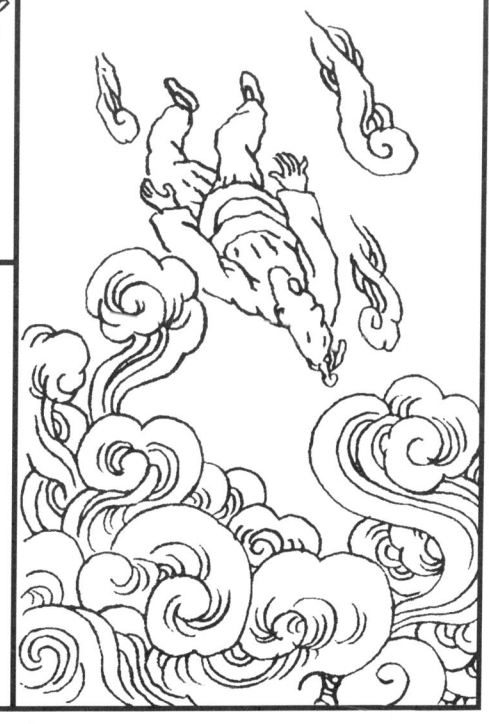

음식을 적게 먹었는데도 기가 남아 돈다면 사기(邪氣)가 위(胃)에 있고 폐(肺)까지 침입했다는 것을 나타냅니다.

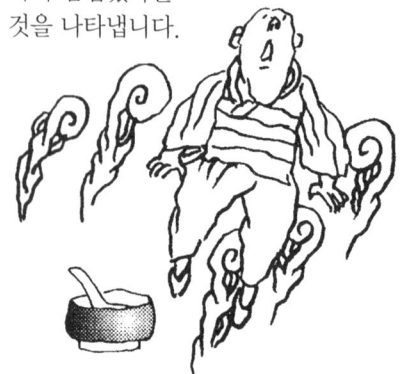

맥박은 약한데 혈은 오히려 많아서 얼굴이 발그레한 것은 술을 많이 마셔서 중초(中焦)에 열이 있다는 것입니다.

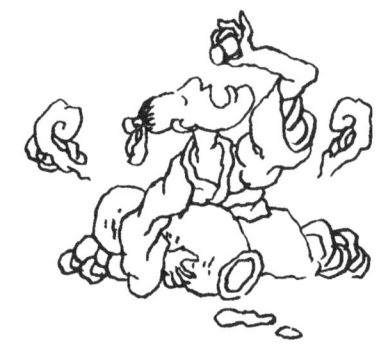

맥박은 힘찬데 혈이 적은 것은 풍사(風邪)가 혈맥(血脈)에 침입해서 수액이 흡수되지 못하기 때문입니다.

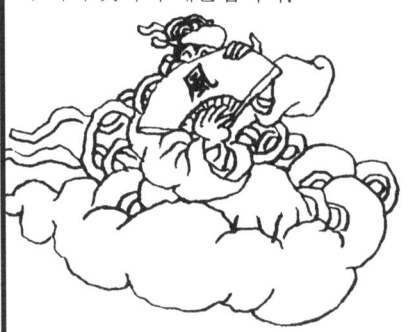

이것이 바로 허실이 서로 상반되어서 일어나는 질병과 그에 따른 상태를 말하는 것입니다.

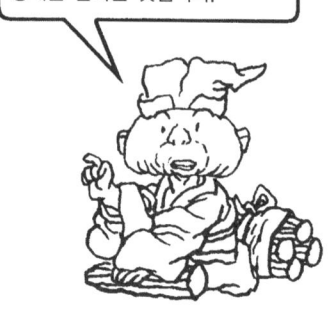

실(實)은 사기가 인체에 침입하여 뭉쳐 있는 상태를 말하는 것이고 허(虛)라는 것은 외부로 정기(正氣)가 빠져나간 상태를 말하는 것입니다.

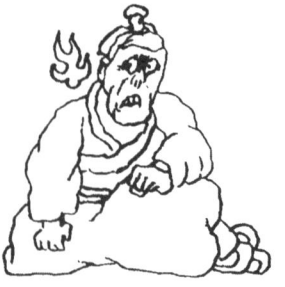

기가 실한 것은 열상(熱象)으로 나타납니다.

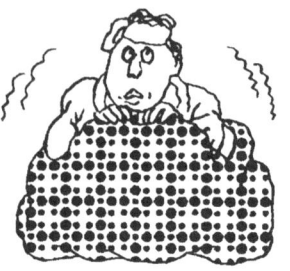

기가 허한 것은 한상(寒象)으로 나타납니다.

피부론편 제오십육 (皮部論篇 第五十六)

是故百病之始生也, 必先於皮毛. 邪中之則腠理開,
開則入客於絡脈, 留而不去, 傳入於經, 留而不去,
傳入於腑, 廩於腸胃. 邪之始入於皮也, 泝然起毫毛,
開腠理. 其入於絡也, 則絡脈盛色變. 其入客於經也,
則感虛乃陷下. 其留於筋骨之間,
寒多則筋攣骨痛, 熱多則筋弛骨消,
肉爍䐃破, 毛直而敗.

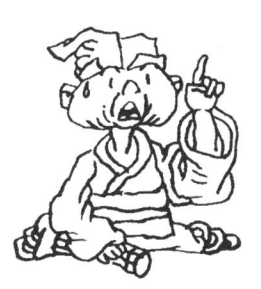

따라서 무수한 질병들이 처음 발생할 때에 반드시 먼저 사기(邪氣)가 피부와 모공을 통해 침입해서 살결이 열리게 합니다.

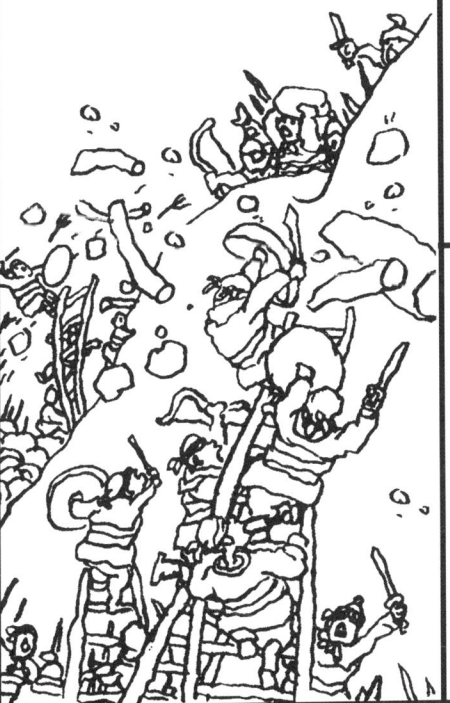

사기가 계속해서 머무르면 체내의 낙맥과 경맥으로 전이됩니다.

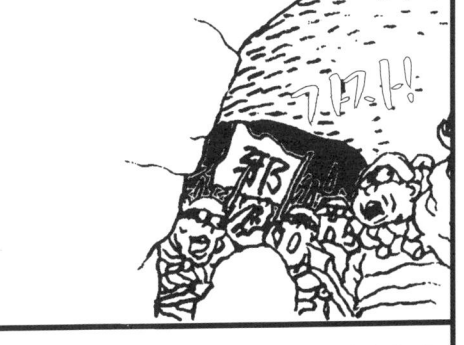

또 계속해서 머무르면 육부로 들어가서 장(腸)과 위(胃)로 전이될 수 있습니다.

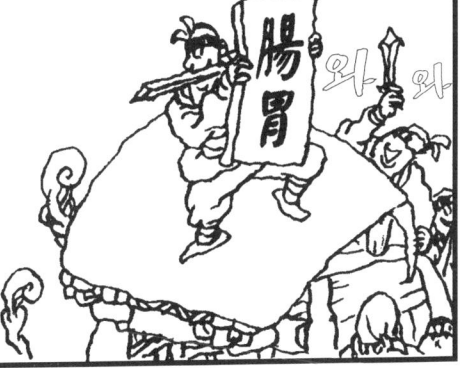

병사(病邪)가 처음에 피부와 모공으로 침입하면, 추위를 느끼게 되고 솜털이 곤두서고 살결이 활짝 열립니다.

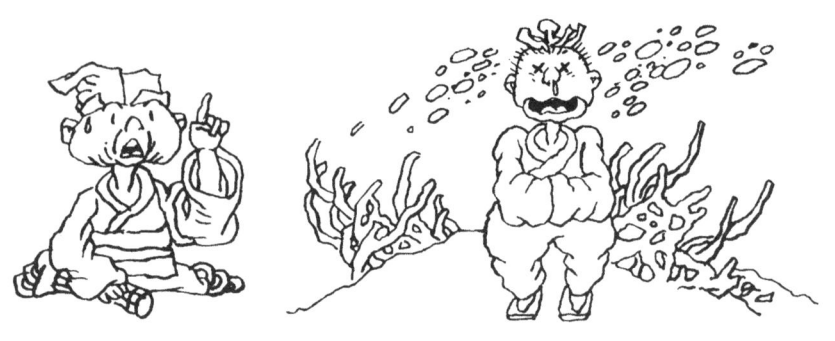

병사가 낙맥으로 침입하면 낙맥이 부풀어서 붉게 변하게 됩니다.

병사가 경맥으로 침입하면 몸이 약해졌음을 느끼고 더 나아가 기운이 아래로 가라앉는 것을 느낍니다.

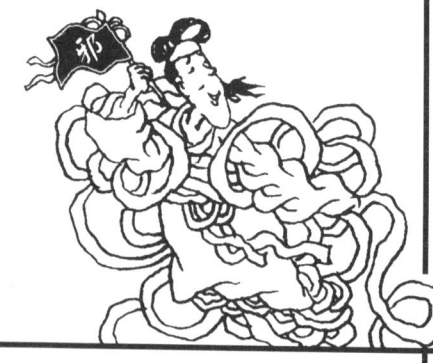

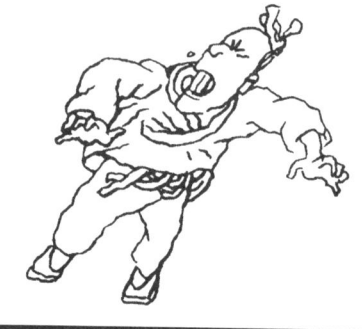

병사가 힘줄과 뼈 사이에 머무르고 있는데, 한사(寒邪)가 성하면 근육과 맥이 수축하고 뼈마디가 아프게 됩니다.

열사(熱邪)가 성하면 힘줄과 뼈가 힘이 없고 약해지며, 살과 큰 근육들이 마르고 털이 바싹 마릅니다.

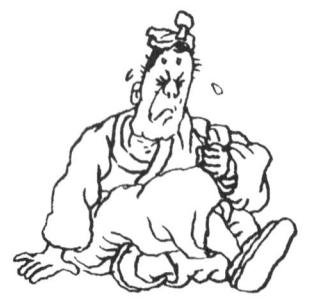

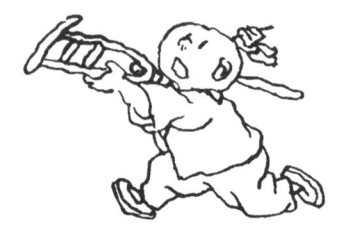

조경론편 제육십이 (調經論篇 第六十二)

岐伯曰：神有餘有不足(神有餘則笑不休, 神不足則悲), 氣有餘有不足(氣有餘則喘咳上氣, 不足則息不利少氣), 血有餘有不足(血有餘則怒, 不足則悲), 形有餘有不足(形有餘則腹脹, 涇溲不利. 不足則四肢不用), 志有餘有不足(志有餘則腹脹飱泄, 不足則厥). 凡此十者, 其氣不等也.

기백이 말했다. 너무 왕성해서 실증이 되는 병에는 다섯 가지가 있고, 너무 부족해서 허증이 되는 병에는 다섯 가지가 있습니다. 증상을 구체적으로 말해보면, 신(神)이 왕성한 것과 부족한 것이 있는데, 왕성하면 즐거워서 웃음이 그치지 않고, 부족하면 의기소침해집니다.

기(氣)도 왕성한 것과 부족한 것이 있는데 왕성하면 숨을 헐떡이면서 기침을 해서 기가 위로 거슬러 올라옵니다.

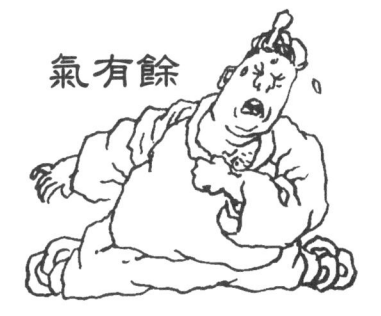

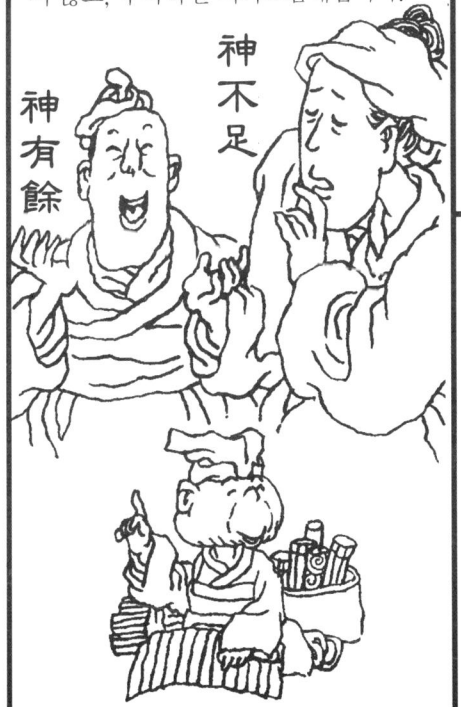

기가 부족하면 호흡이 힘들고 숨이 짧아집니다.

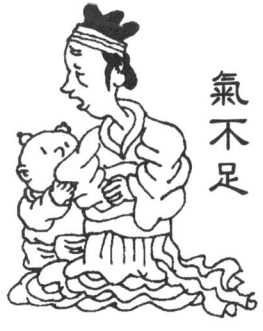

혈이 너무 많은 것이 있고 부족한 것이 있는데, 혈이 너무 많으면 화를 잘 내고 혈이 부족하면 슬프거나 근심스러운 기분이 들기 쉽습니다.

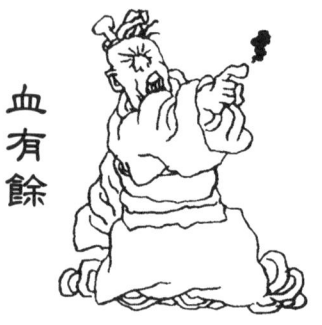

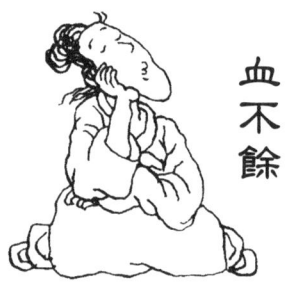

형(形)에도 넘치는 것과 부족한 것이 있는데 형이 넘치면 배가 불러오고, 소변을 잘 보지 못 합니다.

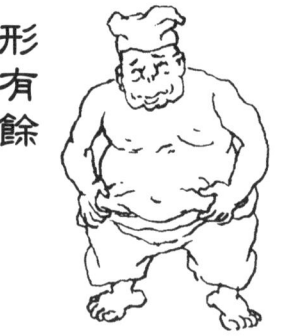

형이 부족하면 손과 발을 잘 움직이지 못 합니다.

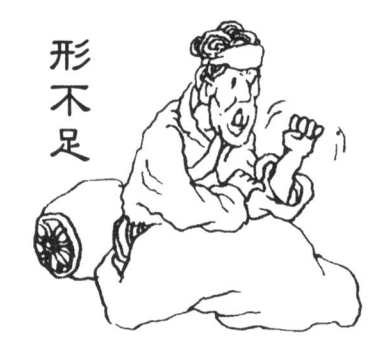

지(志)에도 지나친 것과 부족한 것이 있는데, 지나치면 배가 불러오고 설사를 합니다.

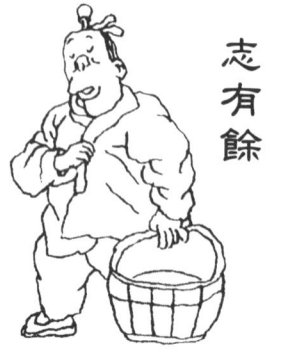

지가 부족하면 손과 발이 싸늘해집니다. 이상의 열 가지 증세는 변화가 매우 다양합니다.

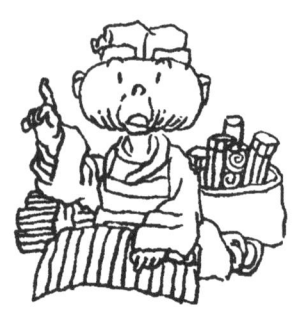

岐伯曰: (有餘與不足) 皆生於五臟也. 夫心藏神,
肺藏氣, 肝藏血, 脾藏肉, 腎藏志, 而此成形.
志意通, 内連骨髓, 而成身形五臟. 五臟之道,
皆出於經隧, 以行血氣. 血氣不和,
百病乃變化而生,
是故守經隧焉.

기백이 말했다. 이상에서 말한 다섯 가지 남는 것과 다섯 가지 부족한 것은 모두 오장(五臟)에서 만들어진 것입니다. 그 중에서 심장은 신(神)을 주관하고 폐는 기(氣)를 주관하고 비장은 육(肉)을 주관하고 신장은 지(志)를 주관합니다. 이렇게 해서 사람의 몸이 형성됩니다. 지의(志意)가 통달하면 안으로 골수까지 이어져 몸의 형체와 오장을 이루게 됩니다.

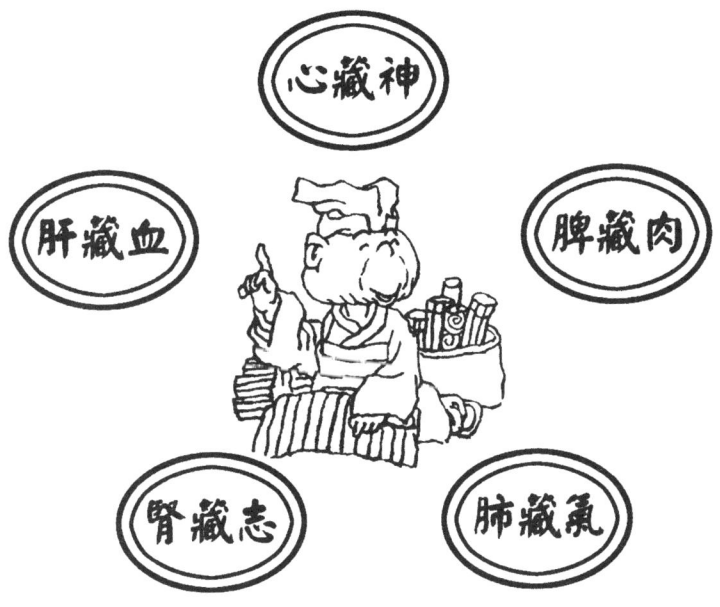

오장 사이 기혈의 운행은 모두 경맥을 통해 이루어집니다. 기혈이 조화롭지 못하면 갖가지 질병이 생기므로 경맥이 잘 통하도록 유지시켜 정상적인 상태를 잃지 않도록 하는 것이 중요합니다.

황제내경

역주
미사(微邪) : 사기(邪氣)가 미약한 것

帝曰:刺微奈何? 岐伯曰:按摩勿釋, 出針視之,
曰:我將深之, 適人必革, 精氣自伏, 邪氣散亂,
無所休息, 氣泄腠理, 眞氣乃相得. 帝曰:善.

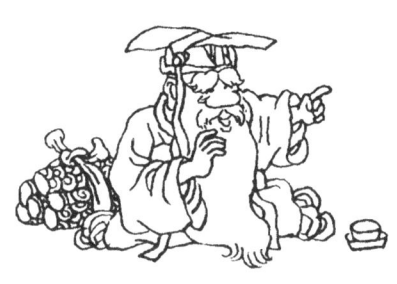

황제가 물었다. 사기(邪氣)가 아직 체표에만 머무르는 미사*일 때 어떻게 침을 놓아야 병이 심해지기 전에 일찍 치료할 수 있습니까?

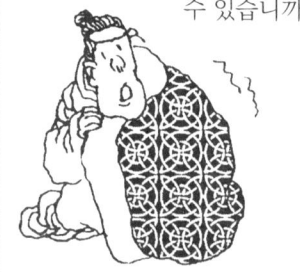

기백이 말했다. 안마를 좀 오래하고 나서 침을 꺼내어 환자를 살핀 후에 "내가 깊이 찌를 겁니다"라고 말을 합니다.

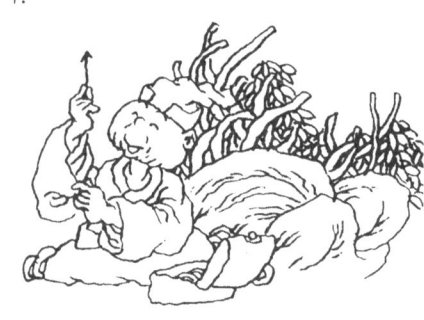

하지만 막상 침을 놓을 때는 매우 얕게 하는데 그렇게 하면 정기는 체내 깊숙이 숨고, 사기는 더 이상 들어오지 못하고 피부 표면에서 흩어지니, 더 이상 머물러 있지 못하고 살결을 통해 빠져 나갑니다.

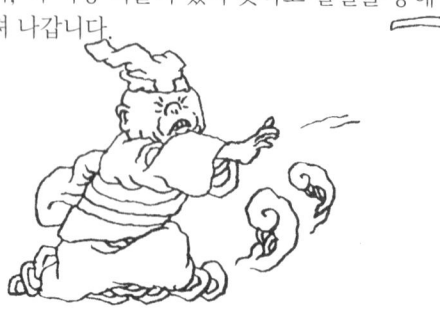

이렇게 하면 진기(眞氣)는 정상적인 상태를 회복할 수 있습니다. 황제가 듣고 말했다. "정말 오묘합니다."

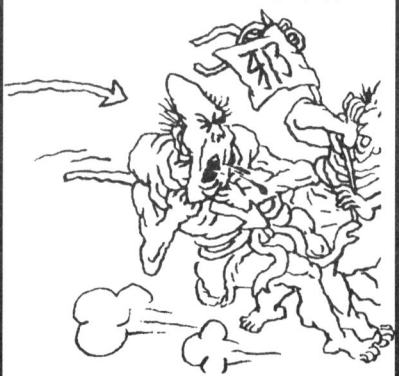

帝曰：風雨之傷人奈何? 岐伯曰：風雨之傷人也,
先客於皮膚, 傳入於孫脈, 孫脈滿則傳入於絡脈,
絡脈滿則輸於大經脈. 血氣與邪幷客於分腠之間,
其脈堅大, 故曰實. 實者外堅充滿, 不可按之,
按之則痛. 帝曰：寒濕之傷人奈何?
岐伯曰：寒濕之中人也, 皮膚收,
肌肉堅緊, 榮血泣, 衛氣去,
故曰虛. 虛者聶辟氣不足,
按之則氣足以溫之,
故快然而不痛.

황제가 말했다. 바람과 비가 사람을 상하게 하는 상황은 어떻게 일어나는 것이오?

기백이 말했다. 바람과 비가 사람을 상하게 하는 것은 먼저 피부 속으로 침입하고 나서 손맥(孫脈)으로 전이되는데, 손맥이 차면 다시 낙맥(絡脈)으로 전이됩니다. 낙맥이 차면 큰 경맥으로 들어갑니다.

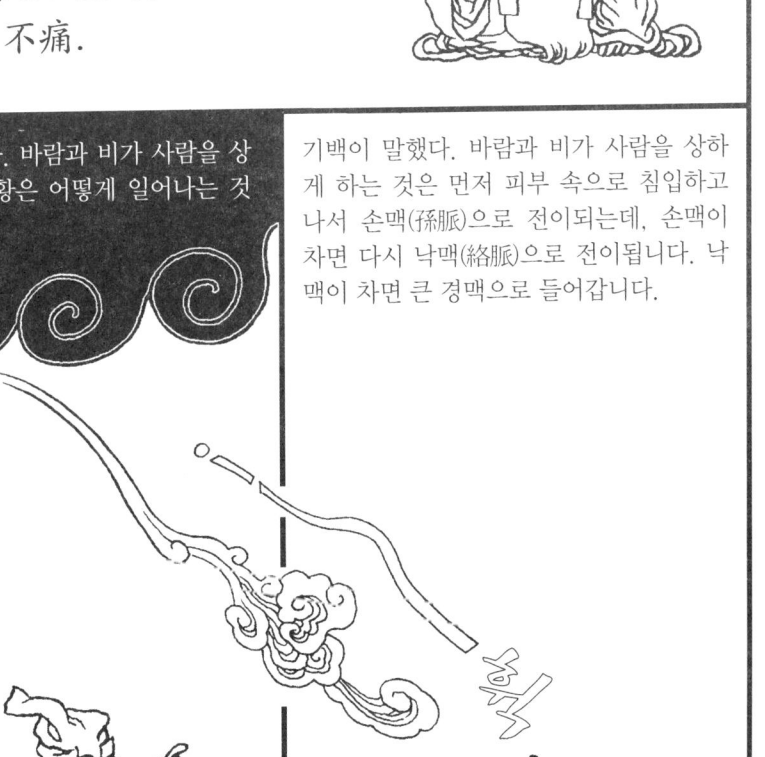

기백
(岐伯)

혈기(血氣)와 사기(邪氣)와 함께 피부 밑의 기육에 머물면 그 맥이 뛰는 상태가 단단하고 커서, 그 병명을 '실증(實證)'이라고 합니다.

실증은 겉모습이 매우 단단하고 충실하여, 만지거나 누르면 환자가 싫어하니, 만지거나 닿으면 아픔을 느끼기 때문입니다.

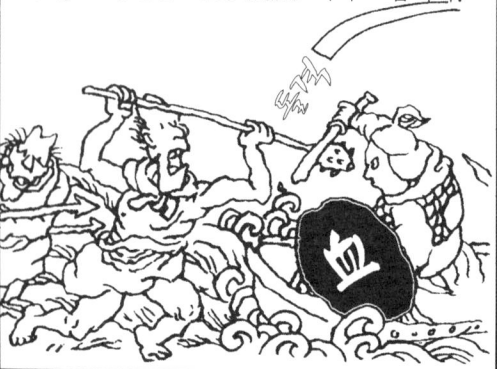
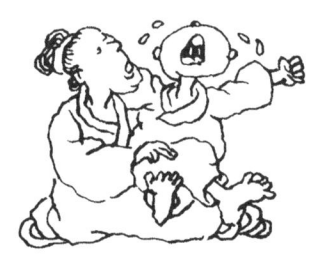

황제가 또 물었다. 한기(寒氣)·습기(濕氣)는 어떻게 해서 사람을 상하게 하는 것이오? 기백이 대답했다. 한기·습기가 사람을 상하게 하면 피부가 갑자기 제 기능을 하지 못하고, 근육은 팽팽해지고, 혈맥(血脈)이 엉기고, 위기*가 약해지므로 '허증'*이라고 합니다.

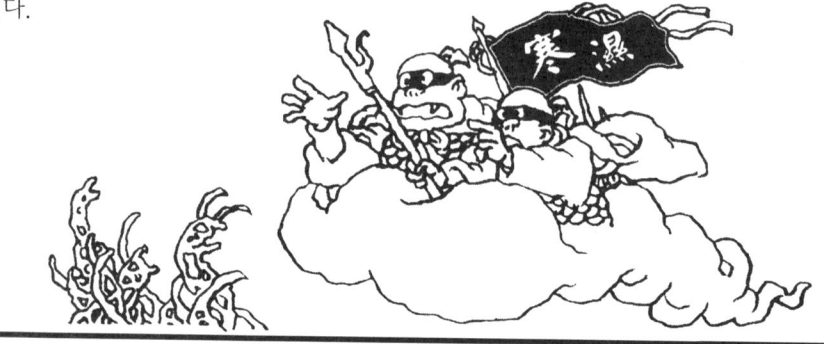

허한 사람은 항상 두려움을 느끼고, 기(氣)가 부족해서 충분하지 못합니다. 경락을 만져주면 혈맥이 시원하게 흐르고 기도 충족되어서 몸이 따뜻해지므로 편안함을 느끼고 통증도 느끼지 않게 됩니다.

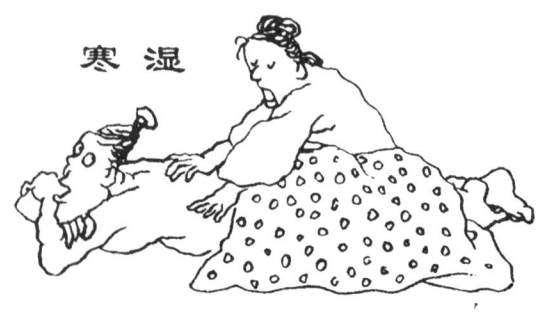

【역주】

위기(衛氣) : 양기(陽氣)에 속하며 비위(脾胃)에서 음식을 소화하여 만들어지는 정미(精微)한 기운에 비롯을 두고 있으며 맥관의 밖으로 돌면서 몸 표면에서 밖으로부터 침입하는 사기(邪氣)에 저항하고 받아하며 몸이 외부환경에 순응하도록 조절하는 작용을 한다.

허증(虛證) : 몸의 기운이 부족하거나 장부가 허약해져서 유기체의 저항력과 대사기능이 약화된 증을 말한다.

육미지대론편 제육십팔 (六微旨大論篇 第六十八)

帝曰：不生化乎？岐伯曰：出入廢則神機化滅,
升降息則氣立孤危. 故非出入, 則無以生長壯老已.
非升降, 則無以生長化收藏. 是以升降出入, 無器不有.
故器者生化之宇, 器散則分之, 生化息矣.
故無不出入, 無不升降, 化有小大,
期有近遠, 四者之有, 而貴常守,
反常則災害至矣.
故曰：無形無患, 此之謂也.

황제가 물었다. 생성·변화하지 않는 사물이 있습니까?

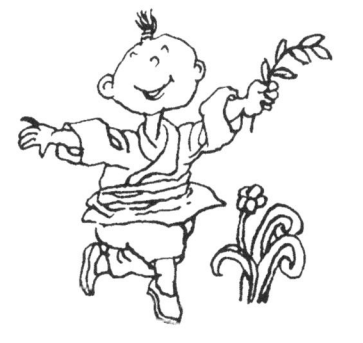

기백이 대답했다. 모든 사물의 내부에는 끊임없이 생성·변화하는 기전이 있는데, 이것을 '신기(神機)'라고 합니다. 또한 외부 형체는 기(氣)의 변화작용에 의존해서 존재하는데 이것을 '기립(氣立)'이라고 부릅니다.

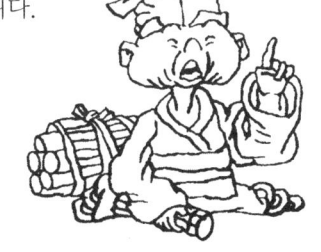

기를 내보내고 들이는 기능이 멈추면 '신기'가 사라져 없어지게 될 것입니다.

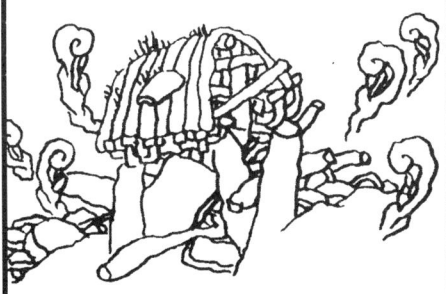

승강(乘降)하는 작용이 멈추면 '기립'도 또한 고립되어 위험하게 됩니다.

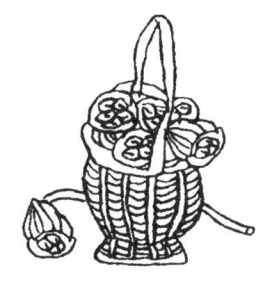

따라서 나가고 들어오는 것이 없으면, 낳고 자라고, 장성하고, 늙고, 죽는 생명활동의 과정이 불가능합니다. 마찬가지로 기의 승강작용이 없으면 낳고 자라고 꽃을 피우고 열매를 맺고 수확하는 과정도 불가능합니다.

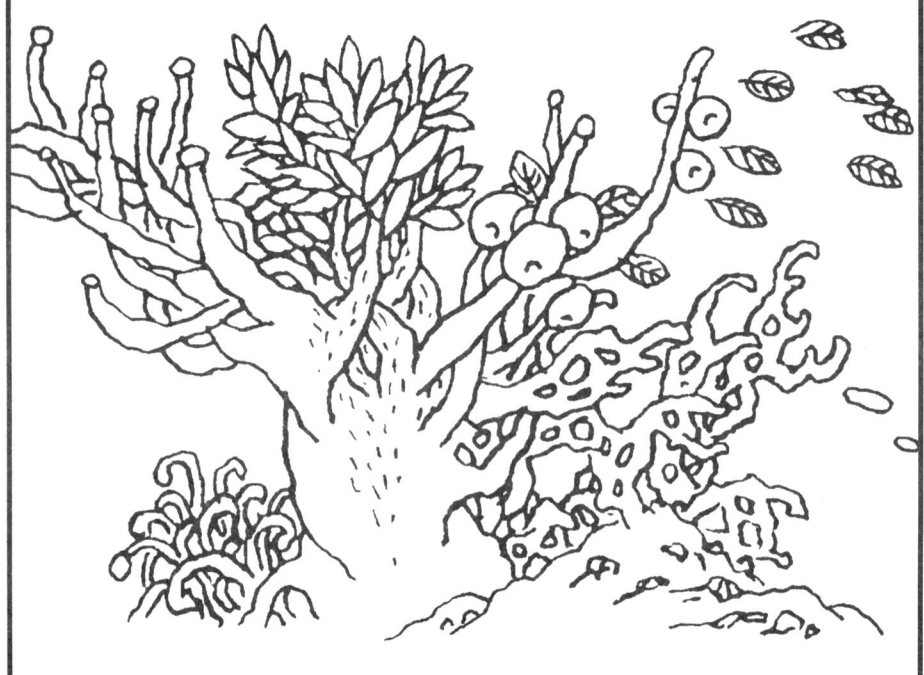

그러므로 승강과 출입을 갖추지 않은 형체는 없습니다. 형체는 끊임없이 낳고 변화하는 공간입니다.

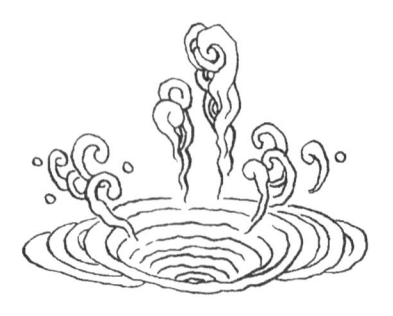

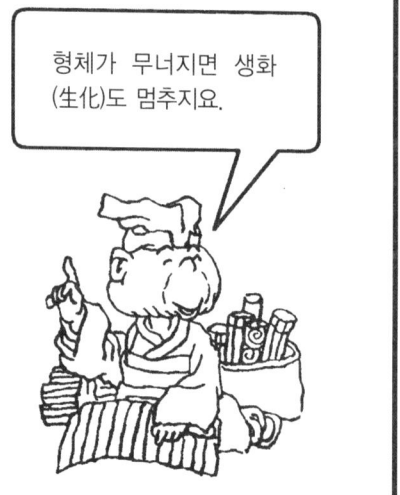

형체가 무너지면 생화(生化)도 멈추지요.

따라서 어떤 존재이든지 출입의 기능과 승강의 기능이 없어서는 안되며, 변화의 크고 작음의 차이와 생명을 유지하는 시간의 길고 짧은 구별이 있을 뿐입니다.

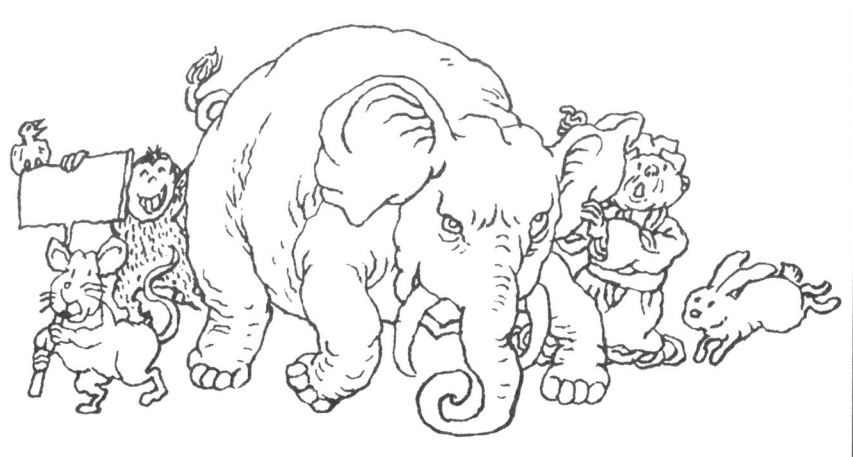

크고 작음과 길고 짧음에 관계없이, 중요한 것은 정상적인 상태를 유지하려면 자연계의 법칙과 스스로의 본성에 순응하는 것입니다.

자연계의 법칙에 위배되거나 스스로가 가진 본성을 어기면 재앙이 일어납니다.

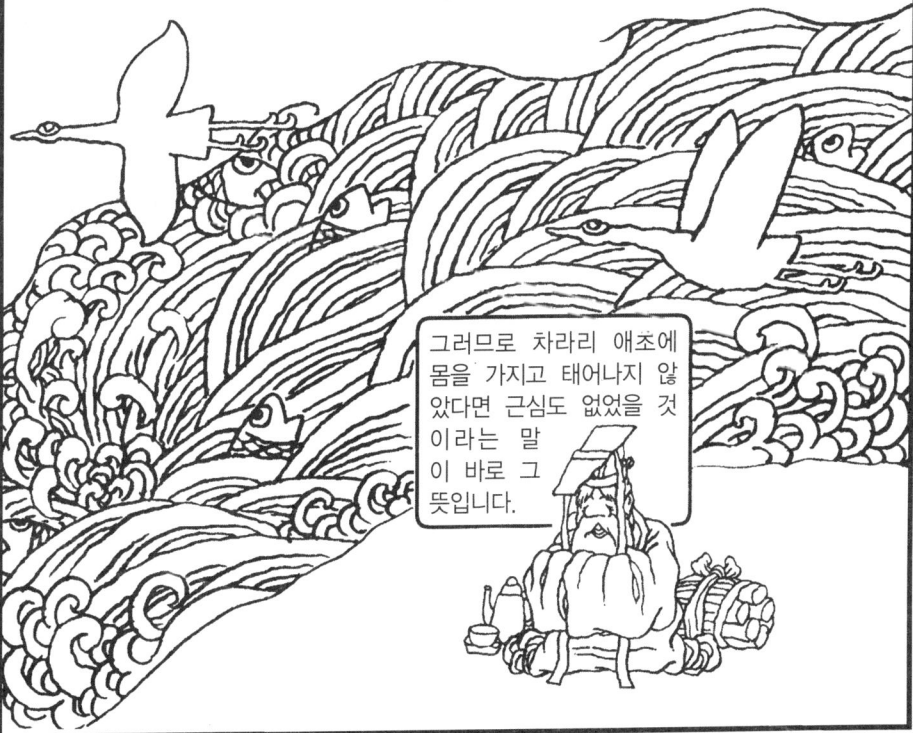

그러므로 차라리 애초에 몸을 가지고 태어나지 않았다면 근심도 없었을 것이라는 말이 바로 그 뜻입니다.

오상정대론편 제칠십(五常政大論篇 第七十)

帝曰:天不足西北,左寒而右凉.地不滿東南,右熱而左溫,其故何也? 岐伯曰:陰陽之氣,高下之理,太少之異也.東南方,陽也.陽者,其精降於下,故右熱而左溫.西北方,陰也.陰者,其精奉於上,故左寒而右凉.是以地有高下,氣有溫凉,高者氣寒,下者氣熱.故適寒凉者脹,之溫熱者瘡,下之則脹已,汗之則瘡已.此腠理開閉之常,太少之異耳.

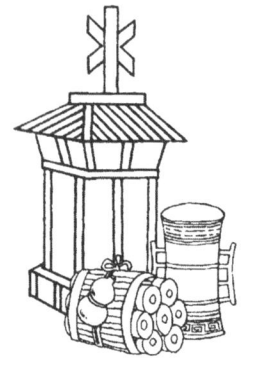

황제가 말했다. 서쪽과 북쪽은 천기(天氣)가 부족해서 북쪽은 춥고 서쪽은 서늘하오. 동쪽과 남쪽은 지기(地氣)가 부족해서 남쪽은 덥고 동쪽은 따뜻하오. 이것은 왜 그런 것이오?

기백이 대답했다. 천기의 음양(陰陽)과 지리(地理)의 높낮이가 지나치거나 부족한 차이가 있습니다.

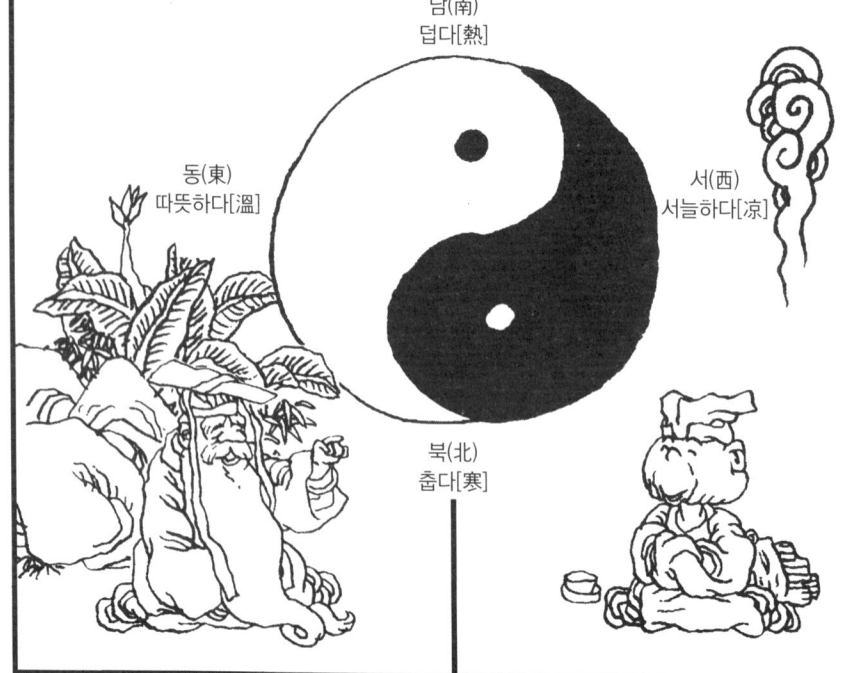

동쪽과 남쪽은 양(陽)에 속하고, 양의 정기(精氣)는 위에서 아래로 하강하므로 남쪽은 덥고 동쪽은 따뜻합니다.

서쪽과 북쪽은 음(陰)에 속하고, 음의 정기는 아래에서 위로 상승하므로 북쪽은 춥고 서쪽은 서늘합니다.

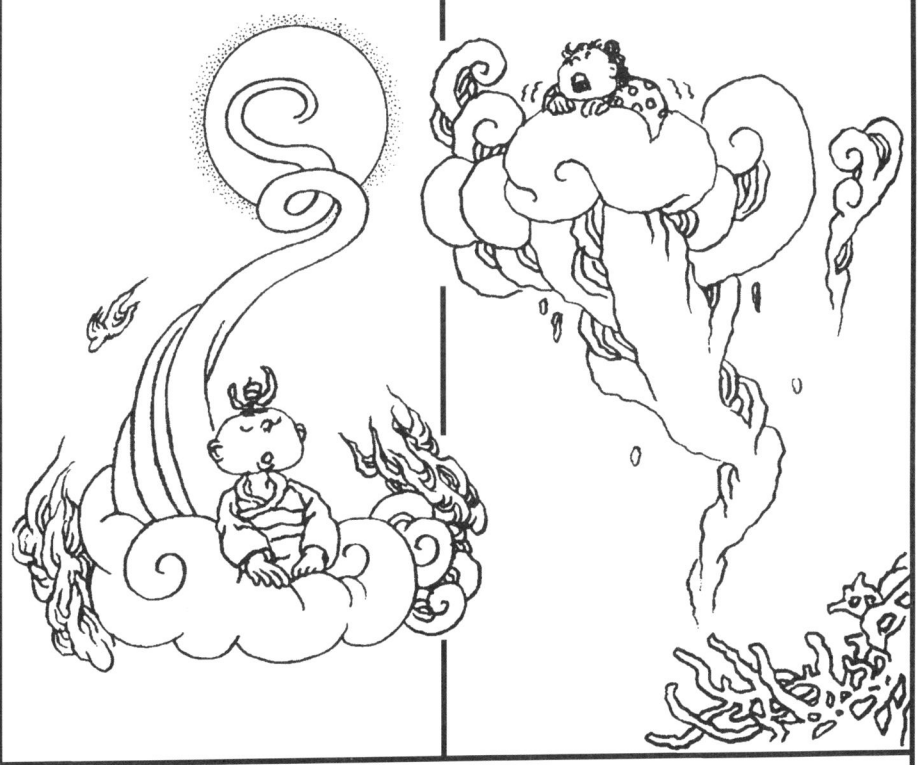

그러므로 지형은 높고 낮음이 있고 기후는 따뜻함과 서늘함의 차이가 있으니, 지형이 높고 험한 곳은 기후가 춥고 지형이 낮은 곳은 기후가 따뜻합니다.

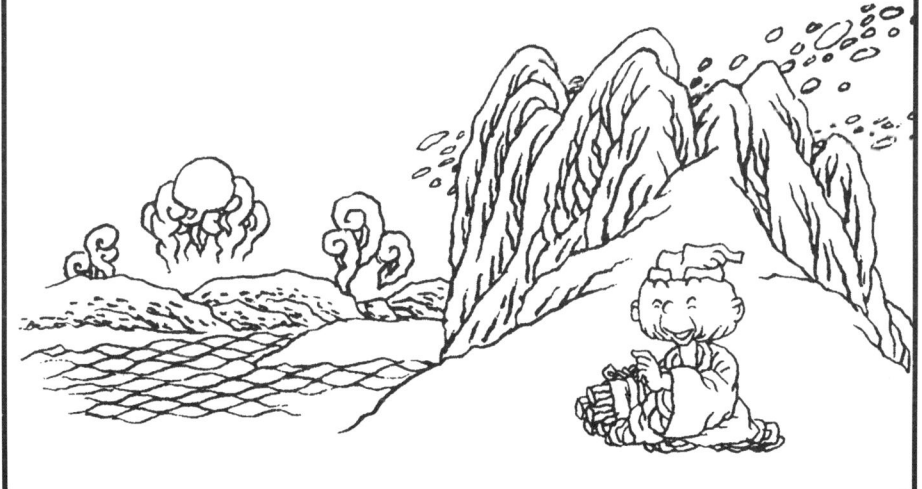

황제내경

서쪽과 북쪽의 추운 지역으로 가면 배가 더부룩하게 불러오는 증세가 나타나기 쉽습니다.

동쪽과 남쪽의 더운 지역으로 가면 종기나 부스럼이 나기 쉽습니다.

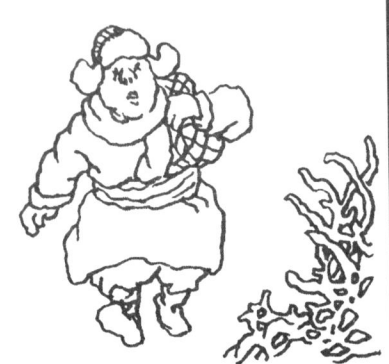

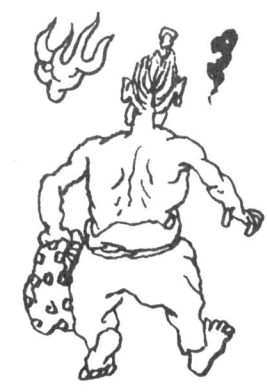

공하법*을 쓰면 배가 더부룩한 창만(脹滿)이 해소되며,

발한법*을 쓰면 부스럼을 치유할 수 있습니다.

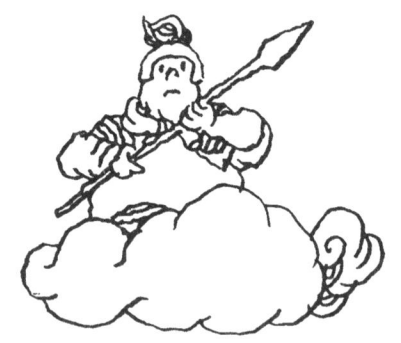

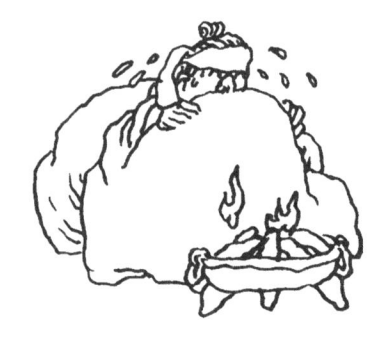

이것은 기후와 지역에 따라 인체의 땀구멍과 피부가 열리고 닫히는 일반 규칙이며, 그 정도가 과도하거나 부족하게 되는 차이가 있을 뿐입니다.

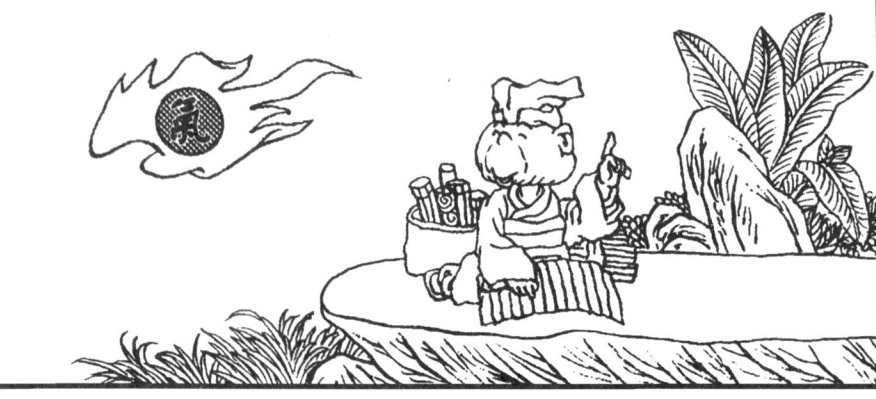

【역주】

공하법(攻下法) : 설사를 유도하여 몸 안의 사기(邪氣)를 배출시키는 방법. 일종의 치료 방법으로 땀을 내는 한법(汗法), 게우게 하는 토법(吐法)과 함께 삼법(三法)이라고 한다.

발한법(發汗法) : 땀을 내어 사기(邪氣)를 몰아내는 방법. 한법(汗法)이라고 한다.

帝曰:其於壽夭何如? 岐伯曰:陰精所奉其人壽,
陽精所降其人夭. 帝曰:善. 其病也, 治之奈何?
岐伯曰:西北之氣, 散而寒之. 東南之氣, 收而溫之,
所謂同病異治也. 故曰:氣寒氣涼, 治以寒涼,
行水漬之. 氣溫氣熱, 治以溫熱, 强其內守. 必同其氣,
可使平也, 假者反之. 帝曰:善. 一州之氣,
生化壽夭不同, 其故何也? 岐伯曰:高下之理,
地勢使然也. 崇高則陰氣治之, 汚下則陽氣治之.
陽勝者先天, 陰勝者後天, 此地理之常, 生化之道也.
帝曰:其有壽夭乎? 岐伯曰:高者其氣壽, 下者其氣夭.
地之大小異也, 小者小異, 大者大異. 故治病者,
必明天道地理, 陰陽更勝,
氣之先後, 人之壽夭, 生化之期,
乃可以知人之形氣矣.

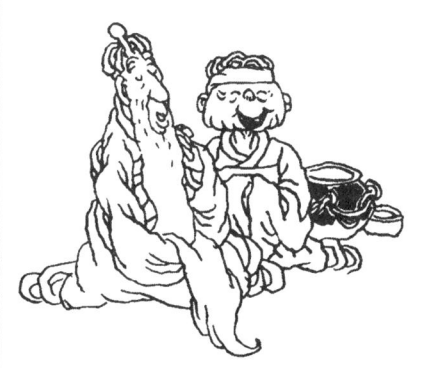

황제가 말했다. 환경과 기후가 사람의 수명을 늘리거나 짧아지게 하는 데에 어떤 영향을 주고 있소?

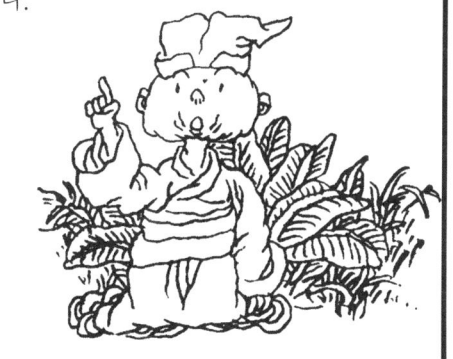

기백이 대답하여 말했다. 음(陰)의 정기(精氣)가 왕성한 지역에서는 사람의 땀구멍과 피부결이 매우 조밀해서 대부분 장수합니다.

황제내경

양의 정기가 아래로 내려오는 지역에서는, 땀구멍과 피부결이 활짝 열려서 사람들의 수명이 상대적으로 짧습니다.

그건 그렇다고 하고 그러면 병이 들고 난 후에는 어떻게 치료해야 하오?

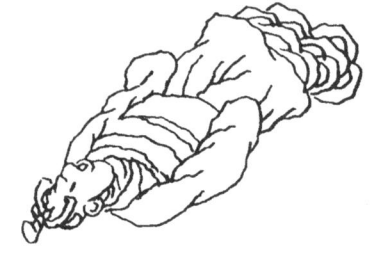
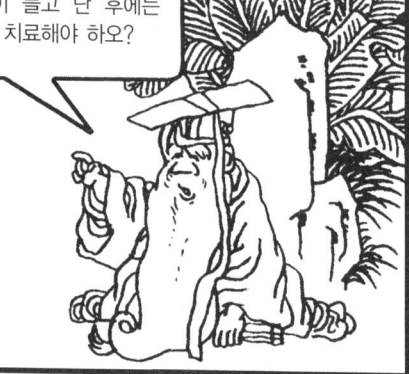

기백이 말했다. 서쪽과 북쪽의 기후가 매우 춥기 때문에 체표의 찬 기운은 흩뜨리고 체내의 열은 식혀야 합니다.

동쪽과 남쪽의 기후는 덥기 때문에 체외로 빠져나가는 양기는 잘 수렴하고 체내의 한기는 따뜻하게 해야 합니다. 이것을 일러 '동병이치'*라고 합니다.

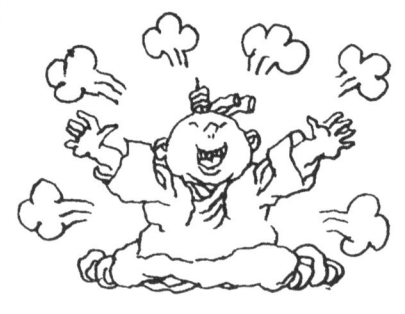
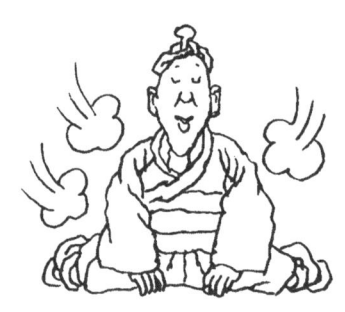

그러므로 기후가 서늘하고 추운 지역에서는 대부분 체내에 열이 많기 때문에 성질이 차거나 서늘한 약을 써서 치료를 하되 밖으로는 뜨거운 물에 몸을 담가 땀을 조금 내주어야 합니다.

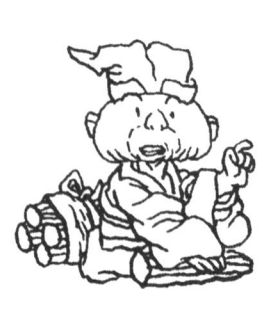
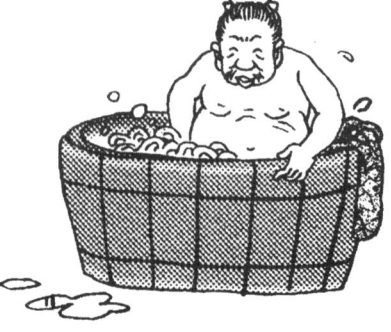

【 역주 】

동병이치(同病異治) : 같은 병이라는 병이 생긴 원인, 체질, 나이, 성별, 계절, 지역적 특성을 고려하여 치료를 다르게 하는 것.

그리고 기후가 따뜻하고 더운 지역에서는, 대부분 체내가 차갑기 때문에 성질이 뜨겁고 따뜻한 약을 써서 치료하되 기운을 안으로 수렴시켜 진양(眞陽)이 체외로 빠져나가지 못하게 해야만 합니다. 치료법을 지역의 기후에 따라 맞추어야 음양이 평형을 이룰 수 있습니다.

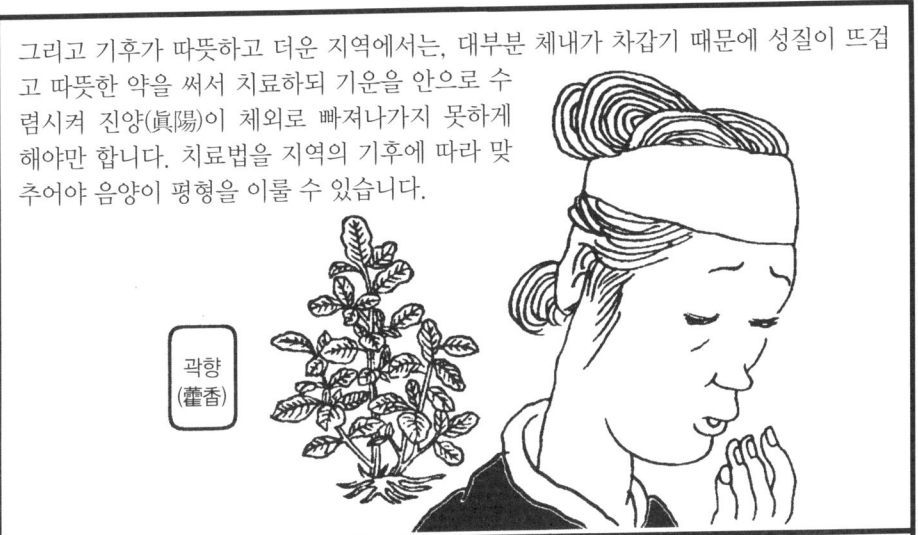

그러나 열증처럼 나타나는 냉병(冷病)이나 한증처럼 나타나는 열병(熱病)이라면 상반되는 방법으로 치료해야만 합니다.

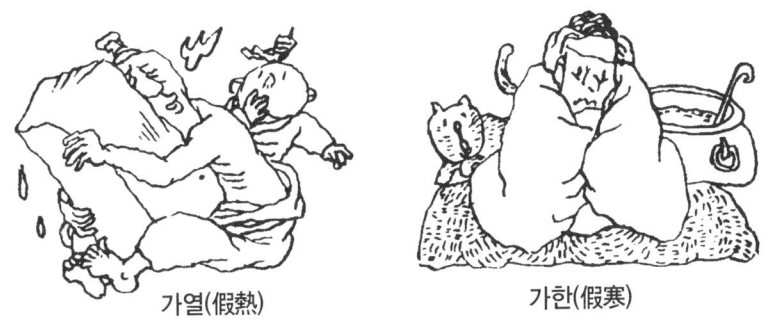

가열(假熱)   가한(假寒)

황제가 말했다. 그렇군요! 하지만 같은 지역 안에서 생로병사와 수명이 다르게 나타나는 것은 무엇 때문이오?

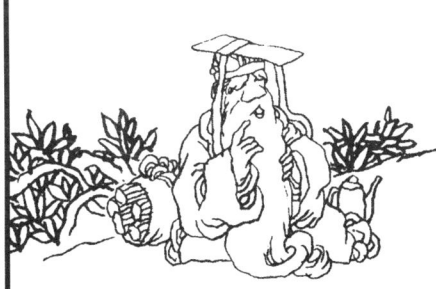

기백이 대답했다. 그것은 높낮이가 다른 지형의 차이 때문에 그렇습니다.

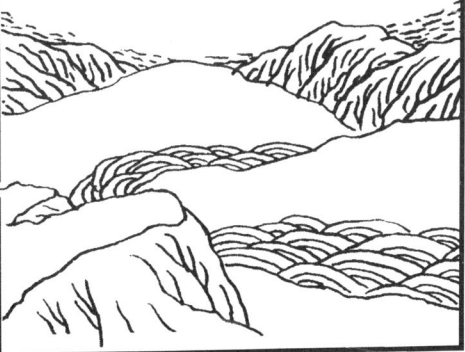

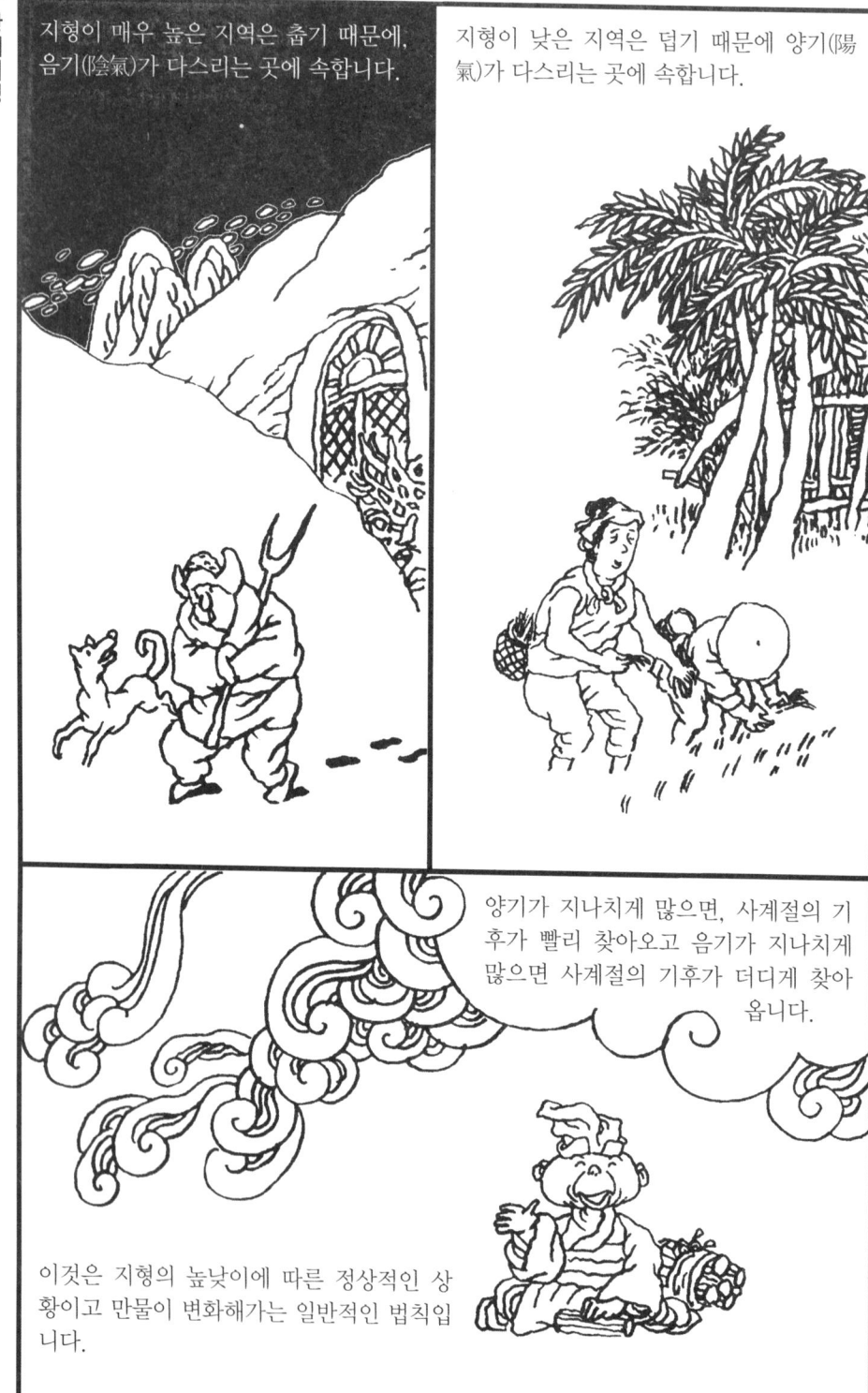

황제가 다시 물었다. 그렇다면 수명이 길거나 짧아지는 것에도 영향을 미칠 수 있소?

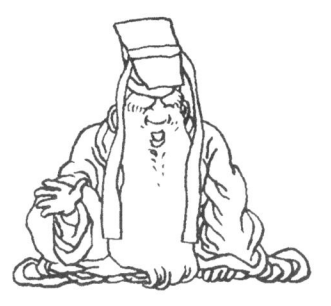

기백이 대답했다. 지형이 높은 곳은 날씨가 춥기 때문에 원기(元氣)가 수렴되어서 장수를 누릴 수 있습니다.

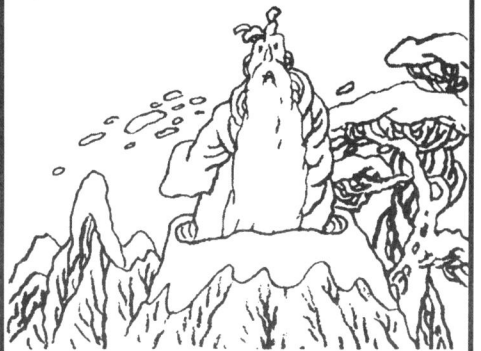

지형이 낮은 곳은 날씨가 덥기 때문에 원기가 빠져나가기가 쉬워 수명이 상대적으로 조금 짧습니다.

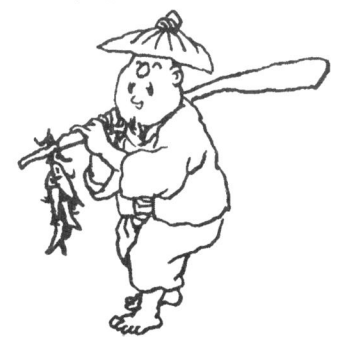

그러므로 의사들은 반드시 시간의 변화 및 지형의 이치와 음양의 법칙과 기후의 변화와 수명의 장단과 생명환경에 대한 예측을 밝게 잘 알아두어야만 사람의 몸과 기의 작용을 잘 파악할 수 있습니다.

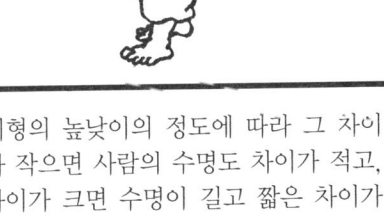

지형의 높낮이의 정도에 따라 그 차이가 작으면 사람의 수명도 차이가 적고, 차이가 크면 수명이 길고 짧은 차이가 분명합니다.

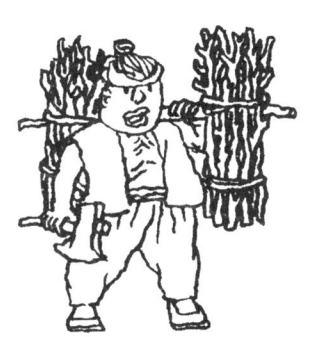

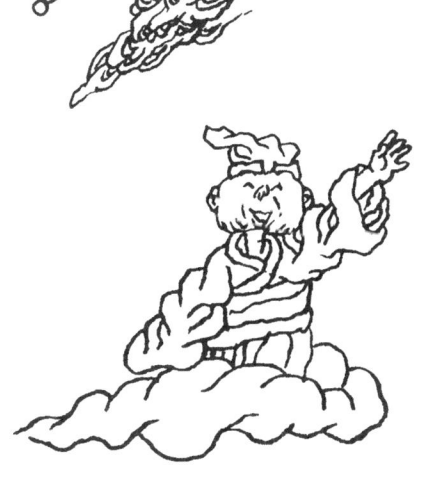

오상정대론편 제칠십

帝曰：其久病者, 有氣從不康, 病去而瘠, 奈何?
岐伯曰：昭乎哉聖人之問也! 化不可代, 時不可違.
夫經絡以通, 血氣以從, 復其不足, 與衆齊同,
養之和之, 靜以待時, 謹守其氣, 無使傾移, 其形乃彰,
生氣以長, 命曰聖王.
故《大要》曰：無代化, 無違時,
必養必和, 待其來復,
此之謂也. 帝曰：善.

황제가 말했다. 오랫동안 병을 앓은 사람들의 경우, 기운이 이미 정상적으로 운행하고 있음에도 불구하고 몸이 건강을 회복하지 못하고, 병사(病邪)가 제거되어도 몸이 여전히 쇠약하게 되니 어떻게 치료해야 하오?

기백이 대답했다. 참으로 식견을 갖춘 질문이십니다. 사람은 천지가 만물을 변화시키는 작용을 대신할 수 없고, 사계절이 바뀌는 규칙도 어길 수 없습니다.

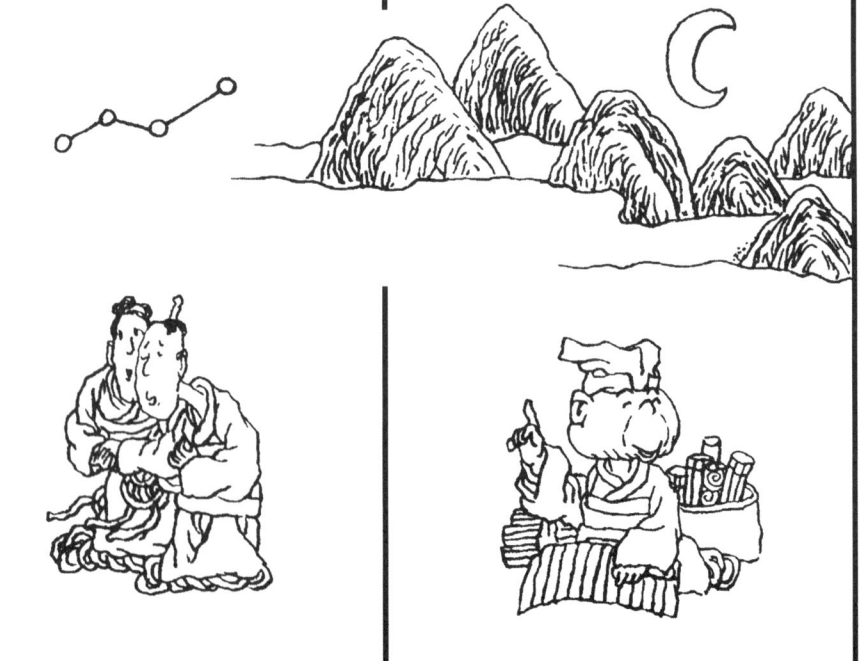

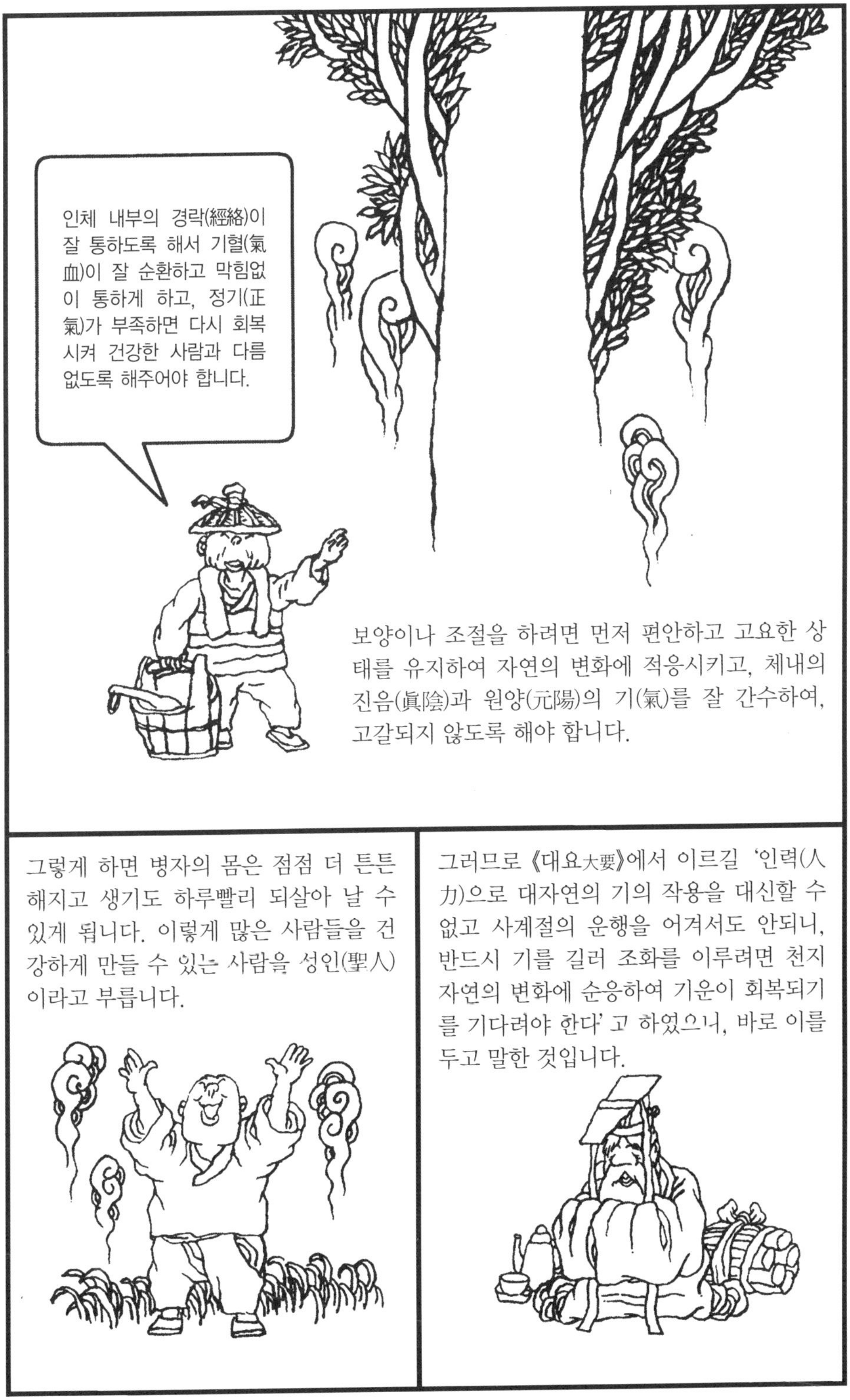

인체 내부의 경락(經絡)이 잘 통하도록 해서 기혈(氣血)이 잘 순환하고 막힘없이 통하게 하고, 정기(正氣)가 부족하면 다시 회복시켜 건강한 사람과 다름없도록 해주어야 합니다.

보양이나 조절을 하려면 먼저 편안하고 고요한 상태를 유지하여 자연의 변화에 적응시키고, 체내의 진음(眞陰)과 원양(元陽)의 기(氣)를 잘 간수하여, 고갈되지 않도록 해야 합니다.

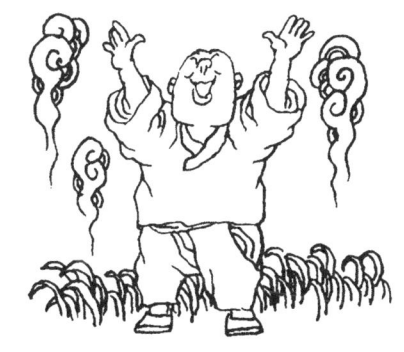

그렇게 하면 병자의 몸은 점점 더 튼튼해지고 생기도 하루빨리 되살아 날 수 있게 됩니다. 이렇게 많은 사람들을 건강하게 만들 수 있는 사람을 성인(聖人)이라고 부릅니다.

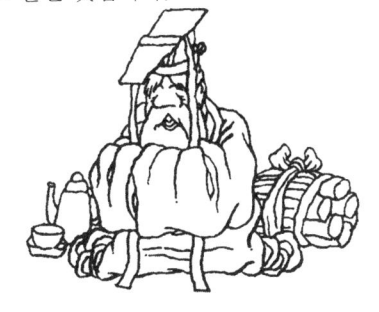

그러므로 《대요大要》에서 이르길 '인력(人力)으로 대자연의 기의 작용을 대신할 수 없고 사계절의 운행을 어겨서도 안되니, 반드시 기를 길러 조화를 이루려면 천지 자연의 변화에 순응하여 기운이 회복되기를 기다려야 한다'고 하였으니, 바로 이를 두고 말한 것입니다.

지진요대론편 제칠십사 (至眞要大論篇 第七十四)

帝曰：善. 夫百病之生也, 皆生於風寒暑濕燥火, 以之化之變也. 經言盛者瀉之, 虛者補之. 余錫以方士, 而方士用之, 尚未能十全. 余欲令要道必行, 桴鼓相應, 猶拔刺雪汚, 工巧神聖, 可得聞乎? 岐伯曰：審察病機, 無失氣宜, 此之謂也. 帝曰：願聞病機何如?

岐伯曰：諸風掉眩, 皆屬於肝. 諸寒收引, 皆屬於腎, 諸氣膹鬱, 皆屬於肺. 諸濕腫滿, 皆屬於脾. 諸熱瞀瘛, 皆屬於火. 諸痛痒瘡, 皆屬於心. 諸厥固泄, 皆屬於下. 諸痿喘嘔, 皆屬於上. 諸禁鼓慄, 如喪神守, 皆屬於火. 諸痙項强, 皆屬於濕. 諸逆衝上, 皆屬於火. 諸脹腹大, 皆屬於熱. 諸躁狂越, 皆屬於火. 諸暴强直, 皆屬於風. 諸病有聲, 鼓之如鼓, 皆屬於熱. 諸病胕腫, 疼酸驚駭, 皆屬於火. 諸轉反戾, 水液渾濁, 皆屬於熱. 諸病水液, 澄澈淸冷, 皆屬於寒. 諸嘔吐酸, 暴注下迫, 皆屬於熱.

故《大要》曰：謹守病機, 各司其屬, 有者求之, 無者求之, 盛者責之, 虛者責之, 必先五勝, 疏其血氣, 令其調達, 而致和平, 此之謂也.

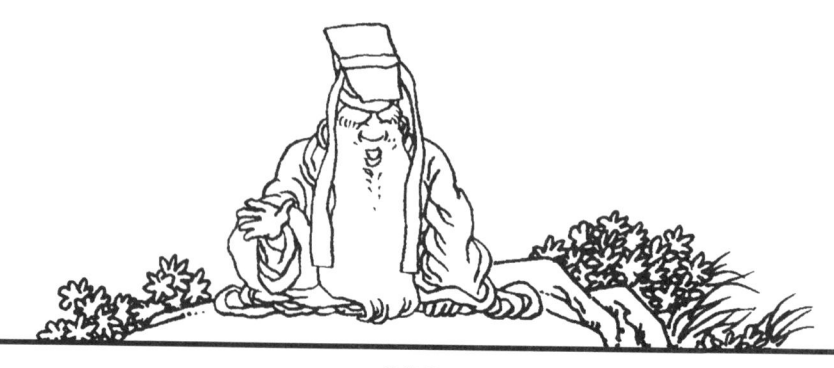

황제가 말했다. 대체로 갖가지 질병들은 대부분 바람[風풍]·추위[寒한]·더위[暑서]·습한 것[濕습]·건조한 것[燥조]·불[火화]의 여섯 가지 원인에 의해 발생합니다. 의서에 이르길 '사기(邪氣)가 한창 왕성할 때에는 나쁜 기운을 배출시키는 사법(瀉法)을 쓰고, 정기(正氣)가 부족할 때에는 보법(補法)을 쓴다'고 말하고 있소. 내가 이 원리를 의사들에게 알려주었으나 실제로 운용하는 과정에서 완전한 치료효과를 거두지 못했소.

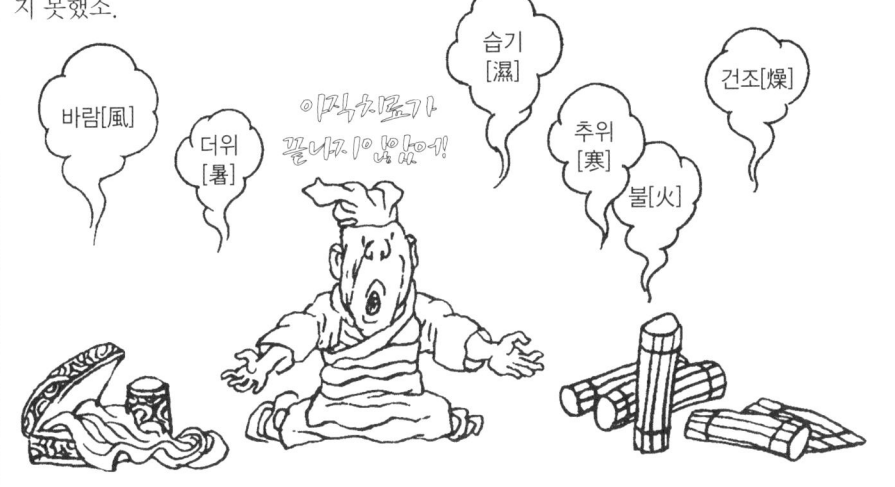

지금 내가 이 중요한 이론이 일반 사람들에게 널리 운용되어 마치 박힌 가시를 뽑거나, 더러운 것을 말끔히 씻어낸 것처럼 그렇게 상응하는 효과를 거둘 수 있도록 하고 싶은데, 의사들이 좀더 정교하고 높은 수준에 이를 수 있도록 나에게 설명을 좀 해주겠소?

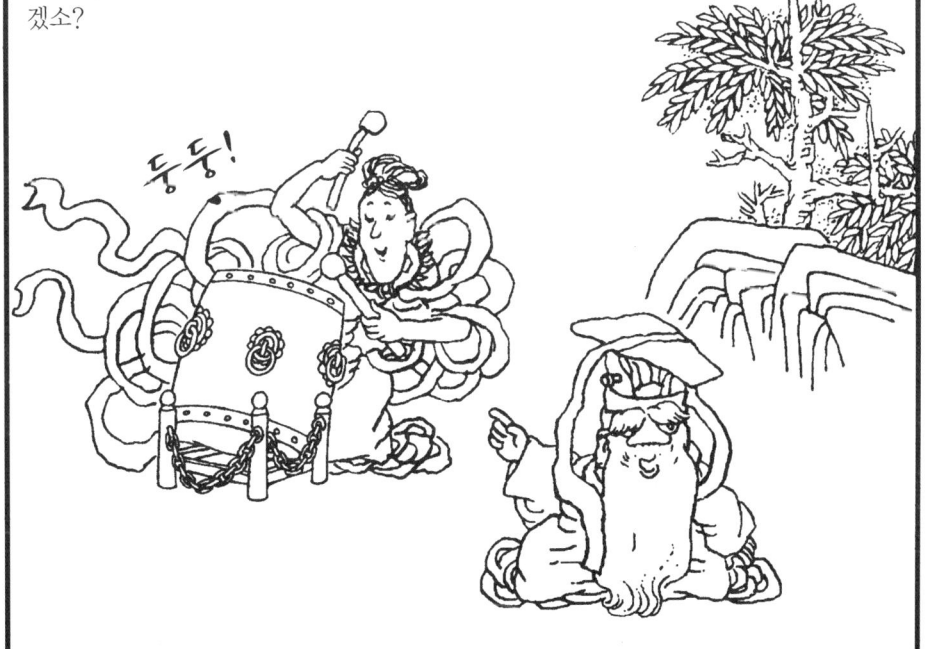

기백이 말했다. 질병이 발생하는 원리와 구조를 자세히 관찰하여 기의 조화가 서로 어긋나지 않게 한다면 그런 목표에 도달할 수 있습니다. 황제가 말했다. 질병이 발생하는 기전을 듣고 싶소.

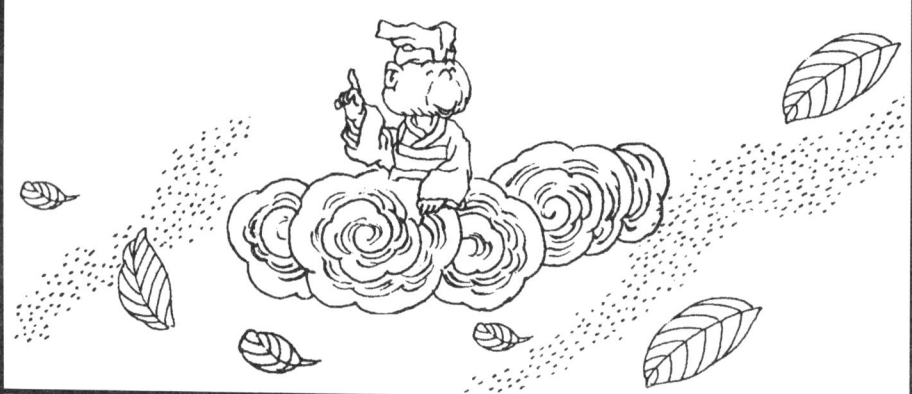

기백이 말했다. 대체로 풍병(風病)에 걸려 덜덜 떨면서 어지럼증이 생기는 것은 대부분 간장병에 속합니다.

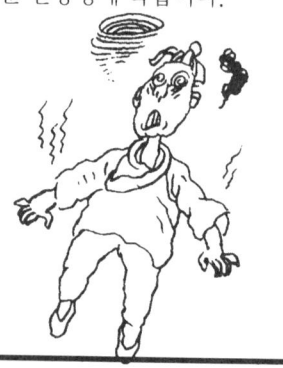

또 한병(寒病)이 들어 근육이 뻣뻣해지면서 당기는 것은 주로 신장병에 속합니다.

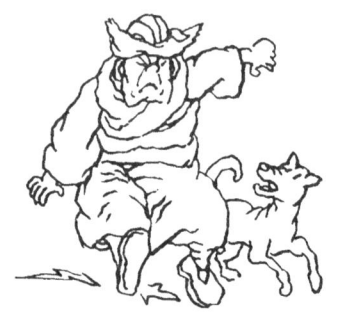

기병(氣病)이 들어 가슴이 괴롭고 답답한 것은 대부분 폐장에 병이 들었기 때문입니다.

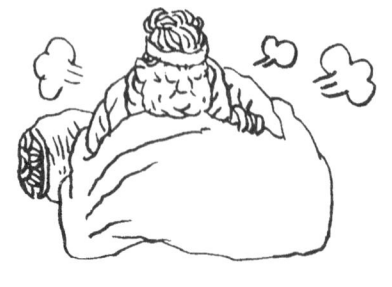

습병(濕病)이 들어 붓고 배가 불룩해지는 것은 대부분 비장병에 속합니다.

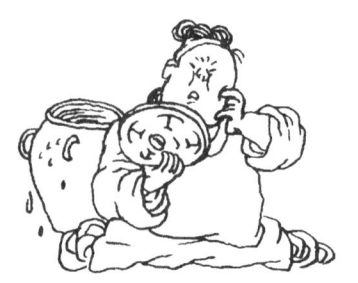

열병(熱病)이 들어 눈이 침침하고 몸은 뻣뻣해지면서 경련이 이는 것은 대부분 화사(火邪)와 관련이 있습니다.

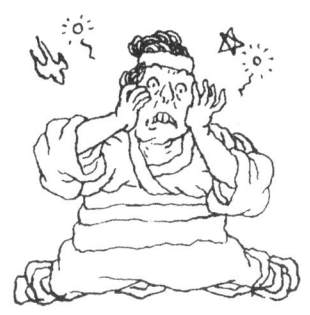

심하게 아프고 근질거리면서 피부가 헐어서 곪는 증상은 대부분 심장과 관련이 있습니다.

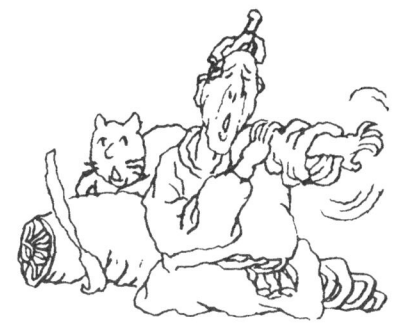

팔다리가 싸늘해지고 소변과 대변을 잘 보지 못하게 되거나 자신도 모르게 배설하는 증상은 대부분 하초병(下焦病)에 속합니다.

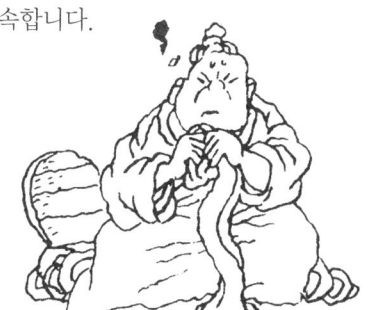

숨을 헐떡거리고 기가 거꾸로 오르며 구토를 하는 증상은 대부분 상초병(上焦病)에 속합니다.

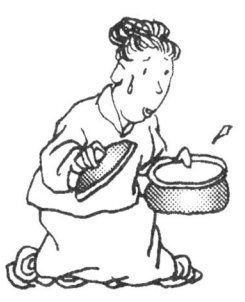

입이 경직되어 열지 못하고 전율을 하면서 이를 딱딱 부딪치며 의식을 잃는 증상은 대부분 화사(火邪)로 인하여 생깁니다.

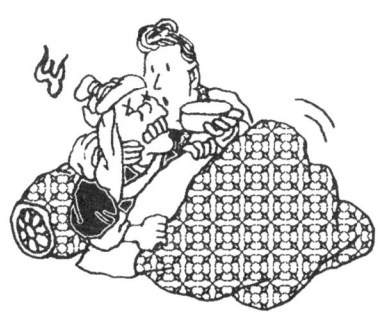

뒷목이 뻣뻣해지면서 당기는 것은 대부분 습사(濕邪)와 관련이 있습니다.

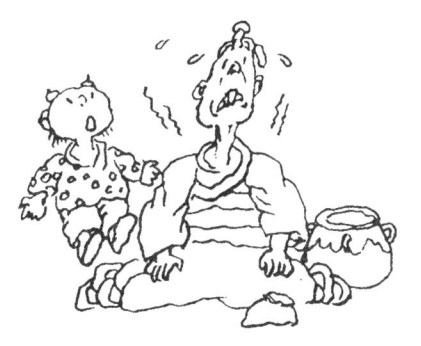

기가 역행해서 위로 올라가 치받는 것은 대부분 화사(火邪)와 관련이 있습니다. 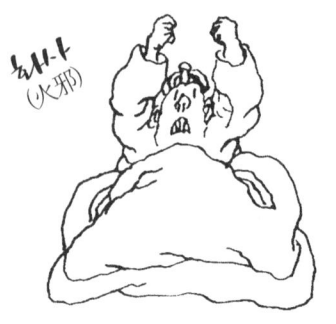	배에 가스가 차서 크게 불러오는 병은 대부분 열사(熱邪)와 관련이 있습니다. 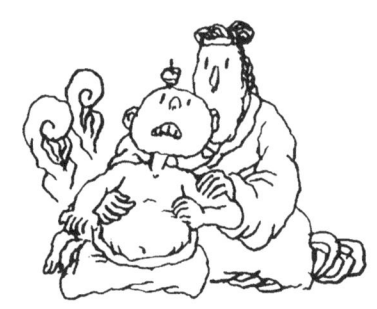
몸이 요동치면서 안절부절 못하고, 미친 사람처럼 행동이 비정상적이면 대부분 화사(火邪)와 관련이 있습니다. 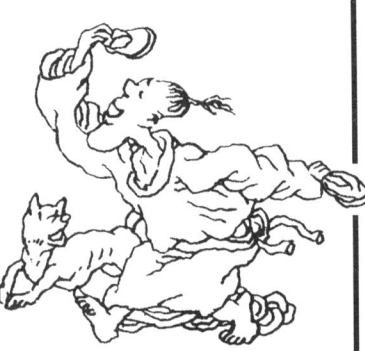	갑자기 근육이나 관절이 경직되는 증상은 대부분 풍사(風邪)와 관련이 있습니다. 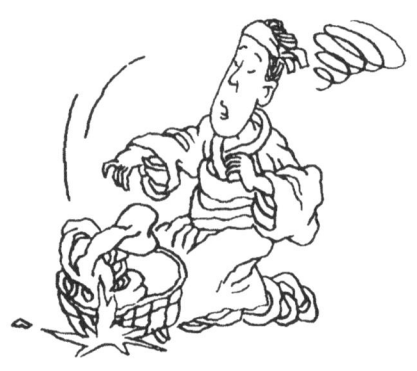
배가 부풀어 오르면서 꾸르륵 소리가 나고 두드리면 북처럼 소리가 나는 증상은 대부분 열사(熱邪)와 관련이 있습니다. 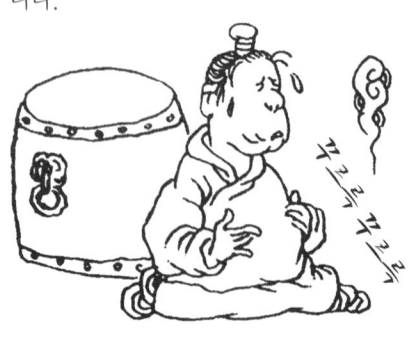	몸이 붓고 쑤시면서 아프고 시큰시큰하기도 하고, 잘 놀라서 안정이 되지 못하는 증상은 대부분 화사(火邪)와 관련이 있습니다. 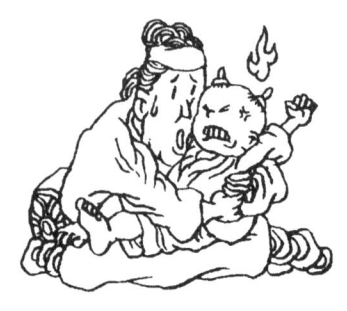

근육이 뒤틀리고, 배출되는 수액이 탁한 증상은 대부분 열사(熱邪)와 관련이 있습니다.

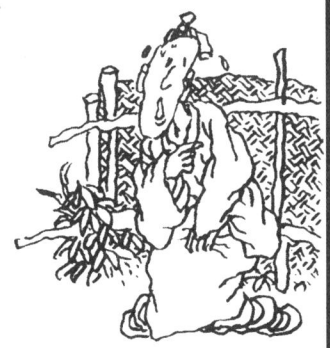

배출되는 수액이 맑고 차가운 증상은 대부분 한사(寒邪)와 관련이 있습니다.

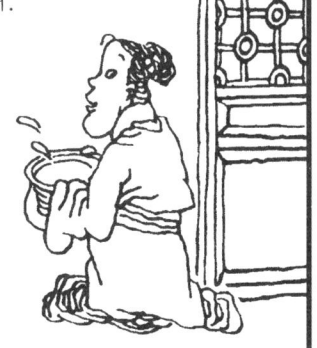

신물을 토하고, 갑자기 복통을 일으키며 설사를 하고, 아랫배가 끌어당기듯 아프면서 뒤가 묵직한 증상은 대부분 열사(熱邪)와 관련이 있습니다.

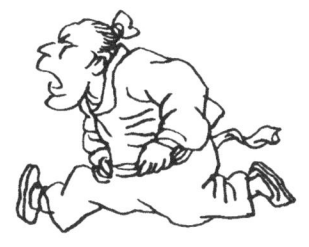

사기(邪氣)가 있는 것과 없는 것을 반드시 잘 헤아려서 사기가 왕성해서 나타나는 실증(實証)과 정기가 부족해서 나타나는 허증(虛証)을 모두 자세히 판별해야 합니다. 먼저 오장(五臟) 가운데 어느 곳이 지나치게 왕성한지를 분석하고 나서 기혈(氣血)을 잘 통하게 하여, 모든 기운이 끝까지 펼쳐져서 조화와 평안을 이루게 해야 한다."고 하였으니 바로 이 뜻입니다.

그러므로 《대요》에서는, "신중하게 관찰하여 병기(病機)를 파악해서 병변과 오장, 육기의 상호연관 관계를 판단해야 합니다.

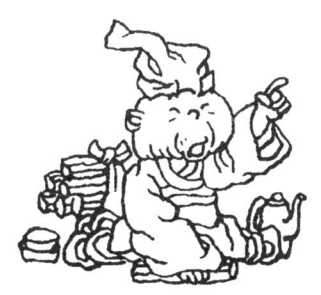

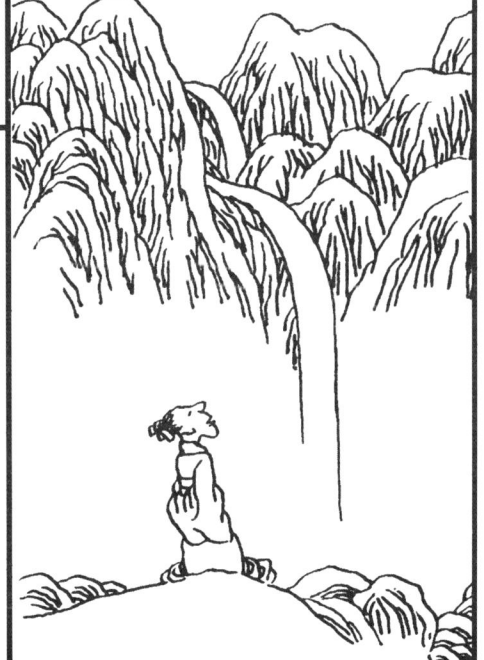

소오과론편 제칠십칠 (疏五過論篇 第七十七)

帝曰：凡未診病者, 必問嘗貴後賤, 雖不中邪, 病從內生,
名曰脫營. 嘗富後貧, 名曰失精. 五氣留連, 病有所並.
醫工診之, 不在臟腑, 不變軀形, 診之而疑, 不知病名.
身體日減, 氣虛無精, 病深無氣, 洒洒然時驚. 病深者,
以其外耗於衛, 內奪於榮.
粗工所失, 不知病情,
此亦治之一過也.

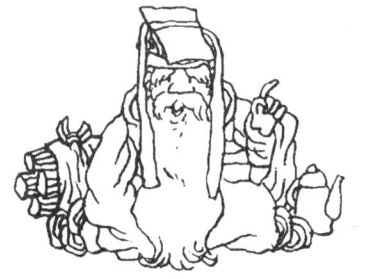

황제가 말했다. 병을 진찰하기 전에 우선 병자의 생활환경을 잘 파악해야 하오. 예를 들어 이전에는 지위가 높았다가 비천해진 사람이라면 외부의 사기(邪氣)에 침입을 당하지 않아도 체내에서 질병이 발생할 수도 있는데 이러한 병을 '탈영'*이라고 하오.

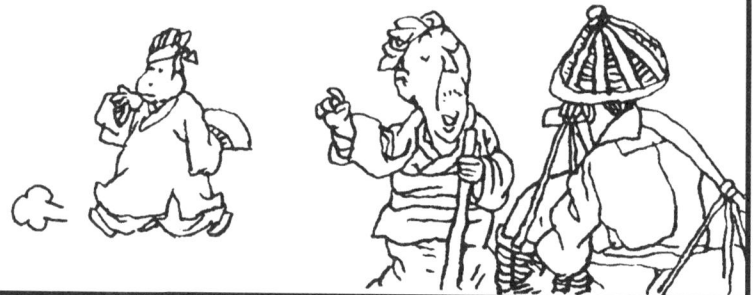

이전에 부유했다가 나중에 가난해지면 병이 나기 마련인데 이런 병을 '실정'*이라고 하오. 이 두 가지 병은 모두 마음이 불편하여, 기혈이 뭉친 것이 점차 쌓여서 발병하게 된 것이오.

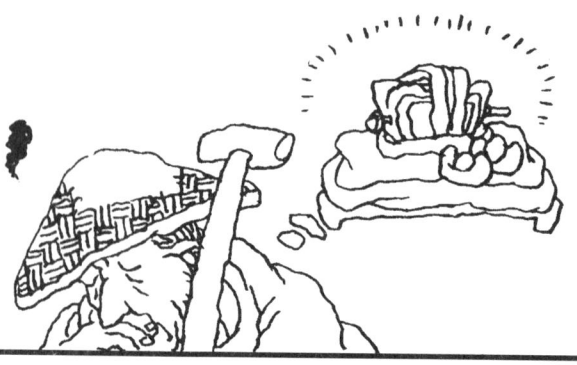

의사가 진찰을 할 때 병이 생긴 부위가 오장육부(五臟六腑)가 아니고, 외형상으로도 아무런 변화가 없어서 진찰해도 분명히 알 수 없어 무슨 병인지 알지 못하오.

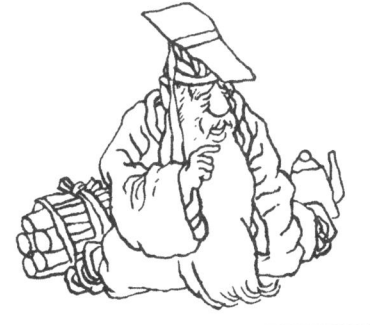

하지만 병자의 몸이 하루하루 마르고, 기(氣)는 약해지고 정(精)은 소모되어 병세가 점점 더 깊어져 기가 부족하고 힘이 없어지오.

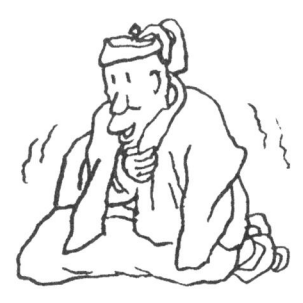

그리고 으슬으슬 추위를 느끼며 항상 두려워하고 불안에 떨게 되오. 이 병은 아주 심해지면, 밖으로 위기(衛氣)가 소모되고 안으로 영기가 빠져나가게 되오.

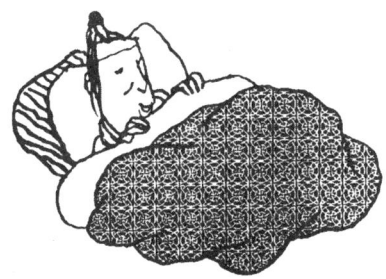
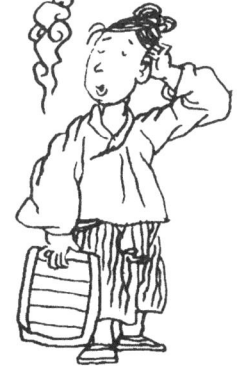

따라서 수준 낮은 의사가 병의 실체를 알기 어려우니 이것은 발병하게 된 배경을 주의 깊게 살피지 않았기 때문이오. 이것이 진료할 때 범하기 쉬운 첫번째 잘못이오.

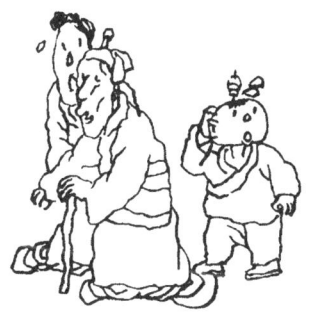
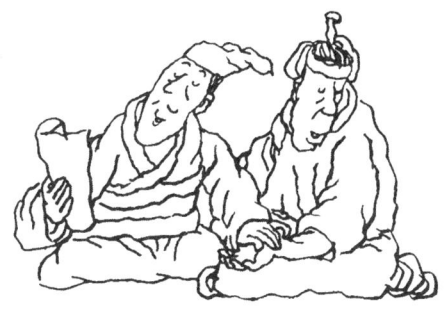

凡欲診病者, 必問飲食居處, 暴樂暴苦, 始樂後苦,
皆傷精氣, 精氣竭絶, 形體毀沮. 暴怒傷陰, 暴喜傷陽.
厥氣上行, 滿脈去形. 愚醫治之,
不知補瀉, 不知病情, 精華日脫,
邪氣乃幷, 此治之二過也.

병자를 진찰할 때는 반드시 그 사람이 먹는 것과 거처하는 상황을 물어보고 정신적으로는 갑작스럽게 즐거운 일이나 고통스러운 일을 겪은 적이 없는지를 물어보아야 하오. 이전에는 즐거웠지만 나중에 고통스러운 일을 당했다면 이런 사람들은 모두 정기(精氣)를 상하게 되는데 정기가 고갈되면 몸도 상하게 되오.

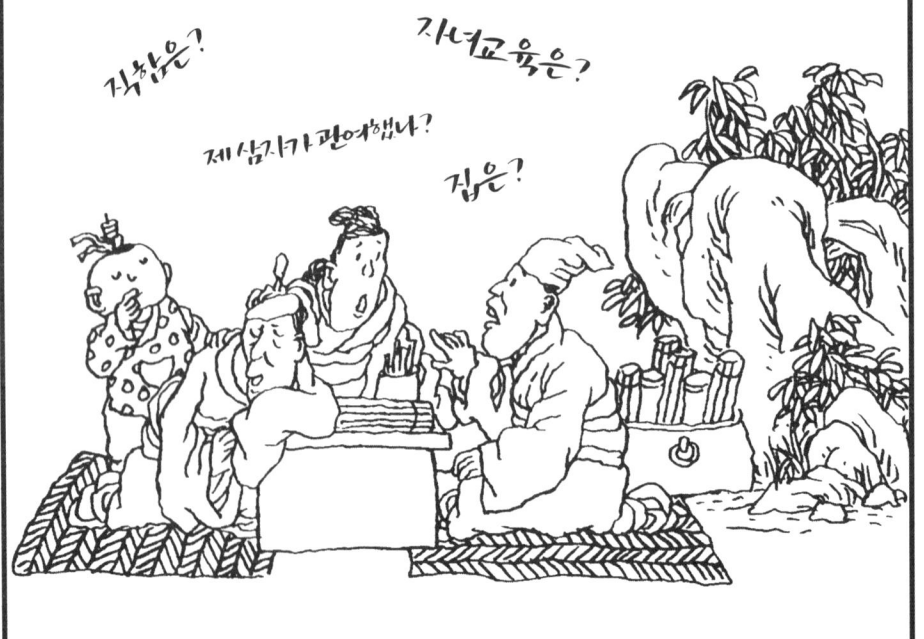

그 중에서 불같이 화를 내는 사람은 음기(陰氣)를 상하고

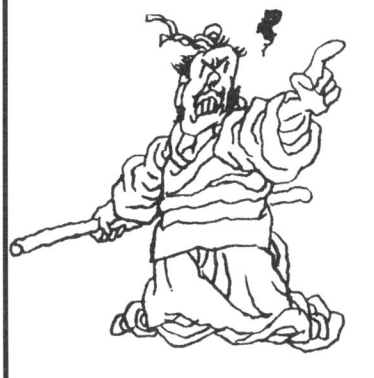

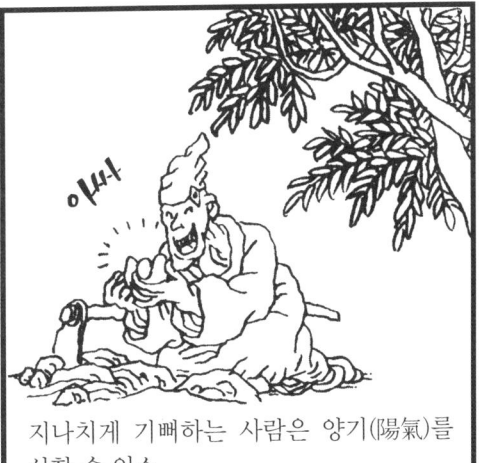

지나치게 기뻐하는 사람은 양기(陽氣)를 상할 수 있소.

음기와 양기가 손상되면 차가운 기운이 위로 올라와 온 경락에 가득 차서 몸을 자양하지 못하게 되오. 실력이 없는 의사가 이런 상황을 만나면 보충하는 방법을 써야할지 배출하는 방법을 써야할지를 잘 모르고 병이 발병하게 된 원인도 알지 못하오.

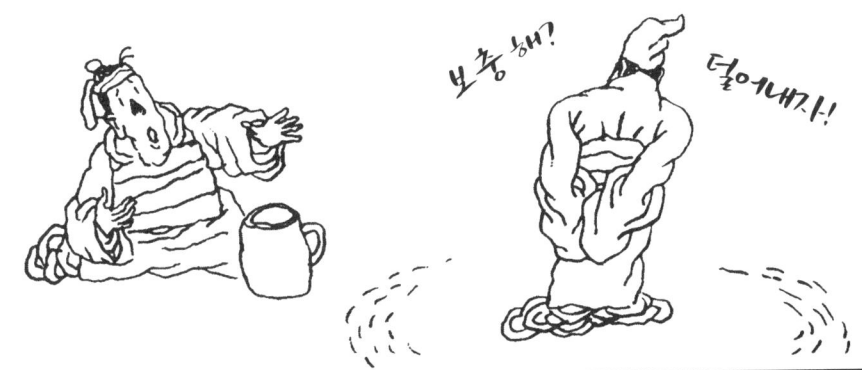

그러므로 오장(五臟)의 정기(精氣)가 날로 소모되면 사기(邪氣)는 약한 곳을 틈타 들어오는데 이것이 진료할 때 두 번째로 범하기 쉬운 잘못이오.

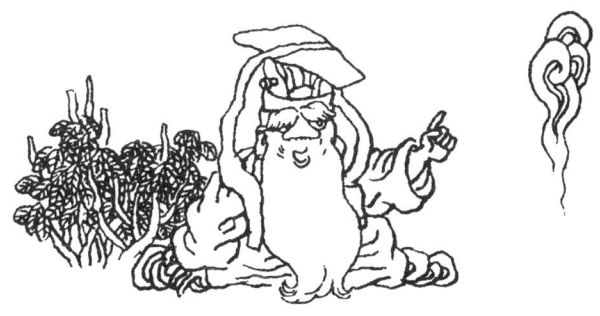

善爲脈者, 必以比類奇恒從容知之, 爲工而不知道, 此診之不足貴, 此治之三過也. 診有三常, 必問貴賤, 封君敗傷, 及欲侯王. 故貴脫勢, 雖不中邪, 精神內傷, 身必敗亡. 始富後貧, 雖不傷邪, 皮焦筋屈, 痿躄爲攣. 醫不能嚴, 不能動神, 外爲柔弱, 亂至失常, 病不能移, 則醫事不行, 此治之四過也.

진맥을 잘하는 의사는 서로 다른 것은 구별하고 비슷한 것끼리는 비교하여 정상적인 것과 비정상적인 것을 구분해서 침착하게 질병의 변화에 대처해 나가는데,

만일 의사가 되어 이런 이치를 알지 못한다면 그의 진단은 언급할 가치조차 없는 것이니, 이것이 진료를 할 때 세 번째로 범하기 쉬운 잘못이오.

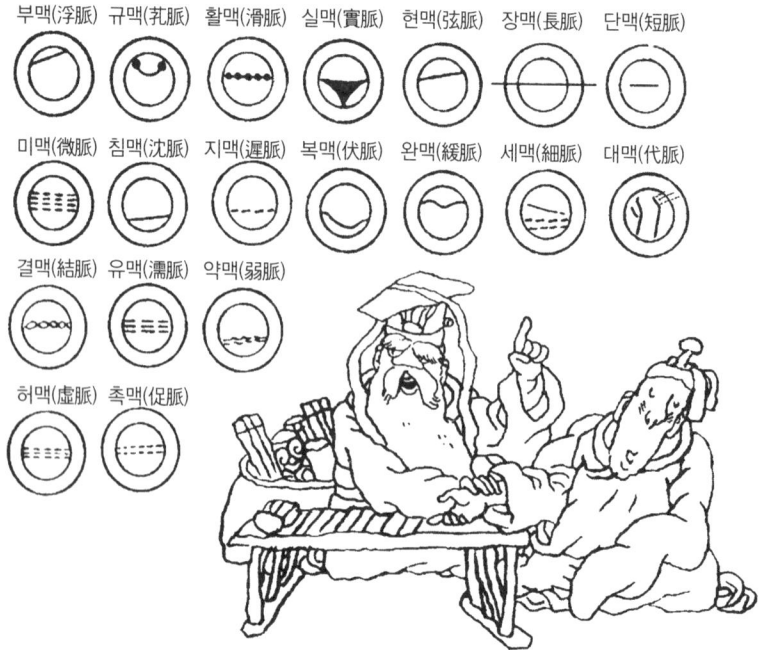

진료를 할 때는 반드시 환자의 귀천이나 빈부, 즐거움과 고통에 관한 세 가지 정황을 잘 알아두어야 하는데	예를 들어 원래는 군주를 모시는 공후의 자리에 있다가 하루아침에 물러나서 세력을 잃게 되었다면
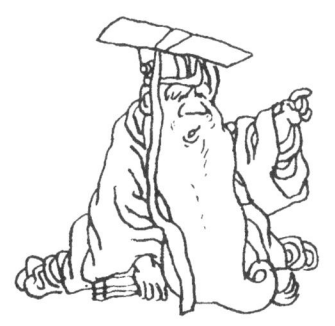	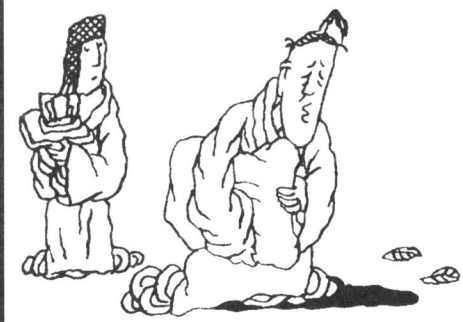
외부의 사기(邪氣)에 침입을 당하지 않았다하더라도 정신적으로 이미 타격을 받아 몸도 분명히 상했을 것이오.	또 예를 들어 원래는 부유했는데 하루 아침에 가난해지는 경우도 있는데,
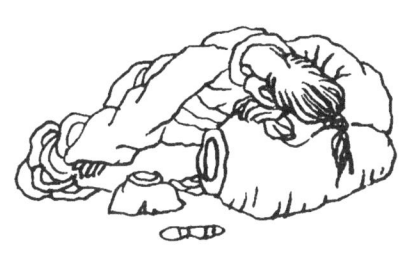	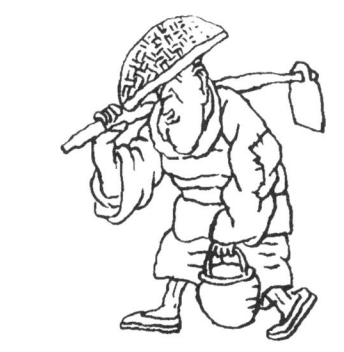

이럴 때도 외부의 사기(邪氣)의 침입을 당하지 않아도 피모가 마르고, 근육과 힘줄이 뒤틀리고 떨리는 위벽(痿躄)의 증상이 나타나 걸을 수조차 없게 될 수 있소.

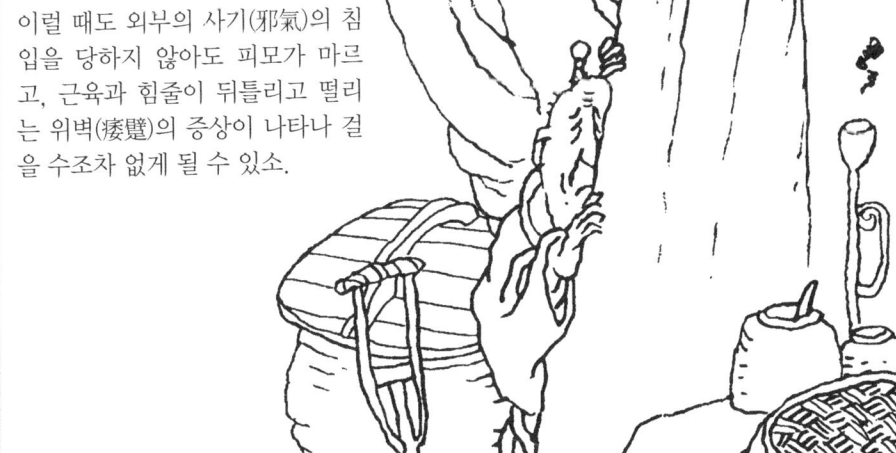

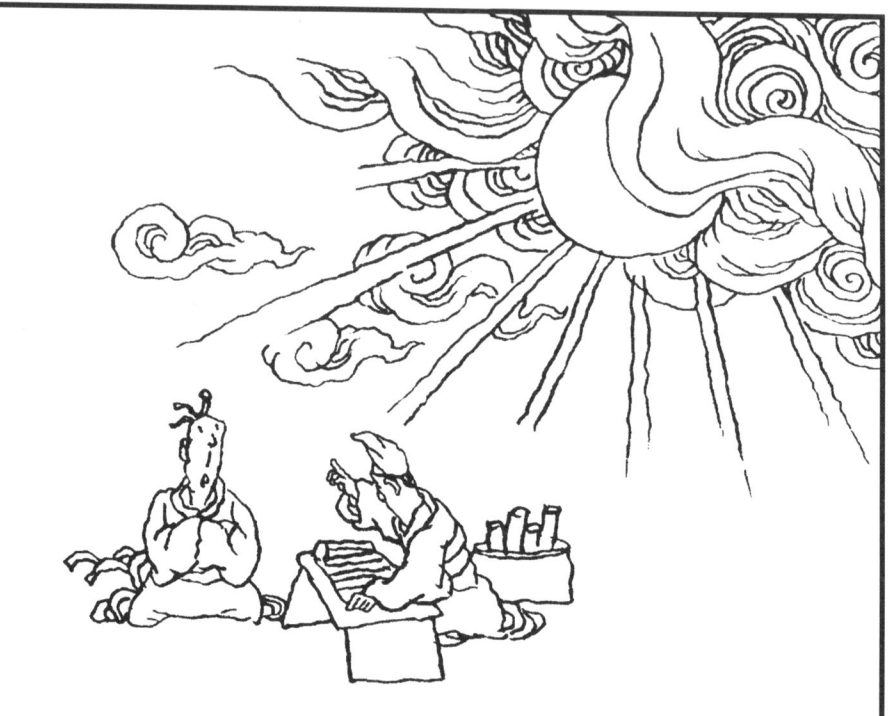

이런 일을 당하면, 의사는 엄숙한 태도로 성의를 다해 환자를 대하여 정신상태가 차츰 차츰 바뀔 수 있도록 해야 하오.

그렇지 않고 밖으로 약한 모습을 보이고 어지러움이 지나쳐 법도를 잃게 되면 병을 호전시키지 못하게 되오.

병을 고치지 못한다면 당연히 병원문을 닫아야 할 것이니, 이것이 의사가 진료를 할 때 네 번째로 범하기 쉬운 잘못이오.

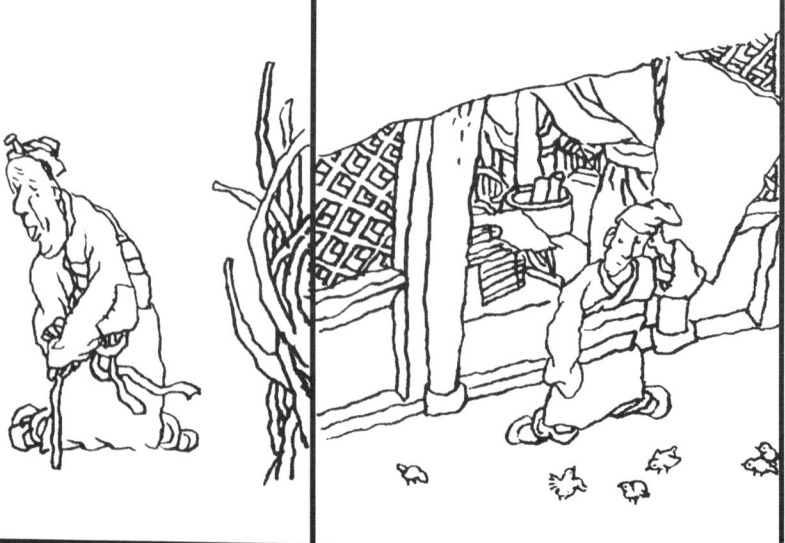

凡診者, 必知終始, 有知餘緖, 切脈問名, 當合男女.
離絶菀結, 憂恐喜怒, 五臟空虛, 血氣難守, 工不能知,
何術之語. 嘗負大傷, 斬筋絶脈, 身體復行, 令澤不息.
故傷敗結, 留薄歸陽, 膿積寒炅. 粗工治之, 亟刺陰陽,
身體解散, 四支轉筋, 死日有期.
醫不能明, 不問所發,
唯言死日, 亦爲粗工,
此治之五過也.

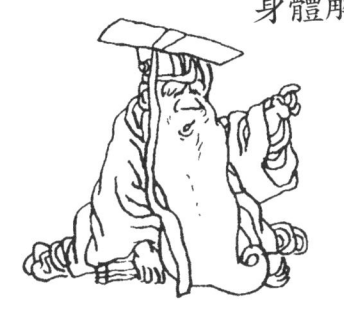

맥을 짚어보고 증상을 물을 때에는 남녀의 차이, 이별이나 사별을 했는지, 가슴에 맺힌 것이 있는지, 근심 걱정이나 두려움, 즐거운 일이나 화나는 일이 있는지 등등 병을 일으키는 원인을 주의깊게 살펴야만 하오.

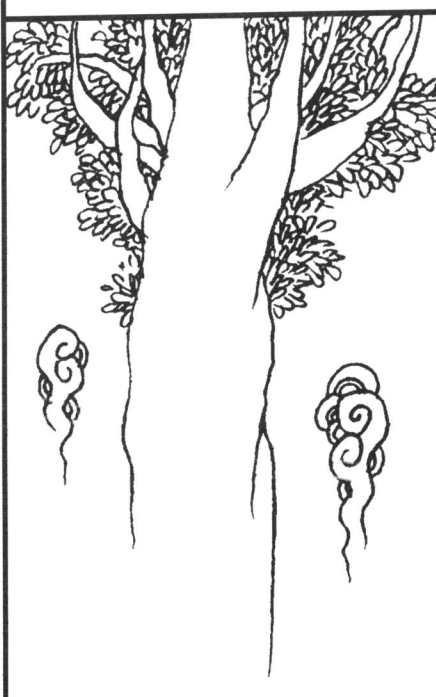

병을 진찰할 때에는 병이 발생하는 모든 과정을 파악하여 치료의 실마리를 찾아야 하오.

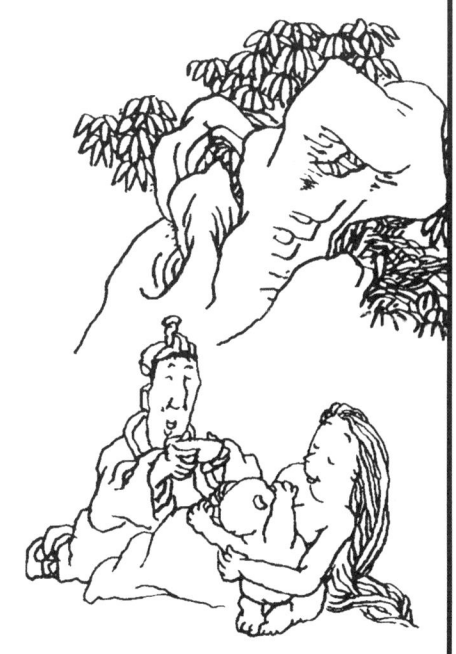

황제내경

이 모든 원인들이 오장(五臟)을 텅 비게 만들고, 혈기를 보존하기가 어렵게 하는 것이오. 의원이 이것을 모른다면 치료방법에 대해서 무엇을 이야기하겠소?

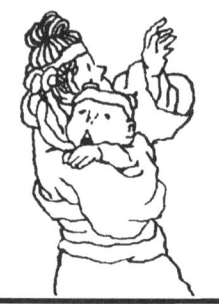

예를 들어 어떤 사람이 큰 상처를 입어서 근맥의 영양공급이 단절되었는데 상황이 급박하여 여전히 분주히 활동하였소.

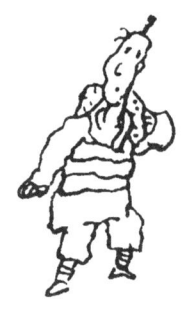

그러나 진액이 충분히 자양하지 못하므로 사기가 양분(陽分)으로 치고 들어가며, 이것이 여러 날 지속되면 고름은 쌓이고 한기와 열기가 오락가락하는 한열(寒熱)이 발생하오.

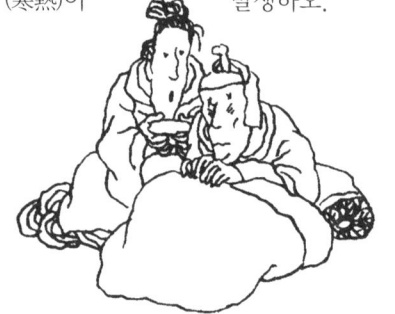

어리석은 의사가 치료를 하게 되면, 성급히 병자의 음양경맥(陰陽經脈)에 침을 놓는데, 결국 환자의 몸이 날로 수척해져서 거동하지 못하고 사지가 뒤틀리는 등 위태로운 지경에 이르게 되오.

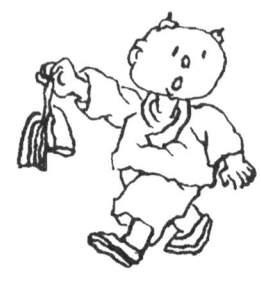

그런데도 의사는 왜 그렇게 되었는지를 자세히 알지 못하고 발병하게 된 원인이 무엇이든 간에 다만 예후가 좋지 않다고만 추측해서 말하는데 이런 사람 역시 형편없는 의사라고 할 수 있소. 이것이 진료를 할 때 범하기 쉬운 다섯 번째 잘못이오.

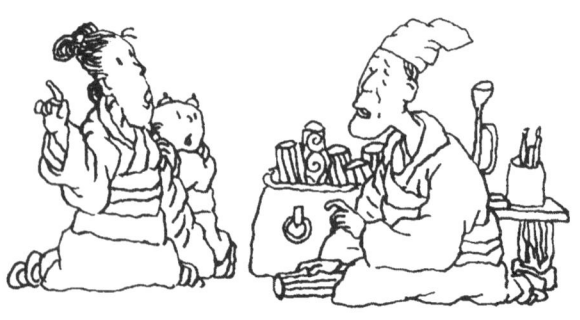

방성쇠론편 제팔십 (方盛衰論篇 第八十)

雷公請問 : 氣之多少, 何者爲逆, 何者爲從?
黃帝答曰 : 陽從左, 陰從右, 老從上, 少從下,
是以春夏歸陽爲生, 歸秋冬爲死,
反之, 則歸秋冬爲生,
是以氣多少,
逆皆爲厥.

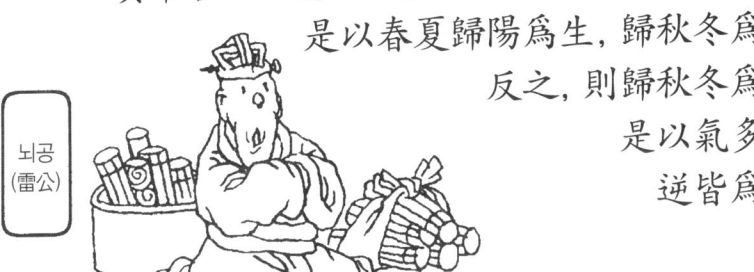

뇌공(雷公)이 예를 갖추어 물었다. 기(氣)가 왕성하거나 약해질 때에 어떤 것이 역행하는 증상이고 어떤 것이 순조로운 증상입니까? 황제가 답하여 말했다. 양기는 주로 위로 올라가는 것으로 그 기가 왼쪽에서 오른쪽으로 운행하는 것이 순조로운 것이오. 음기는 주로 내려오는 것으로 그 기가 오른쪽에서 왼쪽으로 운행하는 것이 순조로운 것이오. 그 반대가 되면 역행하는 것이오.

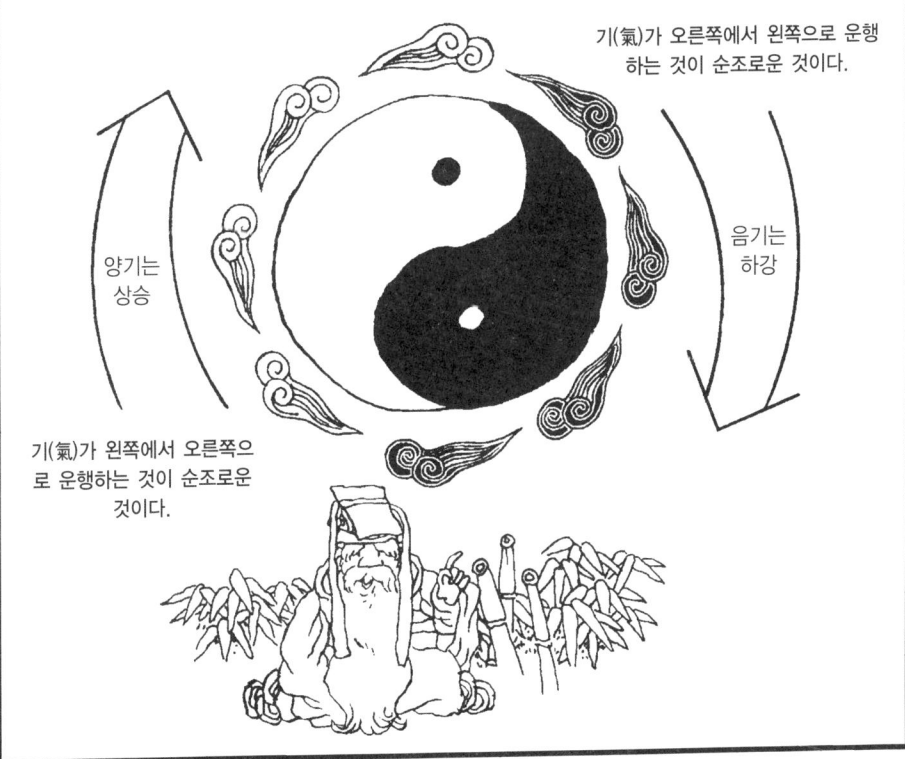

기(氣)가 오른쪽에서 왼쪽으로 운행하는 것이 순조로운 것이다.

양기는 상승

음기는 하강

기(氣)가 왼쪽에서 오른쪽으로 운행하는 것이 순조로운 것이다.

나이든 사람들의 기(氣)는 위에서 아래로 내려오고 젊은 사람들의 기는 아래쪽에서 위로 올라오게 되오.

그러므로 양기(陽氣)가 봄과 여름에 돌아오는 것은 순(順)이 되고 생(生)이 되며, 양기가 가을과 겨울에 돌아오면 역(逆)이 되고 사(死)가 되오.

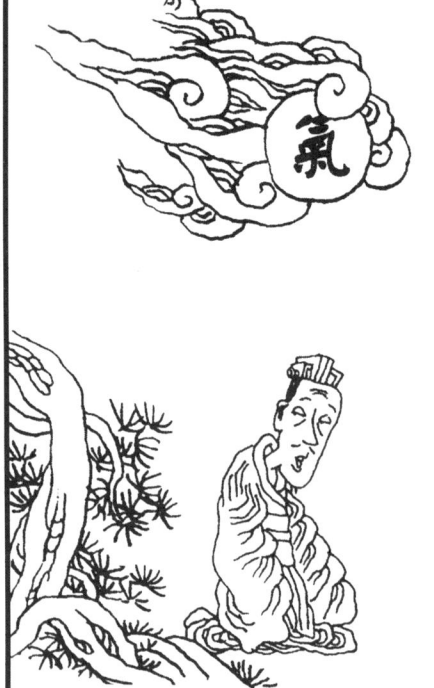
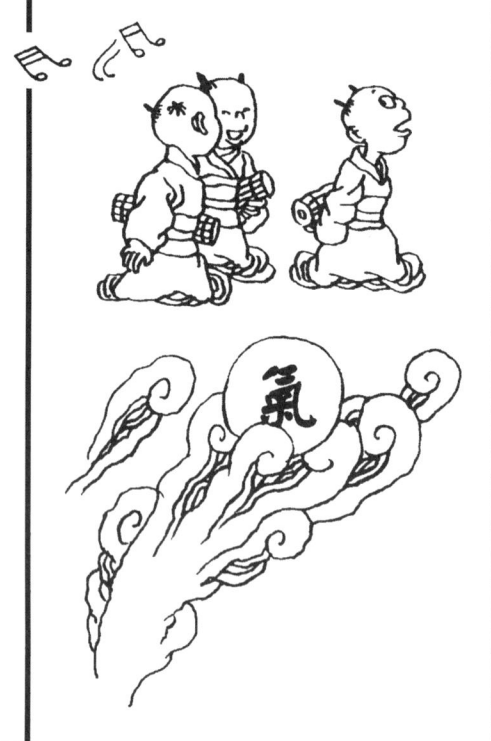

바꿔 말하면, 음기(陰氣)가 가을과 겨울에 돌아오는 것은 순(順)이 되고 생(生)이 되며 음기가 봄과 여름에 돌아오는 것은 역(逆)이 되고 사(死)가 되오. 그러므로 기가 왕성하거나 쇠약해지는 것에 상관없이 순(順)하지 않으면 궐증(厥症)이 되오.

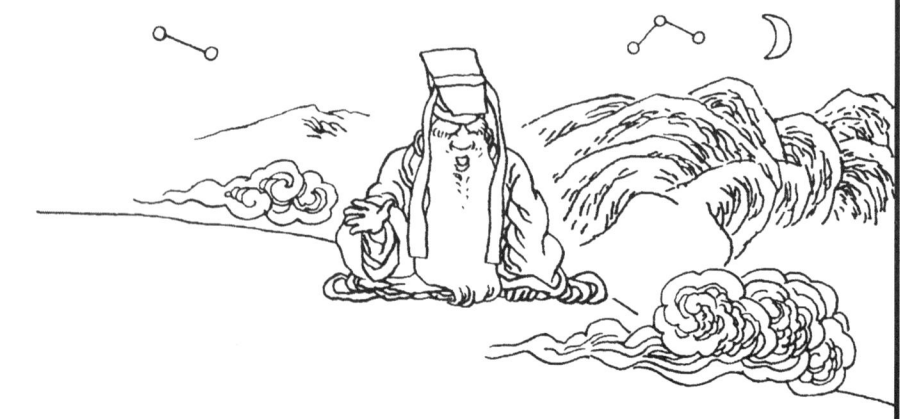

問曰:有餘者厥耶? 答曰:一上不下, 寒厥到膝,
少者秋冬死, 老者秋冬生, 氣上不下, 頭痛巔疾,
求陽不得, 求陰不審, 五部隔無徵, 若居曠野,
若伏空室, 綿綿乎屬不滿目.

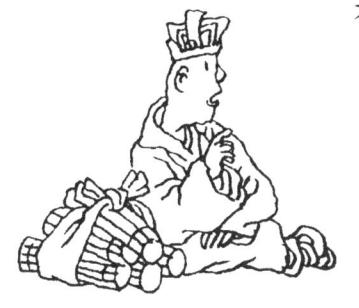

뇌공이 다시 물었다. 기(氣)가 남아 돌아도 궐증이 됩니까? 황제가 대답했다. 양기(陽氣)가 계속 위로 올라가기만 하고 아래로 내려오지 않아서 발 부분이 차가워지고 무릎까지 한기가 도달하게 되오.

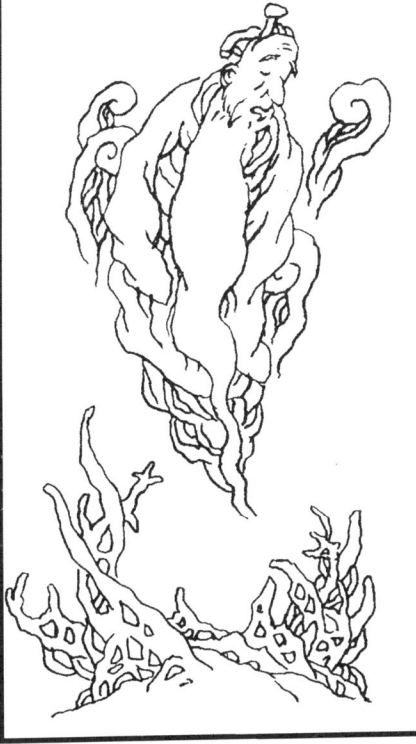

젊은 사람이 가을과 겨울에 이런 증상을 보이면 주의깊게 살펴야 하오.

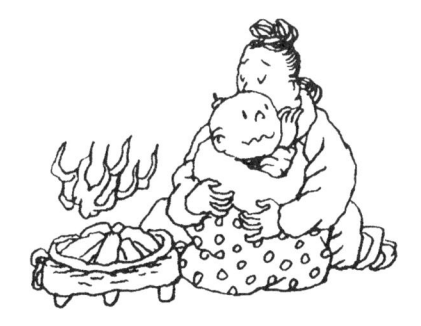

나이든 사람이 가을과 겨울에 이런 증상을 보이는 것은 정상적인 현상이오.

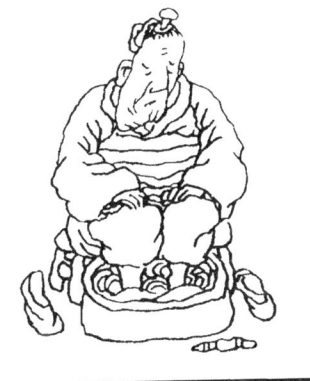

양기가 위에 머물러 있어서 아래로 내려오지 않으면 두통이 일어나고 정수리가 아프게 되오.

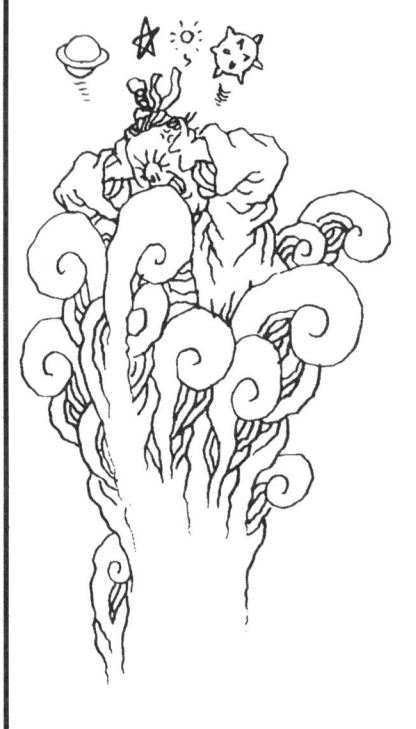

이런 궐증은 양(陽)에 속하지만 양열(陽熱)은 찾을 수 없소.

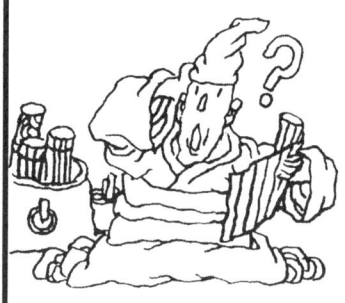

음(陰)에 속한다고 하더라도 음한(陰寒)을 구별해낼 수가 없소. 이것은 오장(五臟)의 기가 막히고 끊어져 분명하게 밖으로 나타나지 않아서 증험할 수가 없는 것이오.

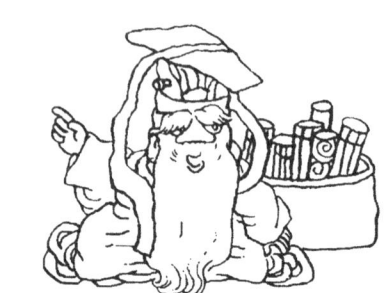

병자가 넓은 들판에 있는 것 같고, 빈 방안에 숨어 있는 것 같아 정신을 집중해서 살펴도 명확히 구분할 수 없소. 미약하게 끊어질 듯 이어가는 것이 오래가지 못하오.

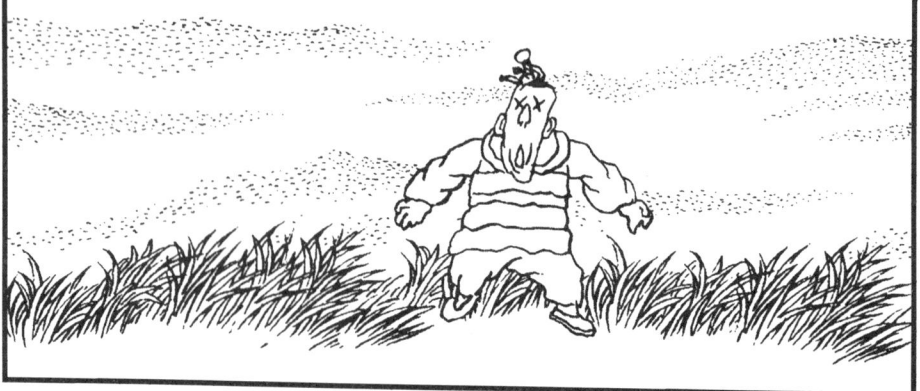

是以少氣之厥, 令人妄夢, 其極至迷. 三陽絶, 三陰微,
是爲少氣. 是以肺氣虛, 則使人夢見白物, 見人斬血藉
藉, 得其時則夢見兵戰. 腎氣虛, 則使人夢見舟船溺人,
得其時則夢伏水中, 若有畏恐. 肝氣虛則夢見菌香生草,
得其時則夢伏樹下不敢起. 心氣虛則夢救火陽物,
得其時則夢燔灼. 脾氣虛則夢飲食不足, 得其時則夢築
垣蓋屋. 此皆五臟氣虛, 陽氣有餘, 陰氣不足,
合之五診, 調之陰陽, 以在經脈.

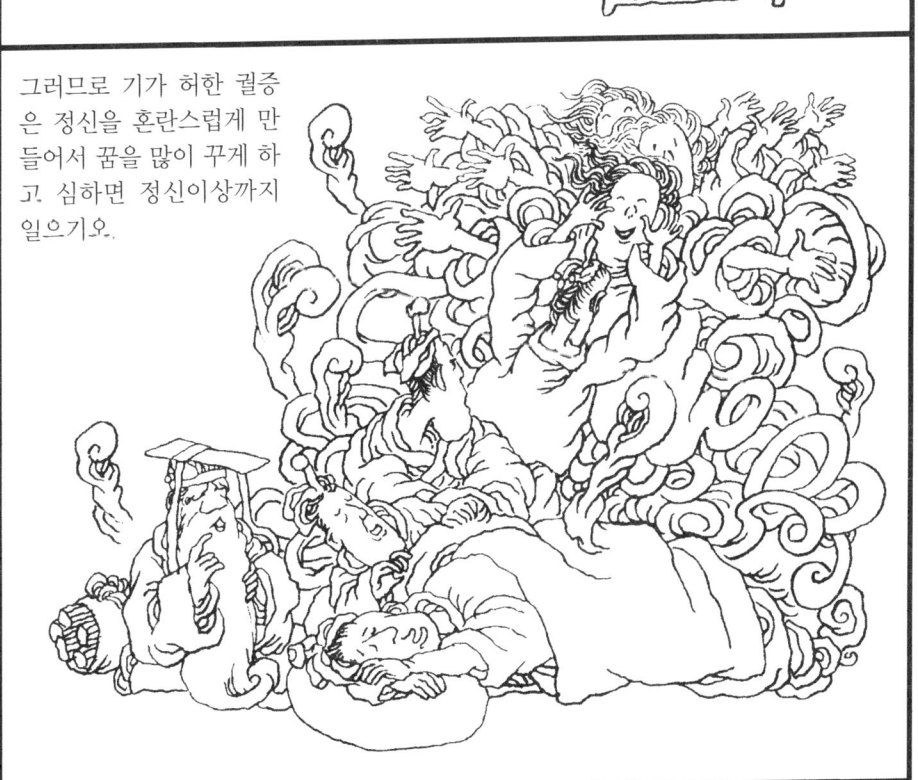

그러므로 기가 허한 궐증은 정신을 혼란스럽게 만들어서 꿈을 많이 꾸게 하고 심하면 정신이상까지 일으키오.

삼양맥(三陽脈)과 삼음맥(三陰脈)의 기(氣)가 곧 끊어질 듯한 것은 기가 허하고 부족한 소기(少氣) 증상이 나타난 것이오.

폐기(肺氣)가 허약하면 사람이 꿈에 흰색 물건을 보거나 꿈에 사람들이 살해당해서 두 눈 가득 시체들이 널부러져 있는 것을 보게 되오.

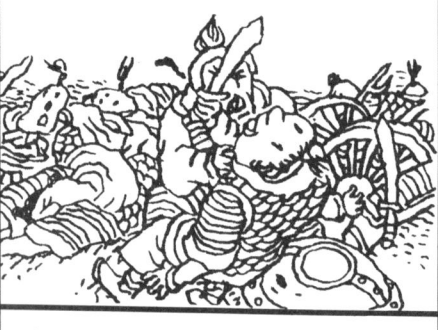

금기(金氣)가 왕성한 때에는, 꿈에 전쟁하는 장면을 보게 되오.

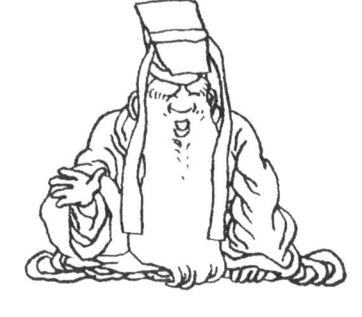

신기(腎氣)가 허약하면 꿈에 배가 침몰해서 사람이 죽는 것을 보게 되오.

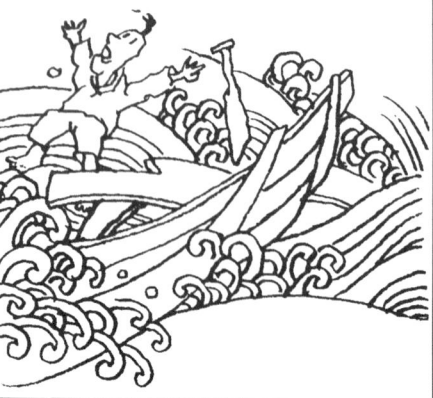

수기(水氣)가 왕성할 때에는 꿈에 자기가 물 속에 있거나 매우 무서운 일을 당한 것 같은 꿈을 꾸게 되오.

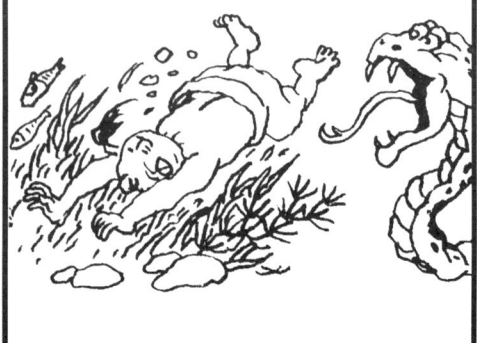

목기(木氣)가 왕성할 때에 꿈을 꾸면 나무 아래에서 엎드려 있으면서 일어나지 못하는 것을 보게 되오.

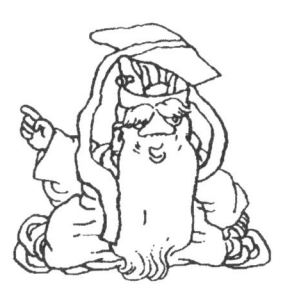

간기(肝氣)가 허약하면 꿈에 버섯이나 향기나는 풀을 보게 되오.

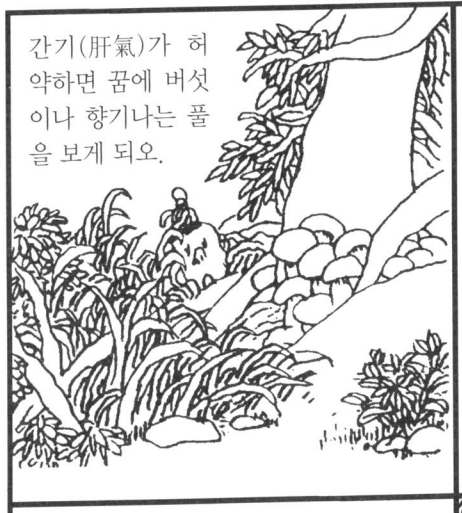

화기(火氣)가 왕성할 때에는 꿈에 큰 불이 활활 타는 것을 보게 되오.

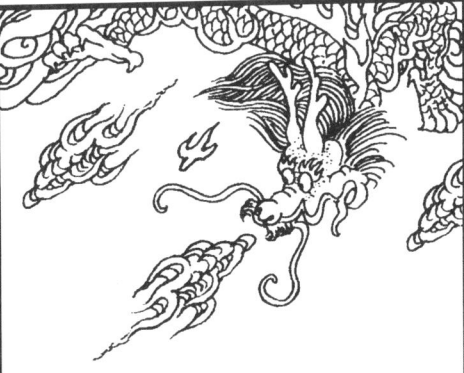

비기(脾氣)가 약하면 꿈에 음식이 부족한 것을 보게 되오.

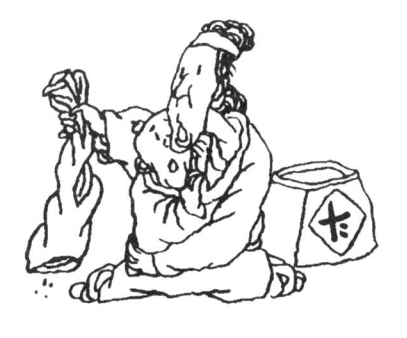

심기(心氣)가 허약하면 꿈에 불을 끄거나 빛을 보게 되오.

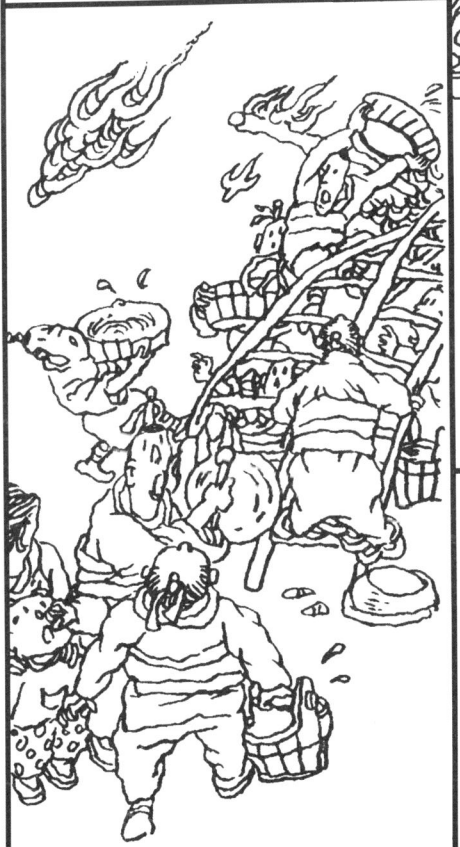

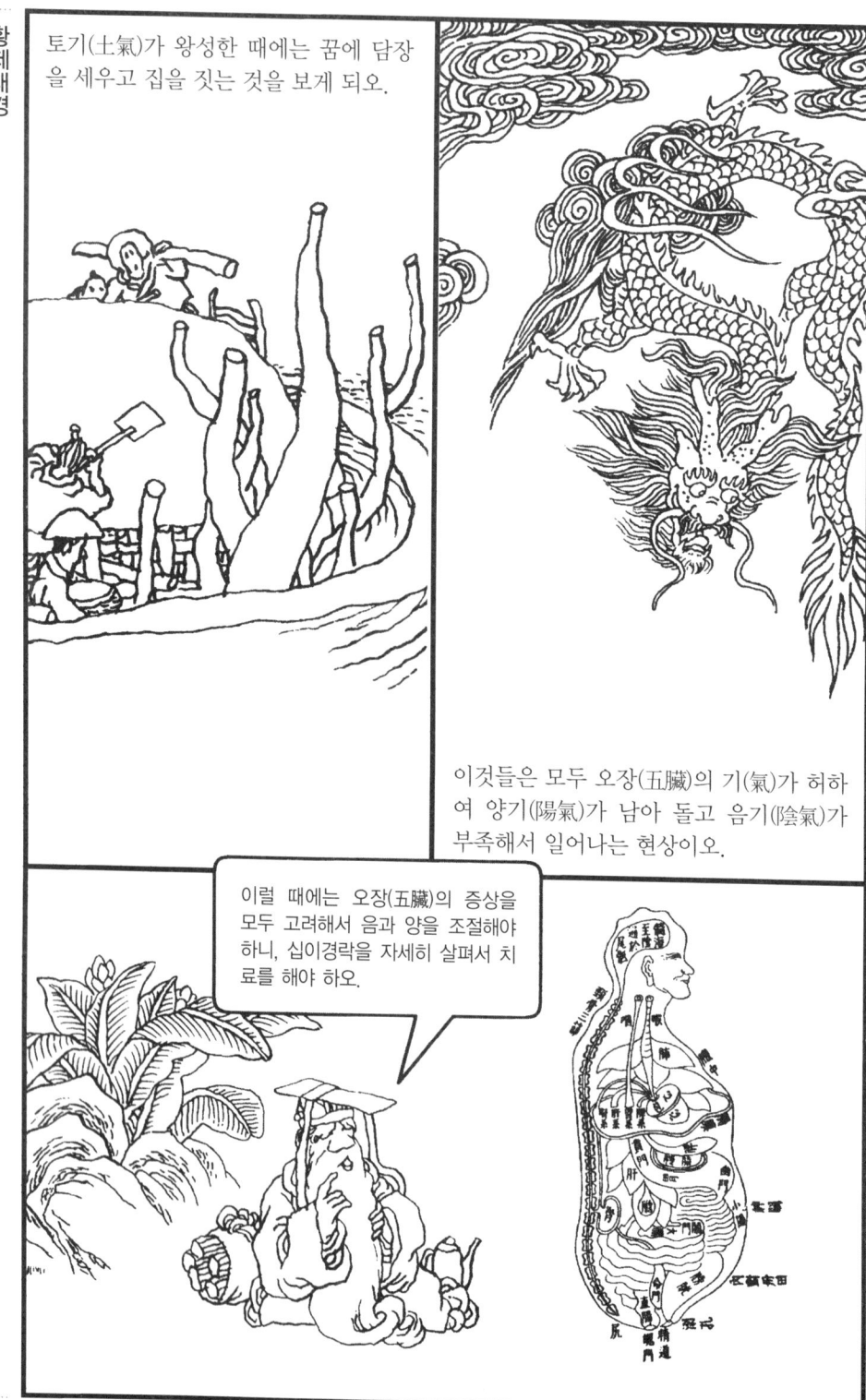

토기(土氣)가 왕성한 때에는 꿈에 담장을 세우고 집을 짓는 것을 보게 되오.

이것들은 모두 오장(五臟)의 기(氣)가 허하여 양기(陽氣)가 남아 돌고 음기(陰氣)가 부족해서 일어나는 현상이오.

이럴 때에는 오장(五臟)의 증상을 모두 고려해서 음과 양을 조절해야 하니, 십이경락을 자세히 살펴서 치료를 해야 하오.

발문(跋文) | 모든 지혜가 저장되어 있는 보고(寶庫)

《황제내경黃帝內經》은 중국 전통의학에서 가장 중요한 경전이다. 이천 년간, 이 책은 중국 의학이론의 원천이 되어왔다. 의성(醫聖)이라 불리는 장중경(張仲景) 때부터 역대의 명의들은 자신들의 저서에서 《황제내경》이 스스로의 이론을 수립하고 발전시키는 초석이 되었다고 솔직하게 토로하지 않은 이가 없었다. 오늘날에도 아마 《황제내경》을 읽지 않은 한의사는 있을 수 있지만, 명의라 일컬을 만한 사람들 중에 《황제내경》을 읽지 않은 사람은 없었다. 단순한 기능공과 명인의 차이는 바로 이처럼 경전의 이론을 소양으로 갖추었는가에 따라 달라진다고 하겠다.

《황제내경》은 진한(秦漢) 시기에 성립되어, 문장은 전아(典雅)하고, 내용은 심오해서 고문(古文) 연구에 대한 기초가 없는 사람은 그 뜻을 이해하기 어렵다. 《황제내경》은 중국 의학이 자연계와 인체의 생리, 병리, 병고(病固), 병기(病機), 병증(病症), 진단, 치료, 양생 등에 관한 논의한 전문적인 이론을 대중적이고 이해하기 쉬운 말로 표현하고 있다. 게다가 재미있는 그림으로 사람들의 관심을 끌어당기는 만화라는 매체를 빌어 독자들이 가벼운 마음으로 읽는 사이에 심오한 한의학의 이론과 지식을 이해할 수 있게 해주었으니, 한의학에 종사하는 사람이나 애호가들은 모두 더욱더 기쁨을 느끼는 일이 되었다.

건강은 인류가 영원토록 추구하는 소망이며 박대정심(博大精深)한 중국 의학이론 속에서 양생의 도리와 건강을 유지하는 지식을 풍부하게 담고 있다. 천인합일(天人合一)과 음양이 조화를 이루도록 하는 건강이념을 중점적으로 다루고 있는데, 이것은 현대인들이 추구하는 건강의 목표라고 할 수 있다. 《황제내경》은 건강을 지킬 수 있는 모든 지혜가 저장되어 있는 보고(寶庫)로 통하는 다리 역할을 한다고 볼 수 있다.

북경협화의원(北京協和醫院) 중의과(中醫科) 부주임(副主任) 의사
장효양(張曉陽)
2003. 3. 10

| 옮긴이 |

정창현
경희대학교 한의과대학 교수(원전학原典學 전공)
경희대학교 한의과대학을 졸업하고, 동 대학원에서 한의학 박사학위를 받았으며, 중국 북경중의약대학 박사후를 이수했다. 주요 논문으로 《황제내경黃帝內經》의 형신관계론(形神關係論), 중국고대철학화(中國古代哲學和)《황제내경黃帝內經》적 인체생명구성론(人體生命構成論), 《황제내경黃帝內經》중의 시공모형(時空模型)에 대한 연구, 《온병조변溫病條辨》의 성립과정과 학술적 특징 등.

백유상
경희대학교 한의과대학 교수(원전학原典學 전공)
경희대학교 한의과대학을 졸업하고, 동 대학원에서 한의학 박사학위를 받았다. 주요 논문으로 《내경內經》운기편(運氣篇)의 표본 중 개념에 대한 연구, 《내경內經》의 무자법(繆刺法)과 거자법(巨刺法)의 원리에 대한 연구, 상(象)의 개념과 한의학적 적용, 《내경內經》운기편(運氣篇)의 기미(氣味) 운용에 대한 연구 등.

김경아
이화여자대학교 중어중문학과 박사과정
이화여자대학교 중어중문학과를 졸업하고 동 대학원에서 중어중문학 석사학위를 받았다. 중국 청화대학교에서 언어과정을 수료했다.

만화로 읽는 중국전통문화총서 ❷
황제내경 —소문편

지은이_ 주춘재(周春才)
옮긴이_ 정창현·백유상·김경아
펴낸이_ 최봉규

초판1쇄 발행 2004년 2월 2일
초판4쇄 발행 2009년 9월 2일

펴낸곳_ 청홍(지상사)/ 출판등록 제2001-000155호(1999. 1. 27)
주　소_ 135-921 서울특별시 강남구 역삼동 730-1 모두빌 502호
전　화_ 02)3453-6111 02)553-0633 / 팩스 02)3452-1440

ISBN 978-89-90116-18-5 07510
ISBN 978-89-90116-16-1 (세트)
Copyright ⓒ 2004 The CHEONG HONG Published, Seoul.

보도나 서평, 연구논문에서 일부 인용, 요약하는 경우를 제외하고는
도서출판 청홍의 사전 승낙 없이 무단 전재 및 복제를 금합니다.

* 값은 뒤표지에 있습니다. 잘못 만들어진 책은 교환해 드립니다.